# 妊娠期哺乳期
# 不合理处方解析

**主　编**　文晓柯

**副主编**（以姓氏笔画为序）

汤　静　肖　萍　陈　碧　周伯庭　颜　滢

**编　委**（以姓氏笔画为序）

文晓柯（湖南省妇幼保健院）
邓丽菁（南华大学附属第一医院）
刘　恺（衡阳市中心医院）
江　蓓（广州市妇女儿童医疗中心柳州医院）
汤　静（复旦大学附属妇产科医院）
孙　莉（湖南省妇幼保健院）
阳　波（南华大学附属第一医院）
阳之韵（中南大学湘雅医院）
李　慧（湖南省妇幼保健院）
肖　萍（广州市妇女儿童医疗中心柳州医院）
肖　笛（中南大学湘雅医院）
肖昌琼（郴州市第一人民医院）
吴小燕（湖南省妇幼保健院）
张春玲（衡阳市中心医院）
陈　辞（南华大学附属第一医院）
陈　碧（郴州市第一人民医院）
罗芝英（中南大学湘雅二医院）
金　经（复旦大学附属妇产科医院）
周伯庭（中南大学湘雅医院）
周艳琴（郴州市第一人民医院）
郑春茂（郴州市第一人民医院）
赍　静（广州市妇女儿童医疗中心柳州医院）
贾济宁（复旦大学附属妇产科医院）
席　洋（中南大学湘雅二医院）
唐红波（北京妇产医院）
梁　娟（湖南省妇幼保健院）
湛　亚（湖南省妇幼保健院）
蒙莉迪（广州市妇女儿童医疗中心柳州医院）
蔡　霈（湖南省妇幼保健院）
颜　滢（衡阳市中心医院）

人民卫生出版社
·北　京·

图书在版编目（CIP）数据

妊娠期哺乳期不合理处方解析 / 文晓柯主编. —北京：人民卫生出版社，2023.10

ISBN 978-7-117-35302-1

Ⅰ.①妊… Ⅱ.①文… Ⅲ.①妊娠期-用药法②产褥期-用药法 Ⅳ.①R984

中国国家版本馆 CIP 数据核字（2023）第 190276 号

| 人卫智网 | www.ipmph.com | 医学教育、学术、考试、健康，购书智慧智能综合服务平台 |
| --- | --- | --- |
| 人卫官网 | www.pmph.com | 人卫官方资讯发布平台 |

妊娠期哺乳期不合理处方解析

Renshenqi Buruqi Buheli Chufang Jiexi

主　　编：文晓柯
出版发行：人民卫生出版社（中继线 010-59780011）
地　　址：北京市朝阳区潘家园南里 19 号
邮　　编：100021
E - mail：pmph @ pmph.com
购书热线：010-59787592　010-59787584　010-65264830
印　　刷：河北宝昌佳彩印刷有限公司
经　　销：新华书店
开　　本：710×1000　1/16　　印张：28.5
字　　数：527 千字
版　　次：2023 年 10 月第 1 版
印　　次：2023 年 11 月第 1 次印刷
标准书号：ISBN 978-7-117-35302-1
定　　价：95.00 元
打击盗版举报电话：010-59787491　E-mail：WQ @ pmph.com
质量问题联系电话：010-59787234　E-mail：zhiliang @ pmph.com
数字融合服务电话：4001118166　E-mail：zengzhi @ pmph.com

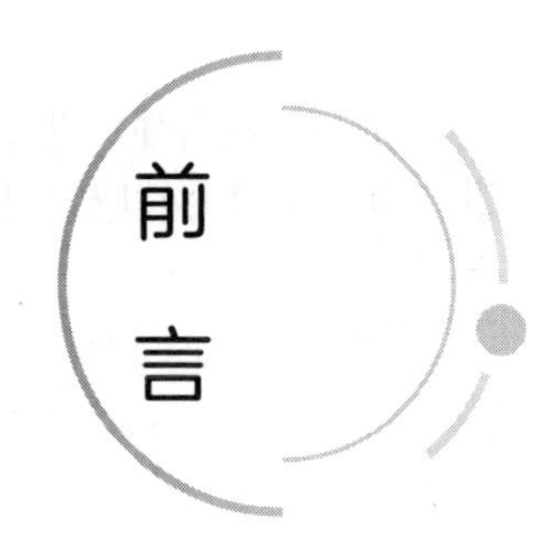

# 前言

在医疗实践中，医务人员经常会被孕妇询问这样的问题："我在孕早期不慎使用某些药品，这些药物对胎儿有影响吗？"针对这一问题，部分医生和药师均不能及时提供恰当的回答，甚至无法评估药物的风险。

医生获取药物信息渠道多种多样，药物致畸的信息也在不断更新，如何确保孕妇得到必要的药物治疗，同时又准确把握用药对胎儿的风险，是广大医生与药师面临的重要课题。

一些药物导致出生缺陷令人震惊。我们不能忘记药物致畸的惨痛教训，如妊娠期已烯雌酚暴露所致女婴阴道腺病及透明细胞癌；沙利度胺所致短肢畸形儿。

由于妊娠期、哺乳期用药研究涉及重要的伦理原则，我们不能进行药物前瞻性试验，因此，绝大多数药物缺乏胎儿安全信息的标记，尤其当一种药物对人类妊娠的致畸作用未完全确定的时候，我们只能根据已获得的人体临床应用和动物实验的结果，为一些药物根据妊娠期不同阶段提供危险程度的评价。

了解妊娠期使用哪些药物对胎儿可能存在风险，对于妊娠期合理用药十分重要。妊娠期、哺乳期安全用药涉及母婴安全，关系到出生人口质量，对国家、社会和家庭均有十分重要的意义。

为了满足广大医务人员在妊娠期、哺乳期合理使用药物的迫切要求，我们收集了200多例妊娠期、哺乳期不合理处方案例，并将这些案例的经验教训总结出来供更多人分享。本书由20多位一线临床药师依据最新的循证证据和研究成果编写而成。本书针对临床药师在临床实践中收集的不合理处方进行了解析，同时还提供了药物的妊娠期用药安全性分级、治疗方案的风险评估、妊娠期和哺乳期用药注意事项及符合循证证据的药师建议，希望本书能为医生、药师提供更多的借鉴及帮助。

少年强则国强。儿童健康是一个社会健康的标志，儿童是社会未来的希望。为了儿童的健康，我们广大临床药师要加强对妊娠期、哺乳期合理用药的指导。

在此衷心感谢所有编委所付出的辛勤劳动。由于编者学识有限，所述内容不尽全面，疏漏、错误在所难免，希望有更多的专家批评指正，并提出宝贵意见。

文晓柯
2023年8月

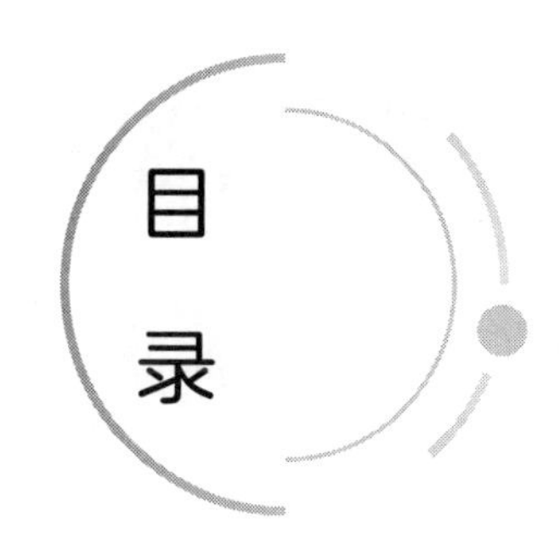
目
录

# 目 录

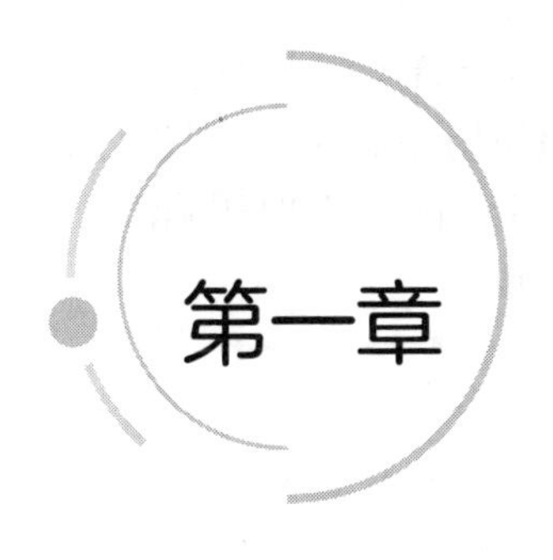

# 第一章　妊娠期和哺乳期用药概述及处方审核要点

妊娠期是指受孕后至分娩前的生理时期，亦称怀孕期。自成熟卵泡受精后至胎儿娩出，一般为 266 天。为便于计算，妊娠期通常是从末次月经第一天算起，足月妊娠约为 280 天(40 周)。哺乳期是指产妇采用母乳喂养婴儿的这个时期，从开始哺乳到停止哺乳的这段时间称为哺乳期。

## 第一节　妊娠期用药概述

### 一、妊娠期用药的原则

1. **避免“忽略用药”**　有妊娠可能的妇女用药时，需注意月经是否延期未至；患者在就诊时应主动告知医生自己可能妊娠或已妊娠，医生接诊时应询问患者末次月经时间、妊娠情况以及近期用药情况，以免“忽略用药”。

2. **致畸高敏期尽量避免用药**　妊娠期可用可不用的药物尽量少用，尤其是在妊娠 12 周以内，属胎儿器官形成的关键时期，对外界因素高度敏感，应尽量避免用药；必须用药时，应根据病情选用临床有效且对胎儿安全的药物，不可自行用药。如果治疗可以推迟，尽量推迟到妊娠 12 周以后。

3. **用老不用新，用短不用长，用少不用多，能单一不联合**　一般来说，能用结论比较肯定的药物，就避免使用比较新的、尚未肯定对胎儿是否有不良影响的药物；严格掌握剂量和用药持续时间，注意及时停药；能用小剂量药物就避免用大剂量；能单独用药，就避免联合用药。一般从调节用药剂量着手，使用量调节至控制病情发作的最小剂量，如抗癫痫药。不可因为担心药物影响胎儿自行减少药物剂量和频次，如药物达不到有效的治疗浓度反而可能因治疗效果欠佳致病情进展或延长治疗时间。

4. **不可盲目拒绝用药**　孕妇的健康有利于胎儿的正常生长发育，有基础疾病的患者应注意在孕前进行治疗或调整成妊娠期使用相对安全的药物，待治愈或病情稳定后在医生指导和监护下备孕。妊娠期患病则应及时明确诊断，并给予合理治疗，包括药物的治疗和是否需要终止妊娠。

## 二、妊娠期不同阶段用药的影响

在受精后的2周内，胚胎要么完全受到药物的影响，自然流产；要么完全不受药物的影响，继续生长，即“全或无”原则。在这个时期用药，只要发现妊娠即认为胚胎不受药物影响。但并非所有药物都遵循这一原则，不符合“全或无”原则的药物包括但不限于阿维A、异维A酸、来氟米特、利巴韦林、甲氨蝶呤、吗替麦考酚酯等。

受精后的第3~8周，是胎儿器官、系统分化发育的关键时期，属“致畸高度敏感期”。这个时期的用药原则是能不用药尽量不用药。但对于妊娠合并疾病的患者，如妊娠合并癫痫、自身免疫性疾病（如系统性红斑狼疮、抗磷脂综合征等）、甲状腺功能异常、高血压等的孕妇，需接受适当的药物治疗才能够维持妊娠，在此时期应尽量选择对胎儿影响最小的药物，并采用最低有效剂量。

从受精8周后到分娩前，用药致畸的可能性相对较小，但用药不慎可能对胎儿中枢神经系统、肾脏、听力等功能产生影响，仍需对药物治疗持谨慎态度。

## 三、妊娠期用药安全性评估的基本原则

影响妊娠期用药安全性的主要因素包括：

1. **暴露时机**　需要采集孕妇的末次月经时间，既往月经情况，可能的妊娠时间，药物暴露于孕早、中、晚期等。胎儿在不同发育时期对外源性物质的致畸敏感性不同。

2. **暴露强度**　包括暴露剂量、暴露频次、用药持续时间等。畸形效应只有在给药剂量超过阈值时才体现。

3. **药物因素**　包括药物的半衰期、是否经胎盘转运、是否明确致畸等。

4. **药物胎盘转运情况**　影响药物胎盘转运情况的因素包括：

（1）分子量：分子量小（<600Da）易通过，>1 000Da通常难以通过胎盘。

（2）电离程度：非离子型药物易通过。

（3）脂溶性：脂溶性高易通过。

（4）蛋白结合率：蛋白结合率低易通过。

（5）母体药物浓度及胎盘血流量等。

5. **效应差异**　即相同的药物暴露于相同的妊娠时间窗，使用相同的剂量，妊娠结局不同。效应差异至少部分由遗传因素决定。

## 四、妊娠期用药安全性评估的方法

需结合患者情况，综合多种循证医学证据作出倾向性建议。

1. **药品说明书** 具有法律效力，但更新滞后，很多药物在妊娠期使用的“安全性尚未确定”“尚不明确”，导致难以指导临床实践。在使用说明书规定“禁用”的药品时，需耐心向患者及家属解释，进行书面或口头知情同意。

2. **旧妊娠期用药安全性分级系统，即ABCDX分级系统** A级：在设对照组的药物研究中，在妊娠期前3个月未见到药物对胎儿产生危害的迹象（并且也没有在其后6个月具有危害性的证据），该类药物对胎儿的影响甚微。B级：在动物繁殖研究中（并未进行孕妇的对照研究），未见到药物对胎仔的不良影响。或在动物繁殖性研究中发现药物不良反应，但这些不良反应并未在设对照的、妊娠期前3个月的妇女中得到证实（也没有在其后6个月有危害性的证据）。C级：动物研究证明药物对胎仔有危害性（致畸或胚胎死亡等），或尚无设对照的孕妇研究，或尚未对孕妇及动物进行研究。本类药物只有在权衡对孕妇的益处大于对胎儿的危害之后，方可使用。D级：有明确证据显示，药物对人类胎儿有危害性，但尽管如此，孕妇用药后绝对有益（例如，用该药物来挽救孕妇的生命，或治疗用其他较安全的药物无效的严重疾病）。X级：对动物和人类的药物研究或人类用药的经验表明，药物对胎儿有危害，而且孕妇应用这类药物无益，因此禁用于妊娠或可能妊娠的患者。需强调的是，该分级系统已于2015年停止更新。该分级系统不是判断药物能否在妊娠期使用的标准，但具有一定的参考价值，因此本书中也有引用。

3. **孕妇及哺乳期妇女用药规则最终版（Pregnancy and Lactation Labeling Rule，PLLR）** 该规则取代旧妊娠期用药安全性分级系统，要求在2015年6月30日以后提交美国食品药品管理局（Food and Drug Administration，FDA）批准的药物须在说明书中体现孕妇、哺乳期妇女使用药物的详细安全性数据及对备孕男女生育的影响。2015年6月30日或之后批准的处方药标签将逐步分阶段实施，2015年6月29日之前批准的药物不受PLLR的约束，非处方药（OTC）的标签不会改变。故新规则的建立需逐步完善，且并不是对所有药物都有约束。

4. **国内外妊娠相关的诊疗指南** 如《妊娠期高血压疾病诊治指南（2020）》《妊娠期肝内胆汁淤积症诊疗指南（2015）》《乙型肝炎病毒母婴传播预防临床指南（2020）》《妊娠和产后甲状腺疾病诊治指南（第2版）》《中国围妊娠期女性癫痫患者管理指南》等。

5. **其他循证资料（参考书、数据库、手机APP等）** 参考书目：*Drugs in Pregnancy and Lactation*（11th ed，2017）、*Drugs in Pregnancy and Lactation*（3rd

ed,2015)。数据库:FDA(https://www.fda.gov);美国生殖毒理学中心(https://reprotox.org);德国胚胎毒性药物警戒和咨询中心(https://www.embryotox.de);英国畸胎学信息服务(https://uktis.org)。APP:Infant risk(IOS 系统)、Toxbase 等。

## 五、常用母方用药及其对胎儿的影响

### 1. 抗微生物药

(1) 对胎儿有致畸或明显毒性作用者,如利巴韦林,妊娠期全程禁用。如育龄女性意外接触利巴韦林,需间隔 6 个月方可备孕。

(2) 对母体和胎儿均有毒性作用者,如氨基糖苷类、四环素类等,妊娠期应避免应用;仅在有明确应用指征,经权衡利弊后认为药物治疗的受益远大于可能的风险时,可在严密观察下谨慎使用。氨基糖苷类等抗菌药物有条件时应进行血药浓度监测。

(3) 药物毒性低,对胎儿及母体均无明显影响,妊娠期感染时可选用。如青霉素类、头孢菌素类等 $\beta$-内酰胺类抗菌药物,是妊娠期相对安全的抗菌药物。

美国 FDA 按照药物在妊娠期应用时的危险性分为 A、B、C、D 及 X 类(以抗微生物药为例,见表 1-1),可供药物选用时参考。该分类方法已于 2015 年停止更新,但它对于目前的临床应用仍存在一定的参考价值,只是不可作为评判其能否在妊娠期使用的标准。

表 1-1 不同抗微生物药的妊娠期用药安全性分级

| 旧 FDA 分级 | 抗微生物药 |
| --- | --- |
| A. 在孕妇中研究证实对胎儿的影响甚微 | |
| B. 动物中研究无危险性,但人类研究资料不充分,或对动物有毒性,但人类研究无危险性 | 青霉素类、头孢菌素类、青霉素类/$\beta$-内酰胺酶抑制剂(阿莫西林克拉维酸孕晚期慎用,有增加新生儿坏死性小肠结肠炎发生风险的报道)、红霉素、两性霉素 B、甲硝唑、阿奇霉素、特比萘芬、呋喃妥因(孕晚期不宜用,足月禁用,以避免胎儿发生溶血性贫血)、阿昔洛韦、克林霉素、伐昔洛韦、氨曲南、磷霉素、美罗培南、达托霉素、厄他培南、替比夫定、替诺福韦 |
| C. 动物研究显示毒性,人体研究资料不充分,但用药时可能患者的受益大于危险性 | 亚胺培南西司他丁、氯霉素、万古霉素、林可霉素、克拉霉素、利福平、磺胺甲噁唑甲氧苄啶(临近分娩用为 D 级)、异烟肼、吡嗪酰胺、喹诺酮类、替硝唑、利奈唑胺、氟康唑、伊曲康唑、泊沙康唑、米卡芬净、卡泊芬净、拉米夫定、阿德福韦酯、恩替卡韦、奥司他韦、扎那米韦、金刚烷胺 |

续表

| 旧 FDA 分级 | 抗微生物药 |
|---|---|
| D. 已证实对人类有危险性，但孕妇用药后绝对有益 | 氨基糖苷类、四环素类、伏立康唑 |
| X. 对人类致畸，危险性大于受益 | 奎宁、沙利度胺、利巴韦林 |

注：妊娠期感染时用药可参考表中分类，权衡用药后根据患者的受益程度及可能的风险决定。A 类：妊娠期患者可安全使用；B 类：有明确指征时慎用；C 类：在确有应用指征时，充分权衡利弊决定是否选用；D 类：避免应用，但在确有应用指征且患者受益大于可能的风险时在严密观察下慎用；X 类：禁用。

2. **非甾体抗炎药**　孕 20 周前使用非甾体抗炎药（nonsteroidal anti-inflammatory drug，NSAID）可能增加羊水过少的风险。如无其他替代药物，可在孕 20~30 周谨慎使用 NSAID，但需注意通过超声监测羊水量。孕 30 周至分娩建议完全不用 NSAID，因孕晚期使用 NSAID 可能增加胎儿肾损伤发生风险，可能导致羊水过少、动脉导管过早关闭（新生儿持续性肺动脉高压）、坏死性小肠结肠炎和颅内出血等风险。但以上所述 NSAID 不包含低剂量阿司匹林。阿司匹林是妊娠期较常使用的 NSAID，因其具有改善子宫血供、预防血栓的作用，可有效减少流产、胎盘微血栓形成导致的不良妊娠结局，是预防子痫前期、复发性流产、产科抗磷脂综合征等疾病的基础用药。另外，NSAID 是常用的解热镇痛药，当患者需要在妊娠期进行解热或镇痛时，推荐首选对乙酰氨基酚，妊娠期全程可用。

3. **糖皮质激素类药物**　由于胎盘产生的 11$\beta$-羟基类固醇脱氢酶能将大部分非氟化糖皮质激素类药物灭活，降低药物对胎儿的伤害，因此妊娠期对于母体疾病的治疗应优先选用泼尼松和甲泼尼龙，两者均属于中效糖皮质激素类药物。倍他米松和地塞米松均属于长效糖皮质激素类药物，可以透过胎盘屏障，仅在以治疗胎儿为目的（如促胎肺成熟、预防先天性心脏传导阻滞、狼疮综合征等）时使用。现有的研究提示，低剂量口服泼尼松或静脉注射甲泼尼龙不增加致畸风险。一项长达 10 年的前瞻性研究表明，产前使用低剂量的泼尼松对后代无影响。长时间使用泼尼松剂量≥20mg/d 则可引起新生儿肾上腺功能抑制，同时增加母体妊娠糖尿病、妊娠高血压、胎膜早破等并发症的发生风险。因此，在保证疗效时应尽可能维持药物最低剂量（泼尼松当量≤15mg/d）。

# 第二节　哺乳期用药概述

## 一、哺乳期用药的原则

哺乳期用药的基本原则是尽可能减少药物对婴儿的影响。几乎能通过胎盘屏障的药物均能通过乳腺进入乳汁，因此，妊娠期不适宜使用的药物，哺乳期一般也不宜使用。哺乳期用药时，哺乳时间应避开血药浓度高峰期，减少乳汁中的药物浓度。由于人乳是持续地产生，在体内不贮留，因此，哺乳期可服用相对较安全的药物，并等到过了至少 1 个药物半衰期后再哺乳。如果母亲所用药物对婴儿影响较大，则应暂停哺乳，暂时人工喂养。哺乳期用药原则具体如下：

1. **药物的选择**　首先应考虑用药的必要性。若目前尚无证据表明用药的利益大于风险，则应尽量避免用药；在患者症状可耐受的情况下，采用对因治疗，避免对症用药；能局部用药，避免全身给药。如果必须接受药物治疗，则应选择相对分子量较大、脂溶性低、半衰期短、乳药/血药值低、$pK_a$ 值低的药物。选用已有一定依据证明对婴儿无明显损害的药物，对于循证医学证据结论较少的药物，临床应尽量避免使用。

2. **用药时间**　哺乳时间尽量避开血药浓度高峰期（很多都在服药后 1~2 小时），等血液中药物清除一段时间后再哺乳更为安全（最好两次哺乳能间隔 1 个药物半衰期以上，一般建议至少间隔 4 小时以上再哺乳）。最好能在哺乳后 15~30 分钟内服药，越早越好。可适当延长下次哺乳的时间。

3. **关注用药后的反应**　用药过程中一旦发生不良反应应及时向医生报告。如果药物引起婴儿过敏反应，那就跟剂量没太大关系。乳汁中很少量的药物也能引起婴儿的过敏反应，最常见的是胃肠不适（腹泻、肠绞痛、便秘等）、湿疹、肛周溃疡等，不过通常作用很轻微，停药后很快恢复。婴儿的毒性反应与成人不同，如果不能肯定婴儿身体变化与乳汁中药物有关，最好能暂停哺乳观察。如停药后症状还未缓解，需及时就医。

4. 哺乳期妇女尽量不要长期口服抗生素治疗。偶有抗生素进入乳汁引起婴儿假膜性小肠结肠炎的报道（肠道菌群失调，机会致病菌繁殖导致发病）。

5. **尽量避免影响奶量的药物**　很多感冒药含“退奶”成分，如伪麻黄碱，单次服用可显著降低泌乳量，重复使用可干扰泌乳。

6. 用药尽量简单，最好避免复方制剂，能不用的药物尽量不用（绝大多数中药、特殊补品、大剂量维生素属于此类），需要用就针对性地用（比如应用抗生素一定要有指征），用足疗程，及时停药。能外用不口服，能口服不静脉给药。

## 二、哺乳期药物的安全性评价

美国得克萨斯理工大学药学院 Hale 博士将哺乳期药物分为 5 级:L1~L5 级。一般来说,L1~L3 级的药物相对比较安全,使用时不需要停止哺乳,但应尽量选择 L1 和 L2 级的药物。使用 L4 和 L5 级的药物需要停止哺乳,具体何时恢复哺乳需咨询医师或药师。美国儿科学会对药物是否可用于哺乳期进行了建议,分为:①禁用,药物对婴儿有毒性作用,哺乳期不宜使用;②药物对婴儿有显著影响,应慎用;③药物对婴儿的作用尚不明确,应权衡利弊;④适用,在哺乳期可以使用。哺乳期药物安全性分级与特点见表 1-2。2014 年,FDA 发布了新的 PLLR,包含对哺乳期药物安全性的描述。

表 1-2 哺乳期药物安全性分级与特点

| 分级 | 安全性 | 特点 |
|---|---|---|
| L1 | 最安全 | 许多哺乳期妇女服药后没有观察到对婴儿的不良反应会增加;在哺乳期妇女的对照研究中没有证实对婴儿有危险,可能对喂哺婴儿的危害甚微;或者该药物在婴儿不能口服吸收利用 |
| L2 | 较安全 | 在有限数量的对哺乳期妇女用药的研究中,没有证据显示不良反应增加,或哺乳期妇女使用该种药物有危险性的证据很少 |
| L3 | 中等安全 | 没有在哺乳期妇女进行对照研究,但喂哺婴儿出现不良反应的危害性可能存在;或者对照研究仅显示有很轻微的非致命性的不良反应;本类药物只有在权衡对婴儿的利大于弊后方可应用;没有发表相关数据的新药自动划分至该等级,不管其安全与否 |
| L4 | 可能危险 | 有对喂哺婴儿或母乳制品的危害性的明确证据。但哺乳期妇女用药后的益处大于对婴儿的危害,例如母亲处在危及生命或严重疾病的情况下,而其他较安全的药物不能使用或无效 |
| L5 | 禁忌 | 对哺乳期妇女的研究已证实对婴儿有明显的危害或者该药物对婴儿产生明显危害的风险较高,禁用于哺乳期妇女 |

## 三、哺乳期用药对婴儿的影响

药物对婴儿的潜在影响与婴儿的肾脏、肝脏发育有关,年龄越小,药物潜在影响越大。婴儿肝功能还未健全,肾小球滤过率低,代谢、消除药物的能力低下,故易致经母乳吸收的药物在婴儿体内蓄积,发生毒性反应。婴儿胃酸的分泌可能破坏许多药物,因而这些药物在血浆中不易检出,从而增加了哺乳期用药对婴儿的潜在危害。婴儿神经系统仍在发育阶段,且血脑屏障尚未发育成熟,药物易透过血脑屏障并直接作用于较脆弱的中枢神经系统而发生不良反应。此外,吸吮次数频繁、持续时间长的婴儿相对于吸吮次数少、持续时间短的婴儿更容易受母体常用药的影响。

对大多数药物而言,只有极少量药物能够通过乳腺分泌进入乳汁,其毒性作用微乎其微。但是,还是要考虑其他方面的一些因素。首先,药物的体内代谢产物也可能产生一些药理作用;其次,半衰期长的药物可能产生蓄积,尤其是在年幼或发育不成熟的新生儿体内。母亲用药时,如果还出现哺乳行为的改变,并不一定意味着发生了毒性作用,就像改变母亲的饮食一样,药物也可能改变母乳的特性(如气味、味道等),从而引起"哺乳障碍"。

哺乳期母亲使用作用于不同系统的药物时可对婴儿造成不同性质的危害,如母亲使用喹诺酮类药物,可影响婴儿软骨发育,导致骨骺过早闭合;吗啡类镇痛药对呼吸中枢极为敏感,可引起婴儿呼吸抑制;阿托品、山莨菪碱等,不仅会减少母亲的乳汁分泌,而且可能使婴儿出现出血、高热、口干、皮肤干热、潮红、瞳孔散大、躁动不安等症状,甚至引发惊厥。

长期用药时,即使药物相对剂量很低,仍有可能由于其在婴儿体内的半衰期较长而导致药物蓄积,从而引发症状。因此,重复给药比单次用药更需要严密的检测。科学、客观地评估婴儿处理小剂量药物的能力是评估哺乳期用药对婴儿影响非常重要的一点。

婴儿评估:①询问清楚婴儿的基本信息,评估婴儿的年龄、发育情况和稳定性,这可能是用药前进行评估的最重要的指标;②婴儿的年龄,早产儿和新生儿的风险较高,大龄婴儿因为代谢能力相对完善,用药风险较低;③婴儿的发育状况,胃肠稳定性差的婴儿用药风险性增加;④儿科批准药物,如果长期使用安全性得到确认,通常用药风险较低;⑤剂量,药物的剂量与乳汁供应量密不可分,哺乳晚期(哺乳>1 年)的母亲乳汁产率通常较少,含有的药物量也相对较少;⑥影响乳汁分泌的药物,避免使用可以改变乳汁分泌的药物。

## 第三节 妊娠期、哺乳期处方审核要点

### 一、处方审核的流程

由国家卫生健康委员会办公厅、国家中医药管理局办公室、中央军委后勤保障部办公厅于 2018 年 6 月 29 日印发并施行的《医疗机构处方审核规范》明确了药师是处方审核工作的第一责任人。目前的处方审核分为借助信息系统审核和人工审核两种。依据国家药品管理相关法律法规和规范性文件、临床诊疗规范和指南、临床路径、药品说明书、国家处方集等,对处方的合法性、规范性、适宜性各项进行逐一审核。

处方的合法性为处方开具人是否根据《中华人民共和国医师法》取得医师资格,并执业注册;处方开具时,处方医师是否根据《处方管理办法》在执业地点取得处方权;麻醉药品、第一类精神药品、医疗用毒性药品、放射性药品、抗菌药物等药品处方,是否由具有相应处方权的医师开具。

处方的规范性为处方是否符合规定的标准和格式,处方医师签名或加盖的专用签章有无备案,电子处方是否有处方医师的电子签名;处方的书写和条目是否均符合《处方管理办法》中的规定。

处方的适宜性包括处方用药与诊断是否相符;规定必须做皮试的药品,是否注明过敏试验及结果的判定;处方剂量、用法是否正确,单次处方总量是否符合规定;选用剂型与给药途径是否适宜;是否有重复给药和相互作用情况,包括西药、中成药、中成药与西药、中成药与中药饮片之间是否存在重复给药和有临床意义的相互作用;是否存在配伍禁忌;是否有用药禁忌:儿童、老年人、孕妇及哺乳期妇女、脏器功能不全患者的处方中是否有禁忌使用的药物,患者用药是否有食物及药物过敏史禁忌证、诊断禁忌证、疾病史禁忌证与性别禁忌证;溶媒的选择、用法用量是否适宜,静脉用药品给药速度是否适宜;是否存在其他用药不适宜情况。

医疗机构可以结合实际,由药事管理与药物治疗学委员会充分考虑患者用药安全性、有效性、经济性、依从性等综合因素,参考专业学(协)会及临床专家认可的现有临床规范、指南等,制定适合本机构的临床用药规范、指南。可借助信息系统软件进行处方审核。对信息系统软件筛选出的不合理处方及软件不能审核的部分,药师应进行人工审核。依据相关指导文件、指南等,结合本医疗机构实际情况,对处方审核作出限制性要求,并参与信息系统规则的维护。审核合格的处方才可进入收费调配环节。若经审核判定为不合格处方,药师应与处方医生积极沟通,请其确认或重新开具处方,并再次进入处方审核流程。见图 1-1。

门诊处方审核时,药师难以获取患者的既往病史,用药史,过敏史,相关检查、检验结果等信息,因此无论是借助信息系统软件审核,还是人工审核,没有强大的信息系统支撑,药师作为处方审核工作的第一责任人,仍然有其局限性。

## 二、处方审核的要素

**1. 处方用药与临床诊断是否相符**　处方用药与临床诊断是否相符是指处方用药的适应证是否符合临床诊断。临床根据疾病的情况不同而采用不同的治疗方案:对于可以消除的病因,采用对因治疗;对于无法消除病因或暂时不能消除病因或危重急救的患者需要紧急处理症状的疾病,应先采用对症治

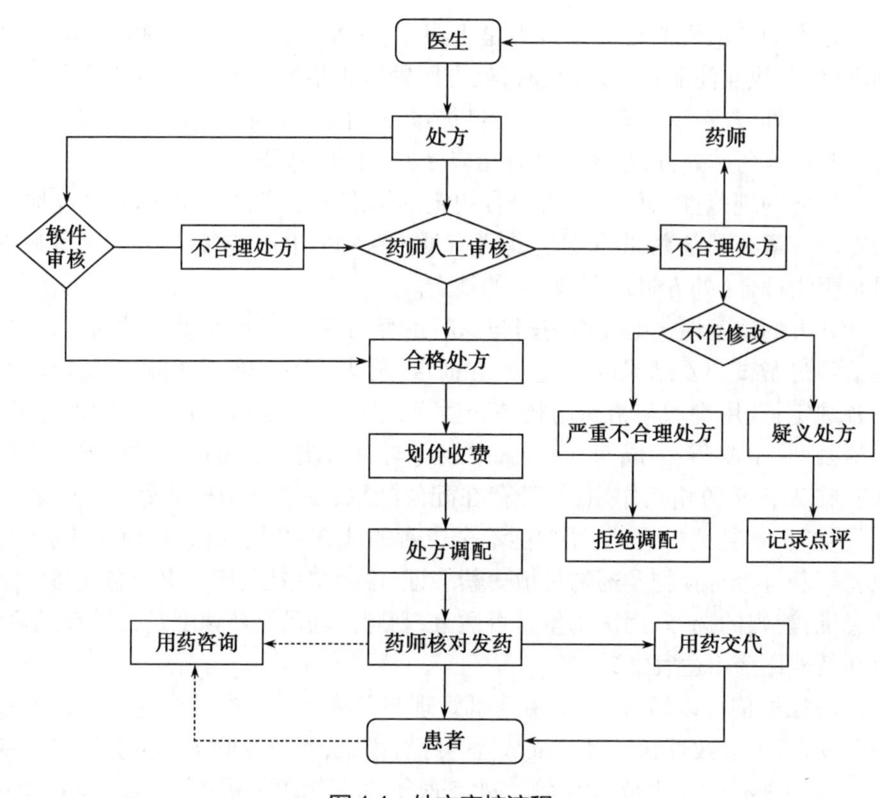


图 1-1　处方审核流程

疗；有些因素，虽然不是引起疾病的主要原因，但这些因素的存在影响疾病的控制或恢复，需要消除这些因素而进行辅助性治疗；某些疾病之间存在着互相联系、互相影响，甚至随着疾病的发展会出现并发症，还有些疾病虽然暂时得到控制，但易复发，且在药物治疗过程中，尤其是一些高警示药品，对机体存在一定的毒性，易引发严重的不良反应，因此需要进行必要的预防性治疗。也就是说临床治疗疾病的原则有：①对因治疗；②对症治疗；③辅助治疗；④预防治疗。处方用药与临床诊断相符性审核的关键在于：了解临床治疗的原则，根据临床诊断的疾病的病因、临床表现、并发症，药物的药效学、药动学、禁忌证，判断两者是否相符及适宜，故医师应把患者每个需要治疗的疾病全部列于诊断上，药师根据诊断，逐一进行药品审核。处方上每一种药均应与临床诊断相符，如不相符，药师应与医师沟通，更换药品，如诊断不全，应补全诊断。

2. **给药剂量和方法是否正确**　药物正确的使用剂量与服用方法，对最终药物能达到预期的治疗效果，尽量降低药物的不良反应，以及提高患者的依从性都有至关重要的作用。剂量（包括药物浓度）过大或过小均不适宜，更不可超出最大剂量或极量。一般药品（包括中成药、化学药制剂、抗生素、生化药品等）的用量在药品说明书中都明确规定，临床应按照说明书的规定剂量用药。临床医生必须结合患者的个体特点，合理确定药品的使用剂量。对于感染性疾病、易复发的疾病，应足疗程、足量治疗，以免细菌产生耐药性和疾病复发。比如，治疗重症感染（如败血症、感染性心内膜炎等）和抗菌药物不易达到的部位的感染（如中枢神经系统感染等），抗菌药物剂量宜较大（治疗剂量范围高限）；治疗单纯性尿路感染时，由于多数药物尿药浓度远高于血药浓度，则可应用较小剂量（治疗剂量范围低限）。还有一些特殊的剂型，如泡腾片、口腔速溶片、控（缓）释胶囊（片），均需要掌握其正确服用方法，以免发生意外。

3. **给药剂型与给药途径是否正确**　剂型是根据临床治疗的需求和药物的性质不同而设计成不同的给药形式，如片剂、胶囊剂、控（缓）释胶囊（片）、注射剂、吸入剂、膏剂、透皮吸收贴剂等。给药途径包含口服给药、舌下给药、直肠给药、注射给药（静脉注射、肌内注射、皮下注射）、吸入给药、皮肤黏膜给药等。药物剂型必须与给药途径相适应，不同给药途径对药物的吸收、分布、代谢和排泄都有较大影响。临床使用药物应根据疾病的轻重缓急选择不同的给药途径和与给药途径相适应的药物剂型，如危重抢救的患者应选择静脉给药途径，并且应选用与静脉给药途径相适应的注射剂型；普通患者和慢性病的患者可选择口服给药途径，故可选择口服剂型的片剂、胶囊剂、控（缓）释胶囊（片）等。把注射剂开成口服给药途径，把口服剂型开成注射给药途径，这种情形一般不多见，但不能杜绝医生因失误而开错。

4. **是否存在重复用药**　重复用药是指无正当理由为同一患者同时开具两种及以上药理作用相同的药物。在治疗疾病的过程中，常需要联合用药，由于医生不能了解所有药品的成分或在不知情的情况下，有可能同时使用相同的药物，造成重复用药。重复用药有如下情况：①同种药物重复使用，比如，患者同时或相近时间内就诊多个科室，医生不知情，针对相同的病症开了相同的药物，患者不是同时在同一发药窗口取药，药师也没发现，患者把药取回家后，由于不懂，将每位医生开的药都服用了，这样就造成相同药品重复使用；②含有相同成分的复方制剂联用；③同类药物，相同作用机制的药物合用。重复用药使药物使用剂量增大，药物的疗效在一定剂量范围内，疗效与剂量呈依赖性关系，超出这个剂量范围，药物的疗效不再随剂量的增大而增大，不良事件发生率增加，甚至会致残致命。因此，药师在审方的时候应掌握各药品的作用机制及组成，有审方系统的应查询患者的用药史。

5. **是否存在配伍禁忌**　药物的配伍禁忌是指两种或两种以上的药物配伍在一起，引起药理上或物理化学上的变化，影响治疗效果，甚至影响患者用药安全。配伍禁忌包括体外配伍禁忌和体内不良相互作用。体外配伍禁忌，如阿米卡星注射液和注射用头孢哌酮钠他唑巴坦钠在同一输液器中输注，阿米卡星与$\beta$-内酰胺类抗菌药物混合时可导致同时失效，联用时必须分瓶、分管滴注；体内不良相互作用，如藿香正气水不能与头孢类药物合用，藿香正气水中含有乙醇，乙醇在体内代谢生成乙醛，而头孢类药物会抑制乙醛在体内的代谢，造成乙醛蓄积，而引起乙醛中毒，严重时可诱发急性肝损伤、呼吸暂停甚至死亡。体内不良相互作用的情况还存在于药物分布、代谢和排泄过程，其中部分的不良相互作用可通过调整给药顺序、两药给药间隔一定的时间而避免，审方时应予以甄别。

6. **是否存在用药禁忌**　用药禁忌包括特殊人群（儿童、老年人、肝肾功能不全者、孕妇、哺乳期妇女、过敏的患者）禁忌和疾病禁忌。儿童发育尚不完全，机体对药物的处置有别于成年人，一些药物不宜用于儿童。同样，老年人的机体功能在衰退，药物使用的剂量不宜大于成人剂量的3/4。而肝肾功能不全的患者不宜使用一些对肝肾功能有损害的药物。孕妇、哺乳期妇女的用药尤为慎重，凡是对胎儿、哺乳期婴儿有毒性的药物宜避免使用。还有一些药物禁用于某种疾病，如左氧氟沙星、亚胺培南、美罗培南不宜用于癫痫患者。存在用药禁忌的药物均应避免使用。

7. **用药时机是否适宜（妊娠不同阶段）**　同一种药物，在妊娠不同阶段，对胎儿造成的影响也不一致。例如在妊娠期间，使用低剂量的阿司匹林可以预防一些并发症的发生。妊娠28周后，动脉导管对前列腺素抑制剂的敏感性增加，长时间使用阿司匹林会导致胎儿动脉导管过早关闭。吲哚美辛作为宫缩抑制剂用于早产的治疗，妊娠32周前使用或使用时间≤48小时，则不良反应较小；若妊娠32周后使用，或使用时间>48小时，则可引起胎儿动脉导管提前关闭，也可因减少胎儿肾血流量而使羊水量减少。2020年FDA发出警示，孕20周或之后使用非甾体抗炎药有导致羊水不足的风险，建议孕20周或之后避免使用该类药物。临近分娩时使用单次500mg的阿司匹林会增加母亲、胎儿和分娩过程中新生儿的出血倾向。目前认为，当有明确的适应证时，应用低剂量阿司匹林进行治疗是相对安全的。

8. **超说明书用药是否适宜**　药品说明书包含药品安全性、有效性等重要信息，是指导安全合理用药的技术性资料，是判断用药行为得当与否最具法律效力的依据。然而，医学科学是实践科学，药品说明书的适应证用法的更新总是滞后于医学实践的发展，药品说明书的注册信息不能涵盖所有的药物治疗作用。超说明书用药是指药物的应用超出了国家药监部门认可的、生产厂家提供的药品说明书界定范围，包括超出了适用年龄、剂量、剂型、给药途径或适应证等。但是超说明书用药并不意味着不合理用药、违法用药或试验性用药，通常是经过广泛临床观察，并且有文献和循证医学证据支持的。

然而,“药品说明书之外的用法”会比说明书内用法存在更大的风险,因此,超说明书用药必须规范,在保证患者获得必要治疗的同时,让临床医生与药师的法律风险降到最低。国内一些学术团体已在此方面作出了探索,广东省药学会 2010 年 3 月印发了我国第一个超说明书用药规范——《药品未注册用法专家共识》,并持续更新,目前已发布了《超药品说明书用药目录(2021年版)》,就超说明书用药的规范管理做了大量卓有成效的工作。其认为超说明书用药应具备:①在影响患者生活质量或危及生命的情况下,无合理的可替代药品;②用药目的不是试验研究;③有合理的医学实践证据;④经医院药事管理与药物治疗学委员会批准;⑤保护患者的知情同意权等 5 个条件。在产科领域,用药涉及患者及胎儿,超说明书用药面临的风险和法律问题尤其值得重视。因此,药师在审核处方的过程中结合现有循证医学证据,注重药品超说明书用药的审核。

药师审核超说明书用药的依据:超说明书用药应该具备合理性依据,建议药师在审方的过程中参照以下依据来源:①相同化学名称的药品,国外或国内药品说明书已经标注的用法;②国外权威药学专著已经载明的“药品说明书之外的用法”;③已有学会组织发布指南认可的“药品说明书之外的用法”;④经多中心、大样本临床试验证实的“药品说明书之外的用法”。紧急情况下,为避免给患者用药造成严重的后果,合理性依据可以扩展至下列情形:①一般科研试验证实的“药品说明书之外的用法”;②个案报道有效的“药品说明书之外的用法”。下列情形不得作为“药品说明书之外的用法”的依据:①未经试验证实的医生基于自己知识和经验的创新应用;②医疗界既有习惯用法但无依据支持;③已经有其他药物在其说明书用法范围内可以替代该药时,不建议使用超说明书用法的药物,但患者因故不能应用可替代药物的情况除外。

## 参考文献

[1] PIEPER P G. Use of medication for cardiovascular disease during pregnancy. Nat Rev Cardiol, 2015, 12(12): 718-729.

[2] 杨勇,陈诚,刘心霞. 妊娠期药物在母体和胎儿的药动学特点与用药安全. 医药导报, 2017, 36(9): 951-955.

[3] 李宏宇,周雅川,周学东,等. 妊娠期药物动力学及口腔感染性疾病的安全用药. 华西口腔医学杂志, 2018, 36(3): 319-324.

[4] Food and Drug Administration, HHS. Content and format of labeling for human prescription drug and biological products; requirements for pregnancy and lactation labeling. Final rule. Fed Regist, 2014, 79(233): 72063-72103.

[5] 中华医学会妇产科学分会妊娠期高血压疾病学组. 妊娠期高血压疾病诊治指南(2020). 中华妇产科杂志, 2020, 55(4): 227-238.

[6] 中华医学会妇产科学分会产科学组. 妊娠期肝内胆汁淤积症诊疗指南(2015). 中华妇产科杂志,2015,50(7):481-485.
[7] 中华医学会妇产科学分会产科学组,中华医学会围产医学分会. 乙型肝炎病毒母婴传播预防临床指南(2020). 中华围产医学杂志,2020,23(5):289-298.
[8]《妊娠和产后甲状腺疾病诊治指南》(第2版)编撰委员会,中华医学会内分泌学分会,中华医学会围产医学分会. 妊娠和产后甲状腺疾病诊治指南(第2版). 中华围产医学杂志,2019,22(8):505-506.
[9] 中华医学会神经病学分会脑电图与癫痫学组. 中国围妊娠期女性癫痫患者管理指南. 中华神经科杂志,2021,54(6):539-544.
[10] 中华医学会妇产科学分会产科学组. 早产临床诊断与治疗指南(2014). 中华围产医学杂志,2015,18(4):241-245.
[11] BRIGGS G G,FREEMAN R K,YAFFE S J. 妊娠期和哺乳期用药. 杨慧霞,段涛,译. 7版. 北京:人民卫生出版社,2008.
[12] HALE T W,ROWE H E. 药物与母乳喂养. 辛华雯,杨勇,译. 17版. 北京:世界图书出版公司,2019.
[13] 赵霞,张伶俐. 临床药物治疗学:妇产科疾病. 北京:人民卫生出版社,2016.
[14] 国家皮肤与免疫疾病临床医学研究中心,国家妇产疾病临床医学研究中心,中国风湿免疫病相关生殖及妊娠研究委员会,等.2022中国系统性红斑狼疮患者生殖与妊娠管理指南. 中华内科杂志,2022,61(11):1184-1205.
[15] 郑志华,吴新荣,杨敏. 药师处方审核培训教材. 北京:中国医药科技出版社,2019.
[16] SCHAEFER C,SPIELMANN H,VETTER K,等. 孕期与哺乳期用药. 吴效科,黄志超,译. 8版. 北京:科学出版社,2021.
[17] 广东省药学会. 超药品说明书用药目录(2021年版新增用法). 今日药学,2021,31(11):801-810.
[18] 赵志刚,费雨彤,戴媛媛,等. 药品超说明书使用循证评价. 北京:中国协和医科大学出版社,2017.
[19] 张波,郑志华,李大魁,等. 超药品说明书用药参考. 北京:人民卫生出版社,2013.
[20] 广东省药学会. 医疗机构超药品说明书用药管理专家共识. 中国现代应用药学,2017,34(3):136-138.

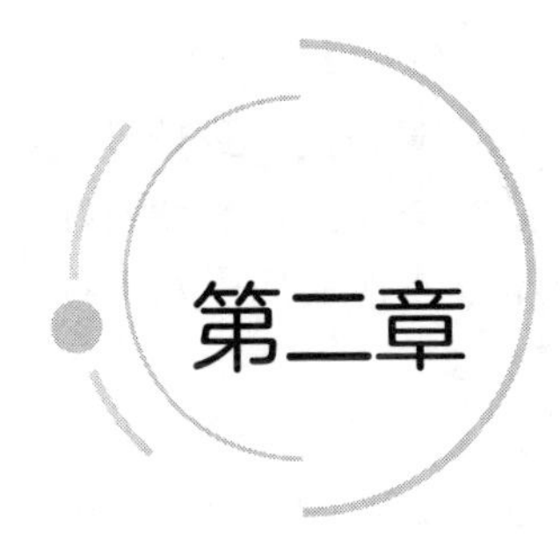

# 第二章　门诊不合理处方解析

## 第一节　孕前不合理处方解析

### 案例1

**【患者基本信息】**

女,23岁

**【临床诊断】**

备孕期,风湿性关节炎

**【处方用药】**

甲氨蝶呤片2.5mg×100片　用法:每次10mg,每周1次,口服
柳氮磺吡啶肠溶片0.25g×60片　用法:每次1g,每天3次,口服

**【处方分析】**

该处方不合理之处在于备孕期使用了甲氨蝶呤+柳氮磺吡啶,柳氮磺吡啶肠溶片用法用量错误。

甲氨蝶呤:妊娠期用药安全性分级为X级[1],片剂,每片2.5mg,为口服给药。甲氨蝶呤是氨蝶呤的一种甲基衍生物,半衰期为12~24小时,有5%~35%的甲氨蝶呤可作为聚谷氨酸的衍生物储存在肝细胞和红细胞中达数月的时间。在一些妊娠中,已观察到使用甲氨蝶呤导致的发育异常,包括在产前阶段的生长受限、严重的颅骨骨化缺损、面部畸形现象、有或没有智力减退的中枢神经系统(CNS)异常、四肢缺陷[1]。当前的研究不能确定一个安全的使用剂量，但目前并无任何迹象表明，每周10mg的甲氨蝶呤会发生致畸作用。致畸风险增加，可能与孕妇在妊娠早期接受治疗风湿病的低剂量疗法相关。若计划妊娠，治疗风湿的药物甲氨蝶呤应该立即停用。在妊娠早期不慎使用甲氨蝶呤的孕妇应进行详细的超声扫描，以确认胎儿的发育正常[1]。

柳氮磺吡啶：妊娠期用药安全性分级为B级，近足月应用时，风险等级是D级。用法：口服，第一周，每晚0.25g；第二周，每天早上0.25g，晚上0.25g；第三周每天早上0.25g，晚上0.5g；第四周及以后，早上0.5g，晚上0.5g。如此治疗两个月后若无不良反应，可将剂量增至每天3g。每天剂量超2g时应进行监测[2]。磺胺类制剂柳氮磺吡啶在很长一段时间内被认为是治疗溃疡性结肠炎的标准用药。如果需要在妊娠期治疗活动性炎症性疾病，可以选择柳氮磺吡啶，该药的风险相对较低。建议同时补充叶酸，因为柳氮磺吡啶是二氢叶酸合成酶抑制剂，可导致叶酸缺乏。如果孕妇服用至少含有0.4mg叶酸的多种维生素，则柳氮磺吡啶不会增加胎儿不良结局的风险[3]。妊娠期使用柳氮磺吡啶的资料大多都来自炎性肠病(IBD)患者。该药及其代谢产物磺胺吡啶都能通过胎盘，但都不会大量取代胆红素而与白蛋白结合[4]。因此，妊娠期使用柳氮磺吡啶不会增加婴儿胆红素脑病的风险。较大型病例系列研究显示，孕妇应用柳氮磺吡啶没有增加不良妊娠结局的发生率。一项研究显示，247例IBD患者共娩出240例婴儿，无论孕妇的柳氮磺吡啶是单用还是与糖皮质激素类药物联用，都不会增加胎儿异常的风险[5]。此外，107例妊娠期使用柳氮磺吡啶的女性娩出的婴儿均无黄疸。

**【药师建议】**

该患者为备孕期罹患风湿性关节炎患者。基于胎龄及研究资料，为尊重患者的生育权，告知其胎儿潜在的风险，建议该患者在妊娠期继续使用柳氮磺吡啶，在医生的指导下，用药剂量减少至控制病情的最低剂量。该妇女若妊娠，妊娠期做详尽的产前检查及胎儿超声检查，重点关注颅骨及其他骨骼的发育，若B超检查异常，向医生咨询是否有进行无创DNA检查或羊水穿刺的必要，确有异常再咨询医生是否要终止妊娠。

科研人员于20世纪40年代研制出柳氮磺吡啶，该药一直用于治疗IBD和类风湿关节炎(RA)。较大型病例系列研究显示，孕妇应用柳氮磺吡啶没有增加不良妊娠结局的发生率。无论孕妇的柳氮磺吡啶是单用还是与糖皮质激素类药物联用，都不会增加胎儿异常的风险。该患者处于备孕期，可单独使用柳氮磺吡啶肠溶片治疗风湿性关节炎。

## 参考文献

[1] 赫里什托夫·舍费尔，保罗·彼得斯，理查德·K. 米勒. 孕期与哺乳期用药指南. 山丹，译. 2版. 北京：科学出版社，2010.
[2] 柳氮磺吡啶肠溶片药品说明书，2021.
[3] 童荣生. 妊娠和哺乳期患者治疗临床药师指导手册. 北京：人民卫生出版社，2012.
[4] MOGADAM M，DOBBINS W O，KORELITZ B I，et al. Pregnancy in inflammatory bowel disease：effect of sulfasalazine and corticosteroids on fetal outcome. Gastroenterology，1981，80(1)：72-76.
[5] LEVY N，ROISMAN I，TEODOR I S O. Ulcerative colitis in pregnancy in Israel. Dis Colon Rectum，1981，24(5)：351-354.

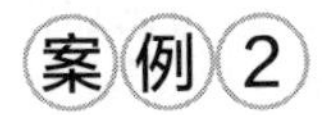


**【患者基本信息】**

女，26岁

**【临床诊断】**

维生素缺乏，备孕

**【处方用药】**

多维元素胶囊 30粒×4盒　用法：每次1粒，每天2次，口服

**【处方分析】**

该处方不合理之处在于多维元素胶囊中含有的个别成分大量补充反而不利于胎儿的生长发育，并且用法用量也存在问题。

多维元素胶囊是一种复方制剂，含有丰富的维生素等营养物质，主要成分是维生素A、维生素$B_6$、维生素C、维生素D、维生素E、叶酸，还有微量元素铜、锌等[1]。多维元素胶囊能够增强人体的免疫力，并且主要用于预防和治疗因缺乏维生素与矿物质所引起的疾病[1]。备孕期间，维生素等营养成分的储备是很有必要的，例如，维生素D的水平与妊娠毒血症的发生概率呈反比，维生素D的水平越高，发生妊娠毒血症的可能性越小[2]。此外，采用酶联免疫吸附法测定卵泡液中维生素E的水平，发现卵泡液中适量的维生素E可提高卵母细胞成熟的可能性[3]。

但是，有些营养物质的堆积对妊娠的作用还有待考察与试验。比如最近的研究表明，数据并不支持维生素 E 与其他补充剂联合使用，没有令人信服的证据表明维生素 E 与其他补充剂联合使用会产生其他重要的益处或危害[4]。也没有足够的证据证明在妊娠期间补充维生素 $B_6$ 的临床益处[5]。除此之外，在胎儿早期发育期间，必须小心管理维生素 A 的供应，维生素 A 过少和过多都可能产生致畸后果[6]。而有的营养成分在备孕期间进行积累效果并不显著。综上，没有明确指征而大量服用多维元素胶囊并不一定会起到正面的作用，且其用法用量每次 1 粒，每天 1 次即可。

【药师建议】

使用药物应在有医师明确诊断说明后，再进行针对性的使用，严格按推荐剂量服用，不得超量。且多维元素胶囊中含有叶酸，服用后切勿再重复服用叶酸，如服用过量或出现严重不良反应，应及时停药。慢性肾衰竭、高钙血症、高磷血症伴肾性佝偻病患者禁用[1]。

## 参考文献

[1] 多维元素胶囊药品说明书，2006.

[2] KHAING W, VALLIBHAKARA S A, TANTRAKUL V, et al. Calcium and vitamin D supplementation for prevention of preeclampsia: a systematic review and network meta-analysis. Nutrients, 2017, 9(10): 1141.

[3] ASHRAF M, MUSTANSIR F, BAQIR S M, et al. Changes in vitamin E levels as a marker of female infertility. J Pak Med Assoc, 2020, 70(10): 1762-1766.

[4] RUMBOLD A, OTA E, HORI H, et al. Vitamin E supplementation in pregnancy. Cochrane Database Syst Rev, 2015(9): CD004069.

[5] SALAM R A, ZUBERI N F, BHUTTA Z A. Pyridoxine (vitamin $B_6$) supplementation during pregnancy or labour for maternal and neonatal outcomes. Cochrane Database Syst Rev, 2015(6): CD000179.

[6] ARUN BABU T, SHARMILA V. Vitamin A supplementation in late pregnancy can decrease the incidence of bronchopulmonary dysplasia in newborns. J Matern Fetal Neonatal Med, 2010, 23(12): 1468-1469.

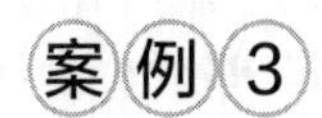


【患者基本信息】

女，30 岁

【临床诊断】

孕12周,类风湿关节炎

【处方用药】

甲氨蝶呤片2.5mg×16片　用法:每次10mg,每周1次,口服

【处方分析】

该处方不合理之处在于使用了妊娠期禁用的药物甲氨蝶呤。

类风湿关节炎患者以女性为主。对于妊娠期间类风湿关节炎发作或处于活动期的患者,药物治疗应在控制疾病的同时最大限度地减少潜在的胎儿毒性。甲氨蝶呤应在女性妊娠前至少1~3个月停止使用,因有致畸风险,应在整个妊娠期间避免使用[1]。

甲氨蝶呤妊娠期用药安全性分级为X级[2]。目前报道甲氨蝶呤的先天性畸形率为9%~17%[3]。研究表明,甲氨蝶呤在妊娠早期具有胚胎毒性,可诱导多种先天性畸形,如唇腭裂、脑积水、脑畸形、面部畸形、延迟骨化、颅骨异常、中枢神经系统异常、四肢异常,有时还会出现心脏异常和智力障碍[4-5]。甲氨蝶呤广泛分布在母体组织中,并且可以持续存在于肝脏中达4个月[5-6]。在妊娠前使用了甲氨蝶呤的女性备孕前必须补充叶酸5mg/d以降低胎儿的畸形风险[6]。

【药师建议】

建议类风湿关节炎女性在妊娠前咨询医学及药学专家,控制好病情再考虑妊娠。目前可在妊娠前使用的治疗风湿免疫病的药物有泼尼松龙或甲泼尼龙、羟氯喹、柳氮磺吡啶、部分肿瘤坏死因子抑制剂,不能使用甲氨蝶呤、来氟米特[7]。基于目前的研究资料,建议该患者在备孕前3个月停用甲氨蝶呤,更换其他治疗方案,且尽量控制病情后再考虑妊娠。妊娠期需要进行治疗,禁用甲氨蝶呤,考虑使用其他药物治疗,并且给药剂量减少至控制病情的最低剂量。如孕前使用过甲氨蝶呤,建议补充5mg/d叶酸以降低胎儿畸形风险。该妇女妊娠期应做详尽的产前检查及胎儿超声检查,重点关注面部、大脑、四肢的发育,若B超检查异常,向医生咨询是否有进行无创DNA或羊水穿刺的必要,确有异常再咨询医生是否要终止妊娠。

## 参考文献

[1] 李常虹,刘湘源. 妊娠期及哺乳期使用抗风湿病药物的最新英国推荐指南. 中华风湿病

学杂志,2016,20(5):358-360.

[2] BRIGGS G G,FREEMAN R K,YAFFE S J. 妊娠期和哺乳期用药. 杨慧霞,段涛,译. 7 版. 北京:科学出版社,2008.

[3] CHAKRAVARTY E F,SANCHEZ-YAMAMOTO D,BUSH T M. The use of disease modifying antirheumatic drugs in women with rheumatoid arthritis of childbearing age:a survey of practice patterns and pregnancy outcomes. J Rheumatol,2003,30(2):241-246.

[4] BUCKLEY L M,BULLABOY C A,LEICHTMAN L,et al. Multiple congenital anomalies associated with weekly low-dose methotrexate treatment of the mother. Arthritis Rheum,1997,40(5):971-973.

[5] 甲氨蝶呤片药品说明书,2019.

[6] BERMAS B L. Safety of rheumatic disease medication use during pregnancy and lactation. [2022-8-20].https://www.uptodate.cn/contents/zh-Hans/safety-of-rheumatic-disease-medication-use-during-pregnancy-and-lactation? search=Safety%20of%20rheumatic%20disease%20medication%20use%20during%20pregnancy%20and%20lactation&source=search_result&selectedTitle=1~150&usage_type=default&display_rank=1.

[7] 李谦华,戴冽. 2016 年英国风湿病学会和英国风湿病卫生专业人员协会妊娠期和哺乳期处方用药指南解读——第一部分经典抗风湿药、生物制剂和糖皮质激素. 中国实用妇科与产科杂志,2016,32(10):924-928.

## 案例 4

**【患者基本信息】**

女,29 岁

**【临床诊断】**

备孕

**【处方用药】**

叶酸片 0.4mg×31 片×4 瓶　用法:每次 0.8mg,每天 1 次,口服
复合维生素片 60 片×2 瓶　用法:每次 1 片,每天 1 次,口服

**【处方分析】**

该处方不合理之处在于重复用药,复合维生素片也含有叶酸成分,叶酸的日剂量偏大。

叶酸妊娠期用药安全性分级为 A 级[1],是一种水溶性维生素 B 族,参与

氨基酸和核酸的代谢，对细胞增殖、组织分化和机体生长发育具有重要作用。如叶酸是血液生成、胚胎和婴儿生长的基础，也可使同型半胱氨酸保持在低水平。叶酸在人体内不能合成，仅能从食物中摄取，临床常用于叶酸缺乏所致的巨幼细胞贫血，由于妊娠期母体的生理变化及胎儿生长发育对叶酸的需求量增加[2-3]。小剂量叶酸用于孕妇预防胎儿神经管畸形。孕妇预防用药，常用剂量为每次 0.4mg，每天 1 次[4]。妊娠期间，叶酸可快速转运给胎儿[1]。临床研究显示，超过 50% 的新生儿神经管缺陷病例与妊娠初期叶酸不足有关[3]。妊娠期间叶酸缺乏可导致巨幼细胞贫血、全血细胞减少并发症，叶酸缺乏还可能与胎盘早剥、妊娠高血压、流产、前置胎盘、低体重儿、早产有关[1]。妊娠期间服用叶酸，对胎儿的危害可能性很小，未发现孕妇服用本品会增加胎儿畸形的风险[5]。从目前经验看，叶酸剂量上升至 5mg/d 对胚胎发育没有危害[2]。

复合维生素片为复方制剂，含 12 种维生素、多种矿物质和微量元素，其中每片含叶酸 0.8mg，主要用于孕妇和哺乳期妇女对维生素、矿物质和微量元素的额外补充，并用于预防妊娠期因缺铁和叶酸所致的贫血[6]。本品成人常用量为一次 1 片，每天 1 次，与早餐同服。1991 年，一项关于服用叶酸合并或不合并其他维生素对神经管缺陷再发的影响的研究表明，叶酸对无脑畸形、脊柱裂、脑膨出的发生同样有预防作用，其他维生素无预防作用[1]。

**【药师建议】**

依据《围受孕期增补叶酸预防神经管缺陷指南(2017)》[7]：①对于无高危因素的妇女，建议从可能妊娠或孕前 3 个月开始，增补叶酸 0.4mg/d 或 0.8mg/d，直至妊娠满 3 个月；②有神经管缺陷生育史的妇女，建议从可能妊娠或孕前至少 1 个月开始，增补叶酸 4mg/d，直至妊娠满 3 个月，因国内无 4mg 而有 5mg 叶酸剂型，亦可增补 5mg/d 叶酸；③夫妻一方患神经管缺陷或配偶既往有神经管缺陷生育史的妇女，建议从可能妊娠或孕前至少 1 个月开始，增补叶酸 4mg/d，直至妊娠满 3 个月，因国内无 4mg 而有 5mg 叶酸剂型，亦可增补 5mg/d 叶酸。

该患者无高危因素，备孕中，依据指南增补叶酸每天 0.4mg 或 0.8mg 即可。该患者同时使用叶酸片和复合维生素片，叶酸日剂量达到 1.6mg，超剂量，建议该患者单独服用叶酸片或复合维生素片补充叶酸，无须两种药物同时使用。同时建议患者在饮食上可多食用富含叶酸的食物，如绿叶蔬菜和新鲜水果，养成健康的生活方式，保持体重，降低胎儿神经管缺陷(NTD)的发生风险[3]。

## 参考文献

[1] BRIGGS G G, FREEMAN R K, YAFFE S J. 妊娠期和哺乳期用药. 杨慧霞, 段涛, 译. 7 版. 北京: 人民卫生出版社, 2008.
[2] SCHAEFER C, SPLELMANN H, VETTER K, 等. 孕期与哺乳期用药. 吴效科, 黄志超, 译. 8 版. 北京: 科学出版社, 2021.
[3] 中国医药教育协会临床合理用药专业委员会, 中国医疗保健国际交流促进会高血压分会, 中国妇幼保健协会围产营养与代谢专业委员会, 等. 中国临床合理补充叶酸多学科专家共识. 中国医学前沿杂志(电子版), 2020, 12(11): 19-37.
[4]《中国国家处方集》编委会. 中国国家处方集: 化学药品与生物制品卷. 2 版. 北京: 科学出版社. 2020.
[5] 叶酸片药品说明书, 2019.
[6] 复合维生素片药品说明书, 2016.
[7] 围受孕期增补叶酸预防神经管缺陷指南工作组. 围受孕期增补叶酸预防神经管缺陷指南(2017). 中国生育健康杂志, 2017, 28(5): 401-410.

## 案例 5

### 【患者基本信息】

女，25 岁

### 【临床诊断】

甲状腺功能亢进症(备孕)

### 【处方用药】

五维赖氨酸颗粒 5g×12 袋×1 盒　用法：每次 2 袋，每天 1 次，口服

### 【处方分析】

该处方不合理之处在于无适应证用药。

五维赖氨酸颗粒主要用于促进小儿、儿童正常发育及年老体弱者的营养补充[1]。该案例中的临床诊断“甲状腺功能亢进症(备孕)”不是五维赖氨酸的适应证，故该处方目前存在无适应证用药问题，可能诊断不全。

### 【药师建议】

美国甲状腺协会(ATA)指南建议[2]，甲状腺功能亢进症(简称甲亢)妇女应在妊娠前使甲状腺功能恢复正常。甲亢妇女能否妊娠主要取决于病情的严

重程度。轻度甲亢对妊娠无明显影响，而中、重度甲亢或症状未控制的患者，妊娠后可能会影响妊娠结局。因此，建议甲亢妇女在妊娠前应先积极治疗，避免母婴并发症和不良妊娠结局的发生。处方中患者可按照妊娠前甲亢进行治疗，可根据病情需要选择药物、手术或放射性碘治疗。妊娠期抗甲状腺药中常用的有甲巯咪唑和丙硫氧嘧啶，但由于丙硫氧嘧啶蛋白结合率高，胎盘透过率低于甲巯咪唑，且丙硫氧嘧啶半衰期为 1~2 小时，相对甲巯咪唑半衰期 6~8 小时要短，故丙硫氧嘧啶为治疗妊娠期甲亢的首选药，甲巯咪唑可作为二线药[3]。ATA 指南建议，在妊娠前 3 个月推荐服用丙硫氧嘧啶治疗甲亢，如果服用甲巯咪唑，一旦证实妊娠，需在妊娠前 3 个月换成丙硫氧嘧啶，3 个月以后再考虑换成甲巯咪唑[2]。相对于丙硫氧嘧啶，甲巯咪唑引起的肝毒性较少见，且主要是轻微的胆汁淤积性黄疸[3]。因此，在妊娠早期服用丙硫氧嘧啶者，需在妊娠第二阶段初期改服甲巯咪唑。

五维赖氨酸所含赖氨酸为人体必需氨基酸，能促进生长发育，修复受损神经组织；其他 5 种维生素：维生素 $B_1$、维生素 $B_2$、维生素 $B_6$、烟酰胺、泛酸钙均参与体内辅酶的形成，促进体内新陈代谢和生长发育[1]。患者甲亢，且处于备孕阶段，可适当补充维生素，建议完善诊断，对症用药。

## 参考文献

[1] 五维赖氨酸颗粒药品说明书，2014.
[2] 张慧丽，杜培丽，何玉甜，等. 关于《妊娠期甲状腺功能亢进症诊治指南》的解读. 中国实用妇科与产科杂志，2012，28(8)：561-565.
[3] DREWS K，SEREMAK-MROZIKIEWICZ A. The optimal treatment of thyroid gland function disturbances during pregnancy. Curr Pharm Biotechnol，2011，12(5)：774-780.

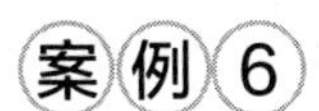


**【患者基本信息】**

女，28 岁

**【临床诊断】**

不孕，月经不调

**【处方用药】**

炔雌醇环丙孕酮片 2mg：0.035mg×21 片 ×1 盒　用法：每次 1 片，每天 3 次，口服

阿司匹林肠溶片 100mg×30 片×3 盒　用法：每次 0.6g，每天 3 次，口服

【处方分析】

该处方不合理之处在于：①阿司匹林肠溶片属于超说明书用药，且使用剂量偏大；②炔雌醇环丙孕酮片用法用量不合理。

炔雌醇环丙孕酮片为复方制剂，由醋酸环丙孕酮和炔雌醇组成。主要用于治疗育龄女性雄激素敏感所致的中、重度痤疮（有或无皮脂溢出）和/或多毛，包括需要治疗这些症状的多囊卵巢综合征患者[1]。该药物必须按照包装所指方式每天在同一时间用少量液体送服。说明书中推荐的用法为每天 1 片，连服 21 天。停药 7 天后开始下一盒药。因此该患者每次 1 片，每天 3 次的给药方法是不合理的。

阿司匹林妊娠期用药安全性分级为 C 级，孕晚期为 D 级[2]，该药物具有抑制血小板的作用，主要用于预防或治疗心肌梗死及术后栓塞。根据不同适应证给予每天 100~300mg 的剂量。研究指出，阿司匹林能够增强薄型子宫内膜患者整合素 $\beta_3$ 的表达，促进子宫内膜血管生成[3]；同时有研究表明，阿司匹林肠溶片联合雌二醇片/雌二醇地屈孕酮片复合包装，两者起到协同作用，显著增加薄型子宫内膜的厚度[4]，而增加子宫内膜的厚度是提高妊娠成功率的关键因素。但阿司匹林肠溶片用于不孕属于超说明书用药，必须按照说明书用药的流程备案申请并提供可靠的循证医学证据。其次，研究中均使用的小剂量的阿司匹林肠溶片每天 100mg，大剂量的阿司匹林肠溶片有出血风险，因此每次 0.6g，每天 3 次的给药方法不合理。

【药师建议】

①阿司匹林肠溶片用于不孕症需到医院药事管理及药物治疗学委员会备案申请，并提供可靠的循证医学证据，批准后到医务部备案才能使用；②阿司匹林肠溶片的剂量调整为每次 100mg，每天 1 次；③炔雌醇环丙孕酮片的使用应按照说明书及包装所指方式每天约在同一时间用少量液体送服，每天 1 片，连服 21 天。

## 参考文献

[1] 炔雌醇环丙孕酮片药品说明书，2007.

[2] BRIGGS G G，FREEMAN R K，YAFFE S J. 妊娠期和哺乳期用药. 杨慧霞，段涛，译. 7 版. 北京：人民卫生出版社，2008.

[3] 王旭菲，罗旭清，胡丽莎，等. 阿司匹林联合补肾活血中药对薄型子宫内膜影响的研究. 中国中医药资讯，2010，2(17)：178-179.

[4] 刘桂娟,霍艳芬,焦守凤,等.阿司匹林肠溶片联合雌二醇片/雌二醇地屈孕酮片复合包装改善薄型子宫内膜的临床研究.现代药物与临床,2016,31(9):1491-1494.

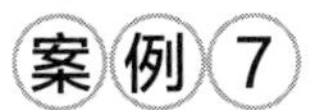

## 案例7

【患者基本信息】

女,22岁

【临床诊断】

继发不孕,女性盆腔炎

【处方用药】

吡格列酮二甲双胍片 15mg:500mg×30片　用法:每次1片,每天1次,口服

地塞米松片 0.75mg×100片　用法:每次0.75mg,每天1次,口服

【处方分析】

该处方的不合理之处在于诊断与用药不符,诊断有盆腔炎,未给予相应治疗药物。

盆腔炎是女性上生殖道感染引起的一组疾病,包括子宫内膜炎、输卵管炎、输卵管卵巢脓肿和盆腔腹膜炎。性传播感染的病原体,如淋病奈瑟球菌、病毒和支原体等也参与其发生。盆腔炎的治疗以抗菌药物治疗为主,正确、规范使用抗菌药物可使90%以上的患者治愈,必要时行手术治疗。治疗时应根据经验选择广谱抗菌药物覆盖可能的病原体,包括淋病奈瑟球菌、沙眼衣原体、支原体等,抗菌药物治疗至少持续14天[1]。

吡格列酮二甲双胍片能改善胰岛素抵抗性多囊卵巢综合征不孕患者的胰岛素敏感性及激素水平,恢复卵巢功能,提高排卵和妊娠率[2]。建议医生可进一步明确诊断。

【药师建议】

建议医生完善相关诊断,并根据患者诊断选择合理的药物。

### 参考文献

[1] 中华医学会妇产科分会感染性疾病协作组.盆腔炎症性疾病诊治规范(2019修订版).中华妇产科杂志,2019,54(7):433-437.

[2] 黄雪坤.吡格列酮二甲双胍复合制剂治疗胰岛素抵抗性多囊卵巢综合征不孕的临床研究.中国现代医学杂志,2019,29(21):104-108.

## 案例8

**【患者基本信息】**

女,29岁

**【临床诊断】**

女性不孕

**【处方用药】**

妇科再造胶囊 0.41g×48粒×2盒　用法:每次6粒,每天2次,口服
康妇炎胶囊 0.4g×48粒×2盒　用法:每次3粒,每天2次,口服

**【处方分析】**

该处方不合理之处在于处方药物适应证与处方诊断不符;康妇炎胶囊用量错误。

妇科再造胶囊用于月经先后不定期,带经日久、淋漓出血、痛经、带下等症[1]。康妇炎胶囊用于月经不调、痛经、附件炎、阴道炎、子宫内膜炎及盆腔炎等妇科炎症[2]。该处方诊断为"女性不孕",与药品适应证不相符。康妇炎胶囊用量错误。说明书中用法用量为一次3粒,一日3次。

**【药师建议】**

1. **不孕的概念**　指有正常性生活,未经避孕1年未妊娠者。未避孕而从未妊娠者称为原发性不孕;曾有过妊娠而后未避孕,连续1年不孕者称为继发性不孕。

2. **不孕的病因**　输卵管慢性炎症及阻塞、卵巢肿瘤、阴道炎、子宫内膜异位症、生殖系统结核等生殖道器质性病变和免疫性不孕。

3. **不孕的治疗**

(1)免疫性不孕的治疗:因抗精子抗体阳性与不育关系尚不确定,目前缺乏肯定有效的治疗方法和疗效指标。对抗磷脂综合征阳性的自身免疫性不育患者,应在明确诊断后,采用泼尼松每次10mg,每天3次,加阿司匹林每天80mg,孕前和孕中期长期口服,防止反复流产和死胎发生。

⑵ 辅助生殖技术：包括人工授精、体外受精-胚胎移植及其衍生技术等。

⑶ 输卵管慢性炎症及阻塞的治疗

1）一般疗法：对卵巢功能良好、不孕年限不长、生育要求不迫切的年轻患者先试行保守治疗。

2）输卵管成形术：对输卵管不同部位阻塞或粘连可行造口术、整形术、吻合术以及输卵管子宫移植术等，应用显微外科技术达到输卵管再通的目的。手术效果取决于伞端组织保留和完整程度。对较大的输卵管积水，目前主张切除或结扎，阻断积水对子宫内膜环境造成的干扰，为辅助生殖技术创造条件。

3）输卵管内注药：用地塞米松磷酸钠注射液 5mg，庆大霉素 4 万 U，加于 0.9% 氯化钠注射液 20ml 中，在 150mmHg 压力下经子宫腔缓慢注入，能减轻输卵管局部充血、水肿，溶解或软化粘连。应于月经干净 2~3 天后进行。注意防止子宫腔操作导致感染。有内分泌功能的卵巢肿瘤可影响卵巢排卵；较大卵巢肿瘤可造成输卵管扭曲，导致不孕。对性质不明的卵巢肿瘤倾向于手术探查，剔除或切除并明确性质后进行不孕治疗。

4）子宫病变：子宫黏膜下肌瘤、内膜息肉、子宫纵隔、子宫腔粘连等影响子宫腔环境，干扰受精卵着床和胚胎发育，可利用宫腔镜进行切除、粘连分离或矫形手术。较大子宫肌瘤影响子宫形态，可致习惯性流产，应予剔除。

5）阴道炎：严重的阴道炎应先针对病原菌进行治疗。

6）子宫内膜异位症：常致盆腔粘连、输卵管不通畅、子宫内膜对胚胎容受性下降及明显免疫性反应，影响妊娠各环节。首诊应进行腹腔镜诊断和治疗，对中、重度病例术后辅以抗雌激素药物治疗，重症和复发者应考虑辅助生殖技术帮助妊娠。

7）生殖系统结核：活动期应行抗结核治疗，用药期间应严格避孕。因盆腔结核多累及输卵管和子宫内膜，多数患者需借助辅助生殖技术妊娠。

⑷ 诱发排卵

1）氯米芬：利用其与垂体雌激素受体结合产生低雌激素效应，反馈性诱导内源性促性腺激素分泌，促使卵泡生长。为诱发排卵首选药物。适用于体内有一定雌激素水平者和下丘脑-垂体轴反馈机制健全的患者。月经周期第 5 天起，每天口服 50mg（最大剂量达 150mg/d），连用 5 天，3 个周期为一疗程。排卵率达 80%，妊娠率为 30%~40%。用药后应行超声排卵监测，卵泡成熟后用绒促性素 5 000U 一次肌内注射，36~40 小时后自发排卵。排卵后加用黄体酮 20~40mg/d 或绒促性素 2 000U，隔 3 天一次肌内注射，进行黄体功能支持。

2）绒促性素：绒促性素结构与黄体生成素（LH）极相似，常在促排卵周期卵泡成熟后一次注射 5 000~10 000U，模拟内源性 LH 峰值作用，诱导卵母细胞减数分裂和排卵发生。

3）尿促性素：系从绝经后妇女尿中提取，又称绝经促性素，75U 制剂中含 FSH 和 LH 各 75U，促使卵泡生长发育成熟。于周期第 2~3 天起，每天或隔一天肌内注射尿促性素 75~150U，直至卵泡成熟。用药期间需以 B 超和监测血雌激素水平的方式监测卵泡发育情况，卵泡发育成熟后绒促性素 5 000~10 000U 一次肌内注射，促进排卵及黄体形成。

4）促黄体素释放激素（LHRH）：为下丘脑分泌的十肽激素。LHRH 脉冲疗法适用于下丘脑性无排卵。采用微泵脉冲式静脉注射，脉冲间隔 90 分钟，连续脉冲用药 17~20 天可获得较高的排卵率和妊娠率。

5）溴隐亭：属多巴胺受体激动剂，能抑制垂体分泌催乳素（PRL）。适用于高催乳素血症导致排卵障碍者。从 1.25mg/d 开始，酌情加量到 2.5mg/d，分两次口服，血催乳素降至正常水平后继续用药 1~2 年，每 3~6 个月复查血清 PRL 水平。恢复排卵率为 75%~80%，妊娠率为 60%。

## 参考文献

[1] 妇科再造胶囊药品说明书，2015.
[2] 康妇炎胶囊药品说明书，2020.

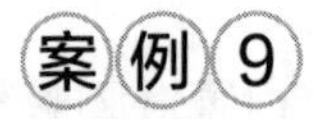


**【患者基本信息】**

女，27 岁

**【临床诊断】**

甲状腺功能亢进症

**【处方内容】**

丙硫氧嘧啶片 50mg×100 片　用法：每次 25mg，每天 1 次，口服
多烯磷脂酰胆碱胶囊 228mg×24 粒　用法：每次 456mg，每天 3 次，口服

**【处方分析】**

该处方不合理之处在于丙硫氧嘧啶片的用量错误；无多烯磷脂酰胆碱胶囊的使用指征。

甲状腺功能亢进症指由多种病因导致体内甲状腺激素分泌过多，引起以神经、循环、消化等系统兴奋性增高和代谢亢进为主要表现的一组临床综合征[1],可累及全身多个系统和器官。常用的抗甲状腺药可能引起肝功能的损害。丙硫氧嘧啶是治疗甲状腺功能亢进症的常用药物,肝损伤风险较甲巯咪唑更高,妊娠期用药安全性分级为 D 级[2-3]。与甲巯咪唑相比较,丙硫氧嘧啶导致胎儿异常的风险更低,更适合育龄期女性妊娠前 3 个月或孕早期的甲状腺功能亢进症药物治疗[4]。丙硫氧嘧啶半衰期 $t_{1/2}$ 为 2 小时,维持治疗时一天总剂量为 50~150mg,分次服用,每 8 小时给药 1 次。

多烯磷脂酰胆碱胶囊为护肝药,通过直接影响肝细胞膜结构使受损的肝功能和酶活力恢复正常,同时调节肝脏的能量平衡,促进肝组织再生,将中性脂肪和胆固醇转化成容易代谢的形式,稳定胆汁[5]。目前,多烯磷脂酰胆碱胶囊尚不推荐给孕妇或哺乳期妇女使用,但研究表明,该药可改善妊娠期肝内胆汁淤积症患者受损肝细胞膜并恢复其功能,促进肝脏功能恢复[6],国内多项研究也表明,多烯磷脂酰胆碱可用于妊娠肝内胆汁淤积症的治疗,安全性较好。多烯磷脂酰胆碱胶囊需随餐服用,用足够量的液体整粒吞服,不要咀嚼。综上,开具多烯磷脂酰胆碱胶囊需要肝功能受损、肝炎等临床诊断。

【药师建议】

该患者 27 岁,处于育龄期,如果不存在肝功能受损,更适合选用丙硫氧嘧啶治疗,不影响备孕。处方中的丙硫氧嘧啶用药频次应为 q.8h.。如果患者出现肝功能受损,更适合选用甲巯咪唑,建议治疗期间同时做好避孕措施[7]。多烯磷脂酰胆碱胶囊为护肝药,如存在肝功能受损、肝炎等临床症状可选用,处方中的用法为随餐口服。

妊娠期甲状腺功能亢进症如控制不良可导致流产、妊娠高血压、早产、低体重儿、心力衰竭等,也可能导致子代的神经功能紊乱[8-9]。甲巯咪唑和丙硫氧嘧啶均可通过胎盘,影响胎儿的甲状腺功能,其中甲巯咪唑导致胎儿畸形风险更高[3]。甲巯咪唑可致胎儿皮肤发育不全、鼻后孔闭锁、食管闭锁、颜面部畸形[3-4]。因此建议育龄女性做好备孕计划,备孕前应控制病情,尽量使用最低有效剂量进行治疗。妊娠后监测甲状腺功能,定期就诊内分泌科,妊娠期需定期产前检查。

## 参考文献

[1] 林果为,王吉耀,葛均波.实用内科学.15 版.北京:人民卫生出版社,2017.
[2] 丙硫氧嘧啶片药品说明书,2018.
[3] 甲巯咪唑片药品说明书,2012.
[4] Thyroid disease in pregnancy:ACOG practice bulletin,number 223. Obstet Gynecol,2020,

135(6):e261-e274.
[5] 多烯磷脂酰胆碱胶囊药品说明书,2018.
[6] 王迎. 多烯磷脂酰胆碱治疗妊娠期肝内胆汁淤积症的临床研究. 生殖医学杂志,2016,25(2):144-147.
[7] 张雨薇,童南伟. 妊娠期甲状腺功能异常最新指南解读. 实用妇产科杂志,2015,31(12):899-902.
[8]《妊娠和产后甲状腺疾病诊治指南》(第2版)编撰委员会,中华医学会内分泌学分会,中华医学会围产医学分会. 妊娠和产后甲状腺疾病诊治指南(第2版). 中华内分泌代谢杂志,2019,35(8):636-665.
[9] 丁榕,范建霞. 美国甲状腺学会《2017年妊娠及产后甲状腺疾病诊治指南》解读. 中华围产医学杂志,2017,20(3):165-169.

## 第二节 孕早期不合理处方解析

### 案例1

**【患者基本信息】**

女,26岁

**【临床诊断】**

孕5周,感冒

**【处方用药】**

复方盐酸伪麻黄碱缓释胶囊 8粒×1盒 用法:每次1粒(每粒含盐酸伪麻黄碱90mg,马来酸氯苯那敏4mg),每天2次,口服

**【处方分析】**

该处方不合理之处在于孕5周孕妇使用了复方盐酸伪麻黄碱缓释胶囊。

盐酸伪麻黄碱,妊娠期用药安全性分级为C级[1],为拟肾上腺素药,可收缩鼻黏膜血管,减轻鼻塞、流涕症状。

马来酸氯苯那敏通过拮抗 $H_1$ 受体而对抗组胺的过敏效应:既不影响组胺的代谢,也不阻止体内组胺的释放。马来酸氯苯那敏妊娠期用药安全性分级为B级[1],有抗M胆碱受体作用,并具有中枢抑制作用。可减轻普通感冒、流行性感冒引起的上呼吸道症状和鼻窦炎、花粉症所致的各种症状,特别适用于缓解上述疾病的早期临床症状,如鼻塞、流涕、打喷嚏等。成人每12小时服

1 粒，24 小时内不应超过 2 粒。研究人员已经针对孕妇进行了大量关于使用第一代抗组胺药的研究，其中包括马来酸氯苯那敏，没有发现致畸风险的增加[1]。

【药师建议】

如果是普通感冒，症状轻微，通常不需要干预或对干预反应不佳。通常在 7 天内感冒症状自行消失。普通感冒可以不用马上到医院就诊，注意休息，适当补充水分，保持室内空气流通即可。

妊娠后 3~8 周（末次月经后的第 5~10 周）是主要器官畸形的最危险时期，如脑在妊娠后的 15~27 天，眼在 24~29 天，心脏在 20~29 天，四肢在 24~36 天，生殖器在 26~62 天。这段时间是胚胎器官分化发育阶段，胚胎开始定向发育，即可产生形态上的异常而形成畸形，称为“致畸高敏感期”[2]。针对该患者为妊娠 5 周感冒的孕妇，处于“致畸高敏感期”，建议不使用复方盐酸伪麻黄碱缓释胶囊，而使用单一抗上呼吸道感染的药物，如单一使用马来酸氯苯那敏即可。马来酸氯苯那敏可用于治疗妊娠期间的过敏症状。

## 参考文献

[1] 赫里什托夫·舍费尔，保罗·彼得斯，理查德·K. 米勒. 孕期与哺乳期用药指南. 山丹，译. 2 版. 北京：科学出版社，2010.
[2] 童荣生. 妊娠和哺乳期患者治疗临床药师指导手册. 北京：人民卫生出版社，2012.

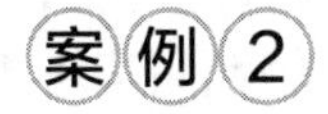

【患者基本信息】

女，27 岁

【临床诊断】

孕 6 周，右侧肩关节炎

【处方用药】

注射用泮托拉唑钠 40mg×1 支　用法：每次 40mg，每天 1 次，静脉滴注
氟比洛芬酯注射液 5ml：50mg×1 支　用法：每次 50mg，每天 1 次，静脉滴注

【处方分析】

该处方不合理之处在于孕 6 周、右侧肩关节炎的患者使用了注射用泮托

拉唑+氟比洛芬酯注射液。

泮托拉唑的妊娠期用药安全性分级为B级[1]。泮托拉唑为质子泵抑制剂，通过与胃壁细胞的$H^+$,$K^+$-ATP酶系统的两个位点共价结合而抑制胃酸产生的最后步骤。该作用呈剂量依赖性并使基础和刺激状态下的胃酸分泌均受抑制。本品与$H^+$,$K^+$-ATP酶的结合可导致其抗胃酸分泌作用持续24小时以上。本品仅短期（一般不超过7~10天）用于不宜口服药物的患者。一旦患者可以口服药物，则不可继续使用注射用泮托拉唑钠。妊娠期应用泮托拉唑的经验有限，还不能为风险评估提供有说服力的充分数据，但是迄今为止还没有其对人类致畸的证据[1]。

氟比洛芬酯注射液是以脂微球为药物载体的非甾体抗炎药。药物进入体内靶向分布到创伤及肿瘤部位后，氟比洛芬酯从脂微球中释放出来，在羧基酯酶作用下迅速水解生成氟比洛芬，通过氟比洛芬抑制前列腺素的合成而发挥镇痛作用。通常成人每次静脉给予氟比洛芬酯50mg，尽可能缓慢给药（1分钟以上），根据需要使用镇痛泵，必要时可重复应用。并根据年龄、症状适当增减用量。一般情况下，本品应在不能口服药物或口服药物效果不理想时应用。孕妇应用的安全性尚未确立，妊娠或可能妊娠的妇女必须在治疗的有益性大于危险性时才能应用；尽量不在妊娠末期应用（动物实验中发现妊娠末期的大鼠用药后发生分娩延迟及胎儿的动脉导管收缩）[2]。

**【药师建议】**

患者诊断为孕6周、右侧肩关节炎，无使用注射用泮托拉唑适应证，使用该药无指征，应停止使用该药。在妊娠早期和中期进行抗炎治疗，可以考虑使用作用较明确的NSAID，如布洛芬和双氯芬酸钠[1]。从孕28周开始，用这些药物抗炎或镇痛都是相对禁忌的。如果使用这些药物治疗不可避免，应该用（多普勒）超声定期监测胎儿的循环（每周1或2次），并在出现导管收缩后立即停药。不应考虑用其治疗羊水过少，但应考虑其安胎作用。如果在妊娠早期使用了上述药物之外的此类药物，并不需要终止妊娠或者启动侵入性诊断程序[1,3]。

## 参考文献

[1] 赫里什托夫·舍费尔，保罗·彼得斯，理查德·K. 米勒. 孕期与哺乳期用药指南. 山丹，译. 2版. 北京：科学出版社，2010.
[2] 氟比洛芬酯注射液药品说明书，2010.
[3] 童荣生. 妊娠和哺乳期患者治疗临床药师指导手册. 北京：人民卫生出版社，2012.

## 案例3

**【患者基本信息】**

女,23岁

**【临床诊断】**

孕6周,焦虑

**【处方用药】**

阿普唑仑片 0.4mg×100片×1瓶　用法:每次0.4mg,每天3次,口服
劳拉西泮片 1mg×28片×1盒　用法:每次1mg,每天1次,口服

**【处方分析】**

该处方不合理之处在于孕6周患者使用了两种抗焦虑药阿普唑仑片+劳拉西泮片,且劳拉西泮给药频次错误。

阿普唑仑为苯二氮䓬类镇静催眠药和抗焦虑药,作用于中枢神经系统的苯二氮䓬受体(BZR),加强中枢抑制性神经递质γ-氨基丁酸(GABA)与GABA受体的结合,促进氯通道开放,使细胞超极化,增强GABA能神经元所介导的突触抑制,使神经元的兴奋性降低[1]。主要用于焦虑、紧张、激动,也可用于催眠或焦虑的辅助用药,也可作为抗惊恐药,并能缓解急性酒精戒断症状。成人常用量:抗焦虑,开始一次0.4mg,一天3次,用量按需递增。最大日限量为4mg。在妊娠3个月内,本药有增加胎儿畸形的危险。孕妇长期服用可引起依赖,使新生儿呈现撤药症状,妊娠后期用药影响新生儿中枢神经活动,分娩前及分娩时用药可导致新生儿肌张力较弱。

劳拉西泮也是苯二氮䓬类镇静催眠药和抗焦虑药,适用于焦虑障碍的治疗或用于缓解焦虑症状,以及与抑郁症状相关的焦虑的短期治疗[2]。对于焦虑症状,大部分患者的初始剂量为每天2~3mg,每天2次或3次。劳拉西泮及葡糖醛酸结合物可通过胎盘屏障。有报道称,母亲在胎儿出生前几周连续摄入苯二氮䓬类药物,婴儿在出生后一段时间有戒断症状。已有研究显示,母亲在妊娠后期或在生产中接受了苯二氮䓬类药物的新生儿有活动减退、张力减退、体温降低、呼吸抑制、窒息、喂养困难和对冷刺激的代谢反应受损的症状发生。

**【药师建议】**

苯二氮䓬类药物用于妊娠期间治疗焦虑和睡眠紊乱时,服用剂量应尽可

能低，时间应尽可能短。若作长期治疗，则抗抑郁药更适于在妊娠期间使用，应尽量避免长期使用苯二氮䓬类药物。若需服用苯二氮䓬类药物至分娩，至少应该对新生儿进行2天戒断症状或适应性问题的观察。该患者应停用劳拉西泮片，单用一种抗焦虑药，并尽可能短时期用药，及时停止用药[3-4]。

## 参考文献

[1] 阿普唑仑片药品说明书，2015.
[2] 劳拉西泮片药品说明书，2013.
[3] 赫里什托夫·舍费尔，保罗·彼得斯，理查德·K. 米勒. 孕期与哺乳期用药指南. 山丹，译. 2版. 北京：科学出版社，2010.
[4] 童荣生. 妊娠和哺乳期患者治疗临床药师指导手册. 北京：人民卫生出版社，2012.

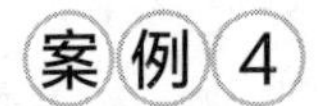

## 案例4

**【患者基本信息】**

女，21岁

**【临床诊断】**

孕早期，双相障碍

**【处方用药】**

碳酸锂缓释片 0.3g×100片　用法：每次0.3g，一天3次，口服

**【处方分析】**

该处方的不合理之处在于妊娠期前3个月使用了碳酸锂缓释片，且给药频次错误。

锂盐类药物是治疗双相障碍的首选药物，但是锂盐类药物不是妊娠期双相障碍的首选药物[1]。它易于被胃肠道吸收，通过肾脏排泄，半衰期为24小时。锂能通过胎盘，胎儿的血药浓度接近甚至高于母体血药浓度。对于孕妇来说，锂的排泄增加了50%~100%。碳酸锂缓释片主要治疗躁狂症，对躁狂和抑郁交替发作的双相障碍有很好的治疗和预防复发作用，对反复发作的抑郁症也有预防发作作用。也用于治疗分裂-情感性精神病。碳酸锂缓释片剂量应逐渐增加并参照血锂浓度调整，治疗期间一天0.9~1.5g（3~5片），分1~2次服用，维持治疗一天0.6~0.9g（2~3片）。在20世纪70年代，人们认为妊娠期使用锂盐药物与新生儿畸形，特别是Ebstein畸形密切相关。Ebstein畸形是一种三尖瓣畸形,可以通过胎儿超声心动图检测到。其他与锂盐相关的缺陷包括外耳、中枢神经、输尿管和内分泌功能等异常。其他有过正式报道的不良反应有羊水过多、死产、胎儿和新生儿心律失常、新生儿黄疸,以及婴儿和母体甲状腺肿大[1-2]。近足月时使用该药可能引起新生儿严重毒性反应,这些反应通常是可逆的。锂暴露的新生儿有发育大于胎龄、肌张力减退、喂养困难、反射减弱、发绀、呼吸暂停、心动过缓、甲状腺功能减退和尿崩症的风险,还可能出现与心脏和呼吸障碍有关的疾病(持续的胎儿循环、心房扑动和病理性的肺血管阻力)[3]。

妊娠期母体肾脏对锂的排泄增加,在产后很快恢复到妊娠前水平。妊娠期间应尽可能避免使用锂,尤其是在器官成形期。在妊娠早期不可避免地需要使用锂的病例,使用期间及后续必须进行充分的影像学检查,包括Ⅱ级超声和胎儿超声心动图(如在妊娠 18~20 周),也应监测血清锂水平。

【药师建议】

使用锂盐类药物并不意味着需要终止妊娠,但应该密切观察。对于这类药物应该减少剂量,分多次服用。建议对母体血清中锂的水平每月检查 1 次;在妊娠最后 1 个月应每周检查 1 次;在分娩前每两天 1 次。如果需要,可对剂量进行调整。应避免服用利尿剂。应该对胎儿进行详细的心脏超声心动图检查。超声检查可以提示羊水过多。临近预产期时要调整药物剂量,分娩后要立即恢复。应监测产妇和婴儿甲状腺功能以及新生儿的中毒症状。在锂盐药物、其他精神药物和抗癫痫药无效的情况下,才能对妊娠期的双相障碍患者使用丙戊酸和卡马西平[1-2]。

## 参考文献

[1] 赫里什托夫·舍费尔,保罗·彼得斯,理查德·K. 米勒. 孕期与哺乳期用药指南. 山丹,译. 2 版. 北京:科学出版社,2010.
[2] 童荣生. 妊娠和哺乳期患者治疗临床药师指导手册. 北京:人民卫生出版社,2012.
[3] SCHAEFER C,SPIELMANN H,VETTER K,等. 孕期与哺乳期用药. 吴效科,黄志超,译. 8 版. 北京:科学出版社,2021.

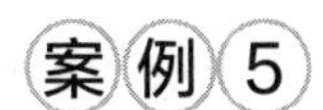


【患者基本信息】

女,21 岁

【临床诊断】

孕 11 周，痤疮

【处方用药】

异维 A 酸红霉素凝胶 10g×1 支　用法：每次适量，每天 2 次，外用

【处方分析】

该处方不合理之处在于使用了异维 A 酸红霉素凝胶。

异维 A 酸在结构和药理作用上都与维生素 A 相似，能够调节上皮细胞生长和分化。其作用机制尚未完全阐明。当全身用药时，它能抑制皮脂腺的活性，减少皮脂分泌；还能减少粉刺的产生，阻止小囊包的角化，抑制痤疮丙酸杆菌并减少炎症的发生。红霉素为大环内酯类抗生素，通过与核糖体亚基可逆性结合干扰细菌蛋白质的合成而起作用，红霉素能抑制氨酰基转移核糖核酸的迁移并抑制多肽的合成。在痤疮治疗中，红霉素通过减少痤疮丙酸杆菌及阻止痤疮丙酸杆菌炎性调节物质的释放而起作用。痤疮丙酸杆菌对外用红霉素可能产生耐药，但有证据表明，红霉素与异维 A 酸复方对痤疮丙酸杆菌红霉素耐药菌株有效。成人：取本品适量涂抹于整个患处，一天 1 次或 2 次。对某些病例，要使用 6~8 周才有明显的效果[1]。

异维 A 酸有致畸性（与剂量无关），可导致自然流产和危及生命的严重先天畸形。妊娠早期异维 A 酸暴露相关的胚胎病包括颅面部、心脏、胸腺和中枢神经系统的畸形[2]。因此在开始服用异维 A 酸软胶囊之前要确定没有妊娠，而且治疗期间及治疗后 1 个月，所有具有生育能力的女性必须要严格避孕。虽然基于目前的证据尚未发现男性使用异维 A 酸会导致胎儿异常，但也需要向患者说明可能存在的风险，为了安全起见，建议停药满 1 个月后才能开始备孕[2]。

【药师建议】

该患者为妊娠期痤疮患者。妊娠期痤疮应以外用药物为主。①轻度痤疮：避免外用维 A 酸类（妊娠期用药安全性分级为 C~X 级），可小面积谨慎使用过氧化苯甲酰（C 级），外用壬二酸和克林霉素是安全的（B 级）；②中度和中重度痤疮：以外用药物为主，必要时可配合短期口服大环内酯类抗生素（尽可能避开孕早期），四环素类禁用（D 级）；③重度痤疮：除按照上述轻度、中度和中重度痤疮外用药或系统治疗外，严重患者可考虑短期系统使用泼尼松治疗[2]。

## 参考文献

[1] 童荣生. 妊娠和哺乳期患者治疗临床药师指导手册. 北京：人民卫生出版社，2012.
[2] 中国痤疮治疗指南专家组. 中国痤疮治疗指南（2019修订版）. 临床皮肤科杂志，2019，48（9）：583-588.

## 案例6

### 【患者基本信息】

女，31岁

### 【临床诊断】

孕5周，妊娠合并风湿病

### 【处方用药】

醋酸泼尼松片 5mg×100片×1瓶　用法：每次10mg，每天3次，口服
硫酸羟氯喹片 0.2g×10片×3盒　用法：每次0.2g，每天3次，口服

### 【处方分析】

该处方的不合理之处在于羟氯喹的剂量偏大。

醋酸泼尼松妊娠期用药安全性分级为C级（妊娠早期为D级）[1]，它是一种糖皮质激素类药物，经代谢后生成醋酸泼尼松龙。泼尼松在11$\beta$-脱氢酶的作用下，通过胎盘量较少，因此，英国风湿病协会认为糖皮质激素类药物可用于妊娠期，证据级别为1++[2]，但已有大规模流行病学调查研究认为，妊娠早期使用糖皮质激素类药物与新生儿唇腭裂的出生缺陷有关[3]。一项研究发现，妊娠期口服糖皮质激素类药物的累积剂量越大，胎儿早产发生率相应越高[4]。

羟氯喹妊娠期用药安全性分级为C级[1]，它是一种慢作用抗风湿药，可用于治疗类风湿关节炎、青少年慢性关节炎、盘状红斑狼疮和系统性红斑狼疮等风湿免疫性疾病[5]。羟氯喹可通过胎盘，有研究发现妊娠期暴露于羟氯喹的胎儿先天畸形发生率为4.5%，此数据不高于非暴露人群，因此英国风湿病协会认为风湿免疫性疾病患者妊娠期继续服用羟氯喹的受益大于风险，证据等级为1++，但治疗剂量的羟氯喹与中枢神经系统损害有关，包括耳毒性（听觉和前庭毒性、先天性耳聋）、视网膜出血和视网膜色素沉着。所以，孕妇只有经

医生判断在接受该药预防和治疗的受益大于可能的危害时方可使用。羟氯喹第一次治疗剂量为每天0.4g,分次服用。当疗效不再进一步改善时,剂量可减至0.2g维持。应使用最小有效剂量维持,不应超过每天6.5mg/kg(根据理想体重而非实际体重算得)或0.4g/d,甚至更小量。该患者的剂量达0.6g/d,剂量偏大[5]。

【药师建议】

根据《妊娠期及哺乳期使用抗风湿病药物的最新英国推荐指南》[6],泼尼松龙和羟氯喹在妊娠的早中晚期均可使用(证据水平1++,推荐等级A,一致性强度100%),但由于妊娠早期使用糖皮质激素类药物与新生儿唇腭裂的出生缺陷有关,该患者目前处于孕早期,基于药物暴露时长、胎龄及糖皮质激素类药物的胚胎毒性,为尊重患者的生育权,告知其继续妊娠胎儿的风险较大,建议其慎重决定是否继续妊娠。如该患者坚持在妊娠期继续使用泼尼松和羟氯喹,建议其在医生指导下,用药剂量逐渐减少至控制病情的最低剂量。由于在致畸敏感期暴露于泼尼松和羟氯喹,如继续妊娠,嘱该妇女妊娠期做详尽的产前检查及胎儿超声检查,重点关注中枢神经系统的发育和唇腭裂的发生,若B超检查异常,向医生咨询是否有进行无创DNA或羊水穿刺的必要,确有异常再咨询医生是否要终止妊娠。

## 参考文献

[1] BRIGGS G G,FREEMAN R K,YAFFE S J. 妊娠期和哺乳期用药. 杨慧霞,段涛,译. 7版. 北京:人民卫生出版社,2008.

[2] FLINT J,PANCHAL S,HURRELL A,et al. BSR and BHPR guideline on prescribing drugs in pregnancy and breastfeeding-Part I:standard and biologic disease modifying anti-rheumatic drugs and corticosteroids. Rheumatology(Oxford),2016,55(9):1693-1697.

[3] CARMICHAEL S L,SHAW G M. Maternal corticosteroid use and risk of selected congenital anomalies. Am J Med Genet,1999,86(3):242-244.

[4] PALMSTEN K,BANDOLI G,VAZQUEZ-BENITEZ G,et al. Oral corticosteroid use during pregnancy and risk of preterm birth. Rheumatology(Oxford),2020,59(6):1262-1271.

[5] 硫酸羟氯喹片药品说明书,2016.

[6] 李常虹,刘湘源. 妊娠期及哺乳期使用抗风湿病药物的最新英国推荐指南. 中华风湿病学杂志,2016,20(5):358-360.

## 案例 7

**【患者基本信息】**

女,35 岁

**【临床诊断】**

妊娠剧吐,反流性食管炎

**【处方用药】**

注射用头孢孟多酯钠 1g×4 支　用法:每次 1g,每天 2 次,静脉注射

**【处方分析】**

本处方的不合理之处在于抗感染药头孢孟多酯的使用指征不明确。

妊娠剧吐是妊娠期发生的严重的恶心、呕吐,可进一步引起脱水或酸中毒,需要入院静脉用药治疗,常与内分泌因素(人绒毛膜促性腺激素水平增高,甲状腺功能改变)等有关,治疗方面,维生素 $B_6$ 或维生素 $B_6$-抗组胺复合制剂作为一线用药[1]。患者无合并感染的诊断,抗感染药头孢孟多酯的使用指征不明确。

头孢孟多酯的妊娠期用药安全性分级为 B 级,鼠生殖研究显示,本品 500 或 1 000mg/(kg·d),未发现繁殖力减小或伤害胎儿的情形发生[2]。但目前尚未对孕妇作适当并严密控制的研究,由于动物生殖力研究并不一定为人类反应的前兆,因此妊娠期间,确实需要时方可使用。

**【药师建议】**

有恶心、呕吐的孕妇中通常只有 0.3%~1.0% 发展为妊娠剧吐。典型表现为孕 6 周左右出现恶心、呕吐并随妊娠进展逐渐加重,至孕 8 周左右发展为持续性呕吐,不能进食,极为严重者出现嗜睡、意识模糊、谵妄,甚至昏迷、死亡。根据《妊娠剧吐的诊断及临床处理专家共识(2015)》[3],持续性呕吐并发酮症的妊娠剧吐孕妇需住院治疗,包括静脉补液,补充多种维生素,纠正脱水及电解质紊乱,合理使用止吐药物,防治并发症。在止吐药物选择方面,维生素 $B_6$ 或维生素 $B_6$-多西拉敏复合制剂在孕早期妊娠剧吐应用安全、有效,于 2013 年通过美国 FDA 认证,推荐作为一线用药,但我国尚无多西拉敏及其复方制剂。

反流性食管炎为胃食管反流病,该病的典型症状为反流和胃灼热。患者无合并感染的诊断,抗感染药头孢孟多酯的应用无指征,建议停用。

## 参 考 文 献

[1] 曹泽毅. 中华妇产科学.3 版. 北京:人民卫生出版社,2014.
[2] 注射用头孢孟多酯钠药品说明书,2012.
[3] 中华医学会妇产科学分会产科学组. 妊娠剧吐的诊断及临床处理专家共识(2015). 中华妇产科杂志,2015,50(11):801-804.

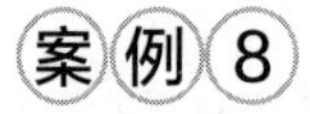

【患者基本信息】

女,21 岁

【临床诊断】

宫内早孕(人工流产术/人工流产术后,外阴炎,阴道炎)

【处方用药】

硫酸依替米星氯化钠注射液 100ml:100mg×4 瓶　用法:每次 0.1g,每天 2 次,静脉滴注

【处方分析】

本处方的不合理之处在于依替米星选药不当。

为预防人工流产术后继发感染,针对可能的病原菌,如革兰氏阴性杆菌、肠球菌属、链球菌、厌氧菌(如脆弱拟杆菌),需预防性使用抗菌药物,推荐使用第一、二代头孢菌素±甲硝唑,用药时间不超过术后 48 小时[1]。而依替米星为氨基糖苷类抗菌药物,适用于对其敏感的大肠埃希菌、肺炎克雷伯菌、沙雷菌属、枸橼酸杆菌、肠杆菌属、不动杆菌属、变形杆菌属、流感嗜血杆菌、铜绿假单胞菌和葡萄球菌等引起的各种感染,主要包括:呼吸道感染,如急性支气管炎、慢性支气管炎急性发作、社区肺部感染等;肾脏和泌尿生殖系统感染,如急性肾盂肾炎、膀胱炎、慢性肾盂肾炎或慢性膀胱炎急性发作等;皮肤软组织和其他感染,如皮肤及软组织感染,外伤、创伤和剖宫产术后的感染,及其他敏感菌感染。除非对头孢类药物过敏的患者,否则一般不推荐首选用于预防人工流产术后的感染预防[2]。依替米星妊娠期用药安全性分级暂不明确,但同类氨基糖苷类抗菌药物的妊娠期用药安全性分级为 C 级,可使妊娠大鼠及其胎儿发生与剂量有关的肾毒性,小鼠和大鼠的生殖研究并未发现其生育力明显受损或发生畸形。

外阴炎是指外阴(阴阜、大阴唇、小阴唇、阴蒂和阴道前庭)的皮肤和黏膜发生的炎症。局部刺激是外阴炎的易患因素,治疗主要是注意个人卫生,勤换内裤,每天清洗外阴,保持外阴清洁和干燥。

阴道炎是妇女生殖系统炎症中的常见病与多发病,常见的类型包括细菌性阴道病(BV)、外阴阴道假丝酵母菌病(VVC)、滴虫性阴道炎等。BV 常见病原菌为普雷沃菌、弯曲杆菌属和消化链球菌等厌氧菌,阴道加德纳菌等。建议口服用药,推荐甲硝唑(0.4g 口服,每天 2 次,连用 7 天)或克林霉素(300mg 口服,每天 2 次,共 7 天)[2]。VVC 常见病原菌为白念珠菌,推荐治疗为咪唑类制剂口服或局部使用。滴虫性阴道炎病原为阴道毛滴虫,由性活动直接传播,治疗推荐甲硝唑 2g,单剂口服[3]。

【药师建议】

由于国内大肠埃希菌、淋病奈瑟球菌对于氟喹诺酮类药物的耐药性高,《喹诺酮类抗菌药在感染病治疗中的适应证及其合理应用:专家共识》指出,氟喹诺酮类药物不宜作为涉及肠道或泌尿道、生殖道手术的围手术期常规预防用药[4]。询问患者的药物过敏史,如无 $\beta$-内酰胺类抗菌药物过敏史,可调整为第二代头孢菌素+甲硝唑,根据阴道炎的病原体类型进行针对性的治疗。

## 参考文献

[1]《抗菌药物临床应用指导原则》修订工作组. 抗菌药物临床应用指导原则. 2015 年版. 北京:人民卫生出版社,2015.

[2] 中华医学会妇产科学分会感染性疾病协作组. 细菌性阴道病诊治指南(2021 修订版). 中华妇产科杂志,2021,56(1):3-6.

[3] 曹泽毅. 中华妇产科学.3 版. 北京:人民卫生出版社,2014.

[4] “专家共识”编写组. 喹诺酮类抗菌药在感染病治疗中的适应证及其合理应用:专家共识. 中国感染与化疗杂志,2009,9(2):81-88.

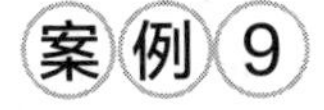


【患者基本信息】

女,28 岁

【临床诊断】

孕 $10^{+4}$ 周,症状性癫痫

【处方用药】

拉莫三嗪片 25mg×30 片×2 盒 用法：每次 75mg，每天 2 次，口服

【处方分析】

该处方的不合理之处在于未常规补充叶酸。

拉莫三嗪妊娠期用药安全性分级为 C 级。它是一种抗惊厥药，可通过胎盘，在小鼠、大鼠和兔的生殖试验中均未表现出致畸性[1]。关于宫内暴露拉莫三嗪的临床妊娠结局的一项荟萃分析表明，发现妊娠期服用拉莫三嗪与新生儿直接不良结局之间没有关联[2]。在一项对 1 725 名孕妇的调查研究中，单一暴露于拉莫三嗪（4.6%）的孕妇所生新生儿畸形率并不显著高于在妊娠前 3 个月未接触抗癫痫药孕妇所生新生儿的畸形率（3.3%）。相比之下，使用丙戊酸盐的畸形率（13.8%）高于未暴露组[3]。拉莫三嗪是弱的二氢叶酸还原酶的抑制剂，因而长期治疗时有可能干扰叶酸的代谢，需要进行常规的叶酸补充。

【药师建议】

2021 年版《中国围妊娠期女性癫痫患者管理指南》指出，抗癫痫药（AED）致畸风险与其药物种类、剂量高低和是否多药治疗相关[4]。欧洲抗癫痫药和妊娠登记处（EURAP）最新前瞻性研究比较了 8 种 AED 单药治疗时有生命威胁或需要外科干预的重大先天畸形（major congenital malformation，MCM）的发生率[5-6]，丙戊酸（10.3%）最高，其次是苯巴比妥（6.5%）和苯妥英（6.4%），卡马西平（5.5%）和托吡酯（3.9%）居中。奥卡西平（3.0%）、拉莫三嗪（2.9%）和左乙拉西坦（2.8%）显示较高安全性。AED 的致畸风险存在剂量依赖性，拉莫三嗪的安全日总剂量为 325mg，但这些安全界值是否适合东亚人群还不明确[4]。

《围受孕期增补叶酸预防神经管缺陷指南（2017）》中推荐癫痫妇女从可能妊娠或孕前至少 3 个月开始，每天增补 0.4~0.8mg 叶酸，直至妊娠满 3 个月；正在服用增加胎儿神经管缺陷风险药物的妇女，每天增补 0.8~1.0mg 叶酸，直至妊娠满 3 个月[7]。癫痫患者妊娠期管理的主要目标是避免癫痫发作，保持充足的睡眠与良好的情绪，避免诱发癫痫的因素，应将药物剂量维持在控制癫痫发作的最低剂量。

## 参 考 文 献

[1] BRIGGS G G，FREEMAN R K，YAFFE S J. 妊娠期和哺乳期用药. 杨慧霞，段涛，译. 7 版. 北京：人民卫生出版社，2008.

[2] PARIENTE G, LEIBSON T, SHULMAN T, et al. Pregnancy outcomes following in utero exposure to lamotrigine: a systematic review and meta-analysis. CNS Drugs, 2017, 31(6): 439-450.
[3] MEADOR K J. Epilepsy: pregnancy in women with epilepsy-risks and management. Nat Rev Neurol, 2014, 10(11): 614-615.
[4] 中华医学会神经病学分会脑电图与癫痫学组. 中国围妊娠期女性癫痫患者管理指南. 中华神经科杂志, 2021, 54(6): 539-544.
[5] BATTINO D, TOMSON T, BONIZZONI E, et al. Seizure control and treatment changes in pregnancy: observations from the EURAP epilepsy pregnancy registry. Epilepsia, 2013, 54(9): 1621-1627.
[6] TOMSON T, BATTINO D, BONIZZONI E, et al. Comparative risk of major congenital malformations with eight different antiepileptic drugs: a prospective cohort study of the EURAP registry. Lancet Neurol, 2018, 17(6): 530-538.
[7] 围受孕期增补叶酸预防神经管缺陷指南工作组. 围受孕期增补叶酸预防神经管缺陷指南(2017). 中国生育健康杂志, 2017, 28(5): 401-410.

## 案例10

**【患者基本信息】**

女,32岁

**【临床诊断】**

孕8周,咳嗽,咽痛

**【处方用药】**

复方磷酸可待因溶液1瓶　用法:每次10ml,每天3次,口服

**【处方分析】**

该处方的不合理之处在于违背妊娠期用药必须有明确指征,权衡利弊,避免不必要用药的原则。

该患者处于妊娠早期,诊断为咳嗽、咽痛。病因不明确。所用药物复方磷酸可待因溶液为复方制剂,不同厂家的组方有差异,需要根据药品说明书明确其组成成分。其最常见的主要成分为溴苯那敏、可待因、麻黄碱、愈创木酚。可待因是吗啡的衍生物,具有强烈镇咳与镇痛作用,是使用最广泛的镇咳药[1]。一些研究显示,新生儿发生腹股沟疝、心血管系统缺陷、唇腭裂、髋关节

脱臼及其他肌肉骨骼缺陷与孕妇孕早期使用可待因有关[2]。但尚缺乏严格的对照研究数据表明产前使用该药会导致先天性畸形[1,3]。溴苯那敏为第一代抗组胺药,可用于普通感冒、变应性鼻炎或其他上呼吸道过敏。其妊娠期用药安全性分级为C级,缺乏动物资料,人类资料有限[4]。其同类药品异丙嗪有导致婴儿呼吸抑制的风险,2018年FDA发布了关于抗组胺药导致呼吸抑制的相关风险的警示[5],建议谨慎选用该药。

麻黄碱可直接激动肾上腺素受体,也可通过促使肾上腺素能神经末梢释放去甲肾上腺素而间接激动肾上腺素受体,对α和β受体均有激动作用。可舒张支气管并收缩局部血管,其作用时间较长;加强心肌收缩力,增加心输出量,使静脉回心血量充分;有较肾上腺素更强的兴奋中枢神经作用[6]。可用于慢性低血压;缓解荨麻疹和血管神经性水肿等过敏反应。也可缓解支气管哮喘的发作,现倾向于少用[6]。本品妊娠期用药安全性分级为C级,动物繁殖性研究证明该药品对胎儿有毒副作用,但尚未对孕妇进行充分严格的对照研究[6]。愈创木酚为刺激性祛痰药,促进支气管分泌,使痰液易于咳出,尚有微弱抗炎作用。FDA未对其进行妊娠期用药安全性分级,说明书不建议其用于妊娠或疑似妊娠患者[7]。

**【药师建议】**

对于咳嗽持续 >3 周(亚急性或慢性咳嗽)的患者,首要任务是确定咳嗽的诱因或病因,咳嗽的最常见病因包括:上气道咳嗽综合征(upper airway cough syndrome,UACS)、咳嗽变异性哮喘、非哮喘性嗜酸性粒细胞性支气管炎、胃食管反流病(gastroesophageal reflux disease,GERD)、上呼吸道感染、血管紧张素转化酶抑制剂和血管紧张素Ⅱ受体阻滞剂相关咳嗽,可对上述病因采用有顺序的特异性经验治疗,避免用药掩盖病因[8]。对于因咳嗽而就诊的吸烟患者,医生应注意鉴别是否提示肿瘤[8]。UACS有多种病因,包括变应性鼻炎、非变应性鼻炎、血管运动性鼻炎、急性鼻咽炎和鼻窦炎。

对于变应性鼻炎患者,吸入性糖皮质激素类药物是(如丙酸氟替卡松、糠酸莫米松)最有效治疗。非变应性鼻炎患者可口服第一代抗组胺药氯苯那敏,口服氯苯那敏过度嗜睡的患者可用异丙托溴铵鼻喷雾(0.03%)[9],每侧鼻孔2喷,一天3次,但我国暂无此剂型。若针对UACS进行1~2周的经验性治疗后咳嗽并未改善,则证明UACS不是咳嗽的病因。若存在可逆性气流阻塞或支气管高反应性试验(如醋甲胆碱或组胺激发试验)阳性,则可怀疑为咳嗽变异性哮喘。咳嗽变异性哮喘的治疗原则与哮喘标准治疗相同。主要治疗方法是常规使用吸入性糖皮质激素类药物及按需使用吸入性支气管扩张剂。抑酸药是治疗GERD所致咳嗽的关键部分,证据显示质子泵抑制剂(proton pump inhibitor，PPI）治疗比 $H_2$ 受体拮抗剂治疗更有效，建议应用中等剂量进行经验性治疗（如奥美拉唑，一次 40mg，一天 1 次，早晨给药）。对于接受 1~2 个月经验治疗后咳嗽未改善的患者，可进行 24 小时食管 pH 探头监测。对特异性治疗无反应、症状严重且期望接受药物治疗的患者，可采用非特异性治疗，如右美沙芬或愈创甘油醚[8,10]。右美沙芬无镇痛作用，镇咳作用与可待因相当[1]。其妊娠期用药安全性分级为 C 级，动物繁殖性研究证明该药品对胎儿有毒副作用，但尚未对孕妇进行充分严格的对照研究。但根据 Einarson 等的报道，孕妇在妊娠期间使用右美沙芬（大部分是在前 3 个月）后，未发现先天性畸形的发生率增加或出现其他不良妊娠结果[11]；另一项基于 500 名孕妇的流行病学研究也未发现产前使用该药会导致先天性畸形[12]。

咽痛可采用局部作用于咽喉的方式，如进食冰冻液体（如冰块或冰棒）、温热液体（如温水或汤）、润喉的食物（包括蜂蜜和薄荷糖）[13]，以及改善环境、限制咽喉刺激（避免过度干燥的空气、烟雾、油烟等）帮助缓解症状。对症状不能耐受或期望药物治疗妊娠患者，可选用对乙酰氨基酚[10]。

## 参 考 文 献

[1] SCHAEFER C，PETERS P，MILLER R K. Drugs during pregnancy and lactation. 3rd ed. Philadelphia：Elsevier，2015.

[2] BRIGGS G G，FREEMAN R K，TOWERS C V. Drugs in pregnancy and lactation. 11th ed. Philadelphia，PA：Wolters Kluwer，c2017.

[3] WEINER C P. MASON C. Drugs for Pregnant and lactating women .3rd ed. Philadelphia：Elsevier，2019.

[4] BRIGGS G G，FREEMAN R K，YAFFE S J. 妊娠期和哺乳期用药. 杨慧霞，段涛，译. 7 版. 北京：人民卫生出版社，2008.

[5] TGA. 儿童使用第一代口服抗组胺药.[2021-09-21].https://www.tga.gov.au/publication-issue/medicines-safety-update-volume-9-number-1-february-march-2018.

[6] 盐酸麻黄碱片药品说明书，2013.

[7] 愈创甘油醚糖浆药品说明书，2016.

[8] UpToDate. 成人亚急性和慢性咳嗽的评估和治疗.[2022-8-10].https://www.uptodate.cn/contents/zh-Hans/evaluation-and-treatment-of-subacute-and-chronic-cough-in-adults?search=%E6%88%90%E4%BA%BA%E4%BA%9A%E6%80%A5%E6%80%A7%E5%92%8C%E6%85%A2%E6%80%A7%E5%92%B3%E5%97%BD%E7%9A%84%E6%B2%BB%E7%96%97&source=search_result&selectedTitle=1~150&usage_type=default&display_rank=1.

[9] GROSSMAN J，BANOVC，BOGGS P，et al. Use of ipratropium bromide nasal spray in chronic treatment of nonallergic perennial rhinitis，alone and in combination with other perennial rhinitis medications. J Allergy Clin Immunol，1995，95(5 Pt 2)：1123-1127.

[10] UpToDate. 妊娠期呼吸道感染概述. [2022-8-10].https://www.uptodate.cn/contents/zh-Hans/approach-to-the-pregnant-patient-with-a-respiratory-infection? search=%E5%A6%8A%E5%A8%A0%E6%9C%9F%E5%91%BC%E5%90%B8%E9%81%93%E6%84%9F%E6%9F%93%E7%9A%84%E6%B2%BB%E7%96%97&source=search_result&selectedTitle=2~150&usage_type=default&display_rank=2.
[11] EINARSON A, LYSZKIEWICZ D, KOREN G. The safety of dextromethorphan in pregnancy: results of a controlled study. Chest, 2001, 119(2): 466-469.
[12] MARTÍNEZ-FRÍAS M L, RODRÍGUEZ-PINILLA E. Epidemiologic analysis of prenatal exposure to cough medicines containing dextromethorphan: no evidence of human teratogenicity. Teratology, 2001, 63(1): 38-41.
[13] UpToDate. 成人急性咽炎的对症治疗. [2022-8-10].https://www.uptodate.cn/contents/zh-Hans/symptomatic-treatment-of-acute-pharyngitis-in-adults? search=%E6%88%90%E4%BA%BA%E6%80%A5%E6%80%A7%E5%92%BD%E7%82%8E%E7%9A%84%E5%AF%B9%E7%97%87%E6%B2%BB%E7%96%97&source=search_result&selectedTitle=1~150&usage_type=default&display_rank=1.

## 案例 11

**【患者基本信息】**

女,29 岁

**【临床诊断】**

孕 5 周,慢性支气管炎

**【处方用药】**

羧甲司坦片 250mg×12 片×2 盒　用法:每次 0.5g,每天 2 次,口服

**【处方分析】**

该处方羧甲司坦的使用频次错误。

羧甲司坦为黏液调节剂,主要作用于支气管腺体的分泌,使低黏度的唾液黏蛋白分泌增加,高黏度的岩藻黏蛋白产生减少,因而使痰液的黏稠性降低而易于咳出。口服起效快,服用 4 小时可见明显疗效。常用剂量为一次 2 片,一天 3 次。

羧甲司坦可通过刺激胃和肺部的迷走神经反射,增加黏液的清除,但对黏度过高者无效。没有证据表明该药会增加先天性畸形的发生危险或对妊娠结

果产生不良影响[1]。

【药师建议】

慢性支气管炎(chronic bronchitis,CB)是慢性阻塞性肺疾病(chronic obstructive pulmonary disease,COPD)的两种主要类型之一[2]。COPD通常由有害颗粒或气体暴露引起,如吸烟、被动吸烟、吸入油烟等,建议患者戒烟并远离吸烟及油烟等环境。感染是COPD急性加重的常见原因,建议患者每年接种流感疫苗和肺炎球菌疫苗。在COPD稳定期建议定期评估,包括肺功能评估、症状评估(mMRC问卷、CAT问卷)、急性加重风险评估以及慢性合并症的评估。以明确患者气流受限的水平及其对患者健康状况的影响,以及预测未来发生不良事件(如急性加重、住院或者死亡)的风险,以最终指导治疗[3]。

妊娠期应谨慎使用羧甲司坦,该药对孕妇的不良反应不明确,应选用结论比较肯定的药物,避免使用对胎儿有不良影响的药物。建议优先选择吸入药物,坚持长期规律治疗、个体化治疗。可用药物包括支气管扩张剂(短效$\beta_2$受体激动剂(SABA)、长效$\beta_2$受体激动剂(LABA)、短效抗胆碱能药物(SAMA)、长效抗胆碱能药物(LAMA))、糖皮质激素类药物(布地奈德、丙酸氟替卡松)、祛痰药、抗氧化剂(*N*-乙酰半胱氨酸)等[3]。

## 参考文献

[1] SCHAEFER C,SPIELMANN H,VETTER K,等. 孕期与哺乳期用药. 吴效科,黄志超,译. 8版. 北京:科学出版社,2021.

[2] KIM V,CRINER G J. Chronic bronchitis and chronic obstructive pulmonary disease. Am J Respir Crit Care Med,2013,187(3):228-237.

[3] 中华医学会,中华医学会杂志社,中华医学会全科医学分会,等. 慢性阻塞性肺疾病基层诊疗指南(实践版·2018). 中华全科医师杂志,2018,17(11):871-877.

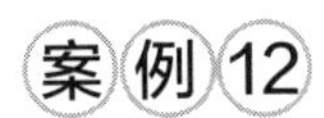

## 案例12

【患者基本信息】

女,33岁

【临床诊断】

孕7周,慢性支气管哮喘

【处方用药】

硫酸沙丁胺醇注射液 2ml:0.4mg 用法:每次 0.4mg,每天 2 次,静脉滴注

【处方分析】

该处方不合理之处在于:①用药方案不全;②药物剂型选择不适宜。

1. **用药方案不全** 沙丁胺醇为短效 $\beta_2$ 受体激动剂,这类药物能够迅速缓解支气管痉挛,通常在数分钟内起效,疗效可维持数小时,是缓解轻至中度哮喘急性症状的首选药物,也可用于预防运动性哮喘。这类药物应按需使用,不宜长期、单一、过量应用。通常不作为支气管哮喘的慢性持续期的控制药物。目前认为,当按需使用短效 $\beta_2$ 受体激动剂时应同时联合低剂量吸入性糖皮质激素(inhale corticosteroids,ICS)[1]。

2. **药物剂型选择不适宜** 沙丁胺醇的给药方式可选择口服、吸入、皮下或静脉注射。其中,吸入式给药不良反应最小,药效与其他给药途径相当[2]。静脉给药,虽然平喘作用较为迅速,但因全身不良反应的发生率较高,不推荐使用[1]。

【药师建议】

该患者诊断慢性支气管哮喘,建议明确分期、分级。妊娠期间哮喘药物治疗的一般原则与非妊娠患者相似,其治疗原则是以患者病情严重程度和控制水平为基础,选择相应的治疗方案。哮喘的治疗药物包括控制药物和缓解药物,以及重度哮喘的附加治疗药物。长期(阶梯式)治疗方案见《支气管哮喘防治指南(2020 年版)》[1]。

布地奈德的妊娠相关人类资料较多[3],推荐作为妊娠期间优先选用的 ICS。若患者在妊娠前通过其他某种吸入性糖皮质激素得到了良好的哮喘控制,就可继续使用此种药物[4]。沙丁胺醇妊娠期用药安全性分级为 C 级(动物繁殖性实验表明对胎仔有毒副作用,在人类妊娠期间使用的安全性尚未明确),然而动物研究并不能够完全预示人类的反应,妊娠期间母亲使用后很少报告婴儿先天性畸形(腭裂、肢体缺陷)。由于不受控制的哮喘与妊娠不良事件(增加围产儿死亡率、子痫前期、早产、低出生体重儿的风险)有关,控制不当的哮喘或哮喘恶化可能比适当使用抗哮喘药相关的风险更大,因此,当妊娠期间需要使用短效 β 受体激动剂(short-acting beta agonist,SABA)时,沙丁胺醇可作为首选[1]。沙美特罗用于临床的时间比福莫特罗更久,为首选的长效 β 受体激动剂(long-acting beta agonist,LABA),亦可选择福莫特罗,回顾性队列研究显示其安全性良好[5-6]。若需使用白三烯受体拮抗剂(leukotriene receptor antagonist，LTRA），孟鲁司特的妊娠期资料多于扎鲁司特[4]。短效抗胆碱药（short-acting muscarinic antagonist，SAMA）主要用于哮喘急性发作处理，异丙托溴铵在妊娠动物研究中安全性良好[7]，一般认为该药用于妊娠期是安全的[8]。长效抗胆碱药（long-acting muscarinic antagonist，LAMA）通常仅用于 LABA 联用吸入性糖皮质激素未能控制的中至重度哮喘患者。妊娠期间使用吸入性噻托溴铵等的安全性仍不确定，因为动物研究已报道了不良反应，而人类婴儿的结局则尚无报道[4]。

剂型方面建议选用吸入剂型，可降低药物进入体循环并经胎盘转移给胎儿的可能性，减少不良反应[1,4]。另有研究显示，从妊娠早期开始补充适量维生素 D 可减少哮喘高危后代的儿童期哮喘、发作性喘息的发生，而妊娠期饮食中富含叶酸并同时服用推荐水平及以上剂量的叶酸补充剂则会轻度提高后代儿童期哮喘的发生风险[9]。

哮喘教育和自我管理是成功的哮喘管理必不可少的组成部分。患者需了解诱发其哮喘的因素，常见诱因包括呼吸道感染、空气中的变应原（对于过敏性哮喘患者）、吸入刺激物（如烟草烟雾）、极端的温度和湿度（如空气非常寒冷、干燥）及体育锻炼[10]。应确保患者掌握吸入器、储雾器、雾化器的正确使用方法，建议坚持记哮喘日记[11]，以及周期性评估治疗方案，起始治疗后每 2~4 周需复诊，以后每 1~3 个月随访 1 次[1]。

## 参考文献

[1] 中华医学会呼吸病学分会哮喘学组. 支气管哮喘防治指南（2020 年版）. 中华结核和呼吸杂志，2020，43（12）：1023-1048.

[2] BRIGGS G G，FREEMAN R K，TOWERS C V. Drugs in pregnancy and lactation. 11th ed. Philadelphia，PA：Wolters Kluwer，c2017.

[3] KÄLLÉN B，RYDHSTROEM H，ABERG A. Congenital malformations after the use of inhaled budesonide in early pregnancy. Obstet Gynecol，1999，93（3）：392-395.

[4] UpToDate. 妊娠期哮喘的处理.［2022-08-10］.https://www.uptodate.cn/contents/zh-Hans/management-of-asthma-during-pregnancy? search=%E5%A6%8A%E5%A8%A0%E6%9C%9F%E5%93%AE%E5%96%98%E7%9A%84%E5%A4%84%E7%90%86&source=search_result&selectedTitle=1~150&usage_type=default&display_rank=1.

[5] COSSETTE B，BEAUCHESNE M F，FORGET A，et al. Relative perinatal safety of salmeterol vs formoterol and fluticasone vs budesonide use during pregnancy. Ann Allergy Asthma Immunol，2014，112（5）：459-464.

[6] COSSETTE B，FORGET A，BEAUCHESNE M F，et al. Impact of maternal use of asthma-controller therapy on perinatal outcomes. Thorax，2013，68（8）：724-730.

[7] BRIGGS G G,FREEMAN R K,YAFFE S J. 妊娠期和哺乳期用药. 杨慧霞,段涛,译. 7版. 北京:人民卫生出版社,2008.
[8] National Heart,Lung,and Blood Institute,National Asthma Education and Prevention Program Asthma and Pregnancy Working Group. NAEPP expert panel report. Managing asthma during pregnancy:recommendations for pharmacologic treatment-2004 update. J Allergy Clin Immunol,2005,115(1):34-46.
[9] WOLSK H M,HARSHFIELD B J,LARANJO N,et al. Vitamin D supplementation in pregnancy,prenatal 25(OH)D levels,race,and subsequent asthma or recurrent wheeze in offspring:secondary analyses from the Vitamin D Antenatal Asthma Reduction Trial. J Allergy Clin Immunol,2017,140(5):1423-1429.
[10] UpToDate. 控制诱发因素以加强哮喘管理. [2022-8-10].https://www.uptodate.cn/contents/zh-Hans/trigger-control-to-enhance-asthma-management? search=%E6%8E%A7%E5%88%B6%E8%AF%B1%E5%8F%91%E5%9B%A0%E7%B4%A0%E4%BB%A5%E5%8A%A0%E5%BC%BA%E5%93%AE%E5%96%98%E7%AE%A1%E7%90%86&source=search_result&selectedTitle=2~150&usage_type=default&display_rank=2.
[11] UpToDate. 哮喘教育和自我管理. [2022-8-10].https://www.uptodate.cn/contents/zh-Hans/asthma-education-and-self-management? search=%E5%93%AE%E5%96%98%E6%95%99%E8%82%B2%E5%92%8C%E8%87%AA%E6%88%91%E7%AE%A1%E7%90%86.&source=search_result&selectedTitle=1~150&usage_type=default&display_rank=1.

## 案例13

**【患者基本信息】**

女,25岁

**【临床诊断】**

孕9周,急性哮喘

**【处方用药】**

倍氯米松福莫特罗吸入气雾剂 100μg:6μg　用法:每次1揿,每天2次

**【处方分析】**

该处方不合理之处在于选用了不适宜的药物。

该患者诊断急性哮喘,未明确分级。倍氯米松福莫特罗为ICS+LABA复合制剂,适用于中至重度慢性持续哮喘患者的长期治疗。由于福莫特罗为速效长效β受体拮抗剂(达峰时间小于5分钟,半衰期为7~10小时),若该患者

使用该药为控制药物，在急性发作期亦可作为缓解药物按需使用，但不推荐用于哮喘急性发作的首选治疗[1]。对于哮喘急性发作，缓解哮喘症状最有效的药物是短效 $\beta_2$ 受体激动剂（SABA）如沙丁胺醇，患者可以根据病情轻重每次使用 2~4 揿，一般间隔 3 小时重复使用，直到症状缓解。在使用 SABA 时应该同时增加控制药物（如 ICS）的剂量，增加的 ICS 剂量至少是基础使用剂量的 2 倍，最高剂量可用到 2 000μg/d 倍氯米松或等效的其他 ICS[2]。福莫特罗在人类妊娠期的研究数据有限，目前研究未显示该药有发育毒性（生长受限、结构缺陷、功能/行为缺陷，或死亡），对于妊娠期需要使用 β 受体激动剂的患者，沙丁胺醇（SABA）及沙美特罗（LABA）具有更丰富的妊娠期研究数据，但若患者在妊娠前已开始使用福莫特罗且反应良好，在妊娠期可以继续使用[3]。

【药师建议】

明确患者哮喘分级，根据临床表现，哮喘可分为急性发作期、慢性持续期和临床控制期。分级详见《支气管哮喘防治指南（2020 年版）》[2]。

建议引导患者了解诱发自身哮喘发作的因素，常见诱因包括呼吸道感染、空气中的变应原（针对过敏性哮喘患者）、吸入刺激物（如烟草烟雾）、极端的温度和湿度（如空气非常寒冷、干燥）及体育锻炼[4]。应尽量避免“诱发因素”，若无法避免接触“诱发因素”，预先使用 β 受体激动剂有可能预防症状发作[5]。

若患者在妊娠前已开始使用福莫特罗且反应良好，在妊娠期可以继续使用[3]。否则建议改用沙丁胺醇吸入剂（SABA）作为缓解急性症状的药物。SABA 类药物能够迅速缓解支气管痉挛，通常在数分钟内起效，疗效可维持数小时，是缓解轻至中度哮喘急性症状的首选药物，应按需使用，但不宜长期、单一、过量应用。

## 参考文献

[1] 倍氯米松福莫特罗吸入气雾剂药品说明书，2018.

[2] 中华医学会呼吸病学分会哮喘学组. 支气管哮喘防治指南（2020 年版）. 中华结核和呼吸杂志，2020，43（12）：1023-1048.

[3] BRIGGS G G，FREEMAN R K，TOWERS C V. Drugs in pregnancy and lactation. 11th ed. Philadelphia，PA：Wolters Kluwer，c2017.

[4] UpToDate. 控制诱发因素以加强哮喘管理. [2022-8-10].https://www.uptodate.cn/contents/zh-Hans/trigger-control-to-enhance-asthma-management? search=%E6%8E%A7%E5%88%B6%E8%AF%B1%E5%8F%91%E5%9B%A0%E7%B4%A0%E4%BB%A5%E5%8A%A0%E5%BC%BA%E5%93%AE%E5%96%98%E7%AE%A1%E7%90%86&source=search_result&selectedTitle=3~150&usage_type=default&display_rank=3.

[5] UpToDate. 哮喘教育和自我管理. [2022-8-10].https://www.uptodate.cn/contents/zh-Hans/asthma-education-and-self-management?search=%E5%93%AE%E5%96%98%E6%95%99%E8%82%B2%E5%92%8C%E8%87%AA%E6%88%91%E7%AE%A1%E7%90%86.&source=search_result&selectedTitle=1~150&usage_type=default&display_rank=1.

## 案例14

**【患者基本信息】**

女,27岁

**【临床诊断】**

孕8周,妊娠合并癫痫

**【处方用药】**

卡马西平片 0.2g×30片 1盒　用法:每次0.3g,每天3次,口服
左乙拉西坦片 0.5g×30片 1盒　用法:每次1.0g,每天2次,口服

**【处方分析】**

该处方的不合理之处在于联用两种抗癫痫药。

从妊娠开始到妊娠12周末为孕早期,该患者孕8周,该阶段是胚胎器官发育形成的关键时期。胎儿出现心脏发育畸形、神经管缺陷、泌尿生殖道畸形、骨骼畸形和腭裂等威胁生命或需要外科干预的重大先天畸形(major congenital malformation,MCM)常发生在该期[1]。

抗癫痫药(AED)致畸风险与药物种类、剂量高低和是否多药治疗相关。欧洲抗癫痫药和妊娠登记处(EURAP)研究比较了8种AED单药治疗时MCM的发生率,丙戊酸(10.3%)最高,其次是苯巴比妥(6.5%)和苯妥英(6.4%),卡马西平(5.5%)和托吡酯(3.9%)居中。其中,卡马西平的致严重畸形率总体上相对较低,但神经管缺陷的致畸率增加[2-4]。奥卡西平(3.0%)、拉莫三嗪(2.9%)和左乙拉西坦(2.8%)显示较高安全性,MCM发生率与未服用AED的患癫痫孕妇相当[5-6]。根据EURAP的数据,卡马西平的致畸率与剂量相关,日剂量低于400mg、日剂量400~1 000mg,以及日剂量大于1 000mg的患者,子女1岁时的先天畸形率分别为3.4%、5.3%、8.7%[7]。卡马西平日剂量大于700mg时MCM的发生率为7.2%,与日剂量小于700mg时有显著差异($P$=0.014 0)[2]。左乙拉西坦未报告MCM剂量相关性。多种抗癫痫药联合治疗是致胎儿严重

畸形的一个危险因素，严重畸形的发生率可增至6%~8.6%[8-9]。新的研究表明，风险可能更多地取决于联合使用的特定抗癫痫药，而不仅仅是抗癫痫药的数量[10]。包含丙戊酸盐或托吡酯在内的多药联合治疗致严重畸形的风险特别高[11-12]。但是，一些 AED 多药组合方案不会明显增加严重畸形的风险[13]。

**【药师建议】**

除丙戊酸外，目前对于哪种 AED 的致畸性最强或最弱，尚无统一意见[14-15]。与其他 AED 相比，丙戊酸盐具有更高的致畸性和神经发育不良结局，且丙戊酸盐的脐带血浓度高于母体浓度[14-15]。对于计划妊娠的癫痫患者，若其他 AED 能充分控制癫痫发作，建议避免使用丙戊酸盐。若必须使用丙戊酸，建议使用最低有效剂量，目标剂量为 500~600mg/d，每天 3~4 次，并控制血浆药物浓度 <70μg/ml[14,16]。在妊娠前检测 AED 血药浓度，可为妊娠期间药物剂量的调整提供参考基线值[1]。另一方面，癫痫控制不佳可导致全面性强直-阵挛性癫痫持续状态（generalized tonic-clonic status epilepticus，GTCSE），容易造成胎停、流产等严重不良胎儿事件，也是导致患癫痫孕妇发生癫痫猝死（sudden unexpected death in epilepsy，SUDEP）的主要原因[17]。因此，对于已确定妊娠患者，不应该仅为了降低致畸风险而换用其他 AED 治疗。建议与患者充分沟通 AED 的药物风险与癫痫发作的风险，避免患者因对药物不良反应的担忧而停用药物。

由于妊娠时药物代谢会出现变化，包括肝脏代谢增加、肾脏清除增加、分布容积增加、胃肠道吸收减少和血浆蛋白结合率降低[15,18]，因而建议在妊娠第 5~6 周和第 10 周检测总体和游离血浆药物浓度，之后分别在孕中期和孕晚期至少检测 1 次。优选早晨起床时就抽血测谷浓度。若无法获得谷浓度，则检测时间点距最近一次给药的时间间隔应始终保持大致相同[19]。推荐患癫痫女性从备孕时开始每天补充叶酸，并至少持续到孕 12 周，服用叶酸拮抗药[20]（丙戊酸、苯巴比妥、苯妥英、卡马西平）或既往有流产史、曾生产过神经管畸形儿，建议叶酸日剂量为 5mg，若未服用 AED，可服用 0.4mg/d[1]。建议患者进行畸形筛查，在妊娠第 14~16 周测定血清甲胎蛋白浓度或通过羊膜穿刺术测定甲胎蛋白，在妊娠第 18~20 周进行实时超声检查，以评估是否出现神经管缺陷、唇腭裂、心脏异常，以及进行总体的胎儿解剖结构检查[19]。酶诱导性 AED 可能增加胎儿体内维生素 K 的氧化降解率，造成维生素 K 依赖性凝血因子缺乏，对于使用苯巴比妥、苯妥英、卡马西平、奥卡西平、托吡酯等酶诱导性 AED 者[2,21]，在妊娠最后 1 个月是否预防性给予维生素 $K_1$（10~20mg/d）尚未得出统一意见[1,19,22]。对于母亲妊娠期使用了酶诱导型 AED 的新生儿，建议在出生时给新生儿肌内注射 1mg 维生素 K 以防止出现严重出血[1,19,22]。

若产妇只使用苯妥英钠、丙戊酸钠或卡马西平中的一种药物进行抗癫痫治疗，可进行母乳喂养，单用巴比妥类、氯硝西泮或者乙琥胺则不建议母乳喂养。对于新型 AED（加巴喷丁、拉莫三嗪、左乙拉西坦、托吡酯、奥卡西平）等的临床实践不多，建议密切观察婴儿是否出现抗癫痫药相关的症状[23]。

由于细胞色素 P450（cytochrome P450，CYP450）酶诱导作用，卡马西平、苯妥英、苯巴比妥、扑米酮、托吡酯和奥卡西平等可能导致激素避孕失败。建议无妊娠计划的癫痫患者选择长效可逆性避孕（long-acting reversible contraceptive，LARC）措施，包括释放左炔诺孕酮的宫内节育器，以及依托孕烯埋植剂[19]。

## 参 考 文 献

[1] 中华医学会神经病学分会脑电图与癫痫学组. 中国围妊娠期女性癫痫患者管理指南. 中华神经科杂志，2021，54(6)：539-544.

[2] HARDEN C L，MEADOR K J，PENNELL P B，et al. Practice parameter update：management issues for women with epilepsy—focus on pregnancy（an evidence-based review）：teratogenesis and perinatal outcomes：report of the Quality Standards Subcommittee and Therapeutics and Technology Assessment Subcommittee of the American Academy of Neurology and American Epilepsy Society. Neurology，2009，73(2)：133-141.

[3] LINDHOUT D，SCHMIDT D. In-utero exposure to valproate and neural tube defects. Lancet，1986，1(8494)：1392-1393.

[4] JENTINK J，DOLK H，LOANE M A，et al. Intrauterine exposure to carbamazepine and specific congenital malformations：systematic review and case-control study. BMJ，2010，341：c6581.

[5] TOMSON T，BATTINO D. Teratogenic effects of antiepileptic drugs. Lancet Neurol，2012，11(9)：803-813.

[6] TOMSON T，BATTINO D，BONIZZONI E，et al. Comparative risk of major congenital malformations with eight different antiepileptic drugs：a prospective cohort study of the EURAP registry. Lancet Neurol，2018，17(6)：530-538.

[7] TOMSON T，BATTINO D，BONIZZONI E，et al. Dose-dependent teratogenicity of valproate in mono-and polytherapy：an observational study. Neurology，2015，85(10)：866-872.

[8] HOLMES L B，HARVEY E A，COULL B A，et al. The teratogenicity of anticonvulsant drugs. N Engl J Med，2001，344(15)：1132-1138.

[9] MORROW J，RUSSELL A，GUTHRIE E，et al. Malformation risks of antiepileptic drugs in pregnancy：a prospective study from the UK Epilepsy and Pregnancy Register. J Neurol Neurosurg Psychiatry，2006，77(2)：193-198.

[10] UpToDate. 癫痫合并妊娠的相关风险. [2022-8-10].https：//www.uptodate.cn/contents/zh-Hans/risks-associated-with-epilepsy-during-pregnancy-and-postpartum-period? search=%E7%99%AB%E7%97%AB%E5%90%88%E5%B9%B6%E5%A6%8A%E5%A8%A0%E7

%9A%84%E7%9B%B8%E5%85%B3%E9%A3%8E%E9%99%A9&source=search_result&selectedTitle=1~150&usage_type=default&display_rank=1.

[11] VAJDA F J,O'BRIEN T J,LANDER C M,et al. Antiepileptic drug combinations not involving valproate and the risk of fetal malformations. Epilepsia,2016,57(7):1048-1052.

[12] HOLMES L B,MITTENDORF R,SHEN A,et al. Fetal effects of anticonvulsant polytherapies:different risks from different drug combinations. Arch Neurol,2011,68(10):1275-1281.

[13] MEADOR K J,PENNELL P B,MAY R C,et al. Changes in antiepileptic drug-prescribing patterns in pregnant women with epilepsy. Epilepsy Behav,2018,84:10-14.

[14] TOMSON T,MARSON A,BOON P,et al. Valproate in the treatment of epilepsy in girls and women of childbearing potential. Epilepsia,2015,56(7):1006-1019.

[15] NAU H,SCHMIDT-GOLLWITZER M,KUHNZ W,et al. Antiepileptic drug disposition,protein binding and estradiol/progesterone serum concentration ratios during pregnancy//PORTER R,MATTSON R,WARD JR A A,et al. Advances in epileptology:The XVth Epilepsy International Symposium. New York:Raven,1984.

[16] SAMRÉN E B,VAN DUIJN C M,KOCH S,et al. Maternal use of antiepileptic drugs and the risk of major congenital malformations:a joint European prospective study of human teratogenesis associated with maternal epilepsy. Epilepsia,1997,38(9):981-990.

[17] EDEY S,MORAN N,NASHEF L. SUDEP and epilepsy-related mortality in pregnancy. Epilepsia,2014,55(7):e72-e74.

[18] TOMSON T,LANDMARK C J,BATTINO D. Antiepileptic drug treatment in pregnancy:changes in drug disposition and their clinical implications. Epilepsia,2013,54(3):405-414.

[19] UpToDate. 癫痫合并妊娠的管理.[2022-8-10].https://www.uptodate.cn/contents/zh-Hans/management-of-epilepsy-during-preconception-pregnancy-and-the-postpartum-period?search=%E7%99%AB%E7%97%AB%E5%90%88%E5%B9%B6%E5%A6%8A%E5%A8%A0%E7%9A%84%E7%AE%A1%E7%90%86&source=search_result&selectedTitle=1~150&usage_type=default&display_rank=1.

[20] HERNÁNDEZ-DÍAZ S,WERLER M M,WALKER A M,et al. Folic acid antagonists during pregnancy and the risk of birth defects. N Engl J Med,2000,343(22):1608-1614.

[21] Royal College of Obstetricians and Gynaecologists. Epilepsy in pregnancy. London:Royal College of Obstetricians and Gynaecologists,2016.

[22] CHANG R S K,LUI K H K,IP W,et al. Update to the Hong Kong epilepsy guideline:evidence-based recommendations for clinical management of women with epilepsy throughout the reproductive cycle. Hong Kong Med J,2020,26(5):421-431.

[23] 赫里什托夫·舍费尔,保罗·彼得斯,理查德·K. 米勒. 孕期与哺乳期用药指南. 山丹,译. 2版. 北京:科学出版社,2010.

## 案例15

**【患者基本信息】**

女,34岁

**【临床诊断】**

孕早期

**【处方用药】**

参茸保胎丸 60g×2瓶　用法:每次15g,每天3次,口服
孕康口服液 20ml×18支　用法:每次20ml,每天3次,口服

**【处方分析】**

该处方不合理之处在于:①无适应证用药;②重复用药;③参茸保胎丸给药频次错误,推荐剂量为每次15g,每天2次[1]。

**【药师建议】**

参茸保胎丸的成分为:党参、鹿茸、熟地黄、山药、阿胶、菟丝子(盐炙)、续断、桑寄生、杜仲、白术(炒)、黄芩、砂仁、茯苓、当归、香附(醋制)、艾叶(醋制)、白芍、川芎(酒制)、化橘红、炙甘草、龙眼肉、羌活、川贝母[1]。孕康口服液的成分为:山药、续断、黄芪、当归、狗脊(去毛)、菟丝子、桑寄生、杜仲(炒)、补骨脂、党参、茯苓、白术(焦)、阿胶、地黄、山茱萸、枸杞子、乌梅、白芍、砂仁、益智、苎麻根、黄芩、艾叶[2]。两种中成药的成分中共有14味中药重复,其中9味完全相同,5味制法不同。

中成药疗效及安全性未经循证医学验证,建议由中医根据中医理论明确患者的中医学诊断,遵医嘱谨慎使用,减少重复用药带来的药物过量的风险[1-2]。

### 参考文献

[1] 参茸保胎丸药品说明书,2006.
[2] 孕康口服液药品说明书,2015.

## 案例16

**【患者基本信息】**

女,42岁

**【临床诊断】**

孕早期

**【处方用药】**

保胎灵胶囊 0.5g×72粒　用法:每次3粒,每天3次,口服
参茸保胎丸 60g×2瓶　用法:每次15g,每天3次,口服

**【处方分析】**

该处方不合理之处在于:①无适应证用药;②重复用药;③参茸保胎丸给药频次错误,推荐剂量为每次15g,每天2次[2]。

**【药师建议】**

保胎灵胶囊的成分为:熟地黄、牡蛎(煅)、五味子、阿胶、槲寄生、巴戟天(去心)、白术(炒)、山药、白芍、龙骨(煅)、续断、枸杞子、杜仲(炭)、菟丝子[1]。参茸保胎丸的成分为:党参、鹿茸、熟地黄、山药、阿胶、菟丝子(盐炙)、续断、桑寄生、杜仲、白术(炒)、黄芩、砂仁、茯苓、当归、香附(醋制)、艾叶(醋制)、白芍、川芎(酒制)、化橘红、炙甘草、龙眼肉、羌活、川贝母[2]。两种中成药的成分中共有8味中药重复,其中6味完全相同,2味制法不同。

保胎灵胶囊和参茸保胎丸均为保胎药物,药物作用相似,中成药疗效及安全性未经循证医学验证,建议由中医根据中医理论明确患者的中医学诊断,遵医嘱谨慎使用,减少重复用药带来的药物过量的风险[1-2]。

### 参考文献

[1] 保胎灵胶囊药品说明书,2009.
[2] 参茸保胎丸药品说明书,2006.

## 案例17

### 【患者基本信息】

女,38岁

### 【临床诊断】

早孕,阴道炎

### 【处方用药】

保妇康栓 1.74g×12粒　用法:每次1粒,每天1次,阴道给药
百安洗液 100ml×1瓶　用法:每次10ml,每天2次,外用

### 【处方分析】

该处方的不合理之处在于使用了妊娠早期禁用的保妇康栓。

### 【药师建议】

建议停用保妇康栓;百安洗液尚无妊娠及哺乳期妇女的有效性和安全性研究数据,应谨慎使用,使用前需稀释10倍[1-2]。孕妇用药应有明确指征,对于妊娠期无症状阴道炎可不进行治疗;对于有症状阴道炎,应明确感染类别。对于细菌性阴道病推荐甲硝唑或克林霉素,对于需氧菌性阴道炎可选用头孢呋辛或克林霉素乳膏,对于妊娠期滴虫性阴道炎推荐甲硝唑,对于外阴阴道假丝酵母菌病推荐局部应用唑类药物[3-7]。建议使用成分简单、疗效可靠并有充分临床证据的化学药,避免使用成分多、安全性不确定的中药。

### 参考文献

[1] 保妇康栓药品说明书,2015.
[2] 百安洗液药品说明书,2016.
[3] 中华医学会妇产科学分会感染性疾病协作组. 细菌性阴道病诊治指南(2021修订版). 中华妇产科杂志,2021,56(1):3-6.
[4] 中华医学会妇产科学分会感染性疾病协作组. 需氧菌性阴道炎诊治专家共识(2021版). 中华妇产科杂志,2021,56(1):11-14.
[5] 中华医学会妇产科学分会感染性疾病协作组. 阴道毛滴虫病诊治指南(2021修订版). 中华妇产科杂志,2021,56(1):7-10.
[6] WORKOWSKI K A, BOLAN G A. Sexually transmitted diseases treatment guidelines, 2015. MMWR Recomm Rep, 2015, 64(RR-03): 1-137.

[7] SHERRARD J, WILSON J, DONDERS G, et al. 2018 European (IUSTI/WHO) International Union against sexually transmitted infections (IUSTI) World Health Organisation (WHO) guideline on the management of vaginal discharge. Int J STD AIDS, 2018, 29(13): 1258-1272.

## 案例18

**【患者基本信息】**

女,22岁

**【临床诊断】**

孕4周,多囊卵巢综合征(PCOS)

**【处方用药】**

盐酸二甲双胍片 0.5g×20片×2盒　用法:每次0.5g,每天3次,口服

炔雌醇环丙孕酮片 2mg:0.035mg×21片×2盒　用法:每次1片,每天1次,口服

**【处方分析】**

该处方不合理之处在于使用了妊娠早期禁用的药物炔雌醇环丙孕酮。

二甲双胍妊娠期用药安全性分级为B级[1],为双胍类降血糖药,主要通过减少肝糖输出,改善胰岛素抵抗,减少小肠内葡萄糖吸收和激活AMP活化蛋白激酶(AMPK)而降低血糖[2]。胰岛素抵抗是多囊卵巢综合征(PCOS)的重要特征之一。二甲双胍还被认为可使PCOS女性恢复排卵,提高妊娠率,还可以降低血清雄激素水平和血管内皮生长因子(vascular endothelial growth factor, VEGF)生成,减少卵巢过度刺激综合征(ovarian hyperstimulation syndrome, OHSS)的发生,2018年的国际循证指南认为该药是PCOS一线治疗用药之一[3]。此外,二甲双胍有改善代谢、协同促排卵、改善妊娠结局的受益[4]。二甲双胍适用于有代谢异常的PCOS患者[5]。二甲双胍用于PCOS药物剂量从500mg b.i.d.到850mg t.i.d.不等。二甲双胍可自由通过胎盘,短期内胎儿血、脐带血及羊水中药物浓度与母血中浓度类似,尽管使用二甲双胍后胎儿血药浓度较高,但目前没有发现影响脐动脉血的pH、致畸以及导致胎儿宫内发育迟缓、新生儿缺氧、新生儿生长发育不良等风险[1,6-7]。

炔雌醇环丙孕酮妊娠期用药安全性分级为X级[1],为口服避孕药。炔雌

醇环丙孕酮片也用于治疗妇女雄激素依赖性疾病，如妇女雄激素性脱发、轻型多毛症以及多囊卵巢综合征患者的高雄性激素症状。联合口服避孕药(COCP)是月经不调和雄激素过多症的一线治疗药物，但是炔雌醇环丙孕酮片 35μg 具有静脉血栓、栓塞等不良反应，不应被视为 PCOS 的首选药物[3]。目前，尚无人体胎儿暴露于炔雌醇的大量病例报道或严格对照研究，没有明确证据表明妊娠前 3 个月意外接触炔雌醇会造成胎儿损伤[7]，但某些研究表明，出生前接触炔雌醇可能改变免疫系统[7]。目前，也尚无足够的病例报道和可靠的对照研究证明孕酮对胎儿的影响。孕酮的致畸性较弱[7]。

【药师建议】

二甲双胍可以用于 PCOS 的治疗，如果 PCOS 患者为了稳定妊娠而服用二甲双胍，在妊娠期 6~8 周时治疗就应停止使用二甲双胍[6]。

炔雌醇环丙孕酮片具有静脉血栓、栓塞等不良反应，不应被视为 PCOS 的首选药物[3]。PCOS 患者妊娠期意外使用炔雌醇环丙孕酮并不是终止妊娠或者进行额外诊断程序的依据，但应停止继续使用该药，并在妊娠期定期超声检查验证胎儿形态的正常发育[6]。

## 参 考 文 献

[1] BRIGGS G G，FREEMAN R K，YAFFE S J. 妊娠期和哺乳期用药. 杨慧霞，段涛，译. 7 版. 北京：人民卫生出版社，2008.

[2] 母义明，纪立农，李春霖，等. 二甲双胍临床应用专家共识(2018 年版). 中国糖尿病杂志，2019，27(3)：161-173.

[3] TEED H J，MISSO M L，COSTELLO M F，et al. Recommendations from the international evidence-based guideline for the assessment and management of poly cystic ovary syndrome. Fertil Steril，2018，110(3)：364-379.

[4] 多囊卵巢综合征相关不孕治疗及生育保护共识专家组，中华预防医学会生育力保护分会生殖内分泌生育保护学组. 多囊卵巢综合征相关不孕治疗及生育保护共识. 生殖医学杂志，2020，29(7)：843-851.

[5] 中华医学会妇产科学分会内分泌学组及指南专家组. 多囊卵巢综合征中国诊疗指南. 中华妇产科杂志，2018，53(1)：2-6.

[6] 赫里什托夫·舍费尔，保罗·彼得斯，理查德·K. 米勒. 孕期与哺乳期用药指南. 山丹，译. 2 版. 北京：科学出版社，2010.

[7] WEINER C P，BUHIMSCHI C. 妊娠哺乳期用药指南. 孙路路，译. 2 版. 北京：人民军医出版社，2014.

## 案例19

**【患者基本信息】**

女，28岁

**【临床诊断】**

孕5周，胃肠炎

**【处方用药】**

硫酸庆大霉素注射液2ml:8万U×10支×1盒 用法：每次8万U，每天3次，静脉滴注

**【处方分析】**

该处方不合理之处在于使用了妊娠期慎用的药物庆大霉素。

庆大霉素妊娠期用药安全性分级为C级[1]，属于氨基糖苷类抗菌药物，作用机制是与细菌核糖体30S亚基结合，抑制细菌蛋白质的合成。对各种革兰氏阴性细菌及革兰氏阳性细菌都有良好的抗菌作用。庆大霉素注射剂用于治疗敏感革兰氏阴性杆菌，如大肠埃希菌、克雷伯菌属、肠杆菌属、变形杆菌属、沙雷菌属、铜绿假单胞菌以及葡萄球菌甲氧西林敏感株所致的严重感染，如败血症、下呼吸道感染、肠道感染、盆腔感染、腹腔感染、皮肤软组织感染、复杂性尿路感染等[2]；口服制剂可用于治疗细菌性痢疾或其他细菌性肠道感染，亦可用于结肠手术前准备[3]。《热病：桑福德抗微生物治疗指南》（新译第50版）推荐小肠结肠炎耶尔森菌导致的腹泻，病情严重者联合多西环素100mg i.v. b.i.d.+妥布霉素或庆大霉素5mg/(kg·d) q.d.[4]。2019韩国感染病学会（KSID）发布的《抗生素在急性胃肠炎中的应用指南》指出，大多数急性水样性腹泻不推荐使用抗生素治疗；如果有血便或黏液便和发热，或细菌性痢疾症状（频繁粪便带少量血、发热、腹痛和肌痛）和旅行者腹泻伴高热（>38.5℃）或感染，可考虑经验性治疗；对于经验性抗生素治疗，在考虑到病原体在当地社区或患者地区的分布和抗生素敏感性时，可使用氟喹诺酮类抗生素或阿奇霉素[5]。庆大霉素可迅速通过胎盘进入胎儿循环和羊水，氨基糖苷类在胎儿体内的血药浓度一般是母亲血药浓度的20%~40%[1]。现已证明，先天性失聪与母亲在妊娠期使用链霉素和卡那霉素有关，而和庆大霉素、妥布霉素无关。虽然尚无足够证据证明庆大霉素存在致畸危险，但有报道妊娠使用庆大霉素可致胎儿听力障碍、胎儿肾发育不全[1,6]。妊娠期使用庆大霉素存在潜在风险。氨基糖苷

类在肠道吸收量很小，口服庆大霉素相对风险较小[6]。

【药师建议】

庆大霉素注射剂型不宜在妊娠期使用，仅可在孕妇确有应用指征（如危及孕妇生命）时应用[6]。对于有胃肠炎的妊娠患者，建议首先观察患者体征及大便性状，是否有血或黏液粪便和发热，并进行大便培养。若需使用抗菌药物，除小肠结肠炎耶尔森菌使用庆大霉素外，可选用妊娠期用药安全性分级为B级的阿奇霉素[5]。

## 参考文献

[1] BRIGGS G G，FREEMAN R K，YAFFE S J. 妊娠期和哺乳期用药. 杨慧霞，段涛，译. 7版. 北京：人民卫生出版社，2008.
[2] 硫酸庆大霉素注射液药品说明书，2017.
[3] 硫酸庆大霉素片药品说明书，2015.
[4] GILBERT D N，CHAMBERS H F，ELIOPOULOS G M，等. 热病：桑福德抗微生物治疗指南. 范洪伟，译.50版. 北京：中国协和医科大学出版社，2021.
[5] KIM Y J，PARK K H，PARK D A，et al. Guideline for the antibiotic use in acute gastroenteritis. Infect Chemother，2019，51(2)：217-243.
[6] 赫里什托夫·舍费尔，保罗·彼得斯，理查德·K. 米勒. 妊娠期与哺乳期用药指南. 山丹，译. 2版. 北京：科学出版社，2010.

## 案例20

【患者基本信息】

女，26岁

【临床诊断】

孕8周，妊娠期牙龈炎

【处方用药】

阿司匹林片 50mg×100片×1瓶　用法：每次300mg，每天3次，口服

【处方分析】

该处方不合理之处在于选用了存在妊娠风险的药物阿司匹林。

阿司匹林妊娠期用药安全性分级为C/D级[1-2]，为非甾体抗炎药。根据剂

量的高低产生不同的作用，每天使用大约 100mg 的小剂量阿司匹林，将抑制血栓烷的合成，进而减少血小板聚合，预防血栓；每天使用 500mg 以上的阿司匹林能抑制前列腺素的合成，进而产生解热镇痛抗炎的效果[3]。目前认为，妊娠期每天使用低剂量阿司匹林（81mg/d）比较安全，并且阿司匹林相关的孕妇和/或胎儿严重并发症发生率较低[4]。大多数高质量的系统评价提示，妊娠期使用低剂量阿司匹林并不增加出血的风险[4]。美国预防服务工作组也指出，低剂量阿司匹林的使用并不增加胎盘早剥、产后出血或平均失血量增多等并发症的风险[5]。关于中高剂量阿司匹林用于孕妇的报道较少。一项针对妊娠 3 个月内暴露于阿司匹林的孕妇的荟萃分析提示，在报告总体风险的 8 项研究中，暴露于阿司匹林的孕妇的后代发生先天畸形的风险并不显著高于对照组，但胃破裂的风险显著增加[6]，该荟萃分析并未标明阿司匹林的使用剂量。阿司匹林具有亲脂性，口服吸收迅速，能穿过胎盘，稳定地向胎儿体内分布，由于胎儿和新生儿体内酶活性和肾小球滤过率的限制，该药在肝脏内通过葡糖醛酸化进行的代谢和消除非常缓慢[3]。孕早期使用中高剂量的阿司匹林可能存在安全隐患。

**【药师建议】**

妊娠期牙龈炎主要是妊娠期间发生的激素变化致使原有的牙龈炎加重，使牙龈肿胀或形成龈瘤样改变[7]。妊娠相关的牙龈炎可能与菌斑生物膜的数量无关，并且通常不会增加附着丧失或骨质流失（牙周炎）的发生率。受影响的患者应执行细致的口腔卫生程序，以尽量减少菌斑生物膜水平[8]。更严重的妊娠期牙龈炎的额外治疗可能包括清创术和辅助的局部抗菌治疗，如氯己定冲洗[9]。根据《重度牙周炎诊断标准及特殊人群牙周病治疗原则的中国专家共识》，需要牙周基础治疗（龈上洁治及龈下刮治）者通常在妊娠 4~6 个月的相对安全期进行，但妊娠其他时期并非牙周应急治疗和基础治疗的绝对禁忌[10]。

低剂量阿司匹林在整个妊娠期比较安全，针对妊娠患者的适应证，使用低剂量的阿司匹林时没有特别的限制。孕早期暴露于中高剂量的阿司匹林可能存在风险，但是，偶尔使用镇痛剂量可能不会表现出用药风险增加[3]。建议该患者停用阿司匹林，并执行细致的口腔卫生程序，必要时可以使用氯己定冲洗。

## 参 考 文 献

[1] BRIGGS G G，FREEMAN R K，YAFFE S J. 妊娠期和哺乳期用药. 杨慧霞，段涛，译. 7 版. 北京：人民卫生出版社，2008.

[2] WEINER C P, BUHIMSCHI C. 妊娠哺乳期用药指南. 孙路路,译. 2版. 北京:人民军医出版社,2014.
[3] 赫里什托夫·舍费尔,保罗·彼得斯,理查德·K. 米勒. 孕期与哺乳期用药指南. 山丹,译. 2版. 北京:科学出版社,2010.
[4] 单楠,刘骙遥,漆洪波. 2018美国妇产科医师协会"妊娠期低剂量阿司匹林的应用"指南要点解读. 中国实用妇科与产科杂志,2019,35(7):788-792.
[5] HENDERSON J T, WHITLOCK E P, O'CONNOR E, et al. Low-dose aspirin for prevention of morbidity and mortality from preeclampsia: a systematic evidence review for the U.S. Preventive Services Task Force. Ann Intern Med, 2014, 160(10): 695-703.
[6] KOZER E, NIKFAR S, COSTEI A, et al. Aspirin consumption during the first trimester of pregnancy and congenital anomalies: a meta-analysis. Am J Obstet Gynecol, 2002, 187(6): 1623-1630.
[7] 吴永杰,李思会,邱美兰,等. 妊娠性牙龈炎与不良妊娠结局的临床观察. 现代诊断与治疗,2015,26(4):910-911.
[8] BOGGESS K A. Maternal oral health in pregnancy. Obstet Gynecol, 2008, 111(4): 976-986.
[9] WILDER R S, MORETTI A J. Overview of gingivitis and periodontitis in adults. [2023-6-20]. https://www.uptodate.com/contents/zh-Hans/overview-of-gingivitis-and-periodontitis-in-adults.
[10] 中华口腔医学会牙周病学专业委员会. 重度牙周炎诊断标准及特殊人群牙周病治疗原则的中国专家共识. 中华口腔医学杂志,2017,52(2):67-71.

## 案例21

### 【患者基本信息】

女,34岁

### 【临床诊断】

早孕,外阴阴道假丝酵母菌病(VVC)

### 【处方用药】

克霉唑栓剂 0.15g×10枚×1盒　用法:每次0.15g,每天2次,阴道给药

### 【处方分析】

该处方不合理之处在于克霉唑栓剂的用法用量错误。

克霉唑妊娠期用药安全性分级为B级[1],属于咪唑衍生物类抗真菌药,克霉唑仅局部用于治疗皮肤和黏膜的念珠菌感染[2]。外阴阴道假丝酵母菌病

(VVC)主要由白念珠菌感染所致,分为单纯型和复杂型。单纯型VVC,短期局部制剂(如单剂量和1~3天方案)治疗效果好。用于局部治疗,咪唑类药物比制霉菌素效果好,推荐常用药物包括布康唑、克霉唑、咪康唑及特康唑[3],主要通过阴道给药治疗,每晚1次,不同药品、不同规格,使用疗程有差异。克霉唑栓剂,阴道给药,双手洗净后将栓剂置于阴道深处,每晚1次,一次1粒,连续7天为一疗程。克霉唑经皮肤给药后几乎没有全身吸收,在阴道给药后仅3%~10%发生全身吸收,考虑到这点,母亲的全身血药浓度不太可能达到临床水平[4]。目前,尚未有克霉唑致先天性缺陷的报道,妊娠期局部应用克霉唑的研究也未发现其有胚胎毒性[2-3]。

【药师建议】

克霉唑栓剂在妊娠期用于局部抗真菌治疗较为安全[3]。克霉唑栓剂通常无全身不良反应,可出现局部烧灼感和刺激反应。建议每晚1次,每次1粒,连续7天为一疗程,阴道给药。在使用前需洗净双手并清洁外阴,按照药品说明书规范操作,观察期间禁用其他抗菌药物,禁止性生活。在治疗结束后第2天和第7天进行门诊随访。

## 参考文献

[1] BRIGGS G G,FREEMAN R K,YAFFE S J. 妊娠期和哺乳期用药. 杨慧霞,段涛,译. 7版. 北京:人民卫生出版社,2008.

[2] 赫里什托夫·舍费尔,保罗·彼得斯,理查德·K. 米勒. 孕期与哺乳期用药指南. 山丹,译. 2版. 北京:科学出版社,2010.

[3] 樊尚荣,黎婷. 2015年美国疾病控制中心阴道感染诊断和治疗指南. 中国全科医学,2015,18(25):3046-3049.

[4] WEINER C P,BUHIMSCHI C. 妊娠哺乳期用药指南. 孙路路,译. 2版. 北京:人民军医出版社,2014.

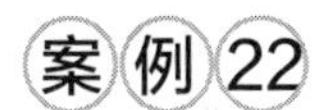

【患者基本信息】

女,21岁

【临床诊断】

早孕,妊娠合并感染

【处方用药】

硫酸卡那霉素片 0.125g×100 片×1 瓶　用法:每次 1.0g,每天 3 次,口服

【处方分析】

该处方不合理之处在于诊断未完善,使用了妊娠期具有风险的药物卡那霉素。

硫酸卡那霉素妊娠期用药安全性分级为 D 级[1],为氨基糖苷类广谱抗菌药物,适用于治疗敏感革兰氏阴性杆菌所致的严重感染,如细菌性痢疾、肠炎等,亦可用于腹部手术前清洁肠腔[2]。抗感染治疗:一次 0.75~1.25g(75 万~125 万 U),一天 3~4 次。抗菌药物治疗性应用的基本原则:只有诊断为细菌性感染者方有指征应用抗菌药物,尽早查明感染病原,根据病原种类及药物敏感试验结果选用抗菌药物,对于临床诊断为细菌性感染的患者,在未获知细菌培养及药敏结果前,或无法获取培养标本时,可根据患者的感染部位、基础疾病、发病情况、发病场所、既往抗菌药物用药史及其治疗反应等推测可能的病原体,并结合当地细菌耐药性监测数据,先给予抗菌药物经验治疗感染性疾病[3]。该患者诊断妊娠合并感染,未明确是否为细菌感染以及感染部位,诊断不完善。氨基糖苷类抗菌药物在胎儿体内的血药浓度一般是母亲血药浓度的 20%~40%,其肠道吸收量很小[4]。卡那霉素和其他氨基糖苷类抗菌药物一样,可透过胎盘屏障[5]。虽然目前无任何氨基糖苷类抗菌药物可致畸的证明,但现已证明先天性失聪与母亲在妊娠期服用链霉素和卡那霉素有关[1,4-5]。

【药师建议】

只有明确为细菌感染才有抗细菌治疗的指征。该患者诊断不完善,应该跟医生沟通确认患者是否存在抗感染治疗指征。氨基糖苷类抗菌药物不宜在妊娠期使用,仅可在孕妇确有应用指征(如危及孕妇生命)时应用。在使用时,需要对母亲的血药浓度进行监测,并据以调整剂量。在高剂量应用该药后,需要检查新生儿的肾功能和听力[4]。如果需要进行局部氨基糖苷类抗菌药物治疗,因其通过局部给药途径吸收很少,可直接使用。在孕妇不慎使用氨基糖苷类抗菌药物时,并不需要终止妊娠或进行侵入性检查。

## 参考文献

[1] BRIGGS G G, FREEMAN R K, YAFFE S J. 妊娠期和哺乳期用药. 杨慧霞,段涛,译. 7 版. 北京:人民卫生出版社,2008.

[2] 硫酸卡那霉素片药品说明书,2002.

[3]《抗菌药物临床应用指导原则》修订工作组.抗菌药物临床应用指导原则(2015年版).北京:人民卫生出版社,2015.
[4] 赫里什托夫·舍费尔,保罗·彼得斯,理查德·K. 米勒. 孕期与哺乳期用药指南. 山丹,译. 2版. 北京:科学出版社,2010.
[5] WEINER C P,BUHIMSCHI C. 妊娠哺乳期用药指南. 孙路路,译. 2版. 北京:人民军医出版社,2014.

## 案例23

### 【患者基本信息】

女,21岁

### 【临床诊断】

早孕,妊娠合并癫痫

### 【处方用药】

卡马西平片 0.1g×100片×1瓶　用法:每次300mg,每天2次,口服
丙戊酸钠片 0.2g×30片×3盒　用法:每次600mg,每天3次,口服

### 【处方分析】

该处方不合理之处在于使用了妊娠期禁用的卡马西平与丙戊酸钠,且丙戊酸钠用法用量不正确。

卡马西平片妊娠期用药安全性分级为D级[1],为抗惊厥药和抗癫痫药,用于癫痫(部分性发作和全身性发作);三叉神经痛和舌咽神经痛发作;亦用作三叉神经痛缓解后的长期预防性用药;也可用于脊髓痨和多发性硬化、糖尿病性周围性神经痛、幻肢痛和外伤后神经痛,以及疱疹后神经痛等[2]。针对癫痫治疗,卡马西平应尽可能单药治疗,从小剂量开始,缓慢增加至获得最佳疗效。成人初始剂量每次100~200mg,每天1~2次,逐渐增加剂量直至最佳疗效(通常为400mg,每天2~3次)。某些患者罕有需加至每天1 600mg。卡马西平口服易吸收,和蛋白质有很高的结合率,血浆半衰期是1~2天,胎儿体内的卡马西平血药浓度可以达到母体浓度的50%~80%[3]。EURAP研究项目数据表明,最低先天性畸形率出现在服用低于300mg/d卡马西平(2/100,95%CI 1.19~3.24)或低于400mg/d卡马西平(3.4/100,95%CI 1.11~7.71)[4]。

丙戊酸钠妊娠期用药安全性分级为D级[1],主要用于单纯或复杂性失神发作、肌阵挛发作、大发作的单药或合并用药治疗,有时对复杂部分性发作也

有一定疗效，成人常用量为每天0.6~1.2g，分2~3次服用[5]。丙戊酸钠可迅速主动转运而透过人类胎盘到达胎儿，其胎儿与母体的血药浓度比高达2倍以上[6]。丙戊酸钠对人类存在公认的致畸作用。一篇总结59项系统综述及Meta分析的研究提出了各类抗癫痫药造成胎儿先天性畸形的预估概率，致畸概率最高的为丙戊酸钠（10.7/100，95%CI 9.6~13.29）或多种抗癫痫药联合治疗（16.8/100，95%CI 0.51~33.05），而正常孕妇的胎儿先天性畸形率为2.3%（2.3/100，95%CI 1.46~3.1）[7]。已有研究显示，丙戊酸钠可致胎儿神经管闭合缺陷、先天性畸形、宫内生长受限、高胆红素血症、肝毒性等，其中神经管闭合缺陷是最严重的畸形，在受精后17~30天用药发生胎儿神经管畸形的绝对风险为1%~2%[1]。另有研究结果表明，患癫痫女性妊娠期暴露于丙戊酸，与其子女的智商减低、学习能力下降及自闭症谱系障碍相关[8]。

【药师建议】

在服用抗癫痫药的妇女中，胎儿出现严重先天性畸形的风险取决于抗癫痫药的类型、数量和剂量。目前研究显示，抗癫痫药致畸率，新型抗癫痫药较传统抗癫痫药低，多药治疗较单药治疗则显著增高，尤其当药物方案中包含丙戊酸时[9]。此外，AED的致畸风险存在剂量依赖性，丙戊酸每天总剂量≤650mg，MCM发生率为6.3%，超过该剂量则致畸率显著升高，卡马西平和拉莫三嗪的安全日总剂量分别为700mg和325mg，但这些安全界值是否适合东亚人群还不明确[7]。

基于上述原因，建议在备孕时，优先选择新型抗癫痫药，尽可能避免使用丙戊酸，尽量保持单药治疗的最低有效剂量。对于已经在使用丙戊酸的女性患者，建议重新评估，尽量改用其他新型抗癫痫药替代后再考虑妊娠。计划外妊娠且正在使用丙戊酸的女性，若发作控制良好，不推荐在妊娠期临时替换丙戊酸，调整到较低剂量即可；若发作控制不佳，可尝试用起效较快的新型抗癫痫药进行替换，或添加新型抗癫痫药，并维持较低的丙戊酸剂量[9]。卡马西平可以在妊娠期用于治疗癫痫，同时也要记住上述风险。尽量采用单一卡马西平治疗的方法[3]。

该患者在孕早期同时暴露于丙戊酸钠，基于胎龄及研究资料，为尊重患者的生育权，告知其胎儿潜在风险，嘱妊娠期需定期产前检查。建议对患癫痫孕妇每2~3个月进行癫痫门诊随访，动态评估患者的癫痫发作情况，依据孕前或孕早期AED血药浓度基线值，及时调整药物剂量或联合治疗，丙戊酸钠保持尽可能低水平的摄入量。使用丙戊酸时，不必终止妊娠。妊娠6周后作产前诊断时，应该检测母体血液中的胎球蛋白[3]；由于胎儿畸形的风险增加，建议在妊娠18~20周对胎儿进行超声检查，可及时发现重大心脏畸形和神经管缺陷；孕 28 周后，建议密切监测胎儿健康状况，定期进行胎儿生长评估[9]。最大程度降低胎儿先天性致畸率，癫痫孕妇需口服 0.8~1.0mg/d 叶酸直至孕早期末。

## 参 考 文 献

[1] BRIGGS G G，FREEMAN R K，YAFFE S J. 妊娠期和哺乳期用药. 杨慧霞，段涛，译. 7 版. 北京：人民卫生出版社，2008.
[2] 卡马西平片药品说明书，2015.
[3] 赫里什托夫·舍费尔，保罗·彼得斯，理查德·K. 米勒. 孕期与哺乳期用药指南. 山丹，译. 2 版. 北京：科学出版社，2010.
[4] KAPLAN Y C，NULMAN I，KOREN G，et al. Dose-dependent risk of malformations with antiepileptic drugs：an analysis of data from the EURAP epilepsy and pregnancy registry. Ther Drug Monit，2015，37（5）：557-558.
[5] 丙戊酸钠片药品说明书，2015.
[6] WEINER C P，BUHIMSCHI C. 妊娠哺乳期用药指南. 孙路路，译. 2 版. 北京：人民军医出版社，2014.
[7] MEADOR K J，BAKER G A，BROWNING N，et al. Fetal antiepileptic drug exposure and cognitive outcomes at age 6 years（NEAD study）：a prospective observational study. Lancet Neurol，2013，12（3）：244-252.
[8] COHEN M J，MEADOR K J，MAY R，et al. Fetal antiepileptic drug exposure and learning and memory functioning at 6 years of age：the NEAD prospective observational study. Epilepsy Behav，2019，92：154-164.
[9] 中华医学会神经病学分会脑电图与癫痫学组. 中国围妊娠期女性癫痫患者管理指南. 中华神经科杂志，2021，54（6）：539-544.

## 案例 24

**【患者基本信息】**

女，28 岁

**【临床诊断】**

孕 $9^{+6}$ 周，弓形体病

**【处方用药】**

乙酰螺旋霉素片 0.1g×10 片×3 盒　用法：每次 0.2g，每天 3 次，口服

**【处方分析】**

该处方不合理之处在于乙酰螺旋霉素片的用法用量不合理。

螺旋霉素妊娠期用药安全性分级为C级[1]，乙酰螺旋霉素为螺旋霉素的乙酰化衍生物，属16元环大环内酯类。在欧洲，螺旋霉素作为原生动物隐孢子虫和弓形体病的首选药[1]。在国内，乙酰螺旋霉素作为治疗孕妇弓形体病的选用药物，常用0.2~0.3g/次，4次/d，首剂加倍[2]。弓形虫是一种寄生于人和动物体内的原虫，可引起人体弓形体病。妇女妊娠初期感染弓形虫可通过胎盘屏障，常使胎儿发生广泛病变而导致流产、早产、死产等[3]。妇女在妊娠期感染弓形虫后多数可造成胎儿先天性感染，成为人类先天性感染中最为严重的疾病之一。一般婴幼儿期常不出现明显临床症状和体征。一项病例报告提示，孕中期使用乙酰螺旋霉素一直持续到分娩，剖宫产顺利产出一名无症状男婴，可正常发育[4]。当各种原因造成免疫功能低下时，儿童期可呈现中枢神经系统损害表现，成人期可出现脉络膜炎等[3]。螺旋霉素能在胎盘中积聚，可预防胎儿先天性弓形虫病[5]。螺旋霉素通常用于预防，目的是防止胎儿感染，但其对既定的先天性弓形虫病无效[6]。

【药师建议】

胎儿感染弓形虫几乎都是由孕妇的初次感染所致。孕妇感染弓形虫但未得到及时治疗，胎儿发生宫内感染的风险为20%~50%。随孕周增加，弓形虫垂直传播风险也逐渐增加，在妊娠早、中、晚期宫内传播发生率分别为10%~15%、25%和超过60%。胎儿越早被感染，病情就越重[7]。急性弓形体病的孕妇经过治疗并不能减少或消除胎儿感染的风险，但可能会降低新生儿先天性感染的严重程度。急性弓形体病的孕妇需应用螺旋霉素以减少宫内传播。螺旋霉素是大环内酯类抗生素，在胎盘中蓄积但不易穿过胎盘。对于已确诊或高度怀疑胎儿感染的孕妇，则需要加用乙胺嘧啶、磺胺嘧啶和甲酰四氢叶酸，因为该方案较螺旋霉素单用能够更有效杀灭胎盘和胎儿体内的弓形虫，从而减轻胎儿感染的严重程度[7]。在妊娠14周前应避免乙胺嘧啶和磺胺类药物的联合使用[6]。在法国，磺胺类药物通常保留于羊膜穿刺术阳性或无羊膜穿刺术的妊娠晚期母亲感染的先天性弓形虫病，目的是减少胎儿损伤的严重程度[6]。

乙酰螺旋霉素可在妊娠早期作为治疗弓形虫病的药物。建议0.2~0.3g/次，4次/d，首剂加倍，口服。乙酰螺旋霉素耐受性很好，存在轻微的胃肠道不耐受，建议在吃饭时服用药物以提高耐受性。

## 参考文献

[1] BRIGGS G G，FREEMAN R K，YAFFE S J. 妊娠期和哺乳期用药. 杨慧霞，段涛，译. 7版. 北京：人民卫生出版社，2008.

[2] 乙酰螺旋霉素片药品说明书,2015.
[3] 中华人民共和国国家卫生和计划生育委员会. 弓形虫诊断标准:WS/T 486-2015. [2022-8-10]. http://www.nhc.gov.cn/ewebeditor/uploadfile/2015/12/ 20151229105041757.pdf.
[4] SATO S, NISHIDA M, NASU K, et al. Congenital toxoplasmosis from a mother with type 2 diabetes mellitus: a case report. J Obstet Gynaecol Res, 2014, 40(11): 2158-2161.
[5] 赫里什托夫·舍费尔,保罗·彼得斯,理查德·K. 米勒. 孕期与哺乳期用药指南. 山丹,译. 2版. 北京:科学出版社,2010.
[6] PEYRON F, L'OLLIVIER C, MANDELBROT L, et al. Maternal and congenital toxoplasmosis: diagnosis and treatment recommendations of a French multidisciplinary working group. Pathogens, 2019, 8(1): 24-39.
[7] 肖长纪,杨慧霞.《妊娠期微小病毒B19、水痘带状疱疹病毒及弓形虫感染的临床实践指南》解读. 中华围产医学杂志,2015,18(12):885-888.

## 案例25

### 【患者基本信息】

女,36岁

### 【临床诊断】

孕 $6^{+1}$ 周,外伤

### 【处方用药】

破伤风人免疫球蛋白 2.5ml:250IU×1瓶　用法:每次250IU,静脉滴注
破伤风抗毒素 0.75ml:1 500IU×1支　用法:每次1 500IU,皮下注射

### 【处方分析】

该处方不合理之处在于破伤风人免疫球蛋白给药途径错误。

破伤风人免疫球蛋白妊娠期用药安全性分级为C级[1],为高效价的破伤风抗体,能特异地中和破伤风毒素,起到被动免疫作用[2]。主要用于预防和治疗破伤风梭菌引起的感染,尤其适用于对破伤风抗毒素(TAT)有过敏反应者。预防剂量:儿童、成人一次用量均为250IU。治疗剂量:推荐剂量为3 000~6 000IU。创面严重或创面污染严重者剂量可加倍。本品只限臀部肌内注射,无须作皮试,不得作静脉注射。免疫球蛋白溶液主要含有IgG抗体,是从人混合血浆中提取的。迄今为止,我们所知的免疫球蛋白和抗特定感染的高免疫血清均无免疫胚胎毒性[3]。美国免疫实践咨询委员会(ACIP)推荐使用

破伤风免疫球蛋白和含有破伤风类毒素的疫苗作为标准伤口管理的一部分，以预防孕妇破伤风[4]。

破伤风抗毒素妊娠期用药安全性分级为C级[1]，为经胃酶消化后的马破伤风免疫球蛋白，用于开放性外伤（特别是创口深、污染严重的外伤）有感染破伤风危险者[5]。给药途径：皮下注射或肌内注射。剂量：1次皮下注射或肌内注射1 500~3 000IU，儿童与成人用量相同；伤势严重者可增加用量1~2倍。经5~6天，如破伤风感染危险未消除，应重复注射。破伤风抗毒素含有马血清中的IgG，易引起过敏反应，过敏反应发生率为5%~30%，致死率约为1/10 000[6]，因而使用前需皮试。

## 【药师建议】

外伤后的破伤风预防免疫方式取决于损伤的性质及伤者的免疫接种史。注意区分破伤风易感和非易感伤口，鉴别高风险伤口，询问伤者的主动免疫史。对于免疫史不清（未免疫），未完成初始免疫，已完成免疫计划、最近一次加强5~10年，已完成免疫计划、最近一次加强>10年，均需要被动免疫[7]。

破伤风免疫球蛋白及破伤风抗毒素可以在孕妇中使用，以治疗相应的适应证。破伤风免疫球蛋白，只限臀部肌内注射，不得作静脉注射，建议医生修改破伤风免疫球蛋白用药途径。破伤风抗毒素易引起过敏反应，用前应皮试，皮试阴性患者才能使用。

## 参考文献

[1] BRIGGS G G，FREEMAN R K，YAFFE S J. 妊娠期和哺乳期用药. 杨慧霞，段涛，译. 7版. 北京：人民卫生出版社，2008.
[2] 破伤风人免疫球蛋白药品说明书，2015.
[3] 赫里什托夫·舍费尔，保罗·彼得斯，理查德·K. 米勒. 孕期与哺乳期用药指南. 山丹，译. 2版. 北京：科学出版社，2010.
[4] MURPHY T V，SLADE B A，BRODER K R，et al. Prevention of pertussis，tetanus，and diphtheria among pregnant and postpartum women and their infants：recommendations of the Advisory Committee on Immunization Practices（ACIP）. MMWR Recomm Rep，2008，57（RR-4）：1-47.
[5] 破伤风抗毒素药品说明书，2018.
[6] 周海云，江丽君. 人破伤风免疫球蛋白及其应用. 微生物免疫学进展，2006，34（2）：84-86.
[7] 中国医师协会急诊医师分会，中国人民解放军急救医学专业委员会，中国医师协会急诊医师分会急诊外科专业委员会. 成人破伤风急诊预防及诊疗专家共识. 临床急诊杂志，2018，19（12）：801-811.

## 案例 26

### 【患者基本信息】

女,29 岁

### 【临床诊断】

孕 7 周,妊娠合并炎性肠病

### 【处方用药】

对氨基水杨酸钠肠溶片 0.5g×100 片×1 瓶　用法:每次 2g,每天 4 次,口服

### 【处方分析】

该处方不合理之处在于无适应证用药,炎性肠病患者错选了抗结核药。

对氨基水杨酸钠妊娠期用药安全性分级为 C 级[1],只对结核分枝杆菌有抑菌作用,适用于结核分枝杆菌所致的肺及肺外结核,主要用作二线抗结核药,成人口服 4~6 片/次,4 次/d[2]。对氨基水杨酸是否通过胎盘还没有相关报道,但是,该药分子量很小(大约为 153Da),应该可以进入胎儿体内[1]。有研究报道,在 43 例妊娠早期接触过对氨基水杨酸的孕妇中,5 例婴儿发生了先天性缺陷,其发生率为 11.6%,约是预计的 2 倍[1]。该患者无结核诊断,无使用对氨基水杨酸钠肠溶片的适应证。

美沙拉秦(5-氨基水杨酸,5-ASA)妊娠期用药安全性分级为 B 级[1],抗炎机制不完全清楚。美沙拉秦可以抑制引起炎症的前列腺素的合成和炎性介质白三烯的形成,从而对肠黏膜的炎症起显著抑制作用,用于溃疡性结肠炎、溃疡性直肠炎和克罗恩病的治疗。美沙拉秦口服制剂的用量是 2~4g/d,分次口服或者顿服。美沙拉秦栓剂,每天 3 次,直肠给药,单次剂量视病情而定。活动性炎性肠病患者具有妊娠不良结局的风险。据研究,患有溃疡性结肠炎(UC)的妇女,妊娠期及产后较非妊娠期更容易复发[3]。另外,妊娠期停用或减量使用 5-ASA 的炎性肠病患者疾病复发率为 56.3%,而继续用药的疾病复发率为 26.5%(OR=3.6)[4]。因此,采用 5-ASA 口服和/或直肠用药维持疾病缓解的女性患者,妊娠期可继续使用[5]。病例报道、以人群为基础的队列研究和 Meta 分析均显示氨基水杨酸类药物不增加妊娠相关不良事件,如异位妊娠、流产等,且无胎儿致畸风险[6]。

【药师建议】

对氨基水杨酸与美沙拉秦是两类不同的药,对氨基水杨酸为结核的二线治疗药物,美沙拉秦是轻度炎性肠病的一线治疗药物。跟医生沟通患者用药目的,如为炎性肠病用药,建议换用5-氨基水杨酸类(美沙拉秦)制剂。美沙拉秦口服制剂用量为2~4g/d,分次口服或者顿服。美沙拉秦栓剂,每天3次,直肠给药(使用前应先排便)。对氨基水杨酸作为治疗结核的二线药物,不提倡在妊娠期使用。若孕妇不慎使用,无须终止妊娠或进行侵入性检查。

## 参考文献

[1] BRIGGS G G,FREEMAN R K,YAFFE S J. 妊娠期和哺乳期用药. 杨慧霞,段涛,译. 7版. 北京:人民卫生出版社,2008.
[2] 对氨基水杨酸钠肠溶片药品说明书,2010.
[3] PEDERSEN N,BORTOLI A,DURICOVA D,et al. The course of inflammatory bowel disease during pregnancy and post partum:a prospective European ECCO-EpiCom Study of 209 pregnant women. Aliment Pharmacol Ther,2013,38(5):501-512.
[4] UJIHARA M,ANDO T,ISHIGURO K,et al. Importance of appropriate pharmaceutical management in pregnant women with ulcerative colitis. BMC Res Notes,2013,6:210.
[5] NGUYEN G C,SEOW C H,MAXWELL C,et al. The Toronto Consensus Statements for the management of inflammatory bowel disease in pregnancy. Gastroenterology,2016,150(3):734-757.
[6] 中华医学会消化病学分会炎症性肠病学组. 炎症性肠病妊娠期管理的专家共识意见. 协和医学杂志,2019,10(5):465-475.

## 案例27

【患者基本信息】

女,33岁

【临床诊断】

早孕,慢性阻塞性肺疾病

【处方用药】

吸入用异丙托溴铵溶液 2.0ml×20支　用法:每次2ml,每天3次,超声雾化
氯化钠注射液 10ml:0.09g×30支　用法:每次3ml,每天3次,超声雾化

阿卡波糖片 50mg×60 片　用法：每次 50mg，每天 3 次，口服
阿托伐他汀钙片 20mg×10 片　用法：每次 10mg，每天 1 次，口服

## 【处方分析】

该处方不合理之处在于：①使用了妊娠期禁用的药物阿托伐他汀钙；②阿卡波糖片与阿托伐他汀钙属于无适应证用药。

吸入用异丙托溴铵溶液妊娠期用药安全性分级为 B 级[1]，作为支气管扩张剂用于慢性阻塞性肺疾病，包括慢性支气管炎和肺气肿引起的支气管痉挛的维持治疗。也可与吸入性 β 受体激动剂合用于治疗慢性阻塞性肺病，包括慢性支气管炎和哮喘引起的急性支气管痉挛。异丙托溴铵应用于大鼠、小鼠和兔，无论口服还是吸入用药，均未发现畸形[1]。

阿卡波糖妊娠期用药安全性分级为 B 级[1]，主要用于 2 型糖尿病，降低糖耐量减低者的餐后血糖。该药物起始剂量为一次 50mg，一天 3 次，以后逐渐增加至一次 0.1g，一天 3 次。目前认为阿卡波糖通过消化系统吸收入血液循环甚微，所以几乎不透过胎盘，在妊娠糖尿病妇女的应用上很有前途[2]。在一项病例报告中，6 名妊娠糖尿病妇女三餐前服用阿卡波糖，6 名孕妇的餐后血糖均为正常，且出生后婴儿健康[3]。但是关于阿卡波糖治疗妊娠糖尿病的文献报道很少，故妊娠期应用的安全性还有待进一步研究。

阿托伐他汀钙妊娠期用药安全性分级为 X 级[1]，为孕妇禁用。该药物主要用作高胆固醇血症、冠心病或冠心病等危症（如糖尿病、症状性动脉粥样硬化性疾病等）合并高胆固醇血症或混合型血脂异常的患者的药物治疗[4]。常用的起始剂量为 10mg，每天 1 次。剂量调整时间间隔应为 4 周或更长，最大剂量为 80mg，每天 1 次。有研究表明，孕妇在妊娠期间使用羟甲基戊二酰辅酶 A（hydroxy-methylglutaryl coenzyme A，HMG-CoA）还原酶抑制剂后会出现先天性异常；然而，孕妇疾病、所用特定药物的差异以及低暴露率限制了对可用数据的解释[5-6]。如果有生育潜力的女性需要 HMG-CoA 还原酶抑制剂，建议采取适当的避孕措施。计划妊娠的女性应在尝试妊娠前 1~2 个月停用 HMG-CoA 还原酶抑制剂[7]。

## 【药师建议】

该患者在孕早期暴露于阿托伐他汀钙，基于胎龄及研究资料，为尊重患者的生育权，告知其胎儿潜在风险，建议该患者停用阿托伐他汀钙，并予以清淡饮食。胆固醇生物合成在胎儿发育中可能很重要；妊娠期间血清胆固醇和甘油三酯正常升高。动脉粥样硬化为慢性病变，所以原发性高胆固醇血症患者在妊娠期停用降脂药物对动脉粥样硬化疾病的长期转归影响甚微。由于患者

在孕早期暴露于阿托伐他汀钙，嘱该妇女妊娠期做详尽的产前检查及胎儿超声检查，若B超检查异常，向医生咨询是否有做无创DNA或羊水穿刺的必要，确有异常再咨询医生是否要终止妊娠。

## 参考文献

[1] BRIGGS G G,FREEMAN R K,YAFFE S J. 妊娠期和哺乳期用药. 杨慧霞，段涛，译. 7版. 北京：人民卫生出版社，2008.

[2] DONALD R,COUSTAN M D. Pharmacological management of gestational diabetes. Diabetes Care,2007,30(Suppl2):206-208.

[3] ZÁRATE A,OCHOA R,HERNÁNDEZ M,et al. Effectiveness of acarbose in the control of glucose tolerance worsening in pregnancy. Ginecol Obstet Mex,2000,68:42-45.

[4] 阿托伐他汀钙片药品说明书，2018.

[5] GODFREY L M,ERRAMOUSPE J,CLEVELAND K W. Teratogenic risk of statins in pregnancy. Ann Pharmacother,2012,46(10):1419-1424.

[6] LECARPENTIER E,MOREL O,FOURNIER T,et al. Statins and pregnancy:between supposed risks and theoretical benefits. Drugs,2012,72(6):773-788.

[7] 郑冬梅. 中国妇女孕前肥胖合并血脂异常的诊治路径. 中国妇幼健康研究，2019,30(6):657-663.

## 案例 28

**【患者基本信息】**

女，27岁

**【临床诊断】**

早孕，普通感冒

**【处方用药】**

阿奇霉素干混悬剂0.1g×6袋×3盒　用法：每次0.5g，每天3次，口服
头孢克肟干混悬剂50mg×5袋×6盒　用法：每次0.1g，每天2次，口服

**【处方分析】**

该处方不合理之处在于：①没有联合使用两种抗菌药物的指征；②阿奇霉素给药频次不合理，日总剂量偏大。

阿奇霉素妊娠期用药安全性分级为B级[1]，研究表明，妊娠期间使用大环

内酯类抗菌药物不会增加胎儿发生畸形的风险,其分子量较大不易通过胎盘组织,对胎儿的不良影响较小,可应用于妊娠期伴发感染的治疗[2]。该药适用于治疗由指定微生物敏感菌株在下列具体病症中引起的轻度至中度感染,如:流感嗜血杆菌、卡他莫拉菌或肺炎球菌引起的慢性支气管炎细菌感染急性发作;肺炎衣原体、流感嗜血杆菌、肺炎支原体或肺炎球菌引起的社区获得性肺炎;流感嗜血杆菌、卡他莫拉菌或肺炎球菌引起的急性中耳炎;流感嗜血杆菌、卡他莫拉菌或肺炎球菌引起的急性细菌性鼻窦炎等。说明书中推荐的成人常规剂量为一次 500mg,一天 1 次给药,儿童为 10mg/kg,一天 1 次给药。该处方中阿奇霉素干混悬剂 0.5g t.i.d. 的给药方式属于给药频次不合理,日剂量偏大。

头孢克肟妊娠期用药安全性分级为 B 级[1],本品适用于对头孢克肟敏感的链球菌属(肠球菌除外)、肺炎球菌、淋病奈瑟球菌、卡他莫拉菌、大肠埃希菌、克雷伯菌属、沙雷菌属、变形杆菌属及流感嗜血杆菌等引起的细菌感染性疾病[3]。口服给药,成人一次 50~100mg,一天 2 次。重症可增加到一次 200mg,一天 2 次。研究表明,该药可穿过胎盘,在羊水中可检测到[4]。使用头孢菌素类抗生素后,一般未观察到新生儿重大出生缺陷或母亲不良结局风险增加。

该患者为普通感冒,而普通感冒多由鼻病毒感染引起,为自限性疾病,目前尚无针对普通感冒的特异性抗病毒药,故无须常规使用抗病毒药物治疗[5]。为避免耐药及控制药物滥用,无细菌感染依据者,不能以预防为目的而使用抗菌药物,更没有联合使用抗菌药物的指征。只有当明确合并细菌感染时,如外周血象中白细胞总数、中性粒细胞数和/或 C 反应蛋白升高,伴有脓涕或咳黄脓痰、听力下降、耳部疼痛等症状,考虑有肺炎、鼻窦炎或中耳炎时[5],应加用抗菌药物治疗。

**【药师建议】**

孕妇感冒重在预防,但高热会引发畸胎、流产、胎儿中枢神经发育不全以及先天性心血管疾病等风险,患者若有发热,建议在物理降温、充足补水并对因治疗的基础上,选择对乙酰氨基酚退热治疗,而普通感冒药如酚麻美敏片、美敏伪麻溶液等药物均为复方制剂,含有伪麻黄碱、右美沙芬等孕妇禁用或慎用的成分,孕妇应避免使用[4]。建议患者检查相关炎症指标,在明确有合并细菌感染时才使用抗菌药物治疗,抗菌药物可选择头孢菌素类。

## 参考文献

[1] BRIGGS G G,FREEMAN R K,YAFFE S J. 妊娠期和哺乳期用药. 杨慧霞,段涛,译. 7 版. 北京:人民卫生出版社,2008.
[2] LIU W K,LIU Q,CHEN D H,et al. Epidemiology of acute respiratory infections in children

in Guangzhou: a three-year study. PLoS One, 2014, 9(5): e96674.
[3] 头孢克肟干混悬剂药品说明书, 2006.
[4] OZYÜNCÜ O, BEKSAC M S, NEMUTLU E, et al. Maternal blood and amniotic fluid levels of moxifloxacin, levofloxacin and cefixime. J Obstet Gynaecol Res, 2010, 36(3): 484-487.
[5] 特殊人群普通感冒规范用药专家组. 特殊人群普通感冒规范用药的专家共识. 国际呼吸杂志, 2015, 35(1): 1-5.

## 案例 29

**【患者基本信息】**

女, 32 岁

**【临床诊断】**

孕 5 周

**【处方用药】**

甲巯咪唑片 10mg×20 片×3 盒　用法: 每次 10mg, 每天 3 次, 口服
维生素 C 颗粒 2g×18 袋×2 盒　用法: 每次 2g, 每天 3 次, 口服

**【处方分析】**

该处方不合理之处在于: ①临床诊断书写不全; ②甲巯咪唑药物选择不适宜; ③维生素 C 颗粒给药频次不合理。

甲巯咪唑妊娠期用药安全性分级为 D 级[1], 主要用于甲状腺功能亢进症的药物治疗, 尤其适用于不伴有或伴有轻度甲状腺增大(甲状腺肿)的患者及年轻患者[2]。初始治疗根据病情的严重程度每天剂量为 20~40mg, 后期根据病情控制情况调整剂量。甲巯咪唑可以通过胎盘屏障, 胎儿血液中的浓度与母亲血清中的浓度相等[3]。如果给药剂量不恰当, 可以导致胎儿甲状腺肿形成和甲状腺功能减退, 也可以降低胎儿出生体重。研究发现, 接受甲巯咪唑治疗的妇女分娩了头颅皮肤部分发育不全的新生儿[4]。另外, 多种特定模式的畸形与妊娠前几周内接受高剂量甲巯咪唑治疗相关, 这些畸形包括后鼻孔闭锁、食管闭锁、乳头发育不全、智力和运动功能发育迟缓[5-6]。由于胚胎毒性效应不能被完全排除, 所以在妊娠期间, 仅在对受益性-危险性进行严格评估之后, 才能应用甲巯咪唑, 而且只能在不额外给予甲状腺激素的情况下, 应用有效的最低剂量。

维生素 C 颗粒妊娠期用药安全性分级为 A 级[1],轻到中度的维生素 C 缺乏或过量对母亲或胎儿一般无严重危害,但摄入量若超过推荐膳食营养素供给量,妊娠期用药安全性分级上升为 C[1],指南推荐妊娠早、中、晚期维生素 C 摄入量分别为 100、115、115mg/d[7]。维生素 C 颗粒每 2g 含维生素 C 0.1g,患者诊断中未显示有维生素 C 的缺乏,一天服用 3 次剂量偏大。

【药师建议】

①补充甲状腺功能亢进的诊断;②该患者为孕 5 周的孕妇,该患者若存在甲状腺功能亢进,通常需要对甲状腺功能亢进进行治疗,妊娠期间未治疗的甲状腺功能亢进可能导致严重并发症(如早产和畸形)。研究表明,与甲巯咪唑相比,丙硫氧嘧啶可能是妊娠前 3 个月或更早时抗甲状腺药的优选治疗方法,因为甲巯咪唑存在导致胎儿异常的风险[8]。其次,2017 年美国甲状腺协会《妊娠和产后甲状腺疾病诊断和管理指南》推荐孕早期首选丙硫氧嘧啶,孕中/晚期首选甲巯咪唑[9]。基于胎龄及研究资料,为尊重患者的生育权,告知其胎儿潜在的风险,建议该患者在孕早期使用丙硫氧嘧啶治疗甲状腺功能亢进,在医生指导下,用药剂量减少至控制病情的最低剂量。其次,维生素 C 颗粒的使用量为每天服用 2g,也可通过食物补充维生素 C。

## 参 考 文 献

[1] BRIGGS G G,FREEMAN R K,YAFFE S J. 妊娠期和哺乳期用药. 杨慧霞,段涛,译. 7 版. 北京:人民卫生出版社,2008.
[2] 甲巯咪唑片药品说明书,2018.
[3] CHATTAWAY J M,KLEPSER T B. Propylthiouracil versus methimazole in treatment of Graves' disease during pregnancy. Ann Pharmacother,2007,41(6):1018-1022.
[4] MARTÍNEZ-FRÍAS M L,CEREIJO A,RODRÍGUEZ-PINILLA E,et al. Methimazole in animal feed and congenital aplasia cutis. Lancet,1992,339(8795):742-743.
[5] SEOUD M,NASSAR A,USTA I,et al. Gastrointestinal malformations in two infants horn to women with hyperthyroidism untreated in the first trimester. Am J Perinatol,2003,20(2):59-62.
[6] WILSON L C,KERR B A,WILKINSON R,et al. Choanal atresia and hypothelia following methimazole exposure in utero:a second report. Am J Med Genet,1998,75(2):220-222.
[7] 中国营养学会. 中国居民膳食指南(2022). 北京:人民卫生出版社,2022.
[8] 丙硫氧嘧啶片药品说明书,2010.
[9] ALEXANDER E K,PEARCE E N,BRENT G A,et al. 2017 guidelines of the American Thyroid Association for the diagnosis and management of thyroid disease during pregnancy and the postpartum. Thyroid,2017,27(3):315-389.

## 案例30

### 【患者基本信息】

女，35岁

### 【临床诊断】

孕5周，糖尿病，高血压

### 【处方用药】

盐酸二甲双胍片0.5g×30片×2盒　用法：每次0.5g，每天2次，口服
卡托普利片25mg×50片×2盒　用法：每次25mg，每天2次，口服
硝苯地平片10mg×100片×1盒　用法：每次20mg，每天3次，口服

### 【处方分析】

该处方不合理之处在于：①使用了孕妇禁用的抗高血压药卡托普利片；②使用了妊娠期不建议使用的盐酸二甲双胍片。

盐酸二甲双胍妊娠期用药安全性分级为B级[1]，该药可减少肝糖生成，抑制葡萄糖的肠道吸收，并增加外周组织对葡萄糖的摄取和利用，可通过增加外周糖的摄取和利用而提高胰岛素的敏感性。首选用于单纯饮食控制及体育锻炼治疗无效的2型糖尿病，特别是肥胖的2型糖尿病[2]。常规给药剂量为一次0.5g，一天2次。研究证实，二甲双胍可通过胎盘[3]。目前动物实验尚未发现二甲双胍有致畸作用，也无对胎儿有不良影响的临床报道。由于无证据显示二甲双胍妊娠期用药的安全性，因此相关指南不建议该药用于妊娠糖尿病的一线治疗，应尽快转换成胰岛素控制血糖[4]。

卡托普利妊娠期用药安全性分级为D级[1]，为竞争性血管紧张素转化酶抑制剂，主要用于治疗高血压、心力衰竭的治疗。初始剂量为一次12.5mg，一天2~3次，必要时可增加到一次50mg，一天2~3次。该药可以穿过胎盘[5]，研究表明，妊娠早期暴露于血管紧张素转化酶抑制剂可能会增加胎儿畸形的风险[6-7]，故孕妇禁用。美国黑框警告：作用于肾素-血管紧张素系统的药物会对发育中的胎儿造成伤害和死亡[8]。一旦发现妊娠，应尽快停药。

硝苯地平妊娠期用药安全性分级为C级[1]，为二氢吡啶类钙通道阻滞剂，主要用于心绞痛及高血压。常用的维持剂量为口服一次10~20mg，一天3次。研究表明硝苯地平可穿过胎盘[9-10]。妊娠期慢性高血压的治疗，口服硝苯地平是首选药物之一[6-7]。

【药师建议】

慢性孕产妇高血压可能增加出生缺陷、低出生体重、早产、死产和新生儿死亡的风险。未经治疗的高血压也可能增加不良孕产结局的风险，包括妊娠糖尿病、心肌梗死、妊娠毒血症、脑卒中和分娩并发症[7]。因此，妊娠高血压的治疗是非常有必要的。建议患者停用卡托普利，首选口服抗高血压药如拉贝洛尔、硝苯地平普通片或缓释片等。如口服抗高血压药治疗不理想，也可静脉用药，如拉贝洛尔、酚妥拉明静脉给药[11]。降血糖治疗则应尽快停用盐酸二甲双胍片，更换成胰岛素控制血糖。由于在致畸敏感时期暴露于卡托普利，基于胎龄及研究资料，为尊重患者的生育权，告知其胎儿潜在风险，嘱该妇女妊娠期做详尽的产前检查及胎儿超声检查，若B超检查异常，向医生咨询是否有做无创DNA或羊水穿刺的必要，确有异常再咨询医生是否要终止妊娠。

## 参考文献

[1] BRIGGS G G，FREEMAN R K，YAFFE S J. 妊娠期和哺乳期用药. 杨慧霞，段涛，译. 7版. 北京：人民卫生出版社，2008.
[2] 盐酸二甲双胍片药品说明书，2020.
[3] KOVO M，HAROUTIUNIAN S，FELDMAN N，et al. Determination of metformin transfer across the human placenta using a dually perfused ex vivo placental cotyledon model. Eur J Obstet Gynecol Reprod Biol，2008，136(1)：29-33.
[4] 王昊，漆洪波. 2019 ADA“妊娠合并糖尿病管理”指南要点解读. 中国实用妇科与产科杂志，2019，35(8)：890-894.
[5] HURAULT D E，LIGNY B H，RYCKELYNCK J P，et al. Captopril therapy in preeclampsia. Nephron，1987，46(3)：329-330.
[6] American College of Obstetricians and Gynecologists' Committee on Practice Bulletins—Obstetrics. ACOG practice bulletin no. 203：chronic hypertension in pregnancy. Obstet Gynecol，2019，133(1)：e26-e50.
[7] REGITZ-ZAGROSEK V，ROOS-HESSELINK J W，BAUERSACHS J，et al. 2018 ESC guidelines for the management of cardiovascular diseases during pregnancy. Eur Heart J，2018，39(34)：3165-3241.
[8] 卡托普利片药品说明书，2021.
[9] MANNINEN A K，JUHAKOSKI A. Nifedipine concentrations in maternal and umbilical serum，amniotic fluid，breast milk and urine of mothers and offspring. Int J Clin Pharmacol Res，1991，11(5)：231-236.
[10] SILBERSCHMIDT A L，KUHN-VELTEN W N，JUON A M，et al. Nifedipine concentration in maternal and umbilical cord blood after nifedipine gastrointestinal therapeutic system for tocolysis. BJOG，2008，115(4)：480-485.
[11] 中华医学会妇产科学分会妊娠期高血压疾病学组. 妊娠期高血压疾病诊治指南(2020). 中华妇产科杂志，2020，55(4)：227-238.

## 案例31

### 【患者基本信息】

女,26岁

### 【临床诊断】

孕8周,上呼吸道感染

### 【处方用药】

氯霉素片0.25g×42片　用法:每次0.5g,每天3次,口服
利巴韦林颗粒50mg×18袋×1盒　用法:每次150mg,每天3次,口服

### 【处方分析】

该处方不合理之处在于:①使用了孕妇禁用的药物利巴韦林;②在可选择其他安全性较高药物的情况下,使用了孕妇应慎用的药物氯霉素。

氯霉素妊娠期用药安全性分级为C级[1],是一类广谱抑菌药,目前主要用于伤寒、副伤寒和其他沙门菌、脆弱拟杆菌感染。成人一天剂量为1.5~3g(6~12片),分3~4次服用。氯霉素穿过胎盘产生的脐带浓度接近母体血清浓度[2]。妊娠期使用氯霉素不会增加致畸风险[3-4];但对早产儿和足月产新生儿均可能引起毒性反应,发生“灰婴综合征”[5]。所以在妊娠期,尤其是妊娠末期或分娩期不宜应用本品。患者为孕8周的孕妇,上呼吸道感染,主要考虑病毒感染,若有明确指标证明合并细菌感染,应选择其他较安全的抗菌药物,如头孢菌素类。

利巴韦林妊娠期用药安全性分级为X级[1],该药物适用于呼吸道合胞病毒引起的病毒性肺炎与支气管炎、皮肤疱疹病毒感染。成人剂量一次0.15~0.3g,一天3次,连用7天。美国黑框警告:在所有暴露于利巴韦林的动物物种中都显示出显著的致畸和胚胎杀灭作用[6]。此外,利巴韦林的多剂量半衰期为12天,可在非血浆组分中持续长达6个月。利巴韦林妊娠登记处的初步数据显示该药是可用的,但由于登记缓慢,不足以得出与人类致畸效应相关的结论[7],但应避免在妊娠期间和妊娠前6个月接触利巴韦林[8]。

### 【药师建议】

该患者在孕8周暴露于妊娠期禁用药物利巴韦林颗粒及妊娠期慎用药物氯霉素片,基于胎龄及研究资料,为尊重患者的生育权,告知其胎儿潜在风险,并建议该患者立即停用利巴韦林颗粒及氯霉素片。孕妇上呼吸道感染,多注意

休息，如有头痛、发热、全身肌肉酸痛等症状，可酌情使用对乙酰氨基酚对症治疗。若有明确指标证明合并细菌感染，可选择青霉素、头孢菌素类药物抗感染治疗。由于在致畸敏感时期暴露于利巴韦林颗粒和氯霉素片，嘱妊娠期需定期产前检查。另外孕12~13周、孕22~24周需行B超筛查及系统胎儿B超；孕16周监测甲胎蛋白水平，若该指标升高显著且B超检查异常，向医师咨询是否有做无创DNA或羊水穿刺检查的必要，确有异常，再咨询医师是否终止妊娠。

## 参考文献

[1] BRIGGS G G, FREEMAN R K, YAFFE S J. 妊娠期和哺乳期用药. 杨慧霞，段涛，译. 7版. 北京：人民卫生出版社，2008.
[2] NAHUM G G, UHL K, KENNEDY D L. Antibiotic use in pregnancy and lactation: what is and is not known about teratogenic and toxic risks. Obstet Gynecol, 2006, 107(5): 1120-1138.
[3] CZEIZEL A E, ROCKENBAUER M, SØRENSEN H T, et al. A population-based case-control teratologic study of oral chloramphenicol treatment during pregnancy. Eur J Epidemiol, 2000, 16(4): 323-327.
[4] HEINONEN O P, SLONE D, SHAPIRO S. Birth defects and drugs in pregnancy. Littleton: Publishing Sciences Group, 1977.
[5] 氯霉素片药品说明书，2015.
[6] 利巴韦林颗粒药品说明书，2020.
[7] SINCLAIR S M, JONES J K, MILLER R K, et al. The ribavirin pregnancy registry: an interim analysis of potential teratogenicity at the mid-point of enrollment. Drug Saf, 2017, 40(12): 1205-1218.
[8] 利巴韦林颗粒药品说明书，2016.

## 案例32

**【患者基本信息】**

女，31岁

**【临床诊断】**

孕5周，血栓前状态

**【处方用药】**

磺达肝癸钠注射液0.5ml∶2.5mg×7支　用法：每次2.5mg，每天1次，皮下注射

阿司匹林肠溶片50mg×30片　用法：每次50mg，每天1次，口服

【处方分析】

该处方不合理之处在于：①磺达肝癸钠注射液品种选择不合理；②阿司匹林肠溶片为无适应证用药，且为孕妇不宜使用的药物，与磺达肝癸钠注射液联用会增加出血风险。

磺达肝癸钠注射液妊娠期用药安全性分级为B级[1]，为活化因子X选择性抑制剂，本品用于进行下肢重大骨科手术，如髋关节骨折、重大膝关节手术或者髋关节置换术等患者，预防静脉血栓栓塞事件的发生。尽管妊娠期用药安全性分级为B级，但孕妇使用该药的临床数据有限，且《妊娠期及产褥期静脉血栓栓塞症预防和诊治专家共识》推荐低分子肝素钠为妊娠期及产褥期静脉血栓栓塞首选抗凝用药[2]，因此该患者选用磺达肝癸钠注射液预防血栓属品种选择不合理。

阿司匹林肠溶片妊娠期用药安全性分级为C/D（孕晚期）级[1]，具有抑制血小板的作用，主要用于预防或治疗心肌梗死及术后栓塞。根据不同适应证给予每天100~300mg的剂量。研究表明，分娩前母亲服用阿司匹林后，脐带和新生儿血清中存在水杨酸[3-5]；宫内暴露后，新生儿尿液中也可检测到水杨酸和其他代谢产物[3]。在临产时使用阿司匹林可能导致动脉导管过早闭合。母亲报告的不良反应包括贫血、出血、妊娠延长和分娩延长[6-7]。有研究表明，阿司匹林与畸形有显著相关性[8]，然而在早期一项大规模的前瞻性研究中并未发现阿司匹林有致畸作用。但是，数据并未排除非常大剂量的阿司匹林可能致畸的作用[9]。根据《复发性流产抗血栓药物治疗中国专家共识》2022年版，血栓前状态（PTS）分为遗传性和获得性两大类，遗传性PTS多形成静脉血栓，治疗以抗凝为主，可以单用或联用阿司匹林或乙酰水杨酸，妊娠期抗凝优选低分子肝素，如合并血小板激活表现，可联合小剂量阿司匹林治疗。获得性PTS抗血栓治疗通常联合使用低分子肝素和小剂量阿司匹林[10]。建议明确该患者诊断，是否为复发性流产患者，进一步评估患者是否需联合使用阿司匹林。

【药师建议】

①建议根据患者的情况进行具体评估，进一步判断是否改磺达肝癸钠为低分子肝素，以及是否有阿司匹林的使用指征。②由于患者在孕早期暴露于阿司匹林肠溶片、磺达肝癸钠注射液，嘱妊娠期需定期产前检查。

## 参考文献

[1] BRIGGS G G，FREEMAN R K，YAFFE S J. 妊娠期和哺乳期用药. 杨慧霞，段涛，译. 7版. 北京：人民卫生出版社，2008.

[2] 中华医学会妇产科学分会产科学组. 妊娠期及产褥期静脉血栓栓塞症预防和诊治专家共识. 中华妇产科杂志,2021,56(4):236-243.
[3] GARRETTSON L K,PROCKNAL J A,LEVY G. Fetal acquisition and neonatal elimination of a large amount of salicylate. Study of a neonate whose mother regularly took therapeutic doses of aspirin during pregnancy. Clin Pharmacol Ther,1975,17(1):98-103.
[4] LEVY G,PROCKNAL J A,GARRETTSON L K. Distribution of salicylate between neonatal and maternal serum at diffusion equilibrium. Clin Pharmacol Ther,1975,18(2):210-214.
[5] PALMISANO P A,CASSADY G. Salicylate exposure in the perinate. JAMA,1969,209(4):556-558.
[6] CORBY D G. Aspirin in pregnancy:maternal and fetal effects. Pediatrics,1978,62(5 Pt 2 Suppl):930-937.
[7] OSTENSEN M. Nonsteroidal anti-inflammatory drugs during pregnancy. Scand J Rheumatol Suppl,1998,107:128-132.
[8] ORFS C P,KATZ E A,BATESON T F,et al. Maternal medications and environmental exposures as risk factors for gastroschisis. Teratology,1996,54(2):84-92.
[9] SLONE D,SISKIND V,HEINONEN O P,et al. Aspirin and congenital malformations. Lancet,1976,1(7974):1373-1375.
[10] 国家妇幼健康研究会生殖免疫学专业委员会专家共识编写组. 复发性流产抗血栓药物治疗中国专家共识. 中华生殖与避孕杂志,2022,42(12):1207-1217.

## 案例33

### 【患者基本信息】

女,32 岁

### 【临床诊断】

孕 5 周,妊娠高血压

### 【处方用药】

依普沙坦片 600mg×14 片×1 盒　用法:每次 600mg,每天 1 次,口服
呋塞米片 20mg×20 片　用法:每次 40mg,每天 1 次,口服

### 【处方分析】

该处方不合理之处在于:①使用孕妇禁用药物依普沙坦片;②利尿剂选用呋塞米品种不适宜。

依普沙坦妊娠期用药安全性分级为 X 级[1],为血管紧张素Ⅱ受体阻滞剂,适用于原发性高血压。推荐剂量为每次 600mg,每天 1 次。尽管目前没有孕

妇用依普沙坦片的足够资料，但多项研究表明，血管紧张素Ⅱ受体阻滞剂可出现对孕妇及胎儿/新生儿有害的药理作用（包括死产），妊娠中期和末期的妇女服用本药可造成严重的出生缺陷[2]。美国 FDA 黑框警告：作用于肾素-血管紧张素系统的药物会导致发育中的胎儿受到伤害和死亡[3]。一旦发现妊娠，应尽快停止使用。

呋塞米妊娠期用药安全性分级为 C 级[1]，是一种强效利尿剂，常用于水肿性疾病及高血压。根据患者病情给予每天 20~80mg。该药能穿过胎盘[4-5]。如果在妊娠期间使用，应监测胎儿生长情况[6]。如果妊娠高血压需要利尿剂治疗，则首选其他利尿剂[7]。

**【药师建议】**

妊娠期慢性高血压可增加出生缺陷、低出生体重、早产、死产和新生儿死亡的风险[7]。因此，妊娠期间规律抗高血压治疗是非常有必要的。2019 年《ACOG 实践简报：妊娠期慢性高血压》[7]推荐使用拉贝洛尔、硝苯地平、甲基多巴、肼屈嗪等药物治疗。若单药治疗不佳可联合应用甲基多巴与肼屈嗪，拉贝洛尔与肼屈嗪，或拉贝洛尔与硝苯地平。由于患者在致畸敏感时期暴露于依普沙坦片，基于胎龄及研究资料，为尊重患者的生育权，告知其胎儿潜在风险，嘱该妇女妊娠期做详尽的产前检查及胎儿超声检查。若 B 超检查异常，向医生咨询是否有做无创 DNA 或羊水穿刺的必要，确有异常再咨询医生是否要终止妊娠。

## 参 考 文 献

[1] BRIGGS G G，FREEMAN R K，YAFFE S J. 妊娠期和哺乳期用药. 杨慧霞，段涛，译. 7 版. 北京：人民卫生出版社，2008.

[2] BULLO M，TSCHUMI S，BUCHER B S，et al. Pregnancy outcome following exposure to angiotensin-converting enzyme inhibitors or angiotensin receptor antagonists：a systematic review. Hypertension，2012，60（2）：444-450.

[3] 依普沙坦片药品说明书，2012.

[4] BEERMANN B，GROSCHINSKY-GRIND M，FÅHRAEUS L，et al. Placental transfer of furosemide. Clin Pharmacol Ther，1978，24（5）：560-562.

[5] RIVA E，FARINA P，TOGNONI G，et al. Pharmacokinetics of furosemide in gestosis of pregnancy. Eur J Clin Pharmacol，1978，14（5）：361-366.

[6] REGITZ-ZAGROSEK V，ROOS-HESSELINK J W，BAUERSACHS J，et al. 2018 ESC guidelines for the management of cardiovascular diseases during pregnancy. Eur Heart J，2018，39（34）：3165-3241.

[7] American College of Obstetricians and Gynecologists' Committee on Practice Bulletins-Obstetrics. ACOG practice bulletin no. 203：chronic hypertension in pregnancy. Obstet Gynecol，2019，133（1）：e26-e50.

## 案例34

**【患者基本信息】**

女,26岁

**【临床诊断】**

早孕,妊娠高血压,甲亢

**【处方用药】**

氯沙坦钾胶囊 50mg×14片×1盒　用法:每次50mg,每天1次,口服
丙硫氧嘧啶片 25mg×30片　用法:每次25mg,每天1次,口服

**【处方分析】**

该处方不合理之处在于使用了孕妇禁用的药物氯沙坦胶囊。

氯沙坦妊娠期用药安全性分级为D级[1],为血管紧张素Ⅱ受体阻滞剂,适用于原发性高血压。推荐剂量为每次50mg,每天1次。多项研究表明,血管紧张素Ⅱ受体阻滞剂可出现对妊娠及胎儿/新生儿有害的药理作用(包括死产),妊娠中期和末期的妇女服用本药可造成严重的出生缺陷[2]。美国黑框警告:作用于肾素-血管紧张素系统的药物会对发育中的胎儿造成伤害和导致其死亡[3]。一旦发现妊娠,应尽快停止使用。

丙硫氧嘧啶妊娠期用药安全性分级为D级[1],适用于毒性弥漫性甲状腺肿引起的甲状腺功能亢进的治疗,以及用于手术前准备和放射性碘治疗的准备。根据病情及年龄每天服用25~300mg。《2017年美国甲状腺协会妊娠和产后甲状腺疾病诊断和管理指南》推荐孕早期首选丙硫氧嘧啶,孕中/晚期首选甲巯咪唑[4]。患者孕早期,使用丙硫氧嘧啶治疗甲状腺功能亢进药物选择合理,并使用每天25mg有效最低剂量治疗。

**【药师建议】**

该患者在孕早期暴露于氯沙坦胶囊,基于胎龄及研究资料,为尊重患者的生育权,告知其胎儿潜在风险,建议该患者停用氯沙坦胶囊。研究表明,未经治疗的高血压也可能增加不良孕产妇结局的风险,包括妊娠糖尿病、心肌梗死、妊娠毒血症、脑卒中和分娩并发症[5]。因此,妊娠高血压的治疗是非常有必要的。2019年《ACOG实践简报:妊娠期慢性高血压》建议使用拉贝洛尔、硝苯地平、甲基多巴、肼屈嗪等药物抗高血压治疗[5]。针对该患者合并有甲亢,

目前为孕早期,可继续以每天 25mg 丙硫氧嘧啶片有效最低剂量治疗。由于患者在孕早期暴露于氯沙坦胶囊、丙硫氧嘧啶片,嘱该妇女妊娠期做详尽的产前检查及胎儿超声检查,若 B 超检查异常,向医生咨询是否有做无创 DNA 或羊水穿刺的必要,确有异常再咨询医生是否要终止妊娠。

## 参考文献

[1] BRIGGS G G,FREEMAN R K,YAFFE S J. 妊娠期和哺乳期用药. 杨慧霞,段涛,译. 7 版. 北京:人民卫生出版社,2008.

[2] BULLO M,TSCHUMI S,BUCHER B S,et al. Pregnancy outcome following exposure to angiotensin-converting enzyme inhibitors or angiotensin receptor antagonists:a systematic review. Hypertension,2012,60(2):444-450.

[3] 氯沙坦胶囊药品说明书,2020.

[4] ALEXANDER E K,PEARCE E N,BRENT G A,et al. 2017 guidelines of the American Thyroid Association for the diagnosis and management of thyroid disease during pregnancy and the postpartum. Thyroid,2017,27(3):315-389.

[5] American College of Obstetricians and Gynecologists' Committee on Practice Bulletins-Obstetrics. ACOG practice bulletin no. 203:chronic hypertension in pregnancy. Obstet Gynecol,2019,133(1):e26-e50.

## 案例 35

### 【患者基本信息】

女,38 岁

### 【临床诊断】

孕早期,失眠

### 【处方用药】

艾司唑仑片 2mg×15 片　用法:每次 2mg,每天 1 次,口服,连续用半个月

### 【处方分析】

该处方不合理之处在于使用了孕妇禁用的药物艾司唑仑片。

艾司唑仑妊娠期用药安全性分级为 X 级[1],属于苯二氮䓬类药物,该药主要用于抗焦虑、失眠。也用于紧张、恐惧及抗癫痫和抗惊厥。根据不同适应证给予每天 2~12mg 的剂量治疗。苯二氮䓬类药物都被认为可不同程度穿过胎

盘[2-3]。已经观察到一些苯二氮䓬类药物有致畸作用,但是还需要进一步的研究[4]。母亲使用苯二氮䓬类药物后,早产和低出生体重的发生率可能会增加;新生儿在妊娠晚期接触苯二氮䓬类药物后,可能会出现低血糖和呼吸问题。新生儿戒断症状可能在出生后几天到几周内出现,一些苯二氮䓬类药物已报告出现"婴儿松弛综合征"[5-7]。因此,孕妇禁止使用艾司唑仑。

【药师建议】

①立即停用艾司唑仑片。②孕妇的睡眠障碍可以直接对孕妇、胎儿的健康等产生影响,并且,妊娠时期睡眠质量的改变直接关系到产后抑郁的发生与否[8-9]。建议可以尝试行为疗法(如放松技巧、刺激控制治疗),如效果不佳,在医生衡量过患者潜在的风险和受益后,可以短期使用药物治疗。根据《中国失眠症诊断和治疗指南》,建议使用妊娠期用药安全性分级为B级的苯海拉明改善睡眠[10]。③该患者在孕早期暴露于艾司唑仑片,基于胎龄及研究资料,为尊重患者的生育权,告知其胎儿潜在风险,嘱该妇女妊娠期做详尽的产前检查及胎儿超声检查,若B超检查异常,向医生咨询是否有做无创DNA或羊水穿刺的必要,确有异常再咨询医生是否要终止妊娠。

## 参考文献

[1] BRIGGS G G, FREEMAN R K, YAFFE S J. 妊娠期和哺乳期用药. 杨慧霞,段涛,译. 7版. 北京:人民卫生出版社,2008.

[2] ERKKOLA R, KANTO J, SELLMAN R. Diazepam in early human pregnancy. Acta Obstet Gynecol Scand, 1974, 53(2): 135-138.

[3] MCBRIDE R, DUNDEE J, MOOR J, et al. A study of the plasma concentrations of lorazepam in mother and neonate. Br J Anaesth, 1979, 51(10): 971-978.

[4] KJAER D, HORVATHPUHO E, CHRISTENSEN J, et al. Use of phenytoin, phenobarbital, or diazepam during pregnancy and risk of congenital abnormalities: a case-time-control study. Pharmacoepidemiol Drug Saf, 2007, 16(2): 181-188.

[5] BERGMAN U, ROSA F W, BAUM C, et al. Effects of exposure to benzodiazepine during fetal life. Lancet, 1992, 340(8821): 694-696.

[6] IQBAL M M, SOBHAN T, RYALS T, et al. Effects of commonly used benzodiazepines on the fetus, the neonate, and the nursing infant. Psychiatr Serv, 2002, 53(1): 39-49.

[7] WIKNER B N, STILLER C O, BERGMAN U, et al. Use of benzodiazepines and benzodiazepine receptor agonists during pregnancy: neonatal outcome and congenital malformations. Pharmacoepidemiol Drug Saf, 2007, 16(11): 1203-1210.

[8] OKUN M L, SCHETTER C D, GLYNN L M. Poor sleep quality is associated with preterm birth. Sleep, 2011, 34(11): 1493-1498.

[9] OKUN M L, LUTHER J, PRATHER A A, et al. Changes in sleep quality, but not hormones

predict time to postpartum depression recurrence.J Affect Disord, 2011, 130(3): 378-384.
[10] 中国睡眠研究会. 中国失眠症诊断和治疗指南. 中华医学杂志, 2017, 97(24): 1844-1856.

## 案例36

### 【患者基本信息】

女, 26岁

### 【临床诊断】

孕6周, 体检

### 【处方用药】

左甲状腺素钠片 50μg×30片 用法: 每次50μg, 每天1次, 口服
枸橼酸锌片 39mg×48片×2盒 用法: 每次117mg, 每天3次, 口服

### 【处方分析】

该处方不合理之处在于: 临床诊断书写不全。

左甲状腺素钠片妊娠期用药安全性分级为A级[1], 用于甲状腺功能减退或甲状腺切除术后的替代治疗、甲状腺癌术后的抑制治疗。一般从低剂量开始, 每2~4周逐渐加量, 直至达到完全替代剂量。左甲状腺素尚未显示出增加先天性异常或流产的风险[2]。甲状腺替代疗法可将患有明显甲状腺功能减退症的女性的不良妊娠结局风险降至最低, 建议在妊娠期间进行治疗[3-4]。左甲状腺素是母体甲状腺功能减退症的首选治疗方法, 其他药物不应用于孕妇[5]。

枸橼酸锌用于治疗因缺锌引起的儿童生长发育迟缓、营养不良、畏食等[6]。对于孕妇, 由于食物中含微量元素锌, 只有当检测微量元素显示缺锌才有必要额外补充枸橼酸锌。WHO也建议从食物中获得锌, 不推荐额外补充锌制剂[7]。

### 【药师建议】

①完善相关诊断, 如甲状腺功能减退; ②停用枸橼酸锌; ③母体甲状腺功能减退可能引起母亲和胎儿的不良反应, 包括自然流产、死胎、早产、低出生体重、神经认知发育受损、胎盘早剥、妊娠高血压和妊娠毒血症[3-4]。因此该患者应继续使用左甲状腺素钠片治疗, 并需定期产前检查。

## 参考文献

[1] BRIGGS G G,FREEMAN R K,YAFFE S J. 妊娠期和哺乳期用药. 杨慧霞,段涛,译. 7版. 北京:人民卫生出版社,2008.
[2] 尹春红,兰景尤. 孕期甲状腺功能减退应用左甲状腺素钠片治疗的效果评估. 解放军预防医学杂志,2019,37(4):108-109.
[3] Practice bulletin no. 148:thyroid disease in pregnancy. Obstet Gynecol,2015,125(4):996-1005.
[4] ALEXANDER E K,PEARCE E N,BRENT G A,et al. 2017 guidelines of the American Thyroid Association for the diagnosis and management of thyroid disease during pregnancy and the postpartum. Thyroid,2017,27(3):315-389.
[5] DE GROOT L,ABALOVICH M,ALEXANDER E K,et al. Management of thyroid dysfunction during pregnancy and postpartum:an Endocrine Society clinical practice guideline. J Clin Endocrinol Metab,2012,97(8):2543-2565.
[6] 枸橼酸锌片药品说明书,2007.
[7] 吴望舒,朱欣烨,蒋晨依,等. 微量元素对妊娠和胚胎发育的影响. 国际妇产科学杂志,2020,47(1):56-60.

## 案例37

### 【患者基本信息】

女,25岁

### 【临床诊断】

孕8周

### 【处方用药】

三唑仑片 0.25mg×42片　用法:每次0.75mg,每天2次,口服
乳果糖口服溶液 100ml:66.7g×1瓶　用法:每次30ml,每天1次,口服

### 【处方分析】

该处方不合理之处在于:①临床诊断书写不全;②使用了孕妇禁用的药物三唑仑片,且剂量偏大;③三唑仑片和乳果糖口服溶液不能开在同一张处方中。

三唑仑片妊娠期用药安全性分级为X级[1],属于苯二氮䓬类药物,用于镇静催眠。成人常用量为0.25~0.50mg,睡前服用。有病例报告描述了母亲过量

服用三唑仑后的胎盘转移[2]。苯二氮䓬类药物都被认为可不同程度穿过胎盘[3-4]。已经观察到一些苯二氮䓬类药物的致畸作用,但是还需要进一步的研究[5]。母亲使用苯二氮䓬类药物后,早产和低出生体重的发生率可能会增加;新生儿在妊娠晚期接触苯二氮䓬类药物后,可能会出现低血糖和呼吸问题。新生儿戒断症状可能在出生后几天到几周内出现,一些苯二氮䓬类药物已报告出现"婴儿松弛综合征"[6-8]。因此,孕妇禁止使用三唑仑。

乳果糖口服溶液妊娠期用药安全性分级为B级[1],属于渗透性泻药,用于治疗便秘,预防和治疗肝性脑病。服用剂量和疗程应当根据疾病的严重程度及进展而定。使用膳食纤维或散装泻药,以及增加液体摄入通常被认为是治疗孕妇便秘的一线疗法[9]。当需要治疗时,短期使用乳果糖也被认为是安全/低风险的[10]。

【药师建议】

①完善失眠、便秘诊断。②立即停用三唑仑片。③孕妇的睡眠障碍可以直接对孕妇、胎儿的健康等产生影响,并且,妊娠时期睡眠质量的改变直接关系到产后抑郁的发生与否[11-12]。建议可以尝试行为疗法(如放松技巧、刺激控制治疗),如效果不佳,在医生衡量过患者潜在的风险和受益后,可以短期使用药物治疗。根据《中国失眠症诊断和治疗指南》,建议使用妊娠期用药安全性分级为B级的苯海拉明改善睡眠[13]。④孕妇便秘的主要治疗措施为增加膳食纤维摄入,多饮水和适当运动。若效果不佳,可以选择乳果糖治疗[9]。⑤该患者在孕8周暴露于三唑仑片,基于胎龄及研究资料,为尊重患者的生育权,告知其胎儿潜在风险,嘱该患者妊娠期做详尽的产前检查及胎儿超声检查,若B超检查异常,向医生咨询是否有做无创DNA或羊水穿刺的必要,确有异常再咨询医生是否要终止妊娠。

## 参考文献

[1] BRIGGS G G,FREEMAN R K,YAFFE S J. 妊娠期和哺乳期用药. 杨慧霞,段涛,译. 7版. 北京:人民卫生出版社,2008.

[2] SAKAI T,MATSUDA H,WATANABE N. Triazolam (Halcion) intoxication in a neonate-a first report. Eur J Pediatr,1996,155(12):1065-1066.

[3] ERKKOLA R,KANTO J,SELLMAN R. Diazepam in early human pregnancy. Acta Obstet Gynecol Scand,1974,53(2):135-138.

[4] MCBRIDE R,DUNDEE J,MOOR J,et al. A study of the plasma concentrations of lorazepam in mother and neonate. Br J Anaesth,1979,51(10):971-978.

[5] KJAER D,HORVATHPUHO E,CHRISTENSEN J,et al. Use of phenytoin,phenobarbital, or diazepam during pregnancyand risk of congenital abnormalities:a case-time-control study.

Pharma coepidemiol Drug Saf, 2007, 16(2): 181-188.
[6] BERGMAN U, ROSA F W, BAUM C, et al. Effects of exposure to benzodiazepine during fetal life. Lancet, 1992, 340(8821): 694-696.
[7] IQBAL M M, SOBHAN T, RYALS T, et al. Effects of commonly used benzodiazepines on the fetus, the neonate, and the nursing infant. Psychiatr Serv, 2002, 53(1): 39-49.
[8] WIKNER B N, STILLER C O, BERGMAN U, et al. Use of benzodiazepines and benzodiazepine receptor agonists during pregnancy: neonatal outcome and congenital malformations. Pharmacoepidemiol Drug Saf, 2007, 16(11): 1203-1210.
[9] TEDESCO F J, DIPIRO J T. Laxative use in constipation. American College of Gastroenterology's Committee on FDA-related matters. Am J Gastroenterol, 1985, 80(4): 303-309.
[10] 乳果糖口服溶液药品说明书, 2017.
[11] OKUN M L, SCHETTER C D, GLYNN L M. Poor sleep quality is associated with preterm birth. Sleep, 2011, 34(11): 1493-1498.
[12] OKUN M L, LUTHER J, PRATHER A A, et al. Changes in sleep quality, but not hormones predict time to postpartum depression recurrence. J Affect Disord, 2011, 130(3): 378-384.
[13] 中国睡眠研究会. 中国失眠症诊断和治疗指南. 中华医学杂志, 2017, 97(24): 1844-1856.

## 案例 38

**【患者基本信息】**

女，39 岁

**【临床诊断】**

孕 12 周，妊娠合并炎性肠病

**【处方用药】**

注射用头孢曲松钠 1g×10 支　用法：每次 2g，每天 1 次，静脉注射
0.9% 氯化钠注射液 250ml×5 瓶　用法：每次 250ml，每天 1 次，静脉注射

**【处方分析】**

该处方不合理之处在于注射液用头孢曲松钠无使用指征。

注射用头孢曲松妊娠期用药安全性分级为 B 级[1]，为半合成头孢菌素类抗生素，属于第三代头孢菌素。主要用于对本品敏感的致病菌引起的感染，如脓毒血症、脑膜炎、播散性莱姆病（早、晚期）、腹部感染（腹膜炎、胆道及胃肠道感染）等。研究表明，孕妇在静脉注射给予 1~2g 头孢曲松后，脐带血中在 4 小

时时的药物峰值水平为 19.6μg/ml 和 40.6μg/ml(1~8 小时)。羊水中药物浓度在 24 小时内范围为 2.2~23.4μg/ml,峰值点在 6 小时。没有观察到胎儿或新生儿相关不良反应[2]。

炎性肠病是一类慢性非特异性肠道炎性疾病,主要包括克罗恩病和溃疡性结肠炎。妊娠合并炎性肠病的主要治疗药物包括美沙拉秦、柳氮磺吡啶、糖皮质激素类药物、硫唑嘌呤、抗 TNF 单克隆抗体等[3]。该患者无细菌感染的证据,因此使用注射用头孢曲松属于无适应证用药。

**【药师建议】**

患者为孕 12 周合并炎性肠病,建议停用头孢曲松,根据《炎症性肠病妊娠期管理的专家共识意见》[3],结合患者病情及前期用药史来选择相关药物治疗。如该患者为初次诊断为炎性肠病,可选择美沙拉秦、柳氮磺吡啶等药物,后期根据疗效调整治疗方案。

## 参考文献

[1] BRIGGS G G,FREEMAN R K,YAFFE S J. 妊娠期和哺乳期用药. 杨慧霞,段涛,译. 7 版. 北京:人民卫生出版社,2008.

[2] KAFETZIS D A,BRATER D C,FANOURGAKIS J E,et al. Ceftriaxone distribution between maternal blood and fetal blood and tissues at parturition and between blood and milk postpartum. Antimicrob Agents Chemother,1983,23(6):870-873.

[3] 中华医学会消化病学分会炎症性肠病学组. 炎症性肠病妊娠期管理的专家共识意见. 协和医学杂志,2019,10(5):465-475.

## 案例 39

**【患者基本信息】**

女,24 岁

**【临床诊断】**

正常妊娠,孕 12$^+$周,上呼吸道感染

**【处方用药】**

利巴韦林片 50mg×20 片×2 盒　用法:每次 150mg,每天 3 次,口服

氨麻美敏片Ⅱ 10 片×1 盒　用法:每次 1 片,每天 3 次,口服

【处方分析】

该处方不合理之处在于使用了妊娠期禁用的药物利巴韦林。

利巴韦林妊娠期用药安全性分级为X级[1]，是一种合成的核苷类抗病毒药。主要用于呼吸道合胞病毒引起的病毒性肺炎与支气管炎。该药有较强的致畸作用，家兔日剂量1mg/kg即引起胚胎损害，故禁用于孕妇和有可能妊娠的妇女（本品在体内消除很慢，停药后4周尚不能完全自体内清除）[2]。

氨麻美敏片Ⅱ为一种复方制剂，每片含主要成分对乙酰氨基酚500mg，氢溴酸右美沙芬15mg，盐酸伪麻黄碱30mg和马来酸氯苯那敏2mg。适应证为：用于普通感冒或流行性感冒引起的发热、头痛、四肢酸痛、打喷嚏、流鼻涕、鼻塞、咳嗽、咽痛等症状[3]。对乙酰氨基酚妊娠期用药安全性分级为B级[1]，是妊娠期间解热镇痛的首选药物，当有明确适应证时可以在妊娠的各个阶段使用[4]。右美沙芬妊娠期用药安全性分级为C级[1]，在妊娠期需要止咳药时，一般认为标准OTC剂量的右美沙芬是可以使用的。现有资料尚不能表明右美沙芬对生殖有致畸作用[1]。伪麻黄碱妊娠期用药安全性分级为C级[1]，妊娠早期一般应避免使用口服减充血剂，但在中、晚期妊娠，伪麻黄碱是无高血压女性的首选减充血剂[3]。目前关于伪麻黄碱的使用与出生缺陷是否相关仍不明确。2项病例对照研究发现，伪麻黄碱与腹裂（基线发病率为每10 000名婴儿中1例）之间可能有相关性[5-6]。但也有研究数据表明伪麻黄碱安全性良好，一项在瑞典进行的前瞻性研究调查了2 474名在妊娠早期和1 774名妊娠晚期使用过口服减充血剂（主要是苯丙醇或伪麻黄碱）的女性，两组均未发现药物致畸作用[7]。此外，第一代抗组胺药氯苯那敏妊娠期用药安全性分级为B级，动物和人体研究资料显示安全性良好，推荐其作为第一代抗组胺药中妊娠期的首选[8]。

【药师建议】

患者在孕12$^+$周服用了妊娠期用药安全性分级为X级的利巴韦林，在暴露于利巴韦林的动物实验（大鼠、兔、仓鼠）中已经证实了显著的致畸和胚胎杀伤作用[9]。说明书也提示该药具有较强的致畸作用，建议患者谨慎考虑是否留下胎儿。若留下，建议严格按照妊娠期体检的流程进行产检，了解胎儿生长发育情况。若不留，则停用利巴韦林后仍需严格避孕6个月，男方也不能使用该药，若使用，也需避孕6个月方可备孕[10]。此外，建议妊娠期用药尽量选用单一成分制剂，而非复方制剂，以免摄入过多非必须使用的药物。

## 参考文献

[1] BRIGGS G G, FREEMAN R K, YAFFE S J. 妊娠期和哺乳期用药. 杨慧霞, 段涛, 译. 7版. 北京: 人民卫生出版社, 2008.
[2] 利巴韦林片药品说明书, 2015.
[3] 氨麻美敏片Ⅱ药品说明书, 2014.
[4] SCHAEFER C, SPIELMANN H, VETTER K, 等. 孕期与哺乳期用药. 吴效科, 黄志超, 译. 8版. 北京: 科学出版社, 2021.
[5] YAN W P, MITHELL A A, LIN K J. et al. Use of decongestants during pregnancy and the risk of birth defects. Am J Epidemiol, 2013, 178(2): 198-208.
[6] WERLER M M, MITCHELL A A, SHAPIRO S. First trimester maternal medication use in relation to gastroschisis. Teratology, 1992, 45(4): 361-367.
[7] KÄLLÉN B A, OLAUSSON P O. Use of oral decongestants during pregnancy and delivery outcome. Am J Obstet Gynecol, 2006, 194(2): 480-485.
[8] SCHATZ M, PRTITTI D. Antihistamines and pregnancy. Ann Allergy Asthma Immunol, 1997, 78(2): 157-159.
[9] Reprotox: Ribavirin. [2022-8-10]. https://www.reprotox.org/Members/AgentDetail.aspx? a=1334.
[10] 利巴韦林颗粒药品说明书, 2015.

## 案例40

### 【患者基本信息】

女, 31岁

### 【临床诊断】

孕 $5^{+}$ 周, 甲状腺功能亢进, 呕吐

### 【处方用药】

甲巯咪唑片 5mg×20片×2盒　用法: 每次10mg, 每天3次, 口服
维生素 $B_6$ 片 10mg×100片×1瓶　用法: 每次10mg, 每天3次, 口服

### 【处方分析】

本处方不合理之处在于使用了妊娠期甲亢非首选的治疗药物甲巯咪唑。

甲巯咪唑妊娠期用药安全性分级为D级[1], 是咪唑类抗甲状腺药, 主要用于甲状腺功能亢进症的药物治疗。甲巯咪唑可通过胎盘屏障, 胎儿血液中的浓度与母亲血清中的浓度相等。甲巯咪唑可导致一种罕见的胚胎先天性皮

肤缺损（发育不全），特别是在有头发覆盖的头部，以及后鼻孔闭锁、食管闭锁、食管气管瘘和胃肠道的其他畸形[2]，还可发生不连续的面部畸形、生长发育迟缓，以及运动和智力发育延迟[3-4]。中国台湾的一项人群研究显示，甲亢母亲使用丙硫氧嘧啶（*n*=630）或甲巯咪唑（*n*=73）治疗后，婴儿发生先天性异常的风险并未增加[5]。日本一项纳入格雷夫斯（Graves）病孕妇的研究报道，1 231例母亲使用甲巯咪唑的婴儿中有50例（4.1%）存在先天性畸形，丙硫氧嘧啶组12例（1.9%）存在先天性畸形，未接受抗甲状腺药治疗组中40例（2.1%）有先天性畸形[6]。

维生素 $B_6$ 妊娠期用药安全性分级为A级[1]，是辅酶的重要组分，主要用于预防和治疗维生素 $B_6$ 缺乏症。多个国内外指南推荐维生素 $B_6$ 用于妊娠期恶心呕吐的治疗，其安全性良好，没有任何证据显示有致畸性。在一项病例对照研究中，未发现维生素 $B_6$ 用于妊娠期恶心呕吐治疗时，与面裂、神经管缺陷或尿道下裂相关[7]。

【药师建议】

对于妊娠早期恶心呕吐的一般处理为：尽量避免接触容易诱发呕吐的气味、食品或添加剂；避免早晨空腹，鼓励少量多餐，两餐之间饮水，进食清淡干燥及高蛋白的食物。止吐的一线治疗药物为维生素 $B_6$[8]。

常用的抗甲状腺药有2种：丙硫氧嘧啶和甲巯咪唑，妊娠期用药安全性分级均为D级，甲巯咪唑的致畸性强于丙硫氧嘧啶。由于妊娠6~10周是抗甲状腺药导致出生缺陷的危险窗口期[9]，对于确需使用抗甲状腺药治疗者，建议在妊娠早期优选丙硫氧嘧啶进行治疗，妊娠中晚期（16周后）则首选甲巯咪唑，因丙硫氧嘧啶存在严重肝损伤的风险，其剂量取决于甲状腺素（$T_4$）升高程度和症状严重程度，为了尽量降低胎儿甲状腺功能减退风险和药物暴露的可能性，在使用硫脲类药物时应以最低有效剂量来控制甲状腺功能。如为正在接受抗甲状腺药治疗的女性确认妊娠，也可先暂停抗甲状腺药的使用，根据临床表现和游离甲状腺素（$FT_4$）水平，由医生决定是否需要继续用药，尽量在致畸关键期（妊娠6~10周）之前停药。在妊娠早期，建议每1~2周监测1次甲状腺功能，及时调整抗甲状腺药的用量。妊娠中晚期每2~4周监测1次，达到目标值后每4~6周监测1次。需注意的是，甲亢患者不可因担心药物可能对胎儿有影响而自行停药，应在医生的建议和监测下进行合理用药，如母亲未接受治疗或控制不佳可能会导致严重并发症，如早产或畸形。此外，建议严格按照妊娠期体检流程进行产检，孕中期应做详细超声诊断检查，了解胎儿生长发育情况。

## 参考文献

[1] BRIGGS G G,FREEMAN R K,YAFFE S J. 妊娠期和哺乳期用药. 杨慧霞,段涛,译. 7版. 北京:人民卫生出版社,2008.

[2] ONO K,KIKUCHI A,TAKIKAWA K M,et al. Hernia of the umbilical cord and associated ileal prolapse through a patent omphalomesenteric duct:prenatal ultrasound and MRI findings. Fetal Diagn Ther,2009,25(1):72-75.

[3] BARBERO P,LOTERSZTEIN V,BRONBERG R,et al. Acitretin embryopathy:a case report. Birth Defects Res A Clin Mol Teratol,2004,70(10):831-833.

[4] KARG E,BEREG E,GASPAR L,et al. Aplasia cutis congenita after methimazole exposure in utero. Pediatr Dermatol,2004,21(4):491-494.

[5] CHEN C H,XIRASAGAR S,LIN C C,et al. Risk of adverse perinatal outcomes with antithyroid treatment during pregnancy:a nationwide population-based study. BJOG,2011,118(11):1365-1373.

[6] YOSHIHARA A,NOH J,YAMAGUCHI T,et al. Treatment of graves' disease with antithyroid drugs in the first trimester of pregnancy and the prevalence of congenital malformation. J Clin Endocrinol Metab,2012,97(7):2396-2403.

[7] ANDERKA M,MITCHELL A A,LOUIK C,et al. Medications used to treat nausea and vomiting of pregnancy and the risk of selected birth defects. Birth Defects Res A Clin Mol Teratol,2012,94(1):22-30.

[8] 中华医学会妇产科学分会产科学组. 妊娠剧吐的诊断及临床处理专家共识(2015). 中华妇产科杂志,2015,50(11):801-804.

[9]《妊娠和产后甲状腺诊治指南》(第2版)编撰委员会,中华医学会内分泌学分会,中华医学会围产医学分会. 妊娠和产后甲状腺疾病诊治指南(第2版). 中华内分泌代谢杂志,2019,35(8):636-665.

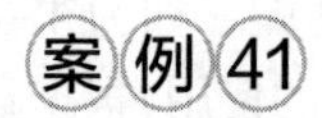

## 案例41

**【患者基本信息】**

女,28岁

**【临床诊断】**

孕$7^+$周,有神经管缺陷生育史

**【处方用药】**

叶酸片0.4mg×31片×1盒　用法:每次0.4mg,每天1次,口服

【处方分析】

该处方不合理之处为叶酸剂量不适宜。

曾经生育过神经管缺陷患儿的妇女再次妊娠,其风险更高;增补叶酸可有效降低生育神经管缺陷患儿的初发和再发风险。对于无高危因素的妇女,建议从可能妊娠或孕前至少3个月开始,每天增补0.4mg或0.8mg叶酸,直至妊娠满3个月。有神经管缺陷生育史的妇女,建议从可能妊娠或孕前至少1个月开始,每天增补4mg叶酸,直至妊娠满3个月[1]。

【药师建议】

该妇女有神经管缺陷生育史,建议从可能妊娠或孕前至少1个月开始,每天增补4mg叶酸,直至妊娠满3个月。鉴于国内没有4mg而有5mg叶酸剂型,亦可每天增补5mg叶酸。正常情况下,人类的胚胎神经管在妊娠后第21天(相当于末次月经后第35天)开始闭合,至第28天(相当于末次月经后第42天)完成闭合[1]。如果在此期间母亲体内叶酸水平不足,胎儿神经管闭合就可能出现障碍,从而导致神经管缺陷。基于此,建议该孕妇严格按照妊娠期体检流程进行产检,孕中期应做详细超声诊断检查,了解胎儿生长发育情况。

## 参考文献

[1] 围受孕期增补叶酸预防神经管缺陷指南工作组. 围受孕期增补叶酸预防神经管缺陷指南(2017). 中国生育健康杂志,2017,28(5):401-410.

## 案例42

【患者基本信息】

女,28岁

【临床诊断】

孕7周,感冒,咽喉痛

【处方用药】

左氧氟沙星注射液 2ml:0.2g×6瓶 用法:每次0.4g,每天1次,静脉滴注

利巴韦林注射液 1ml:0.1g×10支×3盒 用法:每次0.5g,每天2次,静脉滴注

【处方分析】

本处方不合理之处为使用了妊娠期禁用的药物利巴韦林及左氧氟沙星。

左氧氟沙星注射液妊娠期用药安全性分级为C级[1]，是喹诺酮类抗菌药物，作用机制是通过抑制细菌DNA促旋酶(细菌拓扑异构酶Ⅱ)的活性，阻碍细菌DNA的复制而达到抗菌作用。喹诺酮类药物对软骨和骨组织具有高亲和力，在未成熟软骨中最高。喹诺酮类药物可穿过胎盘，在羊水中的浓度很低[2]。妊娠期和哺乳期通常应避免使用喹诺酮类，除非没有更安全的其他药物。在动物模型中，妊娠期使用喹诺酮类与发育中的胎仔出现软骨和骨毒性有关[3-4]。虽然尚未在人类中观察到类似影响，但现有数据很少，而且随访通常不超过出生时[5-6]。

利巴韦林注射液妊娠期用药安全性分级为X级[1]，是一种广谱抗病毒药，用于呼吸道合胞病毒引起的病毒性肺炎与支气管炎。利巴韦林可能导致出生缺陷、流产或死胎。在暴露于利巴韦林的动物实验中(大鼠、兔、仓鼠)已经证实了显著的致畸和胚胎杀伤作用[7]。利巴韦林半衰期长，说明书黑框警告该药具有较强的致畸作用，家兔日剂量1mg/kg即引起胚胎损害，故禁用于孕妇和有可能妊娠的妇女。本品在体内消除很慢，停药4周后尚不能完全自体内清除。

【药师建议】

患者在胚胎发育致畸敏感期使用了妊娠期用药安全性分级为X级的利巴韦林和C级的左氧氟沙星，建议患者立即停用这两种药物，同时，应将风险告知患者，建议其谨慎考虑是否留下胎儿，若留下，建议妊娠期加强产检，注意监测胎儿出生缺陷的发生风险，孕中期应做详细超声诊断检查，综合分析胎儿的生长发育情况。若不留，则停药后严格避孕6个月，且男方也不能使用利巴韦林，否则也应严格避孕6个月。

## 参考文献

[1] BRIGGS G G，FREEMAN R K，YAFFE S J. 妊娠期和哺乳期用药. 杨慧霞，段涛，译. 7版. 北京：人民卫生出版社，2008.

[2] SCHAEFER C，SPIELMANN H，VETTER K，等. 孕期与哺乳期用药. 吴效科，黄志超，译. 8版. 北京：科学出版社，2021.

[3] WATANABE T，FUJIKAWA K，HARADA S，et al. Reproductive toxicity of the new quinolone anti-acterial agent levofloxacin in rats and rabbits. Arzneimittel-forsch，1992，43(3A)：374-377.

[4] SHAKIBAEI M，BAUMANN-WILSCHKE I，RÜCKER M，et al. Ultrastructural

characterization of murine limb buds after in vitro exposure to grepafloxacin and other fluoroquinolones. Arch Toxicol, 2002, 75(11-12): 725-733.
[5] BAR-OZ B, MORETTI M E, BOSKOVIC R, et al. The safety of quinolones—a meta-analysis of pregnancy outcomes. Eur J Obstet Gynecol Reprod Biol, 2009, 143(2): 75-78.
[6] ACAR S, KESKIN-ARSLAN E, EROL-COSKUN H, et al. Pregnancy outcomes following quinolone and fluoroquinolone exposure during pregnancy: a systematic review and meta-analysis. Reprod Toxicol, 2019, 85: 65-74.
[7] Reprotox: ribavirin. [2022-8-10]. https://www.reprotox.org/Members/AgentDetail.aspx?a=1334.

## 案例43

**【患者基本信息】**

女，42 岁，自 2013 年至今一直服用阿立哌唑片

**【临床诊断】**

孕 4 周，精神分裂症前兆

**【处方用药】**

阿立哌唑片 10mg×14 片×1 盒　用法：每次 10mg，每天 1 次，口服

**【处方分析】**

本处方不合理之处为使用了阿立哌唑，可考虑选用更安全的抗精神病药。

阿立哌唑的妊娠期用药安全性分级为 C 级[1]，是一种非典型抗精神病药，为多巴胺 $D_2$ 和 5-羟色胺 1A 受体（5-$HT_{1A}$）的部分激动剂，也是 5-$HT_{2A}$ 受体的拮抗剂，用于治疗精神分裂症[2]。阿立哌唑可以穿过胎盘，分娩时阿立哌唑和脱氢阿立哌唑可在脐带血中检测到[3-4]。动物实验表明，在使用 3~10 倍于人类最高推荐剂量时，阿立哌唑在小鼠中表现出致畸形（出生低体重）、发育毒性（骨骼骨化核出现延迟）。5 例使用阿立哌唑治疗的孕妇，分娩的 5 名新生儿未出现畸形或神经发育问题[5]。

**【药师建议】**

目前动物实验数据表明，阿立哌唑具有毒性并可致畸，且缺乏在孕妇患者中的可靠研究数据，不建议妊娠期使用该药。建议由精神科医生、妇产科医生及患者共同权衡利弊选择其他更为安全的抗精神分裂症药物，如相对安全的

奥氮平[6]。另外,建议患者注意监测胎儿出生缺陷的发生风险,妊娠期定期产检,孕中期应做详细超声诊断检查,了解胎儿生长发育情况。

## 参考文献

[1] BRIGGS G G,FREEMAN R K,YAFFE S J. 妊娠期和哺乳期用药. 杨慧霞,段涛,译. 7版. 北京:人民卫生出版社,2008.

[2] 阿立哌唑片药品说明书,2016.

[3] NGUYEN T,TEOH S,HACKETT L P,et al. Placental transfer of aripiprazole. Aust NZ J Psychiat,2011,45(6):500-501.

[4] WATANABE N,KASAHARA M,SUGIBAVASHI R,et al. Perinatal use of aripiprazole:a case report. J Clin Psychopharmacol,2011,31(3):377-379.

[5] GENTILE S,TOFANI S,BELLANTUONO C. Aripiprazole and pregnancy:a case report and literature review. J Clin Psychopharmacol,2011,31(4):531-532.

[6] LARSEN E R,DAMKIER P,PEDERSEN L H,et al. Use of psychotropic drugs during pregnancy and breast-feeding. Acta Psychiatr Scand Suppl,2015(445):1-28.

## 案例44

**【患者基本信息】**

女,25岁

**【临床诊断】**

孕早期,支原体感染

**【处方用药】**

四环素片 0.25g×100片×1瓶　用法:每次0.75g,每天1次,阴道给药

**【处方分析】**

该处方不合理之处在于使用了四环素片且给药途径不合理。

四环素妊娠期用药安全性分级为D级[1],是一种广谱抑菌药,高浓度时具有杀菌作用。四环素可透过胎盘屏障进入胎儿体内,沉积在牙齿和骨的钙质区内,引起胎儿牙齿变色、牙釉质再生不良及抑制胎儿骨骼生长[2]。此外,孕妇对四环素的肝毒性反应更为敏感,建议在妊娠15周之后禁用所有四环素[3]。该患者为孕早期时阴道给药使用了四环素片,孕3周为药物对胎儿作用“全或

无”时期(孕 4 周内)[4],即要么没有影响,要么导致流产。且患者使用四环素片为局部应用,吸收入血的药物相对较少,对胎儿的影响也相对较小。

【药师建议】

患者孕早期因“支原体感染”使用四环素片,阴道给药。建议患者立即停用四环素,并严格按照妊娠期体检流程进行产检,孕中期做详细超声诊断检查,了解胎儿生长发育情况。

根据《生殖道支原体感染诊治专家共识》建议,常见的治疗泌尿生殖道支原体感染的方案为:多西环素 100mg p.o. b.i.d.,7 天;阿奇霉素 1g,单次口服,或 0.25g p.o. q.d.,首剂加倍,共 5~7 天;左氧氟沙星 500mg p.o. q.d.,7 天;莫西沙星 400mg p.o. q.d.,7~14 天[5]。建议孕妇可以选用更为安全的阿奇霉素治疗生殖道支原体感染。此外,不建议将口服制剂四环素片采用阴道给药途径使用。

## 参考文献

[1] BRIGGS G G,FREEMAN R K,YAFFE S J. 妊娠期和哺乳期用药. 杨慧霞,段涛,译. 7 版. 北京:人民卫生出版社,2008.
[2] 四环素片药品说明书,2015.
[3] SCHAEFER C,SPIELMANN H,VETTER K,等. 孕期与哺乳期用药. 吴效科,黄志超,译. 8 版. 北京:科学出版社,2021.
[4] 盖迪,冯欣. 妊娠期妇女用药安全及药学服务新模式. 实用药物与临床,2019,22(11):1121-1124.
[5] 张岱,刘朝晖. 生殖道支原体感染诊治专家共识. 中国性科学,2016,25(3):80-82.

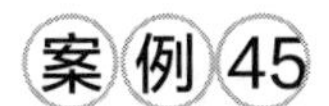

【患者基本信息】

女,32 岁

【临床诊断】

孕 12 周,阴道流血

【处方用药】

百艾洗液 280ml×1 瓶 用法:每次 10ml,每天 1 次,外用
甲硝唑片 0.2g×21 片×1 盒 用法:每次 0.2g,每天 3 次,口服

奥硝唑阴道栓 0.5g×7 粒×1 盒　用法：每次 0.5g，每天 1 次，阴道给药

【处方分析】

该处方诊断与用药不符；甲硝唑与奥硝唑同为硝基咪唑类抗真菌药，属重复用药。

甲硝唑妊娠期用药安全性分级为 B 级[1]，其在妊娠期使用目前仍有争议，甲硝唑可透过胎盘并迅速进入胎儿循环，具有潜在的致畸性，所以建议避免在孕早期使用甲硝唑[2]。1997 年发表的一篇 Meta 分析并未发现在孕早期暴露于甲硝唑与出生缺陷之间存在相关性[3]，因此美国疾病控制预防中心（CDC）不再反对在孕早期使用甲硝唑[4]。另外，值得关注的是，该药对大鼠和小鼠有致癌性，但没有证据表明对人体有害[5]。由于尚无充分严格对照研究证实其对于孕妇的安全性，所以在妊娠期应仅当明确需要时才应使用，妊娠早期应尽量避免使用。

奥硝唑为第三代硝基咪唑类抗真菌药，其最低抑菌浓度和最低杀菌浓度均比甲硝唑低，抗菌优势明显，但其在妊娠期使用的数据有限。

百艾洗液为中成药，成分为苦参、百部、黄柏、艾叶等九味。中成药在妊娠期使用安全性研究数据较少，建议孕早期尽量不用。

【药师建议】

建议医生完善诊断，根据诊断为患者选用合适药物。建议患者严格按照妊娠期体检流程进行产检，孕中期应做详细超声诊断检查，评估胎儿的生长发育情况。

## 参考文献

[1] BRIGGS G G，FREEMAN R K，YAFFE S J. 妊娠期和哺乳期用药. 杨慧霞，段涛，译. 7 版. 北京：人民卫生出版社，2008.

[2] Uptodate. 甲硝唑概述. [2022-12-01].https://www.uptodate.cn/contents/zh-Hans/metronidazole-an-overview? search=%E7%94%B2%E7%A1%9D%E5%94%91%E6%A6%82%E8%BF%B0&source=search_result&selectedTitle=1~150&usage_type=default&display_rank=1.

[3] CARO-PATON T，CARVAJAL A，MARTIN D I，et al. Is metronidazole teratogenic? A meta-analysis. Br J Clin Pharmacol，1997，44(2)：179-182.

[4] WORKOWSKI K A，BOLAN G A. Sexually transmitted diseases treatment guidelines，2015. MMWR Recomm Rep，2015，64(RR-03)：1-137.

[5] 甲硝唑片药品说明书，2021.

## 案例46

### 【患者基本信息】

女,35岁

### 【临床诊断】

孕7周,盆腔炎,阴道炎

### 【处方用药】

头孢地尼分散片 0.1g×6片×4盒　用法:每次0.1g,每天3次,口服
苯酰甲硝唑分散片 0.32g×24片×1盒　用法:每次0.32g,每天3次,口服
奥硝唑阴道栓 0.5g×7粒×1盒　用法:每次0.5g,每天1次,阴道给药

### 【处方分析】

苯酰甲硝唑分散片与奥硝唑阴道栓同为硝基咪唑类抗真菌药,属重复用药;苯酰甲硝唑分散片说明书提示妊娠期禁用。

头孢地尼妊娠期用药安全性分级为B级[1],在妊娠早期暴露于头孢菌素类药物后,大多数类型的出生缺陷没有增加,一般认为青霉素、头孢菌素类可安全用于妊娠期,但蛋白质结合能力极高的药物(如头孢曲松)可能不宜在分娩前日使用,因为可能出现胆红素置换,进而出现胆红素脑病[1]。

奥硝唑为第三代硝基咪唑类抗真菌药,但其在妊娠期使用的数据有限。其最低抑菌浓度和最低杀菌浓度均比甲硝唑低,抗菌优势明显。苯酰甲硝唑分散片用于泌尿生殖系统滴虫病、肠道及肠外阿米巴病、贾第虫病,及敏感厌氧菌所致各种感染,说明书提示妊娠期禁用[2]。甲硝唑妊娠期用药安全性分级为B级[1],其在妊娠期使用目前仍有争议,甲硝唑可透过胎盘并迅速进入胎儿循环,具有潜在的致畸性,所以建议避免在孕早期使用甲硝唑[3]。1997年发表的一篇Meta分析并未发现在孕早期暴露于甲硝唑与出生缺陷之间存在相关性[4],因此美国CDC不再反对在孕早期使用甲硝唑[5]。另外,值得关注的是,该药对细菌存在致突变性,对小鼠有致癌性,但没有证据表明对人体有害。由于尚无充分严格的对照研究证实其对于孕妇的安全性,所以在妊娠期应仅当明确需要时才使用,妊娠早期应尽量避免使用。

### 【药师建议】

对细菌性阴道病,由于本病在妊娠期有合并上生殖道亚临床感染的可能,

不管应用何种药物,推荐采用口服治疗方案。对于滴虫性阴道炎,妊娠期推荐的药物治疗是甲硝唑 2g 顿服[6],出于对孕妇恶心、呕吐症状的担心,也可首选甲硝唑一次 400mg,一天 2 次,连服 7 天[3]。建议患者在医生指导下选择一种合适的抗阴道炎药物。对于盆腔炎症性疾病,妊娠是住院并采取胃肠外抗生素治疗的指征,这种情况下通常使用第二代头孢菌素(如静脉用头孢替坦或头孢西丁)和单次口服 1g 阿奇霉素。此外,建议患者严格按照妊娠期体检流程进行产检,孕中期应做详细超声诊断检查,评估胎儿的生长发育情况。

## 参考文献

[1] BRIGGS G G,FREEMAN R K,YAFFE S J. 妊娠期和哺乳期用药. 杨慧霞,段涛,译. 7 版. 北京:人民卫生出版社,2008.

[2] 苯酰甲硝唑片药品说明书,2010.

[3] 甲硝唑片药品说明书,2021.

[4] CARO-PATON T,CARVAJAL A,MARTIN D I,et al. Is metronidazole teratogenic? A meta-analysis. Br J Clin Pharmacol,1997,44(2):179-182.

[5] WORKOWSKI K A,BOLAN G A. Sexually transmitted diseases treatment guidelines,2015. MMWR Recomm Rep,2015,64(RR-03):1-137.

[6] National guideline for the management of trichomonas vaginalis. Clinical Effectiveness Group (Association for Genitourinary Medicine and the Medical Society for the Study of Venereal Diseases). Sex Transm Infect,1999,75 Suppl 1:S21-S23.

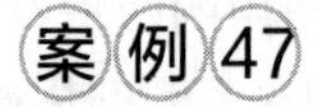


**【患者基本信息】**

女,27 岁

**【临床诊断】**

孕 5 周,肺结核

**【处方用药】**

盐酸乙胺丁醇胶囊 0.25g×20 粒 ×1 盒　用法:每次 0.75g,每天 1 次,口服
异烟肼片 0.1g×100 片 ×1 瓶　用法:每次 0.3g,每天 1 次,口服
吡嗪酰胺片 0.25g×100 片 ×1 瓶　用法:每次 0.75g,每天 2 次,口服
利福平胶囊 150mg×20 粒 ×1 盒　用法:每次 0.45g,每天 1 次,口服

**【处方分析】**

该处方的不合理之处在于在孕早期使用了有潜在风险的抗结核药。

美国 CDC 认为，利福平、异烟肼和乙胺丁醇的联合方案是在妊娠期间抗结核病的一线治疗方案[1]。该处方除了使用三种推荐的治疗药物外，还使用了吡嗪酰胺，而 AWODELE 等人[2]在一项试验中，评估了包括利福平、异烟肼、吡嗪酰胺和乙胺丁醇在内的固定剂量联合抗结核药物对胎仔的致畸作用。发现固定剂量的联合抗结核药物虽然对胎仔的形态没有影响，但会导致动物胎仔的出生体重显著降低，还会导致血小板和中性粒细胞计数减少，并导致动物胎仔中谷草转氨酶和碱性磷酸酶水平显著升高。因此，此方案的联合抗结核药物可能具有致畸风险。

盐酸乙胺丁醇胶囊的妊娠期用药安全性分级为 B 级[3]，其可透过胎盘，胎儿血药浓度约为母体血药浓度的 30%，动物实验显示盐酸乙胺丁醇胶囊可致畸形，大鼠在经过乙胺丁醇治疗后胎仔表现出颈椎的轻微异常，在家兔中有 2 个胎仔出现独眼，其他胎仔出现颅面和四肢畸形[4]。虽然在动物实验中存在危险性，但是在人类中未证实有问题，Place[5]和 Johnson 等人[6]描述了母亲所生的个体胎儿，这些胎儿的母亲在整个妊娠期间接受了乙胺丁醇的治疗，随访中在这些儿童中未观察到发育异常。在德国的一项研究中，131 名在妊娠期间接受过乙胺丁醇治疗的患者完成的问卷调查未能证明该药物有胚胎毒性作用[7]。虽然在人类中未证实有问题，但孕妇仍应慎用盐酸乙胺丁醇胶囊，如确有服用指征须充分权衡利弊。

异烟肼的妊娠期用药安全性分级为 C 级[3]，其在动物模型中发现有致畸作用，Castellano 等人[8]已经证实异烟肼治疗导致鸡胚神经上皮畸形。然而，在添加吡哆醇和含硫氨基酸的对照组中，这些改变减少了约 50%。因此，推测异烟肼对胚胎神经系统的致畸作用继发于氨基酸代谢途径的改变和吡哆醇缺乏。因此，需权衡利弊来选择异烟肼，不仅要考虑孕妇的结核治疗，还要考虑到胎儿的安全性。

利福平的妊娠期用药安全性分级为 C 级[3]，其可透过胎盘，动物实验曾引起畸胎[9]。Steen[10]描述了 226 名在妊娠期接受利福平治疗的妇女，共有 179 例形态正常的婴儿，22 例流产（17 例人工流产），9 例先天畸形，4 例存活且形态正常但后来死亡，5 例宫内死亡。

吡嗪酰胺的妊娠期用药安全性分级为 C 级[3]，是另一种重要的抗结核药物，其可以缩短治疗周期。但是，由于缺乏足够的致畸性数据，妊娠期应该避免使用吡嗪酰胺。

【药师建议】

孕12周以内建议终止妊娠,如果想继续妊娠,建议在孕15~20周做唐氏筛查,在孕22~26周做排畸检查,了解胎儿有无大体畸形及主要器官发育情况。建议对患有结核病的孕妇联合使用异烟肼和乙胺丁醇进行治疗[11]。如果疾病严重或广泛,可以添加利福平,最好在孕早期后添加。由于缺乏关于吡嗪酰胺致畸性的充分数据,因此在妊娠期要尽量避免使用吡嗪酰胺。

## 参考文献

[1] KALAYCI T,ERENER-ERCAN T,BUYUKKALE G,et al. Limb deformity in a newborn. Is rifampicin just an innocent bystander? Eur Rev Med Pharmacol Sci,2015,19(3):517-519.

[2] AWODELE O,PATRICK E B,OLUWATOYIN AGBAJE E,et al. Assessing the risk of birth defects associated with exposure to fixed-dose combined antituberculous agents during pregnancy in rats. Scientific World J,2012,2012:585094.

[3] BRIGGS G G,FREEMAN R K,YAFFE S J. 妊娠期和哺乳期用药. 杨慧霞,段涛,译. 7版. 北京:人民卫生出版社,2008.

[4] HOLDINESS M R. Teratology of the antituberculosis drugs. Early Hum Dev,1987,15(2):61-74.

[5] PLACE V A. Ethambutoladministration duringpregnancy:a case report. J New Drugs,1964,4(4):206-208.

[6] JOHNSTON R F,HARRIS H W,KNIGHT R A,et al. Multiple retreatment drug regimens for pulmonary tuberculosis. Ann N Y Acad Sci,1966,135(2):831-834.

[7] JENTGENS H. Anti-tuberculous chemotherapy during pregnancy(author's transl). PraxPneumol,1973,27(8):479-488.

[8] CASTELLANO M A,TÓRTORA J L,GERMINO N I,et al. The effects of isonicotinic acid hydrazide on the early chick embryo. J Embryol Exp Morphol,1973,29(1):209-219.

[9] 齐武强,杨晓婷. 妊娠期及哺乳期合理用药. 中国现代医生,2013,51(29):20-22.

[10] STEEN J S,STAINTON-ELLIS D M. Rifampicin in pregnancy. Lancet,1977,2(8038):604-605.

[11] SNIDER D,LAYDE P,JOHNSON M,et al.Treatment of Tuberculosis during Pregnancy. Obstet Gynecol Surv,1981,36(3):125.

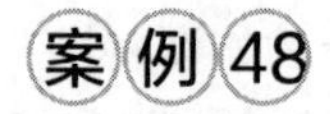

## 案例48

【患者基本信息】

女,30岁

【临床诊断】

孕早期,感冒,咳嗽

【处方用药】

咳特灵胶囊 20 粒×2 盒　用法：每次 1 粒，每天 3 次，口服
蒲地蓝消炎片 0.3g×54 片×1 盒　用法：每次 3 片，每天 3 次，口服
头孢克肟分散片 50mg×20 片×1 盒　用法：每次 100mg，每天 2 次，口服

【处方分析】

该处方不合理之处在于使用了妊娠期禁用的药物咳特灵胶囊。

咳特灵胶囊是镇咳、祛痰、平喘的药物，适用于非妊娠期的慢性支气管炎咳嗽，属于孕妇禁用药物[1]。咳特灵胶囊的主要成分为小叶榕干浸膏和马来酸氯苯那敏。其中，马来酸氯苯那敏妊娠期用药安全性分级为 B 级，对胎儿相对较为安全[2-3]。但是孕妇禁用小叶榕干浸膏，它是从桑科植物细叶榕 *Ficus microcarpa* L.f. 的干燥叶中浸出的提取物，含有几种生物碱[4]，对中枢神经有一定的作用，妊娠初期正是神经发育最旺盛的时候，所以可能对胎儿有一定的影响。咳特灵胶囊也会影响到胎儿的神经系统发育。

蒲地蓝消炎片主要由黄芩、蒲公英、板蓝根等主要成分构成，清热解毒、抗炎消肿是其重要功效，主要针对疖肿、咽炎和扁桃腺炎等疾病[5-6]。其中，黄芩可以对妊娠的小鼠起到保护作用，防止其流产[7-8]。妊娠期用药要结合医生的建议进行针对性用药。头孢克肟分散片适用于对头孢克肟敏感的链球菌属(肠球菌除外)、肺炎球菌、淋病奈瑟球菌等引起的感染性疾病：支气管炎、肾盂肾炎、膀胱炎、胆囊炎、胆管炎和中耳炎等。头孢克肟分散片说明书中指出其妊娠期用药安全性分级为 B 级[9]，故对孕妇或有妊娠可能性的妇女用药时，需权衡利弊，当利大于弊时方可用药。

【药师建议】

该患者为孕早期，其间暴露于咳特灵胶囊，基于胎龄及研究资料，为尊重患者的权益，告知其胎儿潜在的神经发育不良风险，建议该患者停用咳特灵胶囊，如果要服用，也要在医生指导下用药。要注意，孕妇服用蒲地蓝消炎片后症见腹痛、喜暖，泄泻者慎用。服药过程中要禁忌辛辣刺激性的食物，多喝水，适当做一些有氧运动，促进血液循环，也可以预防感冒。此外，建议患者完善相关检查，明确是否有细菌感染，以确定是否需开始抗生素治疗。由于患者在致畸敏感时期暴露于咳特灵胶囊，嘱妊娠期定期产前检查。

## 参考文献

[1] 咳特灵胶囊药品说明书，2015.

[2] KÄLLÉN B. Use of antihistamine drugs in early pregnancy and delivery outcome. J Matern Fetal Neonatal Med,2002,11(3):146-152.
[3] SCHATZ M,PETITTI D. Antihistamines and pregnancy. Ann Allergy Asthma Immunol,1997,78(2):157-159.
[4] ZHAO Y,LIANG A,LIU T,et al. Study on embryonic toxicity of Senecio scandens,Qianbai Biyanpian and total alkaloid from S. scandens in rats. Zhongguo Zhong Yao Za Zhi,2010,35(3):373-377.
[5] 孙光,孟繁姝,孙凯云,等. 蒲地蓝消炎片的研究进展. 健康天地,2010,4(1):92,96.
[6] 蒋磊,孟祥松,李军,等. 蒲地蓝消炎口服液质量控制方法的研究. 齐鲁药事,2012,31(2):75-77.
[7] WANG X,ZHAO Y,ZHONG X. Protective effects of baicalin on decidua cells of LPS-induced mice abortion. J Immunol Res,2014,2014:859812.
[8] MA A T,ZHONG X H,LIU Z M,et al. Protective effects of baicalin against bromocriptine induced abortion in mice. Am J Chin Med,2009,37(1):85-95.
[9] 头孢克肟分散片药品说明书,2010.

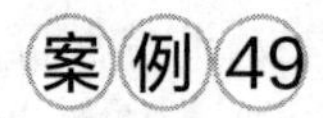


## 【患者基本信息】

女,24岁

## 【临床诊断】

孕9周,妊娠高血压

## 【处方用药】

精氨酸培哚普利片 5mg×30片×1盒　用法:每次5mg,每天1次,口服
螺内酯片 20mg×100片×1瓶　用法:每次40mg,每天3次,口服

## 【处方分析】

该处方不合理之处在于使用了孕妇禁用的药物培哚普利片。

培哚普利片的妊娠期用药安全性分级为D级,孕早期不应使用,禁止用于孕中期和孕晚期即妊娠期的第4~9个月[1]。培哚普利片属于血管紧张素转化酶抑制剂,RAS系统通过血管紧张素Ⅱ和血管紧张素Ⅱ1型受体促进细胞增殖和生长[2-3],血管紧张素Ⅱ对胎儿发育至关重要,在孕晚期比在孕早期作用更大[4],因此在孕早期不应使用培哚普利片,妊娠期第4~9个月应禁用。血管紧张素Ⅱ维持胎儿肾脏低压系统的肾灌注和肾小球滤过，使用ACEI类药物的后果是肾脏灌注不足和缺血，导致肾小管发育不全[5]。已有的流行病学数据还不能得出妊娠期的前3个月暴露于血管紧张素转化酶抑制剂有致畸的风险[6]的结论。但是，也不能排除这一风险会轻微增加。对于计划妊娠的患者来说，除非连续使用血管紧张素转化酶抑制剂是必要的，否则应建议使用妊娠期安全性明确的其他抗高血压药进行治疗[6]。如果确认已妊娠，应立即停用血管紧张素转化酶抑制剂，如有必要，应改用其他治疗。除此之外，在妊娠第4~9个月暴露于血管紧张素转化酶抑制剂可以导致人类胎儿肾功能下降、羊水过少、颅骨发育延迟和新生儿肾衰竭、低血压、高钾血症[6]。

螺内酯片可通过胎盘，但对胎儿的影响尚不清楚[7]。孕妇应在医师指导下用药，且用药时间应尽量短。

【药师建议】

应用抗高血压药控制重度妊娠高血压是有益的，但对轻、中度高血压的降压治疗一直争议较大，因为药物降压虽然对孕妇有益，但降压治疗的同时也会影响胎盘的灌注，增加胎儿风险，降压治疗目的是预防心脑血管意外和胎盘早剥等严重母胎并发症。收缩压≥160mmHg和/或舒张压≥110mmHg的高血压孕妇应进行降压治疗；收缩压≥140mmHg和/或舒张压≥90mmHg的高血压患者建议降压治疗[8]。孕妇未并发器官功能损伤，收缩压应控制在130~155mmHg，舒张压应控制在80~105mmHg，为宜；孕妇并发器官功能损伤时，则收缩压应控制在130~139mmHg，舒张压应控制在80~89mmHg。降压过程力求血压下降平稳，不可波动过大[8]。

《妊娠期高血压疾病诊治指南(2020)》[8]较详细地列出了国内常用的抗高血压药供临床选择。国内常用的几种药物并无一线或二线之分，但选择用药原则是：对肾脏和胎盘-胎儿单位影响小，平稳降压；首选口服降压，次选静脉用药。拉贝洛尔、硝苯地平是可供选择的口服药，可以考虑联合用药。即使对于急性重度高血压也可选择硝苯地平/拉贝洛尔口服降压，无效时选择静脉给药，口服药物控制血压不理想可使用静脉用药，常用有拉贝洛尔、酚妥拉明等。另外注意经济有效，降低医疗费用。硫酸镁不作为抗高血压药使用。妊娠期禁止使用血管紧张素转化酶抑制剂和血管紧张素Ⅱ受体阻滞剂。如果妊娠4~9个月期间已经用了培哚普利，建议进行胎儿肾功能和颅骨的超声检查。如果母体使用了血管紧张素转化酶抑制剂，应密切监测是否会引起低血压[5]。

## 参考文献

[1] 孟丹，李俊峡，曹雪滨，等. 妊娠期高血压治疗中降压药物的应用进展. 中国循证心血管

医学杂志,2021,13(2):254-256.
[2] ALWAN S,POLIFKA J E,FRIEDMAN J M. Angiotensin Ⅱ receptor antagonist treatment during pregnancy. Birth Defects Res A Clin Mol Teratol,2005,73(2):123-130.
[3] SEDMAN A B,KERSHAW D B,BUNCHMAN T E. Recognition and management of angiotensin converting enzyme inhibitor fetopathy. Pediatr Nephrol,1995,9(3):382-385.
[4] SEKINE T,MIURA K,TAKAHASHI K,et al. Children's toxicology from bench to bed—drug-induced renal injury(1):the toxic effects of ARB/ACEI on fetal kidney development. J Toxicol Sci,2009,34 Suppl 2:SP245-SP250.
[5] SHOTAN A,WIDERHORN J,HURST A,et al. Risks of angiotensinconverting enzyme inhibition during pregnancy experimental and clinical evidence,potential mechanisms,and recommendations for use. Am J Med,1994,96(5):451-456.
[6] 培哚普利片药品说明书,2010.
[7] 螺内酯片药品说明书,2015.
[8] 中华医学会妇产科学分会妊娠期高血压疾病学组. 妊娠期高血压疾病诊治指南(2020). 中华妇产科杂志,2020,55(4):227-238.

## 案例50

**【患者基本信息】**

女,38岁

**【临床诊断】**

孕6周,内分泌异常

**【处方用药】**

注射用醋酸曲普瑞林 3.75mg×5支　用法:每次3.75mg,每周1次,皮下注射

**【处方分析】**

该处方不合理之处在于使用了妊娠期禁用的药物醋酸曲普瑞林。

曲普瑞林的妊娠期用药安全性分级为X级[1],其活性成分是合成的促性腺激素释放激素(GnRH)的类似物,临床上主要用于治疗子宫内膜异位症,激素依赖性的前列腺癌、乳腺癌,儿童真性性早熟,以及子宫肌瘤术前治疗,还可用于辅助生殖技术等[2]。本品为1个月缓释制剂,仅可肌内注射,每4周注射1次。研究发现,曲普瑞林作为GnRH激动剂,能够透过胎盘[3],妊娠期间不应使用曲普瑞林,理论上同时使用GnRH激动剂具有流产或者胎儿畸形的风

险[4]。动物实验结果中,实验猴的胎儿体重有轻微减少;在实验羊的结果中,发现胚胎的睾丸重量减轻45%,但是卵巢的重量没有明显改变[5]。目前该药对人类胎儿的影响尚缺乏足够的病例报道和可靠的对照研究,因此人类妊娠期暴露于该药后,其子代的畸形发生率是否增加仍需要进行长期研究。

**【药师建议】**

建议停用该药,根据内分泌异常结果确定病因,对症治疗。

## 参考文献

[1] BRIGGS G G,FREEMAN R K,YAFFE S J. 妊娠期和哺乳期用药. 杨慧霞,段涛,译. 7版. 北京:人民卫生出版社,2008.

[2] KONG H,HU L,NIE L,et al. A multi-center,randomized controlled clinical trial of the application of a shortened protocol of long-acting triptorelin down-regulated prior to IVF/ICSI among patients with endometriosis:a protocol. Reprod Health,2018,15(1):213.

[3] SOPELAK V M,HODGEN G D. Infusion of gonadotrophin-releasing hormone agonist during pregnancy:maternal and fetal responses in primates. Am J Obstet Gynecol,1987,156(3):755-760.

[4] 注射用醋酸曲普瑞林药品说明书,2016.

[5] THOMAS G B,MCNEILLY A S,GIBSON F,et al. Effects of pituitary-gonadal suppression with a gonadotrophin-releasing hormone agonist on fetal gonadotrophin secretion,fetal gonadal development and maternal steroid secretion in the sheep. J Endocrinol,1994,141(2):317-324.

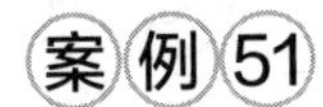


**【患者基本信息】**

女,31岁

**【临床诊断】**

孕12周,肿瘤

**【处方用药】**

白消安片 2mg×100片×1瓶　用法:每次4~6mg/m$^2$,每天1次,口服
来曲唑片 2.5mg×30片×1盒　用法:每次2.5mg,每天1次,口服

**【处方分析】**

该处方的不合理之处在于临床诊断中患者患有何种类型的肿瘤没有详细

注明，处方用药中来曲唑片禁用于孕妇，且白消安片在孕早期不能使用。

白消安片主要适用于慢性髓细胞性白血病的慢性期，也可用于治疗原发性血小板增多症，口服白消安被广泛用于骨髓移植前的清髓和抗白血病治疗[1]。本品可产生骨髓抑制，有可能增加胎儿死亡及先天畸形的风险，所以在妊娠早期不能服用此药。

来曲唑片是一种减少雌激素合成的特殊芳香化酶抑制剂，被认为是治疗多囊卵巢综合征的一线药物[3]。尽管在最近几项精心设计的临床研究中，来曲唑诱导排卵与致畸性无关[4]。但在动物研究中，来曲唑在妊娠期间的使用已经被证明会导致出生缺陷，研究中，妊娠大鼠使用 1% 人类剂量治疗后发生了胚胎和胎儿死亡、水肿、骨骼不完全骨化，以及肾脏和输尿管的先天性畸形[5]。同样，在使用远低于 1% 人类剂量的来曲唑治疗的家兔中也发生了胚胎和胎仔毒性[5]。

【药师建议】

孕早期是胎儿生长发育的黄金时间。在这段时间胎儿各个器官都在生长，尤其是神经系统等，若该时间段母亲服用白消安片或来曲唑片，药物能通过胎盘屏障到达胎儿体内对胎儿造成致畸影响。不建议妊娠期间妇女服用此类药物。

为尊重患者的生育权，建议患者到肿瘤专科评估病情是否适合妊娠，若患者继续妊娠，应在医生指导下权衡利弊，选用较适合妊娠的治疗方案，并做好妊娠期的检查，在孕 14~19 周进行唐氏筛查，孕 22~26 周做四维彩超产前排畸等检查。

## 参考文献

[1] EHNINGER G，SCHULER U，RENNER U，et al. Use of a water-soluble busulfan formulation—Pharmacokinetic studies in a canine model. Blood，1995，85（11）：3247-3249.

[2] 白消安片药品说明书，2010.

[3] AMER S A，SMITH J，MAHRAN A，et al. Double-blind randomized controlled trial of letrozole versus clomiphene citrate in subfertile women with polycystic ovarian syndrome. Hum Reprod，2017，32（8）：1631-1638.

[4] TSIAMI A P，GOULIS D G，SOTIRIADIS A I，et al. Higher ovulation rate with letrozole as compared with clomiphene citrate in infertile women with polycystic ovary syndrome：a systematic review and meta-analysis. Hormones（Athens），2021，20（3）：449-461.

[5] GILL S K，MORETTI M，KOREN G. Is the use of letrozole to induce ovulation teratogenic. Can Fam Physician，2008，54（3）：353-354.

## 案例52

### 【患者基本信息】

女,25岁

### 【临床诊断】

宫内早孕(人工流产术/人工流产术后),上环术后,宫腔粘连

### 【处方用药】

奥硝唑氯化钠注射液100ml:0.5g×1袋　用法:每次0.5g,每天2次,静脉滴注

益母草软胶囊0.54g×24粒×1盒　用法:每次2粒,每天3次,口服

### 【处方分析】

人工流产手术属于清洁-污染手术,可能的污染菌包括革兰氏阴性杆菌、肠球菌、链球菌、厌氧菌等,建议选择抗生素类药物治疗,以预防感染的发生[1]。

益母草具有利尿消肿、活血调经的作用[2],主要应用于很多妇科疾病。益母草颗粒有活血化瘀的作用,可促进子宫收缩、减少流血、促进子宫腔内淤血排出[3]。宫腔粘连危害性较大,很容易损伤人体子宫壁,导致子宫功能受损,并且可抑制子宫内膜生长,导致女性并发症,如不孕和闭经[4]。出现宫腔粘连后,及时治疗是很重要的。病情一旦恶化,将会很容易导致子宫癌的发生。益母草能很好地缓解这些症状,起到一定的疗效[5]。

女性采取在子宫内放节育环的方法避孕,可以很好地达到避孕效果,上环后常见的不良反应一般会出现两种:一种是出血。放环后部分人会出现经期延长,淋漓不净,有的人白带混血,量多。一般是由避孕环刺激子宫黏膜所致。另一种是下肢或腰酸痛。这些都是上环后的初期常见症状,一般一段时间之后就适应了。由于上环后会出现月经量增多的现象,所以最好不要服用益母草,可以询问医生,使用止血药物。

### 【药师建议】

流产后要注意卫生,注意休息,保持外阴部清洁,不要着凉和劳累。禁食辛辣刺激的食物,不要做剧烈运动,注意流产后在没有月经来潮前要禁止性生活。术后若出血需停用益母草软胶囊,遵从医嘱用药。

## 参考文献

[1] 王树平. 人流术预防感染如何规范使用抗菌药. 医师在线,2020,10(1):26.
[2] 丁晓丽,袁青青,薛丁嘉,等. 益母草碱对压力超负荷心肌肥厚大鼠的作用及机制研究. 中国中药杂志,2021,47(2):461-468.
[3] 萨日娜. 蒙药白益母草的化学成分研究及临床应用进展. 中西医结合心血管病电子杂志,2020,8(25):174-181.
[4] ABUDUKEYOUMU A,LI M Q,XIE F. Transforming growth factor-$\beta_1$ in intrauterine adhesion. Am J Reprod Immunol,2020,84(2):e13262.
[5] 益母草软胶囊药品说明书,2007.

## 案例53

### 【患者基本信息】

女,21岁

### 【临床诊断】

早孕,阴道炎

### 【处方用药】

米非司酮胶囊 12.5mg×12粒×1盒　用法:每次25mg,每天3次,口服
金英胶囊 0.5g×24粒×1盒　用法:每次4粒,每天3次,口服

### 【处方分析】

该处方的不合理之处在于临床诊断中并未注明早孕发生后是否要做人工流产,并且也未标明早孕的时间,这影响后续的药物使用。

首先,除了用于终止妊娠外,其他孕妇禁止服用米非司酮胶囊进行其他病症的治疗,因为米非司酮为受体水平的孕激素拮抗剂,具有终止着床、诱导月经及促进宫颈成熟等作用[1]。同样,孕妇忌用金英胶囊[2]。

米非司酮属于妊娠期用药安全性分级为X级的药物,是妊娠期禁用药物[3]。如果是针对需要做人工流产的早孕患者,使用米非司酮配伍米索前列醇24~48小时,可有效终止63天以内的妊娠[4]。米非司酮是预防妊娠的临床补救措施,不能作为每次性生活的常规避孕药。金英胶囊属于中药制剂,本品清热解毒,祛湿止带,用于慢性盆腔炎[5];其主要成分是金银花、关黄柏、蒲公英、紫花地丁等,妊娠早期服用此药,有可能会造成流产。

【药师建议】

米非司酮终止妊娠时一般配合米索前列醇使用，而对米非司酮过敏者，心、肝、肾疾病患者及肾上腺皮质功能不全者禁用[6]。几乎所有接受米非司酮和米索前列醇治疗的妇女均有不良反应，需要在临床医生的监控下使用。若妊娠早期服用金英胶囊，建议做好孕产期检查（妊娠 14~20 周进行唐氏筛查，妊娠 22~26 周进行彩超排畸检查），有异常情况联系医师及时解决。

## 参考文献

[1] BERGESON K, KLINE R J, PRASAD S. PURL: early pregnancy loss: pretreat with mifepristone? J Fam Pract, 2019, 68(10): 668, 569, 572.

[2] 金英胶囊药品说明书，2010.

[3] KIM S K, SHIN S J, YOO Y, et al. Oral toxicity of isotretinoin, misoprostol, methotrexate, mifepristone and levonorgestrel as pregnancy category X medications in female mice. Exp Ther Med, 2015, 9(3): 853-859.

[4] CHEN M J, CREININ M D. Mifepristone with buccal misoprostol for medical abortion: a systematic review. Obstet Gynecol, 2015, 126(1): 12-21.

[5] YANG Y, LU Y, ZHOU D, et al. Effectiveness of Jinying capsule on pelvic inflammatory disease in patients with symptom pattern of damp and heat accumulation: a double-blinded, multicenter, randomized, placebo-controlled clinical trial. J Tradit Chin Med, 2020, 40(3): 432-439.

[6] 米非司酮胶囊药品说明书，2005.

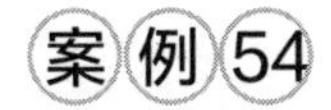


【患者基本信息】

女，26 岁

【临床诊断】

孕 7 周

【处方用药】

赖氨酸磷酸氢钙片 100 片×1 瓶　用法：每次 2 片，每天 2 次，口服

【处方分析】

该处方用药中,赖氨酸磷酸氢钙片用量偏小,赖氨酸磷酸氢钙片用于促进幼儿生长发育及儿童、孕妇补充钙质,口服。一次 2~3 片,一天 3~4 次,嚼碎后吞服或研细后加入牛奶中服用[1]。

【药师建议】

妊娠期间合理均衡的饮食,适当地增加蛋白质、维生素、钙及铁、叶酸等的摄入都有益于孩子的健康发育。Hofmeyr 等人的研究发现,妊娠期补充钙可降低产妇死亡率和发病率以及早产的发生率[2]。参考妊娠期的营养学会建议以及哺乳期的膳食推荐指南的相关信息,孕妇在孕早期应当确保每天钙摄入量不低于 800mg,妊娠中、晚期每天钙摄入量不低于 1 000mg,并且每天上限为 2 000mg[3]。钙的补充可以从日常饮食中摄入,针对无法从饮食中获得充足钙元素的情况可在专业医生的指导建议下通过服用钙剂进行补充[3]。

## 参考文献

[1] 赖氨酸磷酸氢钙片药品说明书,2012.
[2] HOFMEYR G J,LAWRIE T A,ATALLAH Á N,et al. Calcium supplementation during pregnancy for preventing hypertensive disorders and related problems. Cochrane Database Syst Rev,2018,10(10):CD001059.
[3] 吴婷. 妊娠期和哺乳期如何补钙. 家庭生活指南,2020(2):227.

## 案例 55

【患者基本信息】

女,31 岁

【临床诊断】

早孕,龋齿

【处方用药】

复方盐酸阿替卡因注射液 1.7ml×1 支　用法:每次 1 支,每天 1 次,局部注射

重酒石酸去甲肾上腺素注射液 1ml:2mg×1 支　用法:每次 2mg,每天 1 次,外用

【处方分析】

该处方的不合理之处在于复方盐酸阿替卡因注射液不宜与重酒石酸去甲肾上腺素注射液联合配伍使用,存在重复用药,并且重酒石酸去甲肾上腺素注射液孕妇应权衡利弊慎用。

复方盐酸阿替卡因注射液为复方制剂,其组分包括盐酸阿替卡因与肾上腺素[1]。其中,阿替卡因的妊娠期用药安全性分级为C级[1],起到口腔局部麻醉作用;而肾上腺素可以帮助局部麻醉剂延长麻醉时间的作用,起到缩血管和局部止血的作用[2]。目前的动物实验方面,在大鼠和犬皮下反复注射盐酸阿替卡因,即使在全身毒性的剂量下,也没有表现出任何病理形态学系统性变化[3]。而在大鼠和家兔进行的生殖研究的剂量是人类推荐的最大剂量的10倍以上,也没有发现对胎仔或生殖的其他方面有损害的证据,即使是对亲代动物有毒的剂量[3]。临床前数据表明,盐酸阿替卡因没有任何相关的不良反应或严重毒性,可以认为是一种安全的局部麻醉剂。动物实验研究中没有发现阿替卡因有致畸作用,但这不能预示人类的致畸作用。因此,对于口腔疾病,阿替卡因仅在必需时方可用于孕妇[4]。

重酒石酸去甲肾上腺素妊娠期用药安全性分级为C级[1],其作用是辅助麻醉,但其对肾脏、肝脏和肠道的局部血管床具有潜在的不良血管收缩作用,若药液外漏,刺激血管,会使血管局部缺血坏死,引起身体危害[5]。所以不推荐重酒石酸去甲肾上腺素注射液与局麻药一起使用,且复方盐酸阿替卡因注射液中已经含有肾上腺素辅助麻醉,不必再使用去甲肾上腺素注射液。

【药师建议】

复方盐酸阿替卡因注射液主要为口腔用局部麻醉剂,其具体的使用要在专业医生的指导下进行,妊娠女性权衡利弊后可以局部使用[4]。重酒石酸去甲肾上腺素注射液与复方盐酸阿替卡因注射液中的肾上腺素效果重叠,且前者危险性更大,所以重酒石酸去甲肾上腺素注射液切勿与复方盐酸阿替卡因注射液联合使用。

## 参考文献

[1] BRIGGS G G,FREEMAN R K,YAFFE S J. 妊娠期和哺乳期用药. 杨慧霞,段涛,译. 7版. 北京:人民卫生出版社,2008.

[2] PAN J,LIN B,CHEN M,et al. Effects of tooth extraction under acupuncture anesthesia. Zhongguo Zhen Jiu,2017,37(6):643-646.

[3] LEUSCHNER J,LEBLANC D. Studies on the toxicological profile of the local anaesthetic articaine. Arzneimittel-forsch,1999,49(2):126-132.

[4] 复方盐酸阿替卡因注射液药品说明书,2006.
[5] THEILMEIER G,BOOKE M. Norepinephrine in septic patients—friend or foe? J Clin Anesth,2003,15(2):154-158.

## 案例56

### 【患者基本信息】

女,32岁

### 【临床诊断】

宫内早孕(人工流产术/人工流产术后)

### 【处方用药】

奥硝唑片 0.25g×12片×1盒　用法:每次0.75g,每天2次,静脉滴注

### 【处方分析】

该处方的不合理之处在于给药方式有误,并且用量偏大。

奥硝唑片主要用于手术前预防感染以及手术后厌氧菌感染,常用剂量为一次500mg,每12小时1次[1]。该处方中的给药方式错误,应该是口服,而不该为静脉滴注。动物实验研究表明本品无致畸或胎仔毒性作用,然而,未在人类中进行对照研究,因此除绝对需要外,在妊娠早期或哺乳期妇女应避免使用[2]。

### 【药师建议】

抗生素的使用应该严格按照医嘱进行,药物可以作为人工流产术后预防感染用药,药物服用后出现轻微的不良反应,这些都属于正常现象,但是少部分患者对奥硝唑过敏,这种情况下应该及时告知医生并且更换药物。

人工流产手术预防性使用抗菌药物的目的是减少子宫内膜的感染以及术后可能发生的输卵管、卵巢、盆腔及全身性感染。因此,人工流产手术预防抗菌药物的预防使用是必要的。人工流产手术属于Ⅱ类手术,预防性应用抗菌药物时应选择能够覆盖盆腔的所有病原体(如淋病奈瑟球菌和沙眼衣原体)的抗菌药物。现在临床选择用药有第二代头孢菌素、甲硝唑,或多西环素、米诺环素、阿奇霉素等[3]。

## 参考文献

[1] 黄镜根. 奥硝唑联合头孢羟氨苄预防拔牙术后感染的效果. 中国合理用药探索,2019,16(5):131-133.
[2] 奥硝唑片药品说明书,2002.
[3] 王树平. 人流术预防感染如何规范使用抗菌药. 医师在线,2020,10(1):26.

## 案例 57

**【患者基本信息】**

女,28 岁

**【临床诊断】**

孕早期,先兆流产

**【处方用药】**

醋酸甲羟孕酮片 2mg×100 片×1 瓶　用法:每次 4mg,每天 1 次,口服

多糖铁复合物胶囊 150mg×10 粒×1 盒　用法:每次 300mg,每天 3 次,口服

**【处方分析】**

该处方不合理之处在于使用了妊娠期禁用的药物醋酸甲羟孕酮;多糖铁复合物胶囊适应证不适宜;用法用量不适宜。

醋酸甲羟孕酮片的妊娠期用药安全性分级为 X 级[1],其适应证为乳腺癌、子宫内膜癌、前列腺癌、肾癌,说明书中明确指出本品禁用于孕妇[2],一些报告指出在某些特定情况下,妊娠早期宫内暴露于孕激素类药物与胎儿生殖器异常有关。如果患者在使用本品时妊娠,则应被告知本品对胎儿的潜在危害。

多糖铁复合物胶囊用于治疗单纯缺铁性贫血[3],与先兆流产的诊断不符。成年人常用量为每天 1 次,每次口服 150~300mg。动物资料显示,大鼠灌胃本品的 $LD_{50}$ 大于 2 800mg/kg[4]。大鼠和犬的长期试验毒性表明,每天摄入本品 250mg/kg,连续使用 3 个月未见不良反应,动物实验未发现本品有致畸、致癌和致突变的作用[4]。

**【药师建议】**

建议停止使用醋酸甲羟孕酮片,其具有导致婴儿出生缺陷的风险。添

加临床诊断缺铁性贫血，多糖铁复合物胶囊用法用量调整为每天1次，每次150~300mg，定期随访。

## 参考文献

[1] BRIGGS G G，FREEMAN R K，YAFFE S J. 妊娠期和哺乳期用药. 杨慧霞，段涛，译. 7版. 北京：人民卫生出版社，2008.
[2] 醋酸甲羟孕酮片药品说明书，2015.
[3] ZHANG Y Y，LIU J H，SU F，et al. Single-dose bioequivalence assessment of two formulations of polysaccharide iron complex capsules in healthy adult male Chinese volunteers：a sequence-randomized，double-blind，two-way crossover study. Curr Ther Res Clin Exp，2009，70(2)：104-115.
[4] 多糖铁复合物胶囊药品说明书，2015.

## 案例58

**【患者基本信息】**

女，28岁

**【临床诊断】**

孕7周，上呼吸道感染

**【处方内容】**

利巴韦林注射液 2ml：0.25g　用法：每次0.5g，每天2次，静脉滴注

**【处方分析】**

该处方不合理之处在于使用了妊娠期禁用的药物利巴韦林注射液。

上呼吸道感染是由各种病毒和/或细菌引起的，主要侵犯鼻、咽或喉部的急性炎症。以病毒感染多见，占70%~80%，细菌感染占20%~30%[1]。根据2020年《急性上呼吸道感染基层合理用药指南》，病毒感染为最常见病因，治疗原则以休息、多饮水、对症处理等措施为主，无须积极抗病毒治疗和使用抗菌药物，当发生细菌感染时，进行抗菌药物治疗[1]。

利巴韦林为合成的核苷类抗病毒药，体外细胞培养试验表明，利巴韦林对呼吸道合胞病毒具有选择性抑制作用，抑制流感病毒RNA聚合酶和mRNA鸟苷转移酶，从而使病毒的复制与传播受抑制，对呼吸道合胞病毒也可能具有免疫作用及中和抗体的作用[3]。国内剂型多，适用范围较广，如适用于抗呼吸道

合胞病毒、皮肤疱疹病毒、流感病毒等[2]。但国外利巴韦林口服剂型仅适用于与干扰素联合，治疗丙型肝炎病毒[3-4]。利巴韦林对腺病毒、呼吸道合胞病毒、副流感病毒或流感病毒感染的疗效均未确定[3]。

在动物中发现，利巴韦林具有致畸和杀胚作用，可导致出生缺陷、流产或死胎，妊娠期用药安全性分级属于X级[3]，即使剂量低至人类剂量的1/20仍然存在风险。因此需避免妊娠期使用。利巴韦林的多剂量给药的半衰期为12天，可在人体存在6个月[5]，因此不论男性还是女性，使用利巴韦林后应避孕，避免停药后6个月内妊娠[2,4]。因此，孕妇上呼吸道感染应对症处理，不能使用含有利巴韦林的药物。

【药师建议】

利巴韦林具有致畸和杀胚作用，可导致出生缺陷、流产或死胎，妊娠期用药安全性分级为X级，不应用于妊娠期。因为利巴韦林的生殖毒性，利巴韦林禁用于妊娠或计划妊娠的女性及其男性配偶。患者使用利巴韦林前必须排除妊娠，药物治疗期间及停药后至少6个月应进行避孕[5]。如用药者为其男性配偶，需用避孕套以减少阴道对利巴韦林的暴露。孕妇不应靠近正在使用利巴韦林雾化剂型治疗的患者。如果患者确实因为病情风险及受益权衡，需要使用利巴韦林，医生应告知患者利巴韦林对胎儿的潜在危险，规律产检。该患者妊娠7周，上呼吸道感染，建议以休息、多饮水、对症处理等措施为主，不能使用利巴韦林。

## 参 考 文 献

[1] 中华医学会，中华医学会临床药学分会，中华医学会杂志社，等. 急性上呼吸道感染基层合理用药指南. 中华全科医师杂志，2020，19(8)：689-697.

[2] 卫生部合理用药专家委员会. 中国医师药师临床用药指南. 重庆：重庆出版社，2009.

[3] 利巴韦林片药品说明书，2015.

[4] 利巴韦林胶囊药品说明书，2019.

[5] BRIGGS G G，FREEMAN R K，TOWERS C V. Drugs in pregnancy and lactation. 11th ed. Philadelphia，PA：Wolters Kluwer，c2017.

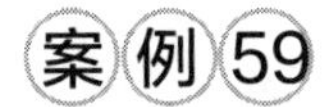


【患者基本信息】

女，33岁

【临床诊断】

孕7周,感冒

【处方内容】

左氧氟沙星片 0.1g×10片　用法:每次0.5g,每天1次,口服

【处方分析】

该处方不合理之处在于左氧氟沙星片选药不合理。

感冒分为普通感冒和流行性感冒(简称流感)。普通感冒中的急性感染性鼻炎和咽炎是上呼吸道感染最常见的类型,以病毒感染多见,如鼻病毒、冠状病毒、呼吸道合胞病毒、副流感病毒等,也可合并细菌感染[1]。流感是由甲型、乙型流感病毒引起的一种急性呼吸道疾病。不论是何种类型的感冒,大部分具有自限性,治疗原则以休息、多饮水、对症处理等措施为主,常规无须积极抗病毒治疗和使用抗菌药物,当发生细菌感染时,才进行抗菌药物治疗[1]。

左氧氟沙星属于喹诺酮类药物,可透过胎盘屏障,对软骨和骨组织具有高亲和力,可能引起未成年动物关节软骨出现损害[3]。目前在动物实验中发现,高剂量左氧氟沙星可致小鼠胎仔体重降低、死胎率增加,但尚缺乏相关的人类数据。目前未发现致畸相关数据[2-3]。因此,孕妇感冒应对症处理,如使用抗菌药物治疗,不建议使用左氧氟沙星。

【药师建议】

该患者孕7周,正处于胚胎器官形成关键时期[4]。左氧氟沙星妊娠期用药安全性分级属于C级[5],可能引起关节软骨损害、胎儿体重降低、死胎等,不建议患者妊娠期使用,尤其是妊娠前3个月。如果患者因耐药菌、药物可及性、病情等原因,权衡风险及受益需要使用左氧氟沙星,医生应告知患者左氧氟沙星对胎儿的潜在危险,用药期间监测B超,进行详细的产检。该患者妊娠7周,感冒,建议以休息、多饮水、对症处理等措施为主,不需要常规使用抗菌药物治疗。

## 参考文献

[1] 中华医学会,中华医学会临床药学分会,中华医学会杂志社,等. 急性上呼吸道感染基层合理用药指南. 中华全科医师杂志,2020,19(8):689-697.

[2] SCHAEFER C,SPIELMANN H,VETTER K,等. 孕期与哺乳期用药. 吴效科,黄志超,译. 8版. 北京:科学出版社,2021.

[3] 左氧氟沙星片药品说明书,2017.
[4] 徐丛剑,华克勤.实用妇产科学.4版.北京:人民卫生出版社,2018.
[5] BRIGGS G G,FREEMAN R K,YAFFE S J. 妊娠期和哺乳期用药.杨慧霞,段涛,译.7版.北京:人民卫生出版社,2008.

## 案例60

### 【患者基本信息】

女,29岁

### 【临床诊断】

孕5周,轻度抑郁症

### 【处方用药】

利培酮口崩片 1mg×20片　用法:每次早上1mg,晚上2mg,口服
米氮平片 30mg×10片　用法:每次15mg,每天1次,口服
感冒灵颗粒 10g×9袋×2盒　用法:每次2袋,每天3次,口服

### 【处方分析】

该处方不合理之处在于缺乏使用感冒灵颗粒的诊断,不应使用利培酮口腔速溶片,米氮平片使用方法错误。

感冒灵颗粒含有多种西药成分和中药组分,包括三叉苦、岗梅、金盏银盘、薄荷油、野菊花、马来酸氯苯那敏、咖啡因、对乙酰氨基酚。主要功效为解热镇痛,用于因感冒引起的头痛、发热、鼻塞、流涕、咽痛等症状[1]。该药使用与临床诊断无关,建议医生补充诊断。

患者诊断为轻度抑郁症,根据《中国抑郁障碍防治指南(第二版)》建议,对于轻度抑郁患者,就诊后可以暂时密切观察,2周内再评估决定是否用药治疗;通常抗抑郁药尽可能单一使用[2]。产前母亲抑郁与妊娠和新生儿结局的不良影响有关,未接受抗抑郁治疗的抑郁女性所生育新生儿的胎龄和出生体重均较低,因此,确需治疗的女性应治疗,且应尽量选择单一药物治疗。

利培酮属于非典型抗精神病药,妊娠期用药安全性分级为C级,可引起新生儿锥体外系不良反应和/或戒断症状[3-4]。在动物实验中,给予小鼠相当于人类最大剂量的3~4倍利培酮时可出现腭裂;给予大鼠相当于人类最大剂量的0.1~3倍利培酮时,大鼠出现早产、出生体重降低、学习能力降低[3]。在人

类研究中，利培酮及其代谢产物可通过胎盘，妊娠晚期使用可能导致新生儿激动、喂养障碍、肌紧张、肌张力低、呼吸窘迫等问题[5]。一例婴儿在子宫内暴露于利培酮的病例报告显示，胼胝体发育不全与利培酮暴露的关系尚不清楚[4]。

米氮平妊娠期用药安全性分级为C级[4]，属于哌嗪-氮䓬类化合物，为去甲肾上腺素和特异性5-羟色胺能抗抑郁药。在动物实验中，米氮平剂量为人最大剂量的20倍时，出现着床丢失、幼仔出生体重降低[6]。但在人类研究中[7-8]，一项对6项观察性研究的系统评价中，共有334名婴儿在妊娠期间暴露于米氮平，有9名婴儿发生了严重畸形，发生率为2.7%，该发生率与在一般人群中观察到的情况相当，与其他抗抑郁药或非致畸药物相比，米氮平的主要先天性畸形发生率并不增加。也未发现米氮平与自然流产、妊娠毒血症、产后出血发生率更高相关[7]。关于米氮平的研究中（$n$=104），米氮平有更高的早产率，约为10%[7]。

**【药师建议】**

患者诊断为轻度抑郁症，根据《中国抑郁障碍防治指南（第二版）》建议，对于轻度抑郁症患者，就诊后可以暂时密切观察，2周内再评估决定是否用药治疗；通常抗抑郁药尽可能单一使用[2]。美国妇产科医师学会（ACOG）不建议在妊娠期间使用利培酮，建议更改治疗方案，可选用5-羟色胺选择性重摄取抑制剂，如西酞普兰等。患者目前处于孕5周，如果使用利培酮，可能存在早产、出生体重降低、学习能力降低、腭裂等潜在风险[3]。建议患者更改治疗方案，如确实需要使用利培酮，应做详尽的产前检查及胎儿超声检查，重点关注面部、大脑的发育，并进行相关遗传咨询。米氮平说明书要求用药为整片吞服，不得嚼碎[6]，因此该处方用药方法不正确。建议选用更小剂量规格的剂型。

## 参 考 文 献

[1] 感冒灵颗粒药品说明书，2019

[2] 胡昌清，朱雪泉，丰雷，等. 中国抑郁障碍防治指南（第二版）解读：药物治疗原则. 中华精神科杂志，2017，50(3)：172-174.

[3] 利培酮口崩片药品说明书，2019.

[4] BRIGGS G G，FREEMAN R K，YAFFE S J. 妊娠期和哺乳期用药. 杨慧霞，段涛，译. 7版. 北京：人民卫生出版社，2008.

[5] NEWPORT D J，CALAMARAS M R，DEVANE C L，et al. Typical antipsychotic administration during late pregnancy：placental passage and obstetrical outcomes. Am J Psychiatry，2007，164(8)：1214-1220.

[6] 米氮平片药品说明书，2020.

[7] STEWART D，VIGOD S. Antenatal use of antidepressants and risks of teratogenicity and

adverse pregnancy outcomes: drugs other than selective serotonin reuptake inhibitors. [2022-8-10]. https://www.uptodate.cn/contents/zh-Hans/antenatal-use-of-antidepressants-and-risks-of-teratogenicity-and-adverse-pregnancy-outcomes-drugs-other-than-selective-serotonin-reuptake-inhibitors? search=Antenatal%20use%20of%20antidepressants%20and%20risks%20of%20teratogenicity%20and%20adverse%20pregnancy%20outcomes: %20drugs%20other%20than%20selective%20serotonin%20reuptake%20inhibitors&source=search_result&selectedTitle=1~150&usage_type=default&display_rank=1.

[8] SMIT M, DOLMAN, K M, HONIG A, et al. Mirtazapine in pregnancy and lactation-a systematic review. Eur Neuropsychopharmacol, 2016, 26(1): 126-135.

## 案例 61

### 【患者基本信息】

女,27 岁

### 【临床诊断】

孕 5 周

### 【处方用药】

维生素 E 软胶囊 0.1g×30 粒　用法:每次 100mg,每天 3 次,口服

### 【处方分析】

该处方不合理之处在于无维生素 E 适应证。

维生素 E 在妊娠期用药安全性分级为 A 级[1],本品可通过胎盘。药理上可参与体内的代谢反应,具有抗氧化、抗衰老、增强卵巢功能、防止习惯性流产等作用[2]。根据 2022 年版《中国居民膳食指南》,孕妇维生素 E 推荐日总摄入量为 14mg[3]。对于不存在维生素 E 缺乏、可从食物中充分获取维生素 E 的妊娠期女性,不需要额外补充维生素 E。

### 【药师建议】

对该孕妇的营养状况进行评估,评估患者的生育情况,如不存在维生素 E 缺乏,可从食物中充分获取维生素 E,不需要额外补充维生素 E。建议不应使用维生素 E 软胶囊。

## 参考文献

[1] BRIGGS G G, FREEMAN R K, YAFFE S J. 妊娠期和哺乳期用药. 杨慧霞, 段涛, 译. 7版. 北京: 人民卫生出版社, 2008.
[2] 维生素E软胶囊药品说明书, 2018.
[3] 中国营养学会. 中国居民膳食指南(2022). 北京: 人民卫生出版社, 2022.

## 案例62

### 【患者基本信息】

女,32岁

### 【临床诊断】

孕7周,阴道念珠菌感染

### 【处方用药】

氟康唑片 50mg×8片　用法:每次150mg,每天1次,口服

### 【处方分析】

该处方不合理之处在于使用氟康唑。

妊娠期外阴阴道假丝酵母菌病适合外用咪唑类,如克霉唑、咪康唑,而非口服唑类药物,特别是孕早期[1]。高剂量氟康唑妊娠期用药安全性分级为C级[2]。流行病学研究表明,在孕早期接受单次或重复给药氟康唑150mg治疗,其婴儿存在自然流产和先天性异常的潜在风险,但未被临床试验证实[3]。有病例报告提示,在孕早期大剂量、重复使用氟康唑(400~800mg/d)可致婴儿明显先天性的异常,如头畸形、颅骨发育异常、异常面相、腭裂、股骨/肋骨等骨骼异常、先天性心脏病,但目前尚缺乏对照临床试验数据[3]。在一项对3 315名使用氟康唑的孕妇(7~22周)队列研究中,氟康唑流产风险增加50%[3-5]。

如果患者在服用药物时妊娠,应告知患者氟康唑对胎儿的潜在危害。对于正在接受氟康唑(400~800mg/d)治疗的育龄妇女,应考虑采取有效的避孕措施,并应在整个治疗期间和最后一次给药后继续避孕持续约1周(5~6个半衰期)[3]。

### 【药师建议】

患者目前妊娠7周,因在孕早期使用口服氟康唑存在流产、致畸风险,不

建议口服氟康唑,建议患者外用克霉唑、咪康唑[1]。如果患者已经服用氟康唑,应告知患者氟康唑对胎儿的潜在危害,嘱该妇女妊娠期做详尽的产前检查及胎儿超声检查,重点关注面部及骨骼、肌肉的发育,若B超检查异常,向医生咨询是否有做无创DNA或羊水穿刺的必要,确有异常再咨询医生是否要终止妊娠。

## 参考文献


[1] YOUNG G L,JEWELL D. Topical treatment for vaginal candidiasis (thrush) in pregnancy. Cochrane Database Syst Rev,2001(4):CD000225.

[2] BRIGGS G G,FREEMAN R K,YAFFE S J. 妊娠期和哺乳期用药. 杨慧霞,段涛,译. 7版. 北京:人民卫生出版社,2008.

[3] 氟康唑片药品说明书,2020.

[4] SOBEL J D. Candidal vulvovaginitis:treatment. [2022-8-10]. https://www.uptodate.cn/contents/zh-Hans/candida-vulvovaginitis-in-adults-treatment-of-acute-infection?search=Candidal%20vulvovaginitis:%20treatment&source=search_result&selectedTitle=2~150&usage_type=default&display_rank=1.

[5] MØLGAARD-NIELSEN D,SVANSTRÖM H,MELBYE M,et al. Association between use of oral fluconazole during pregnancy and risk of spontaneous abortion and stillbirth. JAMA,2016,315(1):58-67.


## 案例63

### 【患者基本信息】

女,21岁

### 【临床诊断】

孕5周,妊娠合并癫痫

### 【处方用药】

苯巴比妥片 30mg×100片×1盒　用法:每次120mg,每天3次,口服

### 【处方分析】

该处方不合理之处在于使用苯巴比妥,且苯巴比妥为第二类精神药品,处方开具药量不应超过7天用量。

癫痫是神经系统的一种常见慢性疾病,即使在妊娠期,也可能仍然需要

抗癫痫药物治疗。90% 以上的癫痫女性患者可正常妊娠[1]，合理使用抗癫痫药可降低围孕期并发症，降低致畸率。各类抗癫痫药可不同程度通过胎盘屏障进入胎儿体内，但新型抗癫痫药较传统抗癫痫药致畸风险更低[2-3]。如果女性在妊娠期间确实需要进行抗癫痫药物治疗，基于控制疾病与胎儿安全性需求，优先选择致畸率低的新型药物，如拉莫三嗪，避免使用丙戊酸盐类，避免联合用药，使用最低有效剂量[2-3]。尽管建议育龄期女性选择对子代更安全的药物，但不建议妊娠期盲目更换治疗药物。苯巴比妥为传统抗癫痫药，妊娠期用药安全性分级为 D 级[4]，致畸率为 5.5%~7.4%，在孕早期使用可增加心脏畸形、唇腭裂、泌尿生殖系统缺陷发生率[5]。妊娠可对抗癫痫药物的药代动力学、药效学产生影响，且妊娠时期不同，影响不同。应根据病情调整治疗用药量[2-3,6-7]。《围受孕期增补叶酸预防神经管缺陷指南(2017)》指出，患癫痫的妇女建议从可能怀孕或孕前至少 3 个月开始，每日增补 0.8~1.0mg 叶酸，直至妊娠满 3 个月[8]。

**【药师建议】**

该患者在孕 5 周使用苯巴比妥，基于胎龄及研究资料，为尊重患者的生育权，告知其胎儿心脏畸形、唇腭裂、泌尿生殖系统缺陷发生率增加，建议该患者评估癫痫病情，明确治疗需求，是否可替换其他药物治疗。如不能替换药物，在医师指导下使用控制病情的最低有效剂量。因癫痫女性生育神经管缺陷后代风险较高，处方中应加用 5mg/d 叶酸。由于抗癫痫药物的致畸风险增高，嘱妊娠期需定期产前检查。妊娠期间的癫痫发作频率可能增加，需定期就诊癫痫专科，调整药物治疗方案，应保证充足睡眠、规律用药，尽量减少应激和其他诱发癫痫的因素[8]。

## 参考文献

[1] Uptodate. 癫痫合并妊娠的管理. [2022-8-10]. https://www.uptodate.cn/contents/zh-Hans/management-of-epilepsy-during-preconception-pregnancy-and-the-postpartum-period?search=%E5%AD%95%E5%89%8D%E5%A6%8A%E5%A8%A0%E5%92%8C%E4%BA%A7%E5%90%8E%E7%99%AB%E7%97%AB%E7%9A%84%E7%AE%A1%E7%90%86&source=search_result&selectedTitle=1~150&usage_type=default&display_rank=1.

[2] 中国医师协会神经内科分会癫痫专委会. 妊娠期女性抗癫痫药物应用中国专家共识. 中国医师杂志，2015，17(7)：969-971.

[3] 中华医学会神经病学分会脑电图与癫痫学组. 中国围妊娠期女性癫痫患者管理指南. 中华神经科杂志，2021，54(6)：539-544.

[4] BRIGGS G G，FREEMAN R K，YAFFE S J. 妊娠期和哺乳期用药. 杨慧霞，段涛，译. 7 版. 北京：人民卫生出版社，2008.

[5] CHANG R S K, LUI K H K, IP W, et al. Update to the Hong Kong epilepsy guideline: evidence-based recommendations for clinical management of women with epilepsy throughout the reproductive cycle. Hong Kong Med J, 2020, 26(5): 421-431.
[6] 陈亚南, 刘立民, 徐善森, 等. 妊娠期抗癫痫药物的药代动力学变化及胎盘转运特征. 药学进展, 2017, 41(2): 124-131.
[7] 常琦, 任明山, 吴元波. 抗癫痫药物的致畸作用. 中国神经免疫学和神经病学杂志, 2016, 23(1): 55-58.
[8] 围受孕期增补叶酸预防神经管缺陷指南工作组. 围受孕期增补叶酸预防神经管缺陷指南(2017)[J]. 中国生育健康杂志, 2017, 28(5): 401-410.

## 案例 64

**【患者基本信息】**

女，25 岁

**【临床诊断】**

孕 7 周，抑郁症（轻度）

**【处方用药】**

氯氮平片 25mg×100 片×1 盒　用法：每次 100mg，每天 3 次，口服

**【处方分析】**

该处方不合理之处在于处方氯氮平片。

氯氮平妊娠期用药安全性分级为 B 级[1]，为非典型抗精神病药，用于治疗难治性精神分裂症。氯氮平可穿过胎盘，在胎儿血液和羊水中监测到[2]。在动物实验研究中，未发现氯氮平对胎仔的不良影响。目前已发表的流行病学研究数据尚未确定与氯氮平相关的重大出生缺陷、流产或不良母体或胎儿结局的风险。妊娠晚期使用抗精神病药可能导致分娩后新生儿出现异常肌肉运动（锥体外系症状）和/或停药症状。新生儿的症状可能还包括躁动、喂养障碍、肌张力障碍、呼吸窘迫、嗜睡和震颤；这些影响可能是自限性的，或需要住院治疗[3]。

在暴露和未暴露于非典型抗精神病药的前瞻性研究中，暴露于奥氮平、利培酮、喹硫平和氯氮平等的孕妇生育新生儿低出生体重率为 10%，而对照组为 2%[4]。美国妇产科医师学会（ACOG）建议在妊娠期间抑郁症患者应进行个体化治疗[5]。非典型抗精神病药有关的安全性数据在妊娠期间是有限的，

不建议常规使用,应该选用抗抑郁药,如5-羟色胺选择性重摄取抑制剂类西酞普兰等。然而,如果已经在妊娠期间无意中接受非典型抗精神病药治疗,对风险与受益进行权衡,继续治疗可能比更改治疗方案更好,在妊娠和产后停止或改变治疗时可能使患者抑郁症状恶化的风险增加。一般来说,经典的抗精神病药更适合在妊娠期间使用;但是,氯氮平可用于双相障碍、精神分裂症的妇女[5-6]。

【药师建议】

患者诊断为轻度抑郁症,如果为初治患者,根据《中国抑郁障碍防治指南(第二版)》建议,对于轻度抑郁障碍患者,就诊后可以暂时密切观察,2周内再评估决定是否用药治疗;通常抗抑郁药,尽可能单一使用,优先使用5-羟色胺选择性重摄取抑制剂西酞普兰、艾司西酞普兰、舍曲林[7]。

如果患者已经接受了氯氮平治疗,或者经专业精神科医生评估必须使用氯氮平治疗。告知患者,氯氮平妊娠期用药安全性分级为B级,尚未发现与该药相关的重大出生缺陷、流产或不良母体或胎儿结局[3],建议患者妊娠期仍应做好详尽的产前检查及胎儿超声、产科监测。因为孕晚期用药增加新生儿出现异常肌肉运动(锥体外系症状)和/或停药症状,应注意防范此类症状,并做好相关救治准备。

## 参考文献

[1] BRIGGS G G,FREEMAN R K,YAFFE S J. 妊娠期和哺乳期用药. 杨慧霞,段涛,译. 7版. 北京:人民卫生出版社,2008.

[2] 卫生部合理用药专家委员会. 中国医师药师临床用药指南. 重庆:重庆出版社,2014.

[3] 氯氮平片药品说明书,2020.

[4] MCKENNA K,KOREN G,TETELBAUM M,et al. Pregnancy outcome of women using atypical antipsychotic drugs:a prospective comparative study. J Clin Psychiatry,2005,66(4):444-449.

[5] ACOG Committee on Practice Bulletins—Obstetrics. ACOG practice bulletin:clinical management guidelines for obstetrician-gynecologists number 92,April 2008(replaces practice bulletin number 87,November 2007).Use of psychiatric medications during pregnancy and lactation.Obstet Gynecol,2008,111(4):1001-1020.

[6] LARSEN E R,DAMKIER P,PEDERSEN L H,et al. Use of psychotropic drugs during pregnancy and breast-feeding. Acta Psychiatr Scand Suppl,2015(445):1-28.

[7] 胡昌清,朱雪泉,丰雷,等. 中国抑郁障碍防治指南(第二版)解读:药物治疗原则. 中华精神科杂志,2017,50(3):172-174.

## 案例 65

**【患者基本信息】**

女,34 岁

**【临床诊断】**

孕 8 周,G3P1,妊娠合并双相障碍

**【处方用药】**

碳酸锂片 0.25g×100 片×1 盒　用法:每次 0.5g,每天 3 次,口服

**【处方分析】**

该处方不合理之处在于使用碳酸锂片。

妊娠期双相障碍优先单药治疗方案,妊娠期双相障碍维持治疗首选拉莫三嗪,拉莫三嗪具有预防双相抑郁的保护作用,耐受性好,且生殖安全性较好[1]。拉莫三嗪治疗无效或者不耐受的患者可考虑使用喹硫平[2]。

碳酸锂妊娠期用药安全性分级为 D 级[3],主要用于治疗躁狂症,对躁狂和抑郁交替的双相障碍有很好的治疗和预防复发作用,按公斤体重给药,成人治疗剂量为 600~2 000mg/d,维持剂量为 500~1 000mg/d,分次给予。碳酸锂可通过胎盘,其血药浓度与母体相似,妊娠的生理变化可能会影响锂的吸收、分布、代谢和消除。在动物实验中,碳酸锂可致胎仔死亡率增加、胎仔体重减少、胎仔骨骼异常增加和腭裂、胚胎植入不良等[4]。在人类妊娠前 3 个月碳酸锂暴露可致胎儿心脏异常,特别是三尖瓣下移(Ebstein 异常)。最初的回顾性数据表明,胎儿锂暴露可使先天性心脏病发病率增加 400 倍,最新的荟萃分析计算出心脏畸形的风险比为 1.2~7.7,较前估计的风险降低[4]。Ebstein 异常的绝对风险为 0.6%[5]。在妊娠后期碳酸锂暴露还可导致其他不良风险,如羊水过多、胎儿或新生儿心律失常、低血糖、肾源性尿崩症、甲状腺功能可逆改变、早产和新生儿锂中毒[6],总体先天畸形的风险比为 1.5~3[4]。新生儿锂中毒的症状包括乏力、嗜睡、呼吸窘迫综合征、喂养困难和吮吸反射差等,这些症状可能会持续 7 天以上[4]。

ACOG 对准备妊娠和妊娠期间接受锂治疗的双相障碍患者建议:①对于病情轻微且不经常发作的女性,锂治疗应在妊娠前逐渐减量;②对于发作更严重但短期内仅具有中等复发风险的女性,锂治疗应在妊娠前逐渐减量,但在妊娠后重新开始;③对于病情特别严重和频繁发作的女性,应在整个妊娠期间

继续使用锂治疗，并告知患者可能存在的风险[4]。

【药师建议】

患者诊断为双相障碍，妊娠8周，处于孕早期。如果为初治患者，因碳酸锂致畸风险高，建议患者选择生殖毒性较小的药物，如拉莫三嗪、喹硫平[5,7]。如果患者已经接受了碳酸锂治疗或者经专业精神科医生评估必须使用碳酸锂治疗，告知患者存在相关致畸风险。因为突然停用锂剂可能导致孕妇双相障碍复发，建议充分权衡胎儿风险、母亲疾病严重程度与母亲疾病复发或恶化的风险，决定是否在妊娠期间停止锂治疗，如果有可能，建议至少在妊娠早期停止使用碳酸锂。如果患者不能停药，因妊娠导致碳酸锂的药代动力学改变，建议在妊娠期和产后密切监测血清锂浓度，维持在血锂浓度为0.5~1.2mmol/L[8]，根据患者的临床状况，使用最低有效治疗剂量。该处方的药物剂量较大，建议根据患者病情阶段、临床症状、血药浓度监测结果调整药物剂量。

对于在孕早期暴露于锂的孕妇，应考虑妊娠16~20周进行胎儿超声心动图检查。整个妊娠期做详尽的产前检查及胎儿超声检查，重点关注羊水及心脏的发育。对孕晚期使用碳酸锂的孕妇所生的新生儿做好监护，直到锂被排出并且毒性体征消失。

## 参考文献

[1] HENDRICK V. Bipolar disorder in pregnant women: treatment of major depression. [2022-8-10]. https://www.uptodate.cn/contents/zh-Hans/bipolar-disorder-in-pregnant-women-treatment-of-major-depression?search=Bipolar%20disorder%20in%20pregnant%20women:%20treatment%20of%20major%20depression&source=search_result&selectedTitle=1~150&usage_type=default&display_rank=1.

[2] SHARMA V. Management of bipolar Ⅱ disorder during pregnancy and the postpartum period—mothe risk update 2008. Can J Clin Pharmacol, 2009, 16(1): e33-e41.

[3] BRIGGS G G, FREEMAN R K, YAFFE S J. 妊娠期和哺乳期用药. 杨慧霞，段涛，译. 7版. 北京：人民卫生出版社，2008.

[4] ACOG Committee on Practice Bulletins—Obstetrics. ACOG practice bulletin: clinical management guidelines for obstetrician-gynecologists number 92, April 2008 (replaces practice bulletin number 87, November 2007). Use of psychiatric medications during pregnancy and lactation. Obstet Gynecol, 2008, 111(4): 1001-1020.

[5] BRIGGS G G, FREEMAN R K, TOWERS C V. Drugs in pregnancy and lactation. 11th ed. Philadelphia, PA: Wolters Kluwer, c2017.

[6] 碳酸锂片药品说明书，2019.

[7] BETCHER H K, WISNER K L. Psychotropic treatment during pregnancy: research synthesis and clinical care principles. J Womens Health (Larchmt), 2020, 29(3): 310-318.

[8] POELS E M P, BIJMA H. H, GALBALLY M, et al. Lithium during pregnancy and after delivery: a review. Int J Bipolar disord, 2018, 6(1): 26.

## 案例66

**【患者基本信息】**

女,37岁

**【临床诊断】**

孕11周,G4P1,妊娠合并肺结核

**【处方用药】**

硫酸链霉素片 0.1g×20片　用法:每次0.2g,每天3次,口服

**【处方分析】**

该处方不合理之处在于使用了妊娠期禁用的药物链霉素,且用法用量错误。

链霉素的妊娠期用药安全性分级为D级,可通过胎盘进入胎儿组织,脐带血中的药物浓度与母体相似,有报道孕妇使用本品后引起胎儿听力损害的情况,甚至出现不可逆的先天性耳聋[1]。

**【药师建议】**

因链霉素可引起胎儿听力损害,甚至出现不可逆的先天性耳聋,不应在妊娠期使用链霉素,优先选择其他抗结核治疗方案。根据美国CDC的建议,对于必须在妊娠期进行抗结核治疗的患者,用药方案为:①利福平,每天1次,4个月(4R方案);②异烟肼和利福平,均每天1次,3个月(3HR方案);③异烟肼,每天1次,6个月或9个月(6H方案或9H方案),使用异烟肼期间同时补充维生素$B_6$[2]。不建议孕妇或预期在治疗期间妊娠的妇女使用3个月每周1次的异烟肼和利福喷丁联合治疗方案,因为尚未研究其在妊娠期间的安全。

如无其他治疗方案,患者确需使用链霉素,应告知患者对胎儿的潜在危害,并使用最低有效治疗剂量。治疗结核时,与其他抗结核药联用,链霉素0.5g q.12h. 或0.75g q.d.,肌内注射[3]。

## 参考文献

[1] 硫酸链霉素片药品说明书,2015.

[2] Centers for Disease Control and Prevention. Treatment for TB during pregnancy.[2022-8-10]. https://www.cdc.gov/tb/topic/treatment/pregnancy.html.
[3] 卫生部合理用药专家委员会. 中国医师药师临床用药指南. 重庆:重庆出版社,2014.

## 案例 67

### 【患者基本信息】

女,28 岁

### 【临床诊断】

孕 8 周,黑色素瘤

### 【处方用药】

注射用达卡巴嗪 0.1g×5 支×2 盒　用法:每次 0.1g,每天 1 次,静脉滴注,连用 10 天

### 【处方分析】

该处方不合理之处在于使用了妊娠期禁用的药物达卡巴嗪。

达卡巴嗪妊娠期用药安全性分级为 C 级[1],是一种嘌呤类生物合成的前体,可干扰嘌呤的生物合成[2],本品具有致癌性,不建议在孕早期使用[3]。妊娠大鼠单次腹腔注射 800 或 1 000mg/kg 达卡巴嗪可导致其后代出现骨骼减少缺陷、腭裂和脑膨出[4]。有报道 1 位孕妇在孕 21 周开始接受由达卡巴嗪、多柔比星、博来霉素、长春新碱治疗 2 个周期,在孕 29 周生产一健康婴孩[4]。有报道 1 位孕妇在 18 周开始时接受由达卡巴嗪、多柔比星、博来霉素、长春新碱治疗 6 个周期,37 周生产婴孩存在卵圆孔未闭;在 170 名使用达卡巴嗪孕妇中,未发现活产率和自然流产率差异[4]。

根据欧洲肿瘤医学会建议[3],生育期妇女在接受达卡巴嗪治疗时应避免妊娠。因妊娠早期化疗致畸风险高达 20%,欧洲肿瘤医学会建议妊娠期间如果需要化疗,应在妊娠早期避免化疗,且从最后一次化疗到预期分娩之间应有 3 周的时间间隔,化疗不应超过孕 33 周[3]。

### 【药师建议】

建议专业团队,包括产科医生、新生儿医生、肿瘤医生共同制订治疗方案。患者目前孕 8 周,暂不建议在妊娠早期阶段化疗,建议妊娠中期再考虑化疗,

告知其胎儿可能存在流产、死胎、畸形、早产、癌症等风险。妊娠期应做好详尽的产前检查及胎儿超声、产科监测。若B超检查显示异常，向医生咨询是否有做无创DNA或羊水穿刺的必要，咨询遗传医生，决定是否要终止妊娠。

## 参考文献

[1] BRIGGS G G, FREEMAN R K, YAFFE S J. 妊娠期和哺乳期用药. 杨慧霞, 段涛, 译. 7版. 北京：人民卫生出版社, 2008.

[2] 注射用达卡巴嗪药品说明书, 2014.

[3] PENTHEROUDAKIS G, ORECCHIA R, HOEKSTRA H J, et al. Cancer, pregnancy and fertility: ESMO clinical practice guidelines for diagnosis, treatment and follow-up. Ann Oncol, 2013, 24(5): 160-167.

[4] BRIGGS G G, FREEMAN R K, TOWERS C V. Drugs in pregnancy and lactation. 11th ed. California: Wolters Kluwer, 2017.

## 案例68

### 【患者基本信息】

女，35岁

### 【临床诊断】

孕5周，血栓前状态

### 【处方用药】

利伐沙班片 10mg×5片×2盒　用法：每次10mg，每天2次，口服
硫酸氯吡格雷片 75mg×7片×2盒　用法：每次75mg，每天1次，口服

### 【处方分析】

该处方不合理之处主要有以下两点：①使用妊娠期禁用的药物利伐沙班；②治疗血栓前状态选用利伐沙班联合氯吡格雷用药不适宜。

利伐沙班妊娠期用药安全性分级为C级[1]，用于择期接受髋关节或膝关节置换手术的成年患者(>18岁)，以预防静脉血栓形成，推荐剂量为10mg，每天1次。该药可透过人胎盘屏障[2]，动物研究资料观察到胎仔毒性增加(重吸收增加、活胎仔数减少、胎仔体重减轻)和母体毒性(出血、死亡)[3]，孕妇使用本药的资料有限[4-8]，数据不足以评估其安全性[9-10]，且直接作用的口服抗凝血药会增加患者出血的风险，妊娠期使用，也有可能发生妊娠相关的出血及胎

儿/新生儿出血，可能增加流产、早产、胎儿受损或死产的风险[11]，不建议在妊娠女性中使用[12]。如果在接受利伐沙班治疗过程中妊娠，应换用其他抗凝血药，建议在使用利伐沙班期间对有生育潜力的女性采取适当避孕措施，计划妊娠的女性在妊娠前应改用其他抗凝血药[11]。

氯吡格雷妊娠期用药安全性分级为B级[13]，用于预防和治疗由血小板高聚集引起的心、脑及其他动脉循环障碍疾病，如近期发作的脑卒中、心肌梗死和确诊的外周动脉疾病[14]，每天1次，每次75mg。目前尚不清楚该药及其有活性和/或无活性的代谢产物是否可通过人类胎盘屏障。本药分子量很小（约为419.9个硫酸氢盐），很可能通过胎盘屏障到达胚胎或胎儿体内[13]。动物实验资料未观察到与氯吡格雷相关的生育力损害或胚胎/胎仔的毒性[13,15]。妊娠期间使用的资料有限[16-18]，根据现有数据，孕妇使用氯吡格雷与主要出生缺陷、流产或不良胎儿结局的风险增加无关。有妊娠期使用氯吡格雷的患者剖宫产后出现出血并发症的个案报道[19]，但孕妇使用该药品的治疗受益可能胜于其潜在危害，如果妊娠期间脑卒中或心肌梗死需要紧急治疗，不应停止使用。由于产妇出血和出血的风险增加，在分娩或神经轴阻滞（如有可能）前5~7天停止使用。欧洲心脏病学会（ESC）指南建议仅在严格需要时使用氯吡格雷，并且持续时间尽可能短[12]。

【药师建议】

患者孕5周被诊断为血栓前状态，存在血栓前状态的妇女并没有明显的临床表现，其血液学检查也没有明确的诊断标准，依据2016年中华医学会妇产科学分会产科学组发布的《复发性流产诊治的专家共识》，治疗血栓前状态推荐低分子肝素单独或联合阿司匹林用药[20]。患者目前妊娠已有5周，建议使用低分子肝素5 000U皮下注射，每天1~2次，从孕早期及检测血清人绒毛膜促性腺激素（human chorionic gonadotrophin，hCG）诊断妊娠即可开始用药。在治疗过程中如监测胎儿发育良好，血栓前状态相关的异常指标恢复正常即可停药，停药后定期复查血栓前状态的相关指标，同时监测胎儿生长发育情况，如有异常可咨询医生是否重新开始用药，必要时治疗可持续至整个妊娠期，在终止妊娠前24小时停止使用。妊娠期使用低分子肝素虽然对母胎均有较高的安全性，但在使用过程中仍应注意监测过敏反应、出血、血小板计数减少及骨质疏松等不良反应，防止长期使用低分子肝素治疗所致的骨质疏松[20]。

常用于检测血栓前状态的指标：①凝血相关检查，凝血酶时间（thrombin time，TT）、活化部分凝血活酶时间（activated partial thromboplastin time，APTT）、凝血酶原时间（prothrombin time，PT）、纤维蛋白原及D-二聚体；②相关自身抗体，抗心磷脂抗体（anti-cardiolipin antibody，ACA）、抗 $\beta_2$ 糖蛋白1（beta

2-glycoprotein1, $\beta_2$GP1）抗体及狼疮抗凝物（lupus anticoagulant, LA）；③同型半胱氨酸（homocysteine, Hcy）；④血栓前状态标志物：蛋白 C、蛋白 S、凝血因子Ⅻ、抗凝血酶Ⅲ（antithrombin Ⅲ, AT-Ⅲ）等[20]。

## 参考文献

[1] 利伐沙班片药品说明书, 2011.

[2] BAPAT P, PINTO L S, LUBETSKY A, et al. Rivaroxaban transfer across the dually perfused isolated human placental cotyledon. Am J Obstet Gynecol, 2015, 213(5): 710-711.

[3] 利伐沙班片药品说明书, 2020.

[4] KONIGSBRUGGE O, LANGER M, HAYDE M, et al. Oral anticoagulation with rivaroxaban during pregnancy: a case report. Thromb Haemost, 2014, 112(6): 1323-1324.

[5] HOELTZENBEIN M, BECK E, MEIXNER K, et al. Pregnancy outcome after exposure to the novel oral anticoagulant rivaroxaban in women at suspected risk for thromboembolic events: a case series from the German Embryotox Pharmacovigilance Centre. Clin Res Cardiol, 2016, 105(2): 117-126.

[6] MYERS B, NEAL R, MYERS O, et al. Unplanned pregnancy on a direct oral anticoagulant (Rivaroxaban): a warning. Obstet Med, 2016, 9(1): 40-42.

[7] BEYER-WESTENDORF J, MICHALSKI F, TITTL L, et al. Pregnancy outcome in patients exposed to direct oral anticoagulants-and the challenge of event reporting. Thromb Haemost, 2016, 116(4): 651-658.

[8] LAMEIJER H, AALBERTS J J J, VAN VELDHUISEN D J, et al. Efficacy and safety of direct oral anticoagulants during pregnancy: a systematic literature review. Thromb Res, 2018, 169: 123-127.

[9] BATES S M, GREER I A, MIDDELDORP S, et al. VTE, thrombophilia, antithrombotic therapy, and pregnancy: antithrombotic therapy and prevention of thrombosis, 9th ed: American College of Chest Physicians evidence-based clinical practice guidelines. Chest, 2012, 141(2 Suppl): e691S-e736S.

[10] SCHAEFER C, SPIELMANN H, VETTER K, 等. 孕期与哺乳期用药指南. 吴效科, 黄志超, 译. 8 版. 北京: 科学出版社, 2021.

[11] COHEN H, ARACHCHILLAGE D R, MIDDELDORP S, et al. Management of direct oral anticoagulants in women of childbearing potential: guidance from the SSC of the ISTH. J Thromb Haemost, 2016, 14(8): 1673-1676.

[12] REGITZ-ZAGROSEK V, ROOS-HESSELINK J W, BAUERSACHS J, et al. 2018 ESC guidelines for the management of cardiovascular diseases during pregnancy. Eur Heart J, 2018, 39(34): 3165-3241.

[13] BRIGGS G G, FREEMAN R K, YAFFE S J. 妊娠期和哺乳期用药. 杨慧霞, 段涛, 译. 7 版. 北京: 人民卫生出版社, 2008.

[14] 陈新谦, 金有豫, 汤光. 陈新谦新编药物学. 18 版. 北京: 人民卫生出版社, 2018.

[15] 硫酸氯吡格雷片药品说明书,2019.
[16] BAUER M E,BAUER S T,RABBANI A B,et al. Peripartum management of dual antiplatelet therapy and neuraxial labor analgesia after bare metal stent insertion for acute myocardial infarction. Anesth Analg,2012,115(3):613-615.
[17] DE SANTIS M,DE LUCA C,MAPPA I,et al. Clopidogrel treatment during pregnancy:a case report and a review of literature. Intern Med,2011,50(16):1769-1773.
[18] MYERS G R,HOFFMAN M K,MARSHALL E S. Clopidogrel use throughout pregnancy in a patient with a drug-eluting coronary stent. Obstet Gynecol,2011,118(2 Pt 2):432-433.
[19] REILLY C R,CUESTA-FERNANDEZ A,KAYALEH O R. Successful gestation and delivery using clopidogrel for secondary stroke prophylaxis:a case report and literature review. Arch GynecolObstet,2014,290(3):591-594.
[20] 中华医学会妇产科学分会产科学组. 复发性流产诊治的专家共识. 中华妇产科杂志,2016,51(1):3-9.

## 案例 69

**【患者基本信息】**

女,27 岁

**【临床诊断】**

孕 3 周,支气管哮喘

**【处方用药】**

氨茶碱片 100mg×100 片×1 瓶　用法:每次 200mg,每天 3 次,口服

硫酸沙丁胺醇雾化吸入溶液 2.5ml:2.5mg×10 支×1 盒　用法:每次 2mg,每天 1 次,雾化吸入

**【处方分析】**

该处方不合理之处在于妊娠期支气管哮喘不宜首选氨茶碱联合沙丁胺醇治疗。

硫酸沙丁胺醇妊娠期用药安全性分级为 C 级[1],属于短效 $\beta_2$ 受体激动剂(SABA),用于对传统治疗方法无效的慢性支气管痉挛的治疗及严重的急性哮喘发作的治疗,成人用量可将 2.5~5mg 置于雾化器中,患者吸入雾化的溶液,直至支气管得到扩张为止。某些成年患者可能需用较高剂量的沙丁胺醇,剂量可高达 10mg。硫酸沙丁胺醇通常能在数分钟内起效,疗效可维持数小时,

SABA 吸入给药方式是缓解轻至中度哮喘急性症状的首选药物[2]。有研究报道，孕早期使用短效的 $\beta_2$ 受体激动剂与先天性畸形的风险增加无关[3]，如需选择吸入性药物，沙丁胺醇可作为治疗妊娠期哮喘药物使用[4]，并同时联合吸入低剂量的吸入性糖皮质激素（inhaled corticosteroid，ICS）。沙丁胺醇可以穿过胎盘[5]，动物实验未观察到本药损害生育力，但经皮下给药或经口给药后观察到腭裂或颅裂，吸入给药后未观察到畸形[6]。人类实验资料尚不明确妊娠期使用本药是否增加致畸风险（腭裂、肢体缺陷）[7-8]。

氨茶碱，本品为茶碱和乙二胺的复合物，含茶碱 77%~83%，茶碱的妊娠期用药安全性分级为 C 级[9]，乙二胺可增加茶碱的水溶性，并增强其作用。用于支气管哮喘、喘息性支气管炎、阻塞性肺气肿等缓解喘息症状；也可用于心源性肺水肿引起的哮喘。成人用法用量为一次 0.1~0.2g，一天 0.3~0.6g，极量为 0.5g/次，一天 1g。氨茶碱不是支气管哮喘治疗首选药物治疗方案，依据《支气管哮喘防治指南（2020 年版）》，建议对使用吸入 ICS 或 ICS+长效 $\beta_2$ 受体激动剂（long-acting inhale bete2 agonist，LABA）仍未控制的哮喘患者，考虑加用茶碱治疗[2]。茶碱可以在整个妊娠期用于治疗哮喘，遵循哮喘治疗原则的前提下尽可能使用最低但有效的剂量[10]。本药可通过胎盘，脐带血浓度与母体血浆浓度相似[11]。动物实验资料已观察到对生殖力的损害、胎仔的致畸性和母体毒性作用[12]。人类资料提示通常不增加胎儿畸形的风险[13]，常规剂量使用较安全，但有新生儿出现一过性的心动过速、震颤、呕吐的不良反应的报道[14]，使用本药应监测血药浓度。如果治疗持续到妊娠结束，可能会抑制宫缩[4]。

**【药师建议】**

根据《支气管哮喘防治指南（2020 年版）》《雾化吸入疗法合理用药专家共识（2019 年版）》，妊娠期哮喘治疗的关键是预防急性发作，维持哮喘的最佳控制，减少哮喘症状波动或急性发作给孕妇和胎儿带来的负面影响，应注意避免或减少过敏原接触[2,15]。妊娠期哮喘治疗原则与典型哮喘相同，应根据患者的哮喘严重程度级别及控制水平制订初始及维持治疗方案[16]。对于有持续性哮喘的孕妇及哺乳期妇女控制气道炎症的首选药物为 ICS，常见的 ICS 药物包括布地奈德（妊娠期用药安全性分级为 B 级）和二丙酸倍氯米松、丙酸氟替卡松（妊娠期用药安全性分级为 C 级），布地奈德在孕妇体内的安全性已在相关研究中得到证明[17]，妊娠期长期治疗可首选布地奈德。如果 ICS 单一疗法不足以控制症状，则可以使用 LABA、茶碱控释制剂和/或 $\beta_2$ 受体激动剂贴片；如果受益超过风险，可以考虑白三烯受体拮抗剂（LTRA），该患者治疗支气管哮喘首选氨茶碱联合沙丁胺醇不合理，硫酸沙丁胺醇应当在急性发作时按需使用，而避免每天长期使用。

此外，在维生素 D 缺乏的孕妇中，促炎性细胞因子，如肿瘤坏死因子（tumor necrosis factor，TNF）、白细胞介素-6（interleukin-6，IL-6）、干扰素（interferon，IFN）-γ 的生成增加，导致哮喘急性发作的风险增加[18]，妊娠早期开始补充适量维生素 D 可减少哮喘高危后代的儿童期哮喘、发作性喘息的发生[19]。同时，加强患者的用药依从性及吸入装置的使用方法的教育，有利于哮喘的控制。所有患有哮喘的孕妇定期到呼吸科门诊随诊，建议每隔 4~6 周定期随访 1 次。

## 参考文献

[1] 硫酸沙丁胺醇雾化吸入溶液药品说明书，2016.

[2] 中华医学会呼吸病学分会哮喘学组. 支气管哮喘防治指南(2020 年版). 中华结核和呼吸杂志，2020，43(12)：1023-1048.

[3] ELTONSY S，FORGET A，BLAIS L. Beta2-agonists use during pregnancy and the risk of congenital malformations. Birth Defects Res A Clin Mol Teratol，2011，91(11)：937-947.

[4] SCHAEFER C，SPIELMANN H，VETTER K，等. 孕期与哺乳期用药指南. 吴效科，黄志超，译. 8 版. 北京：科学出版社，2021.

[5] BOULTON D W，FAWCETT J P，FIDDES T M. Transplacental distribution of salbutamol enantiomers at Caesarian section. Br J Clin Pharmacol，1997，44(6)：587-590.

[6] 硫酸沙丁胺醇雾化吸入溶液药品说明书，2020.

[7] VAN ZUTPHEN A R，BELL E M，BROWNE M L，et al. Maternal asthma medication use during pregnancy and risk of congenital heart defects. Birth Defects Res A Clin Mol Teratol，2015，103(11)：951-961.

[8] MUNSIE J W，LIN S，BROWNE M L，et al. Maternal bronchodilator use and the risk of orofacial clefts. Hum Reprod，2011，26(11)：3147-3154.

[9] 茶碱缓释片药品说明书，2018.

[10] Bateman E D，Hurd S S，Barnes P J，et al.Global Strategy for Asthma Management and Prevention. Philadelphia：Elsevier Scientific Pub. Co.，2008.

[11] LABOVITZ E，SPECTOR S. Placental theophylline transfer in pregnant asthmatics. JAMA，1982，247(6)：786-788.

[12] 氨茶碱片药品说明书，2019.

[13] BRIGGS G G，FREEMAN R K，YAFFE S J. 妊娠期和哺乳期用药. 杨慧霞，段涛，译. 7 版. 北京：人民卫生出版社，2008.

[14] DOMBROWSKI M P，SCHATZ M，WISE R，et al. Randomized trial of inhaled beclomethasone dipropionate versus theophylline for moderate asthma during pregnancy. Am J Obstet Gynecol，2004，190(3)：737-744.

[15] 中华医学会临床药学分会雾化吸入疗法合理用药专家共识编写组. 雾化吸入疗法合理用药专家共识(2019 年版). 医药导报，2019，38(2)：135-146.

[16] GLUCK J C，GLUCK P A. Asthma controller therapy during pregnancy. Am J Obstet Gynecol，2005，192(2)：369-380.

[17] NAKAMURA Y, TAMAOKI J, NAGASE H, et al. Japanese guidelines for adult asthma 2020. Allergol Int, 2020, 69(4): 519-548.
[18] DIAZ L, NOYOLA-MARTINEZ N, BARRERA D, et al. Calcitriol inhibits TNF-alpha-induced inflammatory cytokines in human trophoblasts. J Reprod Immunol, 2009, 81(1): 17-24.
[19] WOLSK H M, HARSHFIELD B J, LARANJO N, et al. Vitamin D supplementation in pregnancy, prenatal 25(OH)D levels, race, and subsequent asthma or recurrent wheeze in offspring: secondary analyses from the Vitamin D Antenatal Asthma Reduction Trial. J Allergy Clin Immunol, 2017, 140(5): 1423-1429.

## 案例 70

**【患者基本信息】**

女，30 岁

**【临床诊断】**

孕 12 周，高血压

**【处方用药】**

福辛普利片 10mg×7 片×1 盒　用法：每次 20mg，每天 2 次，口服
硝苯地平片 10mg×100 片×1 瓶　用法：每次 20mg，每天 3 次，口服
呋塞米片 20mg×100 片×1 瓶　用法：每次 40mg，每天 1 次，口服

**【处方分析】**

该处方不合理之处在于：①使用了妊娠期禁用药物福辛普利；②硝苯地平通常使用缓释或控释片；③呋塞米为利尿剂，可能降低胎盘灌注，不作为首选。

福辛普利妊娠期用药安全性分级为 D 级[1]，属于血管紧张素转化酶抑制剂（angiotensin converting enzyme inhibitor，ACEI）类药物，适用于治疗高血压和心力衰竭，给药剂量应遵循个体化原则，用于治疗高血压时，成人常规用法用量：初始剂量为 10mg，每天 1 次，若可耐受，可渐增至 20~40mg，每天 1 次或分 2 次给药，剂量超过每天 40mg，不再增加降压疗效。根据《妊娠期高血压疾病血压管理专家共识(2019)》，备孕期、妊娠期各阶段禁用 ACEI/血管紧张素Ⅱ受体阻滞剂（angiotensin Ⅱ receptor blocker，ARB）类药物[2]。本药可通过胎盘[3]，动物实验未证明 ACEI（包括本药）有致畸作用[4]。人类研究资料目前尚无法确定妊娠早期使用 ACEI 是否会增加胎儿畸形[5-7]。一项流行病学

研究发现，与对照组相比，妊娠早期暴露于 ACEI 类药物的婴儿其重大先天畸形的风险增加，最明显的畸形包括心血管系统畸形（RR3.72，95%CI：1.89~7.3）和中枢神经系统畸形（RR4.39，95%CI：1.37~14.02），最常见的心血管畸形为房间隔缺损（6 例）和动脉导管未闭（5 例），中枢神经系统畸形包括脊柱裂（1 例）和小头畸形（1 例）[6]。妊娠中晚期使用 ACEI 类药物会导致羊水过少，增加胎儿和新生儿损害及死亡的风险，包括肾功能降低、颅骨发育不全、无尿、低血压和死亡等[4]。

硝苯地平妊娠期用药安全性分级为 C 级[8]，用于治疗高血压、心绞痛。不同剂型给药方式不同，硝苯地平片的用法用量是从小剂量开始服用，一般起始剂量为 10mg/次，3 次/d 口服，常用的维持剂量为口服 10~20mg/次，3 次/d。硝苯地平是目前公认的妊娠期较为安全的常用口服抗高血压药。该药可穿过胎盘[9]。动物实验资料表明本药可影响生育力，并会导致多种胚胎毒性、胎盘毒性、胎仔毒性[10]。目前有限的临床研究资料尚未观察到孕妇使用钙通道阻滞剂（包括本药）增加先天性畸形的风险[11]，妊娠期间使用硝苯地平是否能增加婴儿出现精细运动问题发生率存在争议[12-13]。

呋塞米妊娠期用药安全性分级为 C 级[14]，用于治疗：①水肿性疾病；②高血压；③预防急性肾衰竭；④高钾血症及高钙血症；⑤稀释性低钠血症；⑥抗利尿激素分泌过多症；⑦急性药物毒物中毒，如巴比妥类药物中毒等。治疗高血压的用法用量为：起始每天 40~80mg，分 2 次服用，并酌情调整剂量。理论上，利尿剂可能引起有效循环血量减少，因而导致胎儿生长受限和羊水减少，仅当孕妇出现全身性水肿、肺水肿、脑水肿、肾功能不全、急性心力衰竭时，方可酌情使用呋塞米等快速利尿剂[15]。本药可通过胎盘屏障[16]。动物实验未观察到本药对生育力有损害，但观察到母体死亡、流产、胎仔肾积水（肾盂扩张、输尿管扩张）、波浪状肋骨和一些骨骼缺陷[17]。临床研究资料显示妊娠期使用呋塞米通常不增加畸形的发生率[11]，但有研究观察到妊娠期使用利尿剂可能与胎儿平均出生体重增加、早产有关[18]。

**【药师建议】**

建议立即停用福辛普利和呋塞米，改硝苯地平片为硝苯地平缓释片或控释片。如单药无法控制血压，可考虑联合使用拉贝洛尔或其他妊娠期循证证据较充分的抗高血压药。首先，该患者在孕 12 周前使用福辛普利，基于胎龄及研究资料，为尊重患者的生育权，告知其胎儿潜在风险，在无须使用该药的情况下要求患者应立即停药，改为妊娠期推荐使用的抗高血压药，由于在致畸敏感期暴露于福辛普利，建议该患者继续妊娠，嘱该妇女妊娠期做详尽的产前检查及胎儿超声检查，重点关注心血管系统、神经系统等发育，若 B 超检查异常，向医生咨询是否有做无创 DNA 或羊水穿刺的必要，确有异常再咨询医生是否要终止妊娠。

根据中华医学会妇产科学分会妊娠期高血压疾病学组制定的《妊娠期高血压疾病诊治指南(2020)》，妊娠高血压患者收缩压≥160mmHg 和/或舒张压≥110mmHg 时应进行降压治疗，收缩压≥140mmHg 和/或舒张压≥90mmHg 的建议降压治疗，目标血压为：当孕妇未并发器官功能损伤，酌情将收缩压控制在 130~155mmHg，舒张压控制在 80~105mmHg；孕妇并发器官功能损伤，则收缩压应控制在 130~139mmHg，舒张压应控制在 80~89mmHg；血压不可低于 130/80mmHg，以保证子宫、胎盘血流灌注(Ⅲ-B)，且要特别注意维持较稳定的目标血压，降压过程血压不可波动过大[15]。目前公认的妊娠期较为安全的常用口服抗高血压药包括拉贝洛尔、硝苯地平、甲基多巴(国内暂未上市)[11]，其中，硝苯地平缓释片可用于备孕期及妊娠期各个阶段，尤其是妊娠中晚期重度高血压，硝苯地平普通片剂，起效快，降压幅度大，不推荐作为常规降压治疗，主要作为住院妊娠期高血压疾病患者血压严重升高时紧急降压药物使用。此外，生活方式干预必不可少，不建议绝对卧床，保持适当运动，饮食上应注意营养丰富均衡，严格限制食盐可能导致血容量减少，对胎儿产生不利影响，因此，患妊娠期高血压疾病的孕妇应该适度限盐，推荐每天食盐摄入量控制在 6g(尿钠排泄 100mmol/d)，但对于全身水肿者应当限盐[2]。

## 参 考 文 献


[1] 福辛普利片药品说明书，2012.

[2] 中华医学会心血管病学分会女性心脏健康学组，中华医学会心血管病学分会高血压学组. 妊娠期高血压疾病血压管理专家共识(2019). 中华心血管病杂志，2020，48(3)：195-204.

[3] BRIGGS G G，FREEMAN R K，YAFFE S J. 妊娠期和哺乳期用药. 杨慧霞，段涛，译. 7 版. 北京：人民卫生出版社，2008.

[4] 福辛普利片药品说明书，2019.

[5] LI D K，YANG C，ANDRADE S，et al. Maternal exposure to angiotensin converting enzyme inhibitors in the first trimester and risk of malformations in offspring：a retrospective cohort study. BMJ，2011，343：d5931.

[6] COOPER W O，HERNANDEZ-DIAZ S，ARBOGAST P G，et al. Major congenital malformations after first-trimester exposure to ACE inhibitors. N Engl J Med，2006，354(23)：2443-2451.

[7] BATEMAN B T，PATORNO E，DESAI R J，et al. Angiotensin-converting enzyme inhibitors and the risk of congenital malformations. Obstet Gynecol，2017，129(1)：174-184.

[8] 硝苯地平片药品说明书，2018.

[9] SILBERSCHMIDT A L, KUHN-VELTEN W N, JUON A M, et al. Nifedipine concentration in maternal and umbilical cord blood after nifedipine gastrointestinal therapeutic system for tocolysis. BJOG, 2008, 115(4): 480-485.
[10] 硝苯地平片药品说明书, 2015.
[11] SCHAEFER C, SPIELMANN H, VETTER K, 等. 孕期与哺乳期用药指南. 吴效科, 黄志超, 译. 8版. 北京: 科学出版社, 2021.
[12] VAN VLIET E, SEINEN L, ROOS C, et al. Maintenance tocolysis with nifedipine in threatened preterm labour: 2-year follow up of the offspring in the APOSTEL Ⅱ trial. BJOG, 2016, 123(7): 1107-1114.
[13] BORTOLUS R, RICCI E, CHATENOUD L, et al. Nifedipine administered in pregnancy: effect on the development of children at 18 months. BJOG, 2000, 107(6): 792-794.
[14] 呋塞米片药品说明书, 2010.
[15] 中华医学会妇产科学分会妊娠期高血压疾病学组. 妊娠期高血压疾病诊治指南(2020). 中华妇产科杂志, 2020, 55(4): 227-238.
[16] BEERMANN B, GROSCHINSKY-GRIND M, FAHRAEUS L, et al. Placental transfer of furosemide. Clin Pharmacol Ther, 1978, 24(5): 560-562.
[17] 呋塞米片药品说明书, 2017.
[18] OLESEN C, DE VRIES C S, THRANE N, et al. Effect of diuretics on fetal growth: a drug effect or confounding by indication? Pooled Danish and Scottish cohort data. Br J Clin Pharmacol, 2001, 51(2): 153-157.

## 案例71

**【患者基本信息】**

女, 23岁

**【临床诊断】**

孕7周, 上呼吸道感染

**【处方用药】**

酚麻美敏片(对乙酰氨基酚 325mg, 盐酸伪麻黄碱 30mg, 氢溴酸右美沙芬 15mg, 马来酸氯苯那敏 2mg)×10片×1盒　用法: 每次1片, 每天3次, 口服

复方对乙酰氨基酚片(对乙酰氨基酚 0.126g, 阿司匹林 0.23g, 咖啡因 30mg)×10片×1盒　用法: 每次1片, 每天2次, 口服

## 【处方分析】

该处方不合理之处在于:①妊娠期使用复方感冒药不合理;②复方感冒药有相同成分,不宜联用。

酚麻美敏片,用于普通感冒或流行性感冒引起的发热、头痛、四肢酸痛、打喷嚏、流鼻涕、鼻塞、咳嗽、咽痛等症状[1]。用法用量为:12 岁以上儿童及成人,一次 1~2 片,每 6 小时服 1 次,24 小时内不超过 4 次。该药为复方制剂,主要成分有:对乙酰氨基酚 325mg,盐酸伪麻黄碱 30mg,氢溴酸右美沙芬 15mg,马来酸氯苯那敏 2mg。酚麻美敏片成分①对乙酰氨基酚,妊娠期用药安全性分级为 B 级(口服给药)[2],是一种中枢解热镇痛药,常规用法用量为:一次 0.3~0.6g,口服,一天 0.6~1.8g,一天量不宜超过 2g。对乙酰氨基酚是妊娠期间解热镇痛的首选药物[3]。本药易通过胎盘[4-5],动物实验观察到母代和子代生育力降低、胎仔毒性(体重和身长降低、骨骼变异、肝脏和肾脏坏死、动脉导管收缩)[6]。人类妊娠期使用本药未见增加严重先天畸形的风险,但有引起法洛四联症、隐睾症(睾丸未降)的报道[7-9],常规剂量使用未见增加流产或死产的风险,但过量服用后若延误治疗,则可能增加自然流产或胎儿死亡的风险[10-13],妊娠期使用本药与新生儿发生哮喘之间的相关性尚未确立,但也不能排除[3]。成分②伪麻黄碱,妊娠期用药安全性分级为 C 级[14],是常用的鼻减充血剂,通过收缩黏膜血管及选择性地收缩上呼吸道毛细血管,消除鼻咽部黏膜充血、肿胀,从而减轻鼻塞等症状。动物实验资料显示有潜在致畸性,其血管收缩的作用,在妊娠早期使用可能导致胎儿腹裂、小肠闭锁和半侧颜面短小的风险[15-17]。有限的数据显示,妊娠晚期妇女单次服用本药速释制剂未造成胎儿不良反应,但有孕妇使用本药缓释制剂数天后出现胎儿心动过速的个案报道[18-19]。成分③右美沙芬,妊娠期用药安全性分级为 C 级[20],非依赖性中枢性镇咳药,发挥镇咳作用。尚不明确其是否通过胎盘,但因分子量(约 271Da)较小,预计可通过胎盘[21]。动物资料研究结果对该成分是否有致畸作用尚存在争议。临床研究资料显示,妊娠早期使用本药标准剂量(作为非处方镇咳药)未发现致畸风险增加。但较大剂量的安全性需进一步研究[22]。《特殊人群普通感冒规范用药的专家共识》建议妊娠 3 个月内禁用右美沙芬[23]。成分④马来酸氯苯那敏,妊娠期用药安全性分级为 B 级[24],为第一代抗组胺药。尚不明确本药是否可通过胎盘,动物实验中观察到胚胎死亡和出生后存活率降低。孕妇使用本药通常不增加出生缺陷的风险,但有研究发现孕妇使用本药可能导致婴儿颅缝早闭的风险增加[25-26]。

复方对乙酰氨基酚,用于普通感冒或流行性感冒引起的发热,也用于缓解轻至中度疼痛,如头痛、关节痛、偏头痛、牙痛、肌肉痛、神经痛、痛经。该药为复方制剂，主要成分有：对乙酰氨基酚 126mg，阿司匹林 230mg，咖啡因 30mg。成人用法用量为一次 1 片，若持续发热或疼痛，可间隔 4~6 小时重复用药 1 次，24 小时内不超过 4 次。成分①对乙酰氨基酚分析如上。成分②阿司匹林，妊娠期用药安全性分级为 C 级，如在妊娠晚期大量使用分级为 D 级[27]，通过抑制前列腺素、缓激肽、组胺等的合成产生解热、镇痛和抗炎作用，此外还有抑制血小板聚集的作用。口服后，水杨酸被迅速吸收并通过胎盘到达胎儿[28]，不是妊娠期间镇痛或抗炎的首选药物。没有证据证明阿司匹林具有致畸性，但妊娠 28 周后长时间使用会导致胎儿动脉导管过早关闭[3]，不建议在孕晚期使用[29-30]。成分③咖啡因，妊娠期用药安全性分级为 C 级[31]，与阿司匹林、对乙酰氨基酚制成复方制剂用于一般性头痛等。易通过胎盘进入胎儿血液循环，胎儿血清浓度与母体血清浓度相似[21]。动物实验观察到胎仔腭裂和颅脑畸形，以及对后代心脏功能的长期影响[32]。孕妇使用含咖啡因的制剂是否增加早产的风险尚存在争议[33-34]，总之，摄入中等剂量的咖啡因对胎儿未见引起先天畸形[3,21]。

**【药师建议】**

70%~80% 的上呼吸道感染（包括普通感冒）是由病毒感染引起，其余为细菌感染导致，可单纯发生或继发于病毒感染后发生，目前尚无特效的抗病毒药，且普通感冒有一定的自限性，临床上以对症治疗、缓解感冒症状为主，同时注意休息，适当补充水分，保持室内空气流通，同时保持空气湿度，避免继发细菌感染。这两药均为复方制剂，都含有对乙酰氨基酚成分，虽然该成分妊娠期使用较为安全，但联合使用造成剂量过高，且不能同时服用都含有解热镇痛药的药品。此外，复方感冒药所含成分多，作用机制复杂，分别含有妊娠 3 个月内禁用的成分右美沙芬及妊娠期解热、镇痛时不推荐选择的阿司匹林，根据妊娠期安全用药的原则，尽量避免联合用药。目前市场上治疗普通感冒以复方制剂居多，使用前应充分了解其所含成分，应根据患者的临床表现和特点，选择合适的药物，尽量选择单方成分的药品，更不宜联用复方感冒制剂，对乙酰氨基酚是妊娠期间解热镇痛的首选药物[3,23]，建议使用最低有效剂量并持续最短时间。此外，所有患者在退热过程中，均应适当增加水分摄入。普通感冒对症治疗 1 周后症状仍无明显好转或消失，应及时就医，明确诊断或进一步治疗。由于病毒间无交叉免疫，机体感染后产生的免疫力较弱、短暂，可反复发病，应以积极预防为主。

## 参考文献

[1] 酚麻美敏片药品说明书，2020.

[2] 对乙酰氨基酚片药品说明书,2020.
[3] SCHAEFER C,SPIELMANN H,VETTER K,等. 孕期与哺乳期用药指南. 吴效科,黄志超,译. 8 版. 北京:科学出版社,2021.
[4] NITSCHE J F,PATIL A S,LANGMAN L J,et al. Transplacental passage of acetaminophen in term pregnancy. Am J Perinatol,2017,34(6):541-543.
[5] NAGA R M,JOSEPH T,NARAYANAN R. Placental transfer of paracetamol. J Indian Med Assoc,1989,87(8):182-183.
[6] 复方对乙酰氨基酚片药品说明书,2020.
[7] MARSH C A,CRAGAN J D,ALVERSON C J,et al. Case-control analysis of maternal prenatal analgesic use and cardiovascular malformations:Baltimore-Washington Infant Study. Am J Obstet Gynecol,2014,211(4):401-404.
[8] FISHER B G,THANKAMONY A,HUGHES I A,et al. Prenatal paracetamol exposure is associated with shorter anogenital distance in male infants. Hum Reprod,2016,31(11):2642-2650.
[9] JENSEN M S,REBORDOSA C,THULSTRUP A M,et al. Maternal use of acetaminophen, ibuprofen,and acetylsalicylic acid during pregnancy and risk of cryptorchidism. Epidemiology,2010,21(6):779-785.
[10] LI D K,FERBER J R,ODOULI R,et al. Use of nonsteroidal antiinflammatory drugs during pregnancy and the risk of miscarriage. Am J Obstet Gynecol,2018,219(3):271-275.
[11] LI D K,LIU L,ODOULI R. Exposure to non-steroidal anti-inflammatory drugs during pregnancy and risk of miscarriage:population based cohort study. BMJ,2003,327(7411):368.
[12] REBORDOSA C,KOGEVINAS M,BECH B H,et al. Use of acetaminophen during pregnancy and risk of adverse pregnancy outcomes. Int J Epidemiol,2009,38(3):706-714.
[13] RIGGS B S,BRONSTEIN A C,KULIG K,et al. Acute acetaminophen overdose during pregnancy. Obstet Gynecol,1989,74(2):247-253.
[14] 盐酸伪麻黄碱片药品说明书,2001.
[15] WERLER M M,MITCHELL A A,SHAPIRO S. First trimester maternal medication use in relation to gastroschisis. Teratology,1992,45(4):361-367.
[16] WERLER M M,SHEEHAN J E,HAYES C,et al. Vasoactive exposures,vascular events, and hemifacial microsomia. Birth Defects Res A Clin Mol Teratol,2004,70(6):389-395.
[17] WERLER M M. Teratogen update:pseudoephedrine. Birth Defects Res A Clin Mol Teratol, 2006,76(6):445-452.
[18] ANASTASIO G D,HARSTON P R. Fetal tachycardia associated with maternal use of pseudoephedrine,an over-the-counter oral decongestant. J Am Board Fam Pract,1992,5(5):527-528.
[19] SMITH C V,RAYBURN W F,ANDERSON J C,et al. Effect of a single dose of oral pseudoephedrine on uterine and fetal Doppler blood flow. Obstet Gynecol,1990,76(5 Pt 1):803-806.

[20] 氢溴酸右美沙芬片药品说明书,2014.
[21] BRIGGS G G,FREEMAN R K,YAFFE S J. 妊娠期和哺乳期用药. 杨慧霞,段涛,译. 7版. 北京:人民卫生出版社,2008.
[22] EINARSON A,LYSZKIEWICZ D,KOREN G. The safety of dextromethorphan in pregnancy:results of a controlled study. Chest,2001,119(2):466-469.
[23] 特殊人群普通感冒规范用药专家组. 特殊人群普通感冒规范用药的专家共识. 国际呼吸杂志,2015,35(1):1-5.
[24] 马来酸氯苯那敏片药品说明书,2007.
[25] GARDNER J S,GUYARD-BOILEAU B,ALDERMAN B W,et al. Maternal exposure to prescription and non-prescription pharmaceuticals or drugs of abuse and risk of craniosynostosis. Int J Epidemiol,1998,27(1):64-67.
[26] KALLEN B,ROBERT-GNANSIA E. Maternal drug use,fertility problems,and infant craniostenosis. Cleft Palate Craniofac J,2005,42(6):589-593.
[27] 阿司匹林片药品说明书,2018.
[28] LEVY G,PROCKNAL J A,GARRETTSON L K. Distribution of salicylate between neonatal and maternal serum at diffusion equilibrium. Clin Pharmacol Ther,1975,18(2):210-214.
[29] KALLEN B,REIS M. Ongoing pharmacological management of chronic pain in pregnancy. Drugs,2016,76(9):915-924.
[30] SHAH S,BANH E T,KOURY K,et al. Pain management in pregnancy:multimodal approaches. Pain Res Treat,2015,2015:987483.
[31] Caffeine Pregnancy and Breastfeeding Warnings. [2022-8-10]. https://www.drugs.com/pregnancy/caffeine.html.
[32] 麦角胺咖啡因片药品说明书,2016.
[33] OKUBO H,MIYAKE Y,TANAKA K,et al. Maternal total caffeine intake,mainly from Japanese and Chinese tea,during pregnancy was associated with risk of preterm birth:the Osaka Maternal and Child Health Study. Nutr Res,2015,35(4):309-316.
[34] MASLOVA E,BHATTACHARYA S,LIN S W,et al. Caffeine consumption during pregnancy and risk of preterm birth:a meta-analysis. Am J Clin Nutr,2010,92(5):1120-1132.

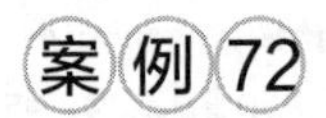


**【患者基本信息】**

女,25岁

**【临床诊断】**

孕6周,发热

## 【处方用药】

布洛芬片 100mg×100 片×1 瓶　用法：每次 0.4g，每天 3 次，口服

盐酸左氧氟沙星胶囊 100mg×12 粒×1 盒　用法：每次 0.1g，每天 3 次，口服

## 【处方分析】

该处方不合理之处在于：①无抗生素使用指征，且妊娠期不宜使用左氧氟沙星；②妊娠期发热不宜首选布洛芬；③布洛芬的给药剂量偏大。

布洛芬妊娠期用药安全性分级为 B 级，如在妊娠晚期或临近分娩时用药分为 D 级[1]，用于缓解轻至中度疼痛，如头痛、关节痛、偏头痛、牙痛、肌肉痛、神经痛、痛经，也用于普通感冒或流行性感冒引起的发热，12 岁以上儿童及成人一次 0.2g，若持续疼痛或发热，可间隔 4~6 小时重复用药 1 次，24 小时不超过 4 次。布洛芬动物实验未见其对生育力有影响，但观察到母体毒性，子代室间隔缺损、腹裂、胎仔动脉导管收缩和妊娠期延长[2]。人类研究资料显示，发现宫内暴露于非甾体抗炎药（nonsteroidal anti-inflammatory drug，NSAID）与出生缺陷有关，但数据尚存在争议[3-4]。妊娠前后使用 NSAID 或妊娠期间使用 NSAID 超过 1 周，还可能增加流产的风险，妊娠晚期使用 NSAID 可见非致畸毒性，包括动脉导管产前收缩、胎儿三尖瓣反流、动脉导管产后未闭合、肾功能不全或肾衰竭、羊水过少、坏死性小肠结肠炎、颅内出血、新生儿持续肺动脉高压，妊娠晚期应避免使用本药[5-6]。

左氧氟沙星妊娠期用药安全性分级为 C 级[7]，用于敏感细菌所引起的呼吸系统、泌尿生殖系统、皮肤软组织感染及肠道感染等轻、中度感染，用法用量为成人一次 0.5g，一天 1 次。本药可通过胎盘屏障[8-9]，动物实验未观察到本药有致畸作用或对生育力有损害，但有胎仔体重减轻和死亡率增加。幼鼠和幼犬口服和注射本药，出现负重关节永久性损伤[10]。人类研究资料的有限数据表明，妊娠早期使用本药可能不增加重大畸形的发生率，但有研究发现妊娠期使用本药后自然流产的风险增加[11-12]。

## 【药师建议】

对于轻度疼痛或发热，短期使用正常剂量的对乙酰氨基酚（口服或栓剂）对胎儿更安全[13]，高热会引发致畸、流产、胎儿中枢神经发育不全以及先天性心血管疾病等风险[14]，故在物理降温、充足补水并对因治疗的基础上选择对乙酰氨基酚退热治疗[15]。用药时无须调整剂量，但建议使用最低有效剂量并持续最短时间。因妊娠期长期使用本药可能增加儿童哮喘风险，因此不建议

连续长疗程使用[16]。经医生诊治明确由细菌感染引起的发热时，可加用抗菌药物治疗，可选用安全性高、对胎儿及母体均无明显影响的青霉素类、头孢菌素类等$\beta$-内酰胺类抗菌药物[17]。该患者孕6周，若已服用左氧氟沙星，无须终止妊娠，但之后应进行详细的超声检查[13]。

## 参考文献

[1] 布洛芬片药品说明书，2010.
[2] 布洛芬片药品说明书，2019.
[3] HERNANDEZ R K，WERLER M M，ROMITTI P，et al. Nonsteroidal antiinflammatory drug use among women and the risk of birth defects. Am J Obstet Gynecol，2012，206(3)：221-228.
[4] OFORI B，ORAICHI D，BLAIS L，et al. Risk of congenital anomalies in pregnant users of non-steroidal anti-inflammatory drugs：a nested case-control study. Birth Defects Res B Dev Reprod Toxicol，2006，77(4)：268-279.
[5] SAAVEDRA S M，BARRERA C A，CABRAL C A，et al. Clinical practice guidelines for the management of pregnancy in women with autoimmune rheumatic diseases of the Mexican College of Rheumatology. Part Ⅱ. Reumatol Clin，2015，11(5)：305-315.
[6] BERMAS B L.Non-steroidal anti inflammatory drugs，glucocorticoids and disease modifying anti-rheumatic drugs for the management of rheumatoid arthritis before and during pregnancy. Curr Opin Rheumatol，2014，26(3)：334-340.
[7] 盐酸左氧氟沙星胶囊药品说明书，2012.
[8] OZYUNCU O，NEMUTLU E，KATLAN D，et al. Maternal and fetal blood levels of moxifloxacin，levofloxacin，cefepime and cefoperazone. Int J Antimicrob Agents，2010，36(2)：175-178.
[9] POLACHEK H，HOLCBERG G，SAPIR G，et al. Transfer of ciprofloxacin，ofloxacin and levofloxacin across the perfused human placenta in vitro. Eur J Obstet Gynecol Reprod Biol，2005，122(1)：61-65.
[10] 左氧氟沙星片药品说明书，2021.
[11] WOGELIUS P，NØRGAARD M，GISLUM M，et al. Further analysis of the risk of adverse birth outcome after maternal use of fluoroquinolones. Int J Antimicrob Agents，2005，26(4)：323-326.
[12] PADBERG S，WACKER E，MEISTER R，et al. Observational cohort study of pregnancy outcome after first-trimester exposure to fluoroquinolones. Antimicrob Agents Chemother，2014，58(8)：4392-4398.
[13] SCHAEFER C，SPIELMANN H，VETTER K，等. 孕期与哺乳期用药指南. 吴效科，黄志超，译. 8版. 北京：科学出版社，2021.
[14] BOTTO L D，PANICHELLO J D，BROWNE M L，et al. Congenital heart defects after maternal fever. Am J Obstet Gynecol，2014，210(4)：351-359.
[15] 特殊人群普通感冒规范用药专家组. 特殊人群普通感冒规范用药的专家共识. 国际呼

吸杂志,2015,35(1):1-5.

[16] 国家卫生健康委员会医管中心加速康复外科专家委员会,浙江省医师协会临床药师专家委员会,浙江省药学会医院药学专业委员会.中国加速康复外科围手术期非甾体抗炎药临床应用专家共识.中华普通外科杂志,2019,34(3):283-288.

[17]《抗菌药物临床应用指导原则》修订工作组.抗菌药物临床应用指导原则(2015年版).北京:人民卫生出版社,2015.

## 案例73

**【患者基本信息】**

女,27岁

**【临床诊断】**

孕5周,症状性癫痫

**【处方用药】**

左乙拉西坦片0.25g×30片×1盒　用法:每次0.5g,每天3次,口服

**【处方分析】**

该处方不合理之处在于左乙拉西坦的给药频率不合理。

左乙拉西坦妊娠期用药安全性分级为C级[1]。用于成人及4岁以上儿童癫痫患者部分性发作(伴或不伴继发性全面性发作)的治疗,成人及16岁以上青少年癫痫患者全面性强直-阵挛性癫痫持续状态的加用治疗。体重≥50kg的成人和青少年起始治疗剂量为每次500mg,每天2次。根据临床疗效及耐受性,每天剂量可增加至每次1 500mg,每天2次。剂量的变化应每2~4周增加或减少每次500mg。左乙拉西坦可穿过胎盘,分娩后可在新生儿体内检测到[2-4]。动物实验资料未观察到对大鼠生育力或生殖行为有不良影响,但在剂量等于或高于人类治疗剂量时可有发育毒性,包括胚胎胎仔和子代死亡率增加、胎仔畸形发生率增加、胚胎胎仔及子代生长减缓、子代神经行为异常等[5]。孕妇使用本药后未观察到重大先天畸形以及早期认知功能发育迟缓的风险增加。现有的研究还不足以确定是否存在特定出生缺陷的风险增加[6-9]。通常孕妇联合使用较老的抗癫痫药(如丙戊酸、苯妥英等)或多种抗癫痫药联合治疗可能增加先天畸形的风险。孕妇使用抗癫痫药还可能增加出生小于胎龄儿和新生儿1分钟Apgar评分小于7的风险[10]。

【药师建议】

大多数患有癫痫的女性都能顺利地妊娠及分娩[11]，为避免因癫痫发作给妊娠及胎儿带来不良影响，绝大多数癫痫患者妊娠期间都需要继续服用抗癫痫药（AED），但可能增加流产、胎儿先天畸形、胎儿宫内生长受限、分娩出血等不良事件的潜在风险。根据中华医学会神经病学分会脑电图与癫痫学组发布的《抗癫痫药物应用专家共识》，育龄妇女症状性部分性发作首选拉莫三嗪，一线用药是拉莫三嗪、左乙拉西坦、奥卡西平和托吡酯[12]。妊娠期使用抗癫痫药应尽量避免多药联合治疗，单药低剂量治疗为首选，仅当临床必需时孕妇方可使用左乙拉西坦。

患者孕 5 周，处于孕早期，建议尽量采用最低有效剂量，即起始治疗剂量为每次 500mg，每天 2 次，但由于妊娠期间循环血容量增加、药物代谢酶活性提升、药物清除率升高等因素影响，若给药剂量不变，左乙拉西坦的血药浓度会降低，妊娠晚期更明显。因此，建议对患癫痫孕妇每 2~3 个月进行癫痫门诊随访[13]，妊娠后可每 3 个月监测 1 次抗癫痫药的血药浓度，左乙拉西坦需更频繁地监测，根据监测结果及时调整剂量，避免发作[3-4,14]。

患癫痫女性服用叶酸对胎儿出生后的精神运动发育有益[15]。根据中华医学会神经病学分会脑电图与癫痫学组 2021 年发布的《中国围妊娠期女性癫痫患者管理指南》，推荐患癫痫女性从备孕时开始每天补充叶酸，并至少持续到孕 12 周[13]，建议使用剂量为 0.8mg/d[14]。由于胎儿畸形的风险增加，孕 12~13 周、孕 22~24 周需做 B 超筛查及系统胎儿 B 超；孕 16 周监测甲胎蛋白水平，若该指标升高显著且 B 超检查异常，向医师咨询是否有做无创 DNA 或羊水穿刺检查的必要，确有异常再咨询医师是否终止妊娠。妊娠期不可突然改变或停止一个稳定的抗癫痫治疗方案，否则可能使病情恶化，进而危害母亲和胎儿。同时定期就诊神经内科，养成规律服药的习惯。产后也应继续密切监测，尤其对妊娠期更改剂量的患者。如患者在妊娠期间用药剂量有所增加，产后应重新评估后依据个体情况调整用药。

## 参考文献

[1] 左乙拉西坦片药品说明书，2020.

[2] JOHANNESSEN S I, HELDE G, BRODTKORB E. Levetiracetam concentrations in serum and in breast milk at birth and during lactation. Epilepsia, 2005, 46(5): 775-777.

[3] TOMSON T, PALM R, KALLEN K, et al. Pharmacokinetics of levetiracetam during pregnancy, delivery, in the neonatal period, and lactation. Epilepsia, 2007, 48(6): 1111-1116.

[4] LOPEZ-FRAILE I P, CID A O, JUSTE A O, et al. Levetiracetam plasma level monitoring

during pregnancy, delivery, and postpartum: clinical and outcome implications. Epilepsy Behav, 2009, 15(3): 372-375.
[5] 左乙拉西坦片药品说明书,2014.
[6] VAJDA F J, GRAHAM J, ROTEN A, et al. Teratogenicity of the newer antiepileptic drugs—the Australian experience. J Clin Neurosci, 2012, 19(1): 57-59.
[7] MOLGAARD-NIELSEN D, HVIID A. Newer-generation antiepileptic drugs and the risk of major birth defects. JAMA, 2011, 305(19): 1996-2002.
[8] HERNANDEZ-DIAZ S, SMITH C R, SHEN A, et al. Comparative safety of antiepileptic drugs during pregnancy. Neurology, 2012, 78(21): 1692-1699.
[9] MAWHINNEY E, CRAIG J, MORROW J, et al. Levetiracetam in pregnancy: results from the UK and Ireland epilepsy and pregnancy registers. Neurology, 2013, 80(4): 400-405.
[10] HARDEN C L, MEADOR K J, PENNELL P B, et al. Practice parameter update: management issues for women with epilepsy—focus on pregnancy (an evidence-based review): teratogenesis and perinatal outcomes: report of the Quality Standards Subcommittee and Therapeutics and Technology Assessment Subcommittee of the American Academy of Neurology and American Epilepsy Society. Neurology, 2009, 73(2): 133-141.
[11] CHANG R S K, LUI K H K, IP W, et al. Update to the Hong Kong epilepsy guideline: evidence-based recommendations for clinical management of women with epilepsy throughout the reproductive cycle. Hong Kong Med J, 2020, 26(5): 421-431.
[12] 中华医学会神经病学分会脑电图与癫痫学组. 抗癫痫药物应用专家共识. 中华神经科杂志,2011,44(1):56-65.
[13] 中华医学会神经病学分会脑电图与癫痫学组. 中国围妊娠期女性癫痫患者管理指南. 中华神经科杂志,2021,54(6):539-544.
[14] SCHAEFER C, SPIELMANN H, VETTER K, 等. 孕期与哺乳期用药指南. 吴效科,黄志超,译. 8版. 北京:科学出版社,2021.
[15] MEADOR K J, PENNELL P B, MAY R C, et al. Effects of periconceptional folate on cognition in children of women with epilepsy: NEAD study. Neurology, 2020, 94(7): e729-e740.

## 案例74

**【患者基本信息】**

女,33岁

**【临床诊断】**

孕6周,生殖器疱疹

【处方用药】

罗红霉素分散片 150mg×8 片×1 盒　用法：每次 0.15g，每天 1 次，口服
西咪替丁胶囊 200mg×50 粒×1 盒　用法：每次 0.2g，每天 3 次，口服

【处方分析】

该处方不合理之处在于单纯疱疹的选药不适宜。

罗红霉素妊娠期用药安全性分级为 B 级[1]。本品适用于化脓性链球菌引起的咽炎及扁桃体炎，敏感菌所致的鼻窦炎、中耳炎、急性支气管炎、慢性支气管炎急性发作，肺炎支原体或肺炎衣原体所致的肺炎；沙眼衣原体引起的尿道炎和宫颈炎；敏感细菌引起的皮肤软组织感染。成人常规用量为每次 0.15g，每天 2 次，也可每次 0.30g，每天 1 次[1]。少量本药可通过胎盘[2]，动物实验未观察本药有致畸性或其他胎仔毒性作用[2]，孕妇使用本药也未观察到严重先天畸形的风险增加，有研究发现妊娠早期暴露于大环内酯类抗生素未增加严重畸形的风险[3-5]。

西咪替丁妊娠期用药安全性分级为 B 级[6]，用于缓解胃酸过多引起的胃痛、胃灼热、反酸，成人常规用法用量为：每次 1 粒，每天 2 次，24 小时内不超过 4 次。$H_2$ 受体拮抗剂已被评估用于治疗胃食管反流病（gastroesophageal reflux disease，GERD）以及妊娠期胃和十二指肠溃疡[7-8]，首选雷尼替丁。西咪替丁可以穿过胎盘[9]，在动物生殖研究中没有观察到不良反应[10]。临床试验研究数据显示，孕妇使用本药通常不增加新生儿先天畸形或其他不良事件的风险[11]。

【药师建议】

单纯疱疹是由单纯疱疹病毒（herpes simplex virus，HSV）感染引起的疾病，根据病毒蛋白抗原性不同可分为 HSV-1 和 HSV-2 型[12]，容易复发，具有自限性。根据《梅毒、淋病、生殖器疱疹、生殖道沙眼衣原体感染诊疗指南(2014)》，治疗的一般原则是：无症状或亚临床型生殖器 HSV 感染者通常无须药物治疗；有症状者治疗包括全身治疗或局部处理两方面，全身治疗主要是抗病毒治疗和治疗合并感染，局部处理包括清洁创面和防止继发感染。妊娠期间可选择阿昔洛韦或伐昔洛韦（阿昔洛韦的前药）全身或局部使用，并根据患者临床表现及孕周等因素选择抗病毒治疗方案；皮损局部可采用生理氯化钠溶液或 3% 硼酸液清洗，要保持患处清洁、干燥。也可外用 3% 阿昔洛韦乳膏或 1% 喷昔洛韦乳膏等[13]。目前患者孕 6 周，除了妊娠期保健的要求外，所有感染生殖器疱疹的患者都应接受梅毒血清抗体筛查及 HIV 筛查，并充分告知患者妊娠

期生殖器疱疹的危害以及垂直传播的危险因素。根据2018年法国国家妇产科医生协会（CNGOF）制定的妊娠和分娩期间生殖器单纯疱疹感染的预防和管理指南，妊娠期首次发生生殖器疱疹及妊娠期间频繁复发的患者，可在妊娠36周时，使用阿昔洛韦治疗直到分娩，以减少活动性损害的出现，降低剖宫产率[14]。由于生殖器疱疹极易复发，辛辣食物、疲劳、感冒、焦虑、紧张、性交等是常见诱因，妊娠期间规律的生活习惯、适当的体育锻炼、保持良好的心理状态和避免诱发因素是减少和预防复发的重要措施，同时，告知患者学会识别复发的前驱症状，多在发疹前数小时至5天有前驱症状，表现为局部瘙痒、烧灼感、刺痛、隐痛、麻木感和会阴坠胀感等，在出现前驱症状时或症状出现24小时内能及时用药，以减轻病情的严重程度，缩短复发时间，减少病毒的排出。有临床发作的患者均存在亚临床或无症状排毒，具有传染性，应对患者进行性行为方面的健康教育，避免在复发前驱症状或皮损出现时发生性接触。

## 参考文献

[1] 罗红霉素分散片药品说明书，2019.

[2] 罗红霉素分散片药品说明书，2016.

[3] BAHAT D A，KOREN G，MATOK I，et al. Fetal safety of macrolides. Antimicrob Agents Chemother，2013，57(7)：3307-3311.

[4] BAR-OZ B，WEBER-SCHOENDORFER C，BERLIN M，et al. The outcomes of pregnancy in women exposed to the new macrolides in the first trimester：a prospective，multicentre，observational study. Drug Saf，2012，35(7)：589-598.

[5] CHUN J Y，HAN J Y，AHN H K，et al. Fetal outcome following roxithromycin exposure in early pregnancy. J Matern Fetal Neonatal Med，2006，19(3)：189-192.

[6] 西咪替丁胶囊药品说明书，2017.

[7] CAPPELL M S. Gastric and duodenal ulcers during pregnancy. Gastroenterol Clin North Am，2003，32(1)：263-308.

[8] RICHTER J E. Gastroesophageal reflux disease during pregnancy. Gastroenterol Clin North Am，2003，32(1)：235-261.

[9] SCHENKER S，DICKE J，JOHNSON R F，et al. Human placental transport of cimetidine. J Clin Invest，1987，80(5)：1428-1434.

[10] 西咪替丁胶囊药品说明书，2018.

[11] SCHAEFER C，SPIELMANN H，VETTER K，等. 孕期与哺乳期用药指南. 吴效科，黄志超，译. 8版. 北京：科学出版社，2021.

[12] 张学军，郑捷. 皮肤性病学. 9版. 北京：人民卫生出版社，2018.

[13] 中国疾病预防控制中心性病控制中心，中华医学会皮肤性病学分会性病学组，中国医师协会皮肤科医师分会性病亚专业委员会. 梅毒、淋病、生殖器疱疹、生殖道沙眼衣原体感染诊疗指南(2014). 中华皮肤科杂志，2014，47(5)：365-372.

[14] SÉNAT M, ANSELEM O, PICONE O, et al. Prevention and management of genital herpes simplex infection during pregnancy and delivery: guidelines from the French College of Gynaecologists and Obstetricians (CNGOF). Eur J Obstet Gynecol Reprod Biol, 2018, 224: 93-101.

## 案例 75

**【患者基本信息】**

女,29 岁

**【临床诊断】**

孕 5 周,周围神经炎

**【处方用药】**

注射用头孢曲松钠 1g　用法:每次 2g,每天 1 次,静脉滴注

**【处方分析】**

该处方不合理之处在于无适应证用药。

头孢曲松妊娠期用药安全性分级为 B 级[1],属于头孢菌素类抗菌药物,主要用于敏感菌引起的感染,如:脓毒血症;脑膜炎;播散性莱姆病(早、晚期);腹部感染(腹膜炎、胆道及胃肠道感染);骨、关节、软组织、皮肤及伤口感染;免疫机制低下患者的感染;肾脏及泌尿道感染;呼吸道感染,尤其是肺炎、耳鼻喉感染;生殖系统感染,包括淋病;术前预防感染。成人及 12 岁以上儿童标准剂量为:1~2g,每天 1 次(每 24 小时)。头孢菌素类药物是妊娠期间抗感染治疗优选的安全性较高的抗菌药物[2]。本药可通过胎盘,可在羊水中检测到[3]。动物实验未观察到有胚胎毒性、损害生育力或对子代出生后生长、功能行为和繁殖能力有不良影响[4],临床研究资料显示妊娠期使用头孢菌素通常较安全,仅有一项研究观察到房间隔缺损与妊娠早期使用头孢菌素有关[5]。

**【药师建议】**

周围神经炎不是细菌感染性疾病,没有使用抗菌药物的指征。根据中华医学会神经病学分会等制定的《中国亚急性联合变性诊治共识》,周围神经炎是人体对维生素 $B_{12}$ 的摄入、吸收、结合、转运或代谢出现障碍导致体内含量不足,从而引起的中枢和周围神经系统变性疾病。本病治疗的目标是改善维生

素 $B_{12}$ 缺乏所致的症状与体征，保证其充足的身体存储，明确缺乏的原因并监测对治疗的反应。具体措施包括：维生素 $B_{12}$ 的补充治疗、针对维生素 $B_{12}$ 缺乏的病因治疗及并发症的对症处理等[6]。建议患者同时就诊神经内科，遵医嘱用药，并及时复查评估治疗效果的指标。

## 参考文献

[1] 注射用头孢曲松钠药品说明书，2016.

[2] SCHAEFER C，SPIELMANN H，VETTER K，等. 孕期与哺乳期用药指南. 吴效科，黄志超，译. 8 版. 北京：科学出版社，2021.

[3] KAFETZIS D A，BRATER D C，FANOURGAKIS J E，et al. Ceftriaxone distribution between maternal blood and fetal blood and tissues at parturition and between blood and milk postpartum. Antimicrob Agents Chemother，1983，23(6)：870-873.

[4] 注射用头孢曲松钠药品说明书，2020.

[5] CRIDER K S，CLEVES M A，REEFHUIS J，et al. Antibacterial medication use during pregnancy and risk of birth defects：National Birth Defects Prevention Study. Arch Pediatr Adolesc Med，2009，163(11)：978-985.

[6] 中华医学会神经病学分会，中华医学会神经病学分会周围神经病协作组，中华医学会神经病学分会肌电图与临床神经电生理学组，等. 中国亚急性联合变性诊治共识. 中华神经科杂志，2020，53(4)：269-270.

## 案例 76

### 【患者基本信息】

女，21 岁

### 【临床诊断】

孕 5 周，失眠症

### 【处方用药】

酒石酸唑吡坦片 10mg×21 片×1 盒　用法：每次 30mg，每天 1 次，口服

### 【处方分析】

该处方不合理之处在于：①孕早期失眠不宜首选药物治疗；②唑吡坦片给药剂量偏大。

唑吡坦妊娠期用药安全性分级为 B 级[1]，属于非苯二氮䓬类（nonbenzodiazapine，NBZD）镇静催眠药，用于治疗偶发性、暂时性的，属于重度睡眠障碍的失眠，成人常用剂量为每天1次，每次10mg，在临睡前服药或上床后服用，且每晚只服用1次，不得多次服用。根据《中国失眠症诊断和治疗指南》，妊娠期失眠患者药物治疗可选用NBZD[2]。唑吡坦可通过胎盘[3]，动物实验观察到该药的不良反应包括导致实验动物发情周期紊乱、交配前间期延长和子代发育毒性（如骨化减少或不完全、生长减慢、存活率降低）[4]。目前临床研究数据显示，孕妇使用本药未见先天畸形的风险增加[5]，但有一些研究报道，在妊娠末期使用唑吡坦时，尤其是与其他中枢神经系统抑制剂同时使用时，曾出现严重的新生儿呼吸抑制和镇静作用[6-7]。

【药师建议】

根据2017年中国睡眠研究会制定的《中国失眠症诊断和治疗指南》，妊娠期失眠发生率为52%~62%，引起失眠的相关因素有恶心呕吐、腰背痛、骨盆痛和排尿次数增加，适应困难、焦虑也可能导致失眠。为了避免药物潜在的致畸作用，心理和行为治疗是首选的失眠症治疗方法，患者可就诊神经内科，在医生指导下改变对睡眠不良认知和行为因素，增强患者自我控制失眠症的信心。若不可避免使用药物治疗失眠，原则上NBZD较BZD安全，避免使用5-羟色胺选择性重摄取抑制药（selective serotonin reuptake inhibitor，SSRI）和抗组胺药。就目前的临床数据而言，NBZD中佐匹克隆比唑吡坦相对更安全，并应从低剂量开始给药，尽量缩短用药疗程，避免联合用药[2]。此外，患者生活上应注意避免食用含有咖啡因的食物，傍晚适当运动，避免焦虑，放松心情。

## 参考文献

[1] 唑吡坦片药品说明书，2020.
[2] 中国睡眠研究会. 中国失眠症诊断和治疗指南. 中华医学杂志，2017，97（24）：1844-1856.
[3] JURIC S，NEWPORT D J，RITCHIE J C，et al. Zolpidem（ambien）in pregnancy：placental passage and outcome. Arch Womens Ment Health，2009，12（6）：441-446.
[4] 唑吡坦片药品说明书，2019.
[5] WIKNER B N，KALLEN B. Are hypnotic benzodiazepine receptor agonists teratogenic in humans? J Clin Psychopharmacol，2011，31（3）：356-359.
[6] SHARMA A，SAYEED N，KHEES C R，et al. High dose zolpidem induced fetal neural tube defects. Curr Drug Saf，2011，6（2）：128-129.
[7] WANG L H，LIN H C，LIN C C，et al. Increased risk of adverse pregnancy outcomes in women receiving zolpidem during pregnancy. Clin Pharmacol Ther，2010，88（3）：369-374.

## 案例77

**【患者基本信息】**

女,25岁

**【临床诊断】**

孕11⁺周,剧烈呕吐

**【处方用药】**

盐酸昂丹司琼片 8mg×7片×2盒 用法:每次8mg,每天2次,口服
维生素 $B_6$ 片 10mg×100片×1瓶 用法:每次10mg,每天3次,口服

**【处方分析】**

本处方的不合理之处在于选择了妊娠期呕吐非首选的药物昂丹司琼。

昂丹司琼妊娠期用药安全性分级属于B级[1],其在人类妊娠期间使用的安全性尚未明确,动物实验未显示对胚胎期、胎仔形成期、妊娠期、围产期及产后期有直接或间接害处。然而因为对动物的研究并不完全能够预示人类的反应,故不推荐在妊娠前3个月内使用昂丹司琼[2]。昂丹司琼为5-羟色胺3型受体拮抗剂,存在诱导胎儿唇裂的风险[3]。此外,昂丹司琼有增加患者心脏QT间期延长引发尖端扭转型室性心动过速的潜在风险[3-4]。昂丹司琼能进入哺乳期大鼠的乳汁,是否进入人乳仍然不明确,昂丹司琼说明书建议应用本品期间应停止哺乳[2]。

**【药师建议】**

《妊娠剧吐的诊断及临床处理专家共识(2015)》推荐孕妇发生剧吐首先选用口服维生素 $B_6$ 片[5],每天给药剂量为40mg[6]。若无明显改善,可加用苯海拉明,但给药剂量每天不得超过400mg;在无严重脱水情况下,可联合使用甲氧氯普胺。经研究证实,甲氧氯普胺并不会增加出生缺陷以及早产、死产风险[7],对胎儿较为安全,其止吐效果好,价格便宜。此外,妊娠期间,应尽量避免接触容易诱发呕吐的气味、食品或添加剂,以免加重呕吐[3]。

### 参考文献

[1] 蒋式时,邵守进,陶如风. 妊娠期哺乳期用药医师案头参考. 2版. 北京:人民卫生出版社,2010.

[2] 盐酸昂丹司琼片药品说明书,2019.
[3] FREEDMAN S B,ULERYK E,RUMANTIR M,et al. Ondansetron and the risk of cardiac arrhythmias:a systematic review and postmarketing analysis. Ann Emerg Med,2014,64(1):19-25.
[4] FDA. FDA drug safety communication:updated information on 32mg intravenous ondansetron (Zofranl) dose and pre-mixed ondansetron products. [2017-08-11]. http://www.fda.gov/Drugs/DrugSafety/ucm330049.htm.
[5] 中华医学会妇产科学分会产科学组. 妊娠剧吐的诊断及临床处理专家共识(2015). 中华妇产科杂志,2015,50(11):801-804.
[6] BRIGGS G G,FREEMAN R K,YAFFE S J. 妊娠期和哺乳期用药. 杨慧霞,段涛,译. 7版. 北京:人民卫生出版社,2008.
[7] ASTEMAK B,SVANSTROM H,MOLGAARD-NIELSEN D,et al. Metoclopramide in pregnancy and risk of major congenital malformations and fetal death. JAMA,2013,310(15):1601-1611.

## 案例78

### 【患者基本信息】

女,27岁

### 【临床诊断】

孕6周,妊娠糖尿病,妊娠剧吐

### 【处方用药】

罗格列酮片 1mg×20片×2盒　用法:每次4mg,每天3次,口服
维生素 $B_6$ 片 10mg×60片×1盒　用法:每次50mg,每天3次,口服

### 【处方分析】

该处方不合理之处在于妊娠糖尿病选用罗格列酮治疗,且用法用量不合理。

罗格列酮属于噻唑烷二酮类降血糖药,通过提高胰岛素的敏感性而有效地控制血糖。罗格列酮妊娠期用药安全性分级属于C级[1]。研究表明,给予妊娠早期大鼠罗格列酮,对着床或胚胎无影响,但在妊娠中晚期给药,可引起大鼠和家兔胚胎死亡和生长迟滞。由于目前缺乏孕妇相关用药资料,因此,除非所获利益大于对胎儿的潜在危险,否则孕妇不应服用此药。罗格列酮能大量进入大鼠乳汁,是否进入人乳无明确证据,因此不建议哺乳期妇女使用本品。

维生素 $B_6$ 妊娠期用药安全性分级属于 A 级，其直接参与氨基酸的合成，对妊娠期恶心呕吐有抑制作用[2]。但须注意的是哺乳期妇女摄入过高剂量维生素 $B_6$，能够抑制乳汁分泌。《妊娠剧吐的诊断及临床处理专家共识(2015)》指出，整个妊娠期可安全使用维生素 $B_6$，推荐作为一线用药[3]。

【药师建议】

美国妇产科医师学会《妊娠期糖尿病指南(2017)》指出，当饮食与运动治疗不足以维持正常血糖水平时需启用药物疗法，药物疗法主要包括注射胰岛素与口服降血糖药，可用于妊娠期间血糖控制的口服降血糖药主要是二甲双胍与格列本脲，由于口服降血糖药对妊娠糖尿病(gestational diabetes mellitus，GDM)患者及胎儿的影响尚无定论，缺乏长期安全性的证据，因此推荐首选胰岛素治疗[4]。此外，健康的生活方式是妊娠糖尿病的防治中不可缺少的一项重要措施，个体自我管理、饮食控制、运动治疗、健康教育、控制体重增长、心理管理、血糖监测等需要贯穿 GDM 治疗的全过程。各种措施相互配合并定期产检，进行效果监测及评估，以控制妊娠期体重合理增长，维持血糖平稳，进而保证良好的母婴结局[5]。

## 参考文献

[1] 罗格列酮片药品说明书，2007.
[2] 张小伟. 联合用药方案治疗妊娠剧吐的效果观察. 医学食疗与健康，2020，18(17)：85，87.
[3] 中华医学会妇产科学分会产科学组. 妊娠剧吐的诊断及临床处理专家共识(2015). 中华妇产科杂志，2015，50(11)：801-804.
[4] 王昊，漆洪波. 美国妇产科医师学会"妊娠期糖尿病指南(2017)"要点解读. 中国实用妇科与产科杂志，2018，34(1)：62-66.
[5] 王子莲，陈汉青. 妊娠期糖尿病健康生活方式管理. 中国实用妇科与产科杂志，2018，34(9)：976-979.

## 案例 79

【患者基本信息】

女，27 岁

【临床诊断】

孕 7 周，反复性流产，遗传性易栓症(高风险)

【处方用药】

醋酸泼尼松片 5mg×7 片×1 盒 用法:每次 5mg,每天 3 次,口服,晚餐后

阿司匹林肠溶片 100mg×100 片×1 盒 用法:每次 100mg,每天 1 次,口服,早餐后

华法林钠片 3mg×7 片×1 盒 用法:每次 3mg,每天 1 次,口服

【处方分析】

该处方不合理之处在于使用了妊娠期禁用的药物华法林钠片。

醋酸泼尼松片是糖皮质激素类药物,泼尼松妊娠期用药安全性分级属于 C/D 级[1],能降低患者机体免疫反应,减少免疫复合物沉积,从而减少血管堵塞,降低母体免疫排斥反应;能通过刺激滋养细胞分泌人绒毛膜促性腺激素,并作用于黄体颗粒细胞,从而抑制黄体溶解,调节母体局部黄体功能[2]。泼尼松能微量进入乳汁[3],美国儿科学会药物委员会认为哺乳期妇女应用本品可继续哺乳[4]。

阿司匹林 FDA 分级属于 C 级[1]。其通过降低机体前列腺素合成酶活性,减少 $TXA_2$ 生成,抑制血小板聚集,能够改善患者血管微循环,进而保证母体与胎儿顺利完成营养物质交换[5-6]。本品易通过胎盘,孕晚期应用本品,脐带血中药物浓度甚至可超过母血[1]。目前认为,小剂量应用阿司匹林对胎儿无致畸作用,且不增加胎盘早剥、产后出血或平均失血量增多等并发症的风险[7]。阿司匹林能少量进入乳汁,美国儿科学会药物委员会认为哺乳期妇女应用本品可继续哺乳,但须警惕对婴儿可能产生的不良影响[4]。

华法林钠片为香豆素类抗凝血药,目前已经广泛应用于防治各类血栓性疾病[8]。华法林钠妊娠期用药安全性分级属于 X 级[1],其易通过胎盘并致畸胎,妊娠期应用香豆素类抗凝血药对胎儿有严重影响。妊娠期使用华法林钠片可致"胎儿华法林综合征",发生率可达 5%~30%,表现为骨骺分离,鼻发育不全,视神经萎缩,智力迟钝,心、肝、脾、胃肠道、头部等畸形[1]。妊娠后期应用可致出血和死胎,故妊娠 6~12 周及妊娠第Ⅲ周期中段后禁止使用华法林钠[9]。香豆素衍化物能少量进入乳汁,但量极少,美国儿科学会药物委员会认为哺乳期妇女如服用华法林和香豆素可继续哺乳[4]。

【药师建议】

根据《ACOG "妊娠期遗传性易栓症指南(2018)"解读》,推荐遗传性易栓症(高风险)患者可以使用低分子肝素和普通肝素进行治疗,低分子肝素与普通肝素相比,给药相对容易且不会通过胎盘,可安全地用于整个妊娠期遗传性

易栓症治疗[10]。

## 参考文献

[1] 蒋式时,邵守进,陶如风. 妊娠期哺乳期用药医师案头参考. 2 版. 北京:人民卫生出版社,2010.
[2] 郭红霞. 醋酸泼尼松片联合阿司匹林肠溶片治疗 D-二聚体升高复发性流产的效果. 河南医学研究,2020,29(25):4723-4725.
[3] GREENBERGER P A,ODEH Y K,FREDERIKSEN M C,et al. Pharmacokinetics of prednisolone transfer to breast milk. Clin Pharmacol Ther,1993,53(3):324-328.
[4] American Academy of Pediatrics Committee on Drugs. The transfer of drugs and other chemicals into human milk. Pediatrics,2001,108(3):776-789.
[5] 周静,陈萍. 寿胎丸联合阿司匹林及泼尼松治疗复发性流产 41 例. 西部中医药,2018,31(6):94-96.
[6] 杨敬敬,杨春丽,王宝金. 固肾安胎丸联合阿司匹林治疗复发性流产的临床研究. 现代药物与临床,2019,34(4):1100-1103.
[7] HENDERSON J T,WHITLOCK E P,O'CONNOR E,et al. Low-dose aspirin for prevention of morbidity and mortality from preeclampsia:a systematic evidence review for the U.S. Preventive Services Task Force. Ann Intern Med,2014,160(10):695-703.
[8] 刘立新,王士雯,赵玉生. 华法林与血管钙化. 解放军药学学报,2005,21(2):138-140.
[9] 华法林钠片药品说明书,2017.
[10] 董艳玲,漆洪波. ACOG "妊娠期遗传性易栓症指南(2018)" 解读. 中国实用妇科与产科杂志,2019,35(3):298-303.

## 案例 80

### 【患者基本信息】

女,30 岁

### 【临床诊断】

孕 4 周,感冒

### 【处方用药】

口咽清丸 0.5g×16 袋×1 盒　用法:每次 1 袋,每天 2 次,口服
复方氨酚烷胺片 6 片×2 板×1 盒　用法:每次 1 片,每天 2 次,口服

### 【处方分析】

该处方不合理之处在于使用了妊娠期禁用的药物口咽清丸和复方氨酚

烷胺片。

口咽清丸为中成药，用于咽喉肿痛、牙疳口疮等。说明书建议妊娠期禁用[1]。

复方氨酚烷胺片为解热镇痛药，用于缓解普通感冒及流行性感冒引起的发热、头痛、四肢酸痛等症状。主要成分是对乙酰氨基酚、盐酸金刚烷胺、马来酸氯苯那敏（妊娠期用药安全性分级均属于 C 级）、咖啡因（妊娠期用药安全性分级属于 B 级）、人工牛黄。对乙酰氨基酚作为解热镇痛药可用于妊娠各期，而金刚烷胺、人工牛黄均可通过胎盘，对胚胎具有毒性与致畸性，可能会对胎儿造成不良影响，此外金刚烷胺能够通过乳汁分泌，故孕妇及哺乳期妇女禁用[2]。咖啡因易通过胎盘屏障，大剂量服用咖啡因，可能导致畸胎，而其致畸作用与剂量、给药方式密切相关[3]。妊娠 3~8 周是大多数器官分化、发育、形成的阶段，最易受到药物影响[4]，复方氨酚烷胺片成分复杂，因此不推荐妊娠期使用。

【药师建议】

口咽清丸说明书中表明妊娠期禁用，因此不应该使用该药物。复方氨酚烷胺片为复方制剂，成分过于复杂，不推荐妊娠期使用。感冒属于自限性疾病，若感冒严重导致孕妇发热推荐使用对乙酰氨基酚，已有的证据表明其可以在妊娠各个阶段安全使用[5]。

## 参考文献

[1] 口咽清丸药品说明书，2017.
[2] 复方氨酚烷胺片药品说明书，2019.
[3] 麦角胺咖啡因片说明书，2016.
[4] 曾文琼. 孕妇如何安全服药. 中华养生保健，2012（12）：20-22.
[5] BRIGGS G G，FREEMAN R K，YAFFE S J. 妊娠期和哺乳期用药. 杨慧霞，段涛，译. 7 版. 北京：人民卫生出版社，2008.

## 案例 81

【患者基本信息】

女，27 岁

【临床诊断】

孕 5 周，细菌性阴道病

【处方用药】

甲硝唑片 0.2g×100 片×1 瓶　用法：每次 0.8g，每天 3 次，口服

【处方分析】

甲硝唑妊娠期用药安全性分级属于 B 级[1]，是一种硝基咪唑类抗生素，可抑制细菌脱氧核糖核酸合成，抑制细菌生长繁殖，对大多数阴道毛滴虫、厌氧菌、阴道加德纳菌等有较强的抑制作用[2]，但对乳杆菌生长无明显影响[3]。本品能通过胎盘进入胎儿循环，妊娠晚期应用甲硝唑，脐带血/母血药物浓度比值约为 1.0[4]。甲硝唑在体内可被还原为中间活性产物，具有细胞毒性作用，可使细菌 DNA 螺旋结构发生断裂，从而抑制其复制及转录，达到杀灭细菌的目的[5]。自 20 世纪 80 年代晚期以来，关于妊娠期应用甲硝唑对胎儿安全性的研究报道较多。一般认为本品对胎儿是安全的，即使在妊娠早期应用也未见有致畸影响。甲硝唑能进入乳汁。由于本品对婴儿可能存在潜在的不良反应，故哺乳期应慎用[6]。

【药师建议】

《细菌性阴道病诊治指南(2021 修订版)》指出，阴道局部用药可能存在胎膜早破等风险[7]。故推荐口服甲硝唑片。每天给药剂量 800mg，分 2 次服用，连用 7 天。难治性阴道炎可考虑增加甲硝唑治疗天数至 14 天。若有胃肠道反应可改用甲硝唑凝胶。甲硝唑凝胶阴道给药能够发挥良好的局部治疗作用，如抗菌、止痒、收敛、润滑，用药后经阴道血管吸收，直接作用于病变组织，效果明显[8]。同时，甲硝唑凝胶阴道用药后，药物可持久分布于子宫颈黏膜、阴道内壁位置，产生持久而特异的局部治疗效果[9]。

## 参考文献

[1] 蒋式时，邵守进，陶如凤. 妊娠期哺乳期用药医师案头参考. 2 版. 北京：人民卫生出版社，2010.

[2] 张岱，林怀宪，廖秦平，等. 治疗需氧菌阴道炎的随机对照研究. 中国妇产科临床杂志，2017，18(1)：33-35.

[3] 张埃姆. 甲硝唑联合克林霉素软膏治疗细菌性阴道炎的临床观察. 浙江实用医学，2018，23(4)：285-286.

[4] KARHUNEN M. Placental transfer of metronidazole and tinidazole in early human pregnancy after a single infusion. Br J Clin Pharmacol，1984，18(2)：254-257.

[5] 刘辉，沈忱. 复方甲硝唑联合克林霉素治疗细菌性阴道炎的临床价值分析. 中国合理用药探索，2019，16(6)：175-177.

[6] American Academy of Pediatrics Committee on Drugs. The transfer of drugs and other chemicals into human milk. Pediatrics, 2001, 108(3): 776-789.
[7] 中华医学会妇产科学分会感染性疾病协作组. 细菌性阴道病诊治指南(2021 修订版). 中华妇产科杂志, 2021, 56(1): 3-6.
[8] 张丽芳. 孕早期甲硝唑凝胶治疗对细菌性阴道炎孕妇妊娠结局的影响. 中国药物与临床, 2020, 20(14): 2396-2398.
[9] 舒广惠, 曹水霞, 郑茜. 乳酸杆菌制剂与甲硝唑制剂治疗妊娠期细菌性阴道炎的疗效比较. 当代医学, 2017, 23(11): 73-75.

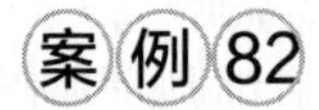


**【患者基本信息】**

女, 24 岁

**【临床诊断】**

孕 7 周, 人乳头瘤病毒(HPV)感染

**【处方内容】**

氟尿嘧啶片 50mg×24 片×1 盒　用法: 每次 0.2g, 每天 3 次, 口服

**【处方分析】**

该处方不合理之处在于使用了孕早期内禁用的药物氟尿嘧啶片。

氟尿嘧啶妊娠期用药安全性分级为 D 级[1], 通过抑制胸腺嘧啶核苷酸合成酶从而抑制 DNA 合成, 是一类具有广谱抗肿瘤作用的嘧啶类药物[2]。研究表明, 在孕早期应用本品可导致先天性畸形, 并可能对胎儿产生远期影响[1]。故在妇女孕早期 3 个月内禁用本药。由于本品潜在的致癌、致畸、致突变作用以及可能在婴儿中出现的毒副反应, 因此在哺乳期间禁用此药[3]。

**【药师建议】**

氟尿嘧啶可导致胚胎畸形等危害, 孕妇不应当使用该药。HPV 感染存在自限性, 机体产生细胞免疫及体液免疫可清除大部分 HPV, 因此只有一部分人群呈 HPV 潜伏感染, 少数呈亚临床感染。目前尚无有效治疗 HPV 的药物, 若经检查确诊为 HPV 亚临床感染, 无病变发生, 则暂时无须治疗[4]。因此, 妊娠早期感染 HPV 不作特殊治疗, 观察即可。若感染加重进一步检测出低危型 HPV 感染, 尤其是 6 型和 11 型 HPV, 该孕妇应行剖宫产分娩, 以最大限度地降低幼年性喉乳头状瘤病的发生率[5]。

## 参考文献

[1] 蒋式时,邵守进,陶如风. 妊娠期哺乳期用药医师案头参考. 2版. 北京:人民卫生出版社,2010.
[2] 周琰,王蓓丽,张春燕,等. 消化道肿瘤患者MTHFR基因多态性与5-氟尿嘧啶化疗不良反应的相关性研究. 现代检验医学杂志,2020,35(3):1-5.
[3] 氟尿嘧啶片药品说明书,2020.
[4] 李伟,黄晓园,庄亮,等. 氟尿嘧啶用于人乳头状瘤病毒高危型感染早期干预治疗. 医药导报,2006,25(4):306-308.
[5] 福建省海峡两岸精准医学协会HPV感染疾病专业委员会. HPV感染疾病相关问题专家共识(2017). 医学研究生学报,2017,30(12):1238-1241.

## 案例83

### 【患者基本信息】

女,27岁

### 【临床诊断】

孕3周,支气管哮喘

### 【处方用药】

氨茶碱片 0.1g×100片×1瓶　用法:每次0.2g,每天3次,口服
注射用奥马珠单抗 150mg×1瓶　用法:每次150mg,每天1次,皮下注射

### 【处方分析】

该处方不合理之处在于使用了妊娠期不推荐使用的药物奥马珠单抗,且未选用指南推荐的首选药物吸入性糖皮质激素(ICS)类药物。

氨茶碱妊娠期用药安全性分级为C级[1],是一种经典的治疗支气管哮喘、慢性阻塞性肺疾病的常用药物。氨茶碱为茶碱与乙二胺的复盐(溶解度可增加20倍[2]),在体内释放出茶碱,其药理作用主要来自茶碱,茶碱具有舒张支气管平滑肌、强心、利尿、兴奋呼吸中枢、抗气道炎症等作用[3]。氨茶碱片成人常用剂量为每天0.3~0.6g。氨茶碱[4]和茶碱[5]均可通过胎盘屏障,茶碱脐带血浓度与母体血浆浓度相似[5]。动物研究显示,给予小鼠单剂量腹腔注射茶碱≥100mg/kg(以体表面积$mg/m^2$计,约为人类推荐的最大口服剂量)可观察

到腭裂、多指（趾）畸形；在给予茶碱剂量约为人类最大推荐剂量的2倍时，观察到短肢畸形、小颌畸形、马蹄内翻足、皮下血肿、眼睑外翻和胚胎死亡[6]。临床研究中，茶碱用于治疗妊娠期哮喘没有发现致畸作用的证据[7]，但有研究显示，妊娠早期暴露于氨茶碱与新生儿发生多指（趾）畸形有关，暴露于茶碱有观察到新生儿发生心血管畸形、唇裂、脊柱裂、多趾畸形、肢体短缺畸形、尿路下裂，其中心血管畸形、唇裂、脊柱裂也与母体疾病、协同使用其他药物以及偶然发生有关[1]。

奥马珠单抗妊娠期用药安全性分级为B级[8]，是重组人源化抗IgE单克隆抗体，目前主要用于治疗确诊为IgE介导的哮喘患者，根据基线IgE（治疗开始前测定）和体重(kg)确定本品的给药剂量和给药频率。IgG抗体可通过胎盘，故本药可通过胎盘，IgG胎盘转运程度取决于IgG的亚型、药物暴露时的胎龄和暴露时间[9]。动物研究显示，于器官形成期给予妊娠食蟹猴皮下注射本品最高达每周75mg/kg（以mg/kg计，约为人类最大推荐剂量的5倍），未观察到母体毒性、胚胎毒性或致畸性；在妊娠晚期、分娩期和哺乳期给予食蟹猴本品未观察到胎仔或新生仔生长产生不良影响[10]。一项前瞻性观察性的研究显示，妊娠期暴露于奥马珠单抗不增加严重先天性畸形的风险[11]。有研究报告显示，妊娠期暴露于本品，低出生体重的发生率增加，但该研究同样指出，妊娠期使用本品的女性哮喘严重程度更高，故很难确定低出生体重是由药物还是疾病的严重程度引起的[10]。

**【药师建议】**

妊娠期哮喘不仅影响孕妇，还影响胎儿，未控制的妊娠期哮喘会导致孕妇发生子痫、妊娠高血压，还可增加围产期的病死率、早产率和低体重儿的发生率[12]。根据《2020日本成人哮喘管理指南》(*Japanese guidelines for adult asthma 2020*)，妊娠期哮喘长期管理推荐的一线治疗药物为ICS，如果在ICS治疗的基础上哮喘控制不佳，可联合长效$\beta_2$受体激动剂(LABA)、茶碱缓释制剂；当考虑受益大于风险时，可考虑使用白三烯受体拮抗剂（LTRA)；生物制剂，包括抗IgE单抗或过敏原特异性免疫疗法，在妊娠期间应避免使用，除非在妊娠前已经开始使用[13]。

建议该患者首选ICS，如单药ICS治疗哮喘控制不佳，可考虑联合使用LABA或茶碱缓释制剂，并在医师指导下用药剂量减少至控制病情的最低剂量，且经皮动脉血氧饱和度$SpO_2$维持在≥95%[13]。如患者在妊娠期需继续使用茶碱，应监测茶碱血药浓度，并维持在8~12mg/L[14]。奥马珠单抗在孕妇中使用的资料有限，不推荐常规使用。该患者孕3周，正处于器官形成关键时期，基于胎龄及研究资料，为尊重患者的生育权，告知其胎儿潜在风险，嘱妊娠期需定期产前检查，另嘱患者孕12~13周、孕22~24周、孕28~30周需进行B超筛查及系统胎儿B超检查；孕16周应进行唐氏筛查。

## 参考文献

[1] BRIGGS G G, FREEMAN R K, YAFFE S J. 妊娠期和哺乳期用药. 杨慧霞, 段涛, 译. 7版. 北京: 人民卫生出版社, 2008.

[2] STIRT J A, SULLIVAN S F. Aminophylline. Anesth Analg, 1981, 60(8): 587-602.

[3] BARNES P J. Theophylline. Am J Respir Crit Care Med, 2013, 188(8): 901-906.

[4] 氨茶碱片药品说明书, 2018.

[5] 茶碱缓释片药品说明书, 2015.

[6] 茶碱缓释片药品说明书, 2020.

[7] MIDDLETON P G, GADE E J, AGUILERA C, et al. ERS/TSANZ Task Force Statement on the management of reproduction and pregnancy in women with airways diseases. Eur Respir J, 2020, 55(2): 1901208.

[8] 注射用奥马珠单抗药品说明书, 2015.

[9] LEVI-SCHAFFER F, MANKUTA D. Omalizumab safety in pregnancy. J Allergy Clin Immunol, 2020, 145(2): 481-483.

[10] 注射用奥马珠单抗药品说明书, 2020.

[11] NAMAZY J A, BLAIS L, ANDREWS E B, et al. Pregnancy outcomes in the omalizumab pregnancy registry and a disease-matched comparator cohort. J Allergy Clin Immunol, 2020, 145(2): 528-536.

[12] 中华医学会呼吸病学分会哮喘学组. 支气管哮喘防治指南(2020年版). 中华结核和呼吸杂志, 2020, 43(12): 1023-1048.

[13] NAKAMURA Y, TAMAOKI J, NAGASE H, et al. Japanese guidelines for adult asthma 2020. Allergol Int, 2020, 69(4): 519-548.

[14] SCHATZ M. Asthma treatment during pregnancy. What can be safely taken? Drug Saf, 1997, 16(5): 342-350.

## 案例84

**【患者基本信息】**

女，20岁

**【临床诊断】**

孕6周，孕吐

【处方用药】

维生素 $B_6$ 片 10mg×100 片×1 瓶　用法：每次 10mg，每天 3 次，口服
盐酸昂丹司琼片 4mg×12 片×1 盒　用法：每次 16mg，每天 3 次，口服
醋酸泼尼松片 5mg×100 片×1 瓶　用法：每次 40mg，每天 3 次，口服

【处方分析】

该处方不合理之处在于：①妊娠早期使用了糖皮质激素类药物泼尼松，糖皮质激素类药物仅作为顽固性妊娠剧吐患者的最后止吐方案，不应作为妊娠恶心呕吐的初始治疗方案；且泼尼松一般使用日剂量最大为 100mg，该处方泼尼松日给药剂量达 120mg，给药剂量不适宜。②盐酸昂丹司琼片给药剂量和频次偏多，应每次 4~8mg，每 12 小时 1 次，口服。

维生素 $B_6$ 妊娠期用药安全性分级为 A 级[1]，为水溶性维生素，用于维生素 $B_6$ 缺乏的预防和治疗，防治异烟肼等肼类化合物中毒，也用于减轻妊娠呕吐，维生素 $B_6$ 依赖综合征等，超大剂量（≥15g/d）应用本品可引起外周神经病变（如出现感觉异常、肌无力、肢体运动障碍等）[2]。研究证实，孕早期使用本品安全有效，没有任何证据显示本品有致畸性，FDA 推荐本品为妊娠剧呕的一线治疗药物[3-4]。但妊娠期接受大剂量维生素 $B_6$，可致新生儿产生维生素 $B_6$ 依赖综合征[5]，妊娠期维生素 $B_6$ 最大给药剂量为 80mg/d[4]。

昂丹司琼妊娠期用药安全性分级为 B 级[6]，为 5-羟色胺受体拮抗剂，主要用于预防和治疗放化疗引起的恶心、呕吐；妊娠恶心呕吐使用本品属于超说明书用药[7]。本品常用剂量每次 8mg，每天 2~3 次给药。动物研究示，在器官形成期分别给予妊娠的大鼠、家兔口饲本品最高达 15mg/(kg·d) 和 30mg/(kg·d)（以体表面积计，分别为人类最大推荐日剂量的 6 倍和 24 倍），未发现对母体和胎仔发育有明显影响。实验中，在妊娠的第 17~21 天，给予妊娠的大鼠口饲本品最高达 15mg/(kg·d)，观察到母体体重略有减轻外，未见对母体有其他影响或子代产前和产后发育有影响[8]。临床研究显示，本品不增加自然流产、死胎、新生儿出生缺陷、早产、低出生体重和小于胎龄的风险[9]，但有报道本品与胎儿唇裂[10-11]和心血管缺陷[12]有关。

泼尼松妊娠期用药安全性分级为 C 级[13]，作用时间在 8~12 小时，为中效糖皮质激素类药物，主要用于过敏性和自身免疫性疾病、急性白血病、恶性淋巴瘤等，针对不同的疾病及疾病的严重程度给药剂量不同[2]。本品本身无药理活性，需经肝脏代谢转化为泼尼松龙才发挥生理及药理作用。妊娠期间 $11\beta$-羟基类固醇脱氢酶 2 在胎盘含量较高，可将通过胎盘的糖皮质激素类药物转化为无活性的 17-羟-11 脱氢皮质酮，因此胎盘可阻挡高于胎儿 5~10 倍

浓度的母体糖皮质激素类药物进入胎儿血液循环[14]。动物资料显示,在器官形成期给予妊娠的大鼠、家兔、仓鼠和小鼠泼尼松龙,显示本品具有致畸性,有观察到后代腭裂的发生率增加;在暴露于泼尼松龙的大鼠幼仔中,还观察到动脉导管收缩。给予妊娠大鼠 30mg/kg(以体表面积计,相当于 60kg 人类剂量 290mg)及以上,观察到腭裂、胎仔死亡率及胎仔体重减少情况增加[15]。临床研究显示,在妊娠期使用糖皮质激素类药物通常不增加严重先天畸形[16-17],但有研究示妊娠早期应用糖皮质激素类药物,可能会增加唇腭裂的风险[18]。妊娠期使用高剂量的糖皮质激素类药物可能引起宫内生长迟缓、早产,以及新生儿短暂的低血糖、低血压和电解质紊乱[4]。

**【药师建议】**

根据《妊娠剧吐的诊断及临床处理专家共识(2015)》,妊娠剧吐应首先考虑单种药物疗法:口服维生素 $B_6$ 片(10~25mg,每天 3 次);如呕吐无明显改善,可考虑加用苯海拉明(50~100mg,每 4 小时 1 次);如仍有症状可考虑联合应用甲氧氯普胺(5~10mg,每 8 小时 1 次,口服、肌内注射或静脉滴注)、昂丹司琼(4~8mg,每 12 小时 1 次,肌内注射或口服)或异丙嗪(12.5~25.0mg,每 4 小时 1 次,肌内注射、口服或直肠给药)中的任何 1 种药物[7]。如患者合并有脱水,应纠正脱水及电解质紊乱。

患者孕 6 周,正处于胎儿器官形成的关键时期,应在医师指导下减少用药品种和减少药品剂量至控制病情的最低剂量。因昂丹司琼有增加 QT 间期延长引发尖端扭转型室性心动过速的风险[7],故 FDA 建议单次使用剂量不应超过 16mg,大剂量使用时可监测电解质和心电图。该患者昂丹司琼日剂量达 48mg,给药频率错误。糖皮质激素类药物可能增加唇腭裂的风险,孕 10 周前应避免应用,仅作为顽固性妊娠剧吐患者的最后止吐方案[19],不应作为初始治疗,建议停用。另嘱患者孕 12~13 周、孕 22~24 周、孕 28~30 周需进行 B 超筛查及系统胎儿 B 超检查;孕 16 周要进行唐氏筛查。

## 参考文献

[1] 维生素 $B_6$ 片药品说明书,2019.
[2]《中国国家处方集》编委会. 中国国家处方集:化学药品与生物制品卷. 2 版. 北京:科学出版社. 2020.
[3] SLAUGHTER S R, HEARNS-STOKES R, VLUGT T V D, et al. FDA approval of doxylamine-pyridoxine therapy for use in pregnancy. N Engl J Med, 2014, 370(12): 1081-1083.
[4] SCHAEFER C, SPIELMANN H, VETTER K, 等. 孕期与哺乳期用药. 吴效科, 黄志超, 译. 8 版. 北京:科学出版社, 2021.
[5] 维生素 $B_6$ 片药品说明书,2020.

[6] 盐酸昂丹司琼片药品说明书,2014.
[7] 马润玫,杨慧霞. 妊娠剧吐的诊断及临床处理专家共识(2015). 中华妇产科杂志,2015,50(11):801-804.
[8] 盐酸昂丹司琼片药品说明书,2019.
[9] PASTERNAK B,SVANSTRÖM H,HVIID A. Ondansetron in pregnancy and risk of adverse fetal outcomes. N Engl J Med,2013,368(9):814-823.
[10] FREEDMAN S B,ULERYK E,RUMANTIR M,et al. Ondansetron and the risk of cardiac arrhythmias:a systematic review and postmarketing analysis. Ann Emerg Med,2014,64(1):19-25.
[11] HUYBRECHTS K F,HERNANDEZ-DIAZ S,STRAUB L,et al. Association of maternal first-trimester ondansetron use with cardiac malformations and oral clefts in offspring. JAMA,2018,320(23):2429-2437.
[12] DANIELSSON B,WIKNER B N,KÄLLÉN B. Use of ondansetron during pregnancy and congenital malformations in the infant. Reprod Toxicol,2014,50:134-137.
[13] BRIGGS G G,FREEMAN R K,YAFFE S J. 妊娠期和哺乳期用药. 杨慧霞,段涛,译. 7版. 北京:人民卫生出版社,2008.
[14] 孙刚. 胎盘内分泌的基础与临床. 上海:第二军医大学出版社,2001.
[15] 醋酸泼尼松龙片药品说明书,2019.
[16] LOWE S A,ARMSTRONG G,BEECH A,et al. SOMANZ position paper on the management of nausea and vomiting in pregnancy and hyperemesis gravidarum. Aust NZ J Obstet Gyn,2020,60(1):34-43.
[17] GUR C,DIAV-CITRIN O,SHECHTMAN S,et al. Pregnancy outcome after first trimester exposure to corticosteroids:a prospective controlled study. Reprod Toxicol,2004,18(1):93-101.
[18] PARK-WYLLIE L,MAZZOTTA P,PASTUSZAK A,et al. Birth defects after maternal exposure to corticosteroids:prospective cohort study and meta-analysis of epidemiological studies. Teratology,2000,62(6):385-392.
[19] Committee on Practice Bulletins-Obstetrics. ACOG practice bulletin no.189:nausea and vomiting of pregnancy. Obstet Gynecol,2018,131(1):e15-e30.

## 案例85

### 【患者基本信息】

女,35岁

### 【临床诊断】

孕8周,先兆流产,人工辅助生殖

【处方用药】

黄体酮注射液 1ml:20mg×6 支　用法:每次 120mg,每天 1 次,肌内注射

【处方分析】

该处方不合理之处在于黄体酮注射液给药剂量偏大。

黄体酮妊娠期用药安全性分级为 B 级[1],是天然孕激素,临床常用于月经失调、黄体功能不足、先兆流产、习惯性流产、辅助生殖技术孕激素的补充,以及与雌激素联合用于治疗更年期综合征等[2-4]。本品只可肌内注射,一次常用剂量为 10~20mg。动物研究显示,分别给予小鼠、大鼠、豚鼠和恒河猴黄体酮人类最大推荐剂量的 9 倍、44 倍、0.5 倍、约 1 倍(以体表面积计),给家兔 10μg/d(宫内释放系统),未观察到生育力受损或胎仔损伤[1]。根据目前的认知,黄体酮不会给生殖器官带来明显的畸形风险[5],但也有报告显示[6-7],在接受辅助生殖技术的女性使用黄体酮阴道环和阴道凝胶有观察到特纳综合征、法洛四联症、足畸形、尿道下裂、幽门狭窄、脊柱裂及多发性先天畸形、流产、腭裂相关的畸胎瘤等情况。

【药师建议】

先兆流产[8]是指停经后出现少量的阴道流血和/或下腹疼痛,宫口未开,胎膜未破,妊娠残留物尚未排出,子宫大小与停经周数相符。依据 2016 年《孕激素维持早期妊娠及防治流产的中国专家共识》,辅助生殖技术(assisted reproductive technology,ART)助孕后,不论患者既往是否合并先兆流产或自然流产史均应补充孕激素,ART 补充孕激素最佳时机为取卵当晚至取卵后 4 天内,可选用口服地屈孕酮(20~40mg/d,分 2~3 次给药)或肌内注射地屈孕酮(20mg/d)、阴道用黄体酮(微粒化黄体酮,200~300mg/d,分 2~3 次给药;黄体酮阴道缓释凝胶 90mg/d,1 次给药)进行黄体支持治疗[9]。

患者孕 8 周,属于早期先兆流产,孕激素药物选择及剂量同上,但应注意阴道流血的患者应谨慎使用阴道用黄体酮,用药后临床症状改善直至消失,B 超检查示胚胎存活可继续使用 1~2 周后停药,或者继续用药至 8~10 周[9]。也有推荐对于先兆流产,如果孕酮水平 10ng/ml,建议补充黄体酮至 40ng/ml,如果单独肌内注射黄体酮,最大可用到 80~100mg/d[10]。该患者使用黄体酮注射液 120mg/d,剂量远高于共识或临床推荐的给药剂量。

## 参考文献

[1] 黄体酮胶囊药品说明书,2011.

[2] 黄体酮注射液药品说明书,2016.
[3]《中国国家处方集》编委会. 中国国家处方集:化学药品与生物制品卷. 2 版. 北京:科学出版社. 2020.
[4] 蒋励,陈耀龙,罗旭飞,等. 中国高龄不孕女性辅助生殖临床实践指南. 中国循证医学杂志,2019,19(3):253-270.
[5] SCHAEFER C,SPIELMANN H,VETTER K,等. 孕期与哺乳期用药. 吴效科,黄志超,译. 8 版. 北京:科学出版社,2021.
[6] 黄体酮阴道环药品说明书,2020.
[7] 黄体酮阴道用凝胶药品说明书,2013.
[8] 中国医师协会生殖医学专业委员会. 孕激素维持妊娠与黄体支持临床实践指南. 中华生殖与避孕杂志,2021,41(2):95-105.
[9] 陈子江,林其德,王谢桐,等. 孕激素维持早期妊娠及防治流产的中国专家共识. 中华妇产科杂志,2016,51(7):481-483.
[10] 王亚平,邓珊,王阳,等. 性激素类药物在妇科内分泌疾病中的临床应用推荐——孕激素篇. 实用妇科内分泌电子杂志,2015,2(1):1-7.

## 案例 86

**【患者基本信息】**

女,37 岁

**【临床诊断】**

孕 6 周

**【处方用药】**

丙硫氧嘧啶片 50mg×100 片×1 瓶　用法:每次 50mg,每天 1 次,口服

**【处方分析】**

该处方不合理之处在于致畸高敏期使用了丙硫氧嘧啶。且诊断不全,无适应证使用该药。

丙硫氧嘧啶(propylthiouracil,PTU)妊娠期用药安全性分级为 D 级[1],血浆蛋白结合率 75%,为硫氧嘧啶类抗甲状腺药,通过抑制甲状腺内过氧化物酶,从而抑制甲状腺素的合成,也可抑制外周组织甲状腺素(thyroxine,$T_4$)转化为三碘甲腺原氨酸(triiodothyronine,$T_3$),本品用于甲状腺功能亢进的内科治疗、甲状腺危象及甲亢的术前准备[2]。本品用于治疗甲亢,成人最大给药

剂量不超过600mg/d，维持剂量50~100mg/d；用于治疗甲状腺危象日剂量不超过800mg，分次给予[3]。本品可通过胎盘[1]。有限的动物研究显示，在妊娠第6~16天，分别给予妊娠的小鼠和大鼠PTU 10mg/kg、100mg/kg和50mg/kg、100mg/kg，未观察到妊娠期间使用高剂量PTU致严重外部畸形或组织病理学畸形[4]。另一项研究显示，分别给予胎龄7.5~9.5天的妊娠小鼠PTU 1、5、10、25、100mg/kg和甲巯咪唑（methimazole，MMI）1、4、10、20mg/kg，在胎龄10.5天监测胚胎致畸情况，观察到PTU组颅神经管缺陷和心脏缺陷较MMI组更常见，且剂量100mg/kg组颅骨缺陷比例更高[5]。有临床研究显示，妊娠期暴露于本品不增加先天畸形风险[6-7]。但也有研究显示，在妊娠早期孕妇暴露于PTU，面颈部、泌尿系统及耳部畸形出生缺陷风险增加[8-9]。因PTU可通过胎盘，从而影响胎儿甲状腺功能，可引起甲状腺肿和克汀病；在妊娠期间使用PTU，应警告患者对母亲和胎儿有极少的潜在肝损害[10]。

【药师建议】

对于重症或未经治疗控制的甲亢孕妇，易发生流产、早产、胎儿生长受限及胎儿甲状腺功能减退和甲状腺肿[11]。根据《妊娠和产后甲状腺疾病诊治指南》（第2版），妊娠6~10周是抗甲状腺药导致出生缺陷的危险窗口期，MMI和PTU均有影响，两者致畸形发生率相当，只是PTU程度较轻。在妊娠早期建议首选PTU；对于妊娠中、晚期是否将PTU改为MMI，该指南无明确推荐；不推荐抗甲状腺药和左甲状腺素联用。给药剂量取决于$T_4$升高的程度和临床严重程度，妊娠期甲亢控制的目标是维持母体轻度甲亢状态，减少胎儿甲减发生，妊娠期应使用最低有效剂量的抗甲状腺药，使血清游离甲状腺素$FT_4$/总甲状腺素$TT_4$接近或略高于妊娠期参考范围上限，或将$TT_4$维持在1.5倍于非妊娠参考范围[12]。

基于胎龄及研究资料，为尊重患者的生育权，告知其胎儿潜在风险，建议患者暂停丙硫氧嘧啶。根据临床表现和$FT_4$水平再决定是否应用，如患者停药后$FT_4$正常或接近正常，可以继续停药，每1~2周行临床评估和甲状腺激素检测，根据每次的评估结果决定是否继续停药观察；如患者停药后甲亢症状加重，$FT_4$或$TT_4$、$T_3$明显升高，建议继续应用抗甲状腺药治疗[12]。由于在致畸敏感期暴露于丙硫氧嘧啶，建议该患者继续妊娠，嘱该患者妊娠期做详尽的产前检查及胎儿超声检查，重点关注面部、泌尿系统等部位是否畸形，若B超检查异常，向医生咨询是否有行无创DNA或羊水穿刺的必要，确有异常再咨询医生是否要终止妊娠。

## 参 考 文 献

[1] BRIGGS G G,FREEMAN R K,YAFFE S J. 妊娠期和哺乳期用药. 杨慧霞,段涛,译. 7版. 北京:人民卫生出版社,2008.

[2] 杨宝峰,陈建国. 药理学.9版. 北京:人民卫生出版社,2018.

[3]《中国国家处方集》编委会. 中国国家处方集:化学药品与生物制品卷. 2版. 北京:科学出版社. 2020.

[4] MALLELA M K,STROBL M,POULSEN R R,et al. Evaluation of developmental toxicity of propylthiouracil and methimazole. Birth Defects Res B Dev Reprod Toxicol,2014,101(4):300-307.

[5] BENAVIDES V C,MALLELA M K,BOOTH C J,et al. Propylthiouracil is teratogenic in murine embryos. PloS One,2012,7(4):e35213.

[6] SONG R,LIN H,CHEN Y,et al. Effects of methimazole and propylthiouracil exposure during pregnancy on the risk of neonatal congenital malformations:a meta-analysis. PloS One,2017,12(7):e180108.

[7] CHEN C H,XIRASAGAR S,LIN C C,et al. Risk of adverse perinatal outcomes with antithyroid treatment during pregnancy:a nationwide population-based study. BJOG,2011,118(11):1365-1373.

[8] ANDERSEN S L,OLSEN J,WU C S,et al. Birth defects after early pregnancy use of antithyroid drugs:a Danish nationwide study. J Clin Endocrinol Metab,2013,98(11):4373-4381.

[9] ANDERSEN S L,LONN S,VESTERGAARD P,et al. Birth defects after use of antithyroid drugs in early pregnancy:a Swedish nationwide study. Eur J Endocrinol,2017,177(4):369-378.

[10] 丙硫氧嘧啶片药品说明书,2018.

[11] 谢幸,孔北华,段涛. 妇产科学.9版. 北京:人民卫生出版社,2018.

[12] 郑芬萍,李红. 解读中国《妊娠和产后甲状腺疾病诊治指南》(第2版)——妊娠期甲状腺毒症诊治部分要点. 浙江医学,2019,41(22):2353-2355,2360.

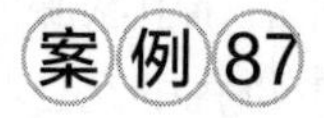


**【患者基本信息】**

女,23岁

**【临床诊断】**

孕7周,妊娠合并糖尿病,感冒

【处方用药】

盐酸二甲双胍片 0.25g×48 片×4 瓶　用法：每次 0.5g，每天 2 次，口服
左氧氟沙星片 0.1g×16 片×2 盒　用法：每次 0.3g，每天 3 次，口服

【处方分析】

该处方不合理之处在于使用了妊娠期禁用的药物左氧氟沙星，及妊娠合并糖尿病未使用指南推荐的首选药物胰岛素。诊断为感冒，一般为上呼吸道感染，多为病毒感染引起，只有在考虑合并细菌感染时才可使用抗菌药物。且左氧氟沙星为浓度依赖性抗菌药物，给药频次每天 1 次即可，给药频次错误。

二甲双胍为双胍类口服降血糖药，妊娠期用药安全性分级为 B 级[1]，首选用于单纯饮食控制及体育锻炼治疗无效的 2 型糖尿病患者，尤其是肥胖和高胰岛素血症者；也可与磺酰脲类、α-糖苷酶抑制剂等药物合用[2-3]。本品对不论有无胰岛细胞功能的糖尿病患者均有降血糖作用，对正常人则无作用[4]。本品常根据疗效调整用量，成人最大推荐日剂量不超过 2.55g，分 2~3 次，随餐服用，可减轻胃肠道反应[2]。二甲双胍可通过胎盘屏障，胎儿血浆浓度与母体相当。动物研究显示，给予妊娠的大鼠和家兔日剂量高达 600mg/kg（相当于人类最大推荐日剂量 2 550mg 的 2 倍和 5 倍），未观察到对胎仔发育有不良影响[5]；也有报道给予高剂量的本品有观察到畸形和胚胎毒性[1]。根据本品上市后公开数据及临床研究，妊娠期使用本品安全，不增加出生缺陷、新生儿及母体并发症、流产等[1,5-7]。有研究显示，与胰岛素治疗妊娠糖尿病相比，本品减少了妊娠期体重增加、妊娠高血压和巨大儿、新生儿低血糖的发生风险，然而在未来的生活中，暴露于二甲双胍组的儿童平均体重高于胰岛素组，有更高的腹部和内脏脂肪含量，体重指数（body mass index，BMI）更高，增加了成年后心血管疾病的风险[8-9]，对儿童成年健康或新陈代谢的长期影响未知[10]。

左氧氟沙星妊娠期用药安全性分级为 C 级[1]，为浓度依赖性抗菌药物，对革兰氏阴性菌有较强的作用，对肺炎球菌、乙型溶血性链球菌（β-hemolytic streptococcus）等革兰氏阳性球菌，衣原体属，支原体属，军团菌也有良好的抗菌作用，但对厌氧菌和肠球菌作用较差，用于敏感细菌所致的泌尿道、呼吸道、腹腔、盆腔等部位的轻中度感染；依据感染部位、严重程度给药剂量不同，常用量为 250~750mg，每 24 小时给药 1 次[4,11]。本品分子量约为 370Da，可通过胎盘[1,12]。动物研究显示，大鼠口服剂量高达 810mg/（kg·d）时，左氧氟沙星没有致畸作用，这一剂量相当于相对体表面积相同时人类最大推荐剂量的 9.4 倍。静脉滴注剂量为 160mg/（kg·d）时，左氧氟沙星也没有致畸作用，这一剂量相当于相对体表面积相同时人类最大推荐剂量的 1.9 倍。大鼠口服剂量为 810mg/

(kg·d)时可以使胎鼠体重降低,死亡率增加。兔口服剂量达 50mg/(kg·d)时,未观察到左氧氟沙星具有致畸作用,这一剂量相当于相对体表面积相同时人类最大推荐剂量的 1.1 倍[13]。但已有研究表明,喹诺酮类药物会引起未成熟动物或胎仔软骨损伤,造成关节病[14]。临床研究显示,本品在妊娠和哺乳期用药的安全性和有效性缺乏良好的对照研究[12],有限的研究表明,妊娠期使用喹诺酮类药物不增加重大出生缺陷和自然流产[1,15-16]。

【药师建议】

妊娠合并糖尿病会增加子代先天畸形风险,如无脑儿、小头畸形、先天性心脏病和尾骨退化异常等,这些风险与妊娠前 10 周糖化血红蛋白(glycated hemoglobin,HbA1c)数值成正相关,HbA1c 持续稳定地低于 6.5%,子代畸形发生风险最低[17]。据国外统计,70%~85% 的妊娠糖尿病患者通过改变生活方式即可达到理想的血糖控制范围,生活方式改变是妊娠高血糖治疗的基础,在此基础上如果不能达标,应加用药物治疗,首选胰岛素;由于二甲双胍可通过胎盘,宫内暴露于本品对孕妇和胎儿长期的影响存在一定的未知风险,一般对胰岛素抵抗、胰岛素剂量大的孕妇,可在知情同意的基础上酌情加用二甲双胍[17-18]。该患者孕 7 周,正处于器官形成关键时期,建议首选胰岛素治疗。

患者诊断为感冒,常见于上呼吸道感染,大部分是由病毒感染引起的,为自限性疾病,目前尚无针对普通感冒的特异性抗病毒药,当明确合并细菌感染时,应加用抗菌药物治疗[19]。根据《抗菌药物临床应用指导原则(2015 年版)》,$\beta$-内酰胺类抗菌药物,大环内酯类药物红霉素、阿奇霉素和林可霉素类的克林霉素妊娠期用药安全性分级为 B 级[11],可作为敏感细菌治疗的首选。由于喹诺酮类药物可能对胎仔软骨有损伤,且对孕妇没有设计良好的对照研究,不能保证孕妇的用药安全,所以妊娠或可能妊娠的妇女禁用[11,20]。

## 参考文献


[1] BRIGGS G G,FREEMAN R K,YAFFE S J. 妊娠期和哺乳期用药. 杨慧霞,段涛,译. 7 版. 北京:人民卫生出版社,2008.

[2]《中国国家处方集》编委会. 中国国家处方集:化学药品与生物制品卷. 2 版. 北京:科学出版社. 2020.

[3] 盐酸二甲双胍片药品说明书,2015.

[4] 杨宝峰,陈建国. 药理学. 9 版. 北京:人民卫生出版社,2018.

[5] 盐酸二甲双胍片药品说明书,2019.

[6] BALANI J,HYER S L,RODIN D A,et al. Pregnancy outcomes in women with gestational diabetes treated with metformin or insulin:a case-control study. Diabet Med,2009,26(8):798-802.

[7] KUMAR R,LOWE J,THOMPSON-HUTCHISON F,et al. Implementation and evaluation of the "Metformin First" protocol for management of gestational diabetes. Can J Diabetes,2019,43(8):554-559.

[8] TARRY-ADKINS J L,AIKEN C E,OZANNE S E. Neonatal,infant,and childhood growth following metformin versus insulin treatment for gestational diabetes:a systematic review and meta-analysis. PLoS Med,2019,16(8):e1002848.

[9] BUTALIA S,GUTIERREZ L,LODHA A,et al. Short-and long-term outcomes of metformin compared with insulin alone in pregnancy:a systematic review and meta-analysis. Diabet Med,2017,34(1):27-36.

[10] LINDSAY R S,LOEKEN M R. Metformin use in pregnancy:promises and uncertainties. Diabetologia,2017,60(9):1612-1619.

[11]《抗菌药物临床应用指导原则》修订工作组. 抗菌药物临床应用指导原则(2015年版). 北京:人民卫生出版社,2015.

[12] NAHUM G G,UHL K,KENNEDY D L. Antibiotic use in pregnancy and lactation:what is and is not known about teratogenic and toxic risks. Obstet Gynecol,2006,107(5):1120-1138.

[13] 左氧氟沙星片药品说明书,2021.

[14] SCHAEFER C,SPIELMANN H,VETTER K,等. 孕期与哺乳期用药. 吴效科,黄志超,译. 8版. 北京:科学出版社,2021.

[15] PADBERG S,WACKER E,MEISTER R,et al. Observational cohort study of pregnancy outcome after first-trimester exposure to fluoroquinolones. Antimicrob Agents Chemother,2014,58(8):4392-4398.

[16] ACAR S,KESKIN-ARSLAN E,EROL-COSKUN H,et al. Pregnancy outcomes following quinolone and fluoroquinolone exposure during pregnancy:a systematic review and meta-analysis. Reprod Toxicol,2019,85:65-74.

[17] 王昊,漆洪波. 2019 ADA"妊娠合并糖尿病管理"指南要点解读. 中国实用妇科与产科杂志,2019,35(8):890-894.

[18] 中华医学会糖尿病学分会. 中国2型糖尿病防治指南(2020年版). 中华糖尿病杂志,2021,13(4):315-409.

[19] 特殊人群普通感冒规范用药专家组. 特殊人群普通感冒规范用药的专家共识. 国际呼吸杂志,2015,35(1):1-5.

[20] 左氧氟沙星片药品说明书,2017.

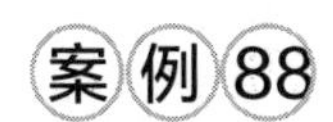


## 【患者基本信息】

女,26岁

【临床诊断】

孕7周,感冒,症状性癫痫

【处方用药】

酚麻美敏片 10片×1盒　用法:每次1片,每天3次,口服
丙戊酸钠缓释片 0.5g×30片×1瓶　用法:每次1g,每天2次,口服
拉莫三嗪片 100mg×30片×1盒　用法:每次100mg,每天2次,口服

【处方分析】

该处方不合理之处在于使用了妊娠期禁用的药物酚麻美敏和丙戊酸钠。

酚麻美敏片为复方制剂,每片含对乙酰氨基酚325mg(妊娠期用药安全性分级为B级[1])、盐酸伪麻黄碱30mg、氢溴酸右美沙芬15mg(妊娠期用药安全性分级为C级[1])、马来酸氯苯那敏2mg,常用于普通感冒或流行性感冒引起的发热、头痛、四肢酸痛、打喷嚏、流鼻涕、鼻塞、咳嗽等症状,本品成人常用量为每次1~2片,24小时内不超过4次[2]。

右美沙芬为*N*-甲基-D-天冬氨酸(NMDA)受体拮抗剂,是中枢性镇咳药,镇咳作用与可待因相似或略强,无镇痛作用。本品用于无痰干咳及频繁剧烈的咳嗽[3]。右美沙芬分子量约为271Da,足够小,推测可以转运至胎儿[1]。有限的动物研究结果显示,本品是否有致畸作用尚存在争议[1],但有研究表明每天给予孕鼠和孕兔人类治疗剂量的20和100倍(以体重计),未观察到有对胚胎或胎仔危害[4]。一项回顾性临床研究未发现本品增加重大畸形的风险[5],但有学者认为NMDA受体在哺乳动物大脑突触连接的建立和学习过程的发育中起重要作用,在动物模型中已显示NMDA受体拮抗剂会破坏该过程,可能会威胁胎儿大脑发育,建议妊娠期间谨慎使用本品[6]。依据《急性上呼吸道感染基层合理用药指南》,妊娠前3个月内及哺乳期妇女禁用右美沙芬[7]。

丙戊酸钠妊娠期用药安全性分级为D级[1],为公认的人类致畸药,主要用于单纯或复杂性失神发作、肌阵挛发作,以及大发作的单药或合并用药治疗,有时对复杂部分性发作也有一定疗效,成人常用量为每天0.6~1.2g,分2~3次服用。本品易透过人类胎盘到达胎儿,其胎儿与母体的血药浓度比高达2倍以上[8]。已有研究显示,丙戊酸钠可致胎儿神经管闭合缺陷、先天性畸形、宫内生长受限、高胆红素血症、肝毒性等,其中神经管闭合缺陷是最严重的畸形,在受精后17~30天用药发生胎儿神经管畸形的绝对风险为1%~2%[1]。

拉莫三嗪妊娠期用药安全性分级为C级[1],蛋白结合率55%,主要用于部分性或全身性强直阵挛性癫痫发作的单药治疗或辅助治疗,以及作情感稳定

剂预防双相精神疾病的复发，本品常用有效维持量为100~200mg/d，1次或分2次服用[9]。本品可通过胎盘[1]。动物研究显示，在器官形成期分别给予妊娠的小鼠、大鼠和家兔口饲本品最高剂量达125、25、30mg/kg，在母体毒性剂量下观察到小鼠和大鼠胎仔体重减轻和骨骼异常风险增加；在器官形成期给予妊娠大鼠口饲拉莫三嗪剂量分别0、5和25mg/kg，暴露组的子代可观察到神经行为异常，且在高剂量组可观察到母体毒性；在妊娠后期和整个哺乳期，给予妊娠大鼠口饲拉莫三嗪0、5、10和20mg/kg，各暴露组后代死亡率均增加[10]。临床研究显示，妊娠期使用本品，未增加总体先天畸形比例[1,11-12]，使用拉莫三嗪重大先天畸形发生率为2.9%，与未服用抗癫痫药孕妇相当[12]。在妊娠期联合使用拉莫三嗪和丙戊酸时，重大先天畸形发生率达9.1%[13]。

【药师建议】

患者诊断为感冒，常见于上呼吸道感染，大部分是由病毒感染引起的，为自限性疾病，目前尚无针对普通感冒的特异性抗病毒药，以对症治疗、缓解感冒症状为主，同时注意多休息，适当补充水分和保持室内空气流通，避免继发细菌感染[7]。该患者孕7周，正处于器官形成关键时期，应尽量避免使用复方制剂药物，因成分复杂，对胎儿的安全性未知，酚麻美敏为复方治疗，其中含右美沙芬，为孕早期禁用药物。因高热可引发畸胎、流产、胎儿中枢神经发育迟缓及先天性心血管疾病等风险，对于感冒有高热症状的患者，在物理降温、充足补水的基础上选用对乙酰氨基酚退热治疗[14]。

治疗癫痫的基本原则之一是应尽可能单药治疗，仅在单药治疗没有达到无发作时才考虑联合治疗[15]。依据《中国围妊娠期女性癫痫患者管理指南》，因新型抗癫痫药拉莫三嗪和左乙拉西坦的致畸风险较低，妊娠期应考虑作为首选[16]。

基于胎龄及研究资料，为尊重患者的生育权，告知其胎儿潜在风险，建议患者停用丙戊酸钠，妊娠期继续使用拉莫三嗪，在医师指导下用药剂量减少至控制病情的最低剂量，并告知患者为预防胎儿神经管缺陷，在妊娠前10周需补充叶酸，每天0.8mg[11]。另外告知患者妊娠期由于激素诱导葡糖醛酸化，会发生拉莫三嗪清除率增加，血药浓度明显下降，且个体差异大。有研究显示，在孕早期、孕中期及孕晚期拉莫三嗪的平均清除率为正常状态的197%、236%和248%，分娩期药物清除率和给药浓度的比值可达264%[17]。孕妇在妊娠前需要确定自身的拉莫三嗪血药浓度参考值[17]，妊娠期间应每月测定1次血药浓度，根据结果作出相应的剂量调整[11]。由于在致畸敏感期暴露于丙戊酸，建议该患者继续妊娠，嘱该患者妊娠期做详尽的产前检查及胎儿超声检查，重点关注是否存在畸形及胎儿大小是否正常，若B超检查异常，向医生咨询是否有进行无创DNA或羊水穿刺检查的必要，确有异常再咨询医生是否要终止妊娠。

## 参考文献

[1] BRIGGS G G, FREEMAN R K, YAFFE S J. 妊娠期和哺乳期用药. 杨慧霞, 段涛, 译. 7版. 北京：人民卫生出版社, 2008.
[2] 酚麻美敏片药品说明书, 2018.
[3] 杨宝峰, 陈建国. 药理学. 8版. 北京：人民卫生出版社, 2018.
[4] BRENT R L. Studies of the fetal effects of dextromethorphan in ovo. Teratology, 1999, 60(2): 57-58.
[5] EINARSON A, LYSZKIEWICZ D, KOREN G. The safety of dextromethorphan in pregnancy: results of a controlled study. Chest, 2001, 119(2): 466-469.
[6] DEBUS O, KURLEMANN G, GEHRMANN J, et al. Dextromethorphan in pregnancy. Chest, 2001, 120(3): 1038-1040.
[7] 中华医学会, 中华医学会临床药学分会, 中华医学会杂志社, 等. 急性上呼吸道感染基层合理用药指南. 中华全科医师杂志, 2020, 19(8): 689-697.
[8] WEINER C P, BUHIMSCHI C. 妊娠哺乳期用药指南. 孙路路, 译. 2版. 北京：人民军医出版社, 2014.
[9] 拉莫三嗪片药品说明书, 2016.
[10] 拉莫三嗪片药品说明书, 2020.
[11] SCHAEFER C, SPIELMANN H, VETTER K, 等. 孕期与哺乳期用药. 吴效科, 黄志超, 译. 8版. 北京：科学出版社, 2021.
[12] 中华医学会神经病学分会脑电图与癫痫学组. 中国围妊娠期女性癫痫患者管理指南. 中华神经科杂志, 2021, 54(6): 539-544.
[13] HOLMES L B, MITTENDORF R, SHEN A, et al. Fetal effects of anticonvulsant polytherapies: different risks from different drug combinations. Arch Neurol, 2011, 68(10): 1275-1281.
[14] 特殊人群普通感冒规范用药专家组. 特殊人群普通感冒规范用药的专家共识. 国际呼吸杂志, 2015, 35(1): 1-5.
[15] 中华医学会. 临床诊疗指南：癫痫病分册. 北京：人民卫生出版社, 2007.
[16] 中华医学会神经病学分会脑电图与癫痫学组. 中国围妊娠期女性癫痫患者管理指南. 中华神经科杂志, 2021, 54(6): 539-544.
[17] 尚德为, 温预关, 王占璋. 拉莫三嗪个体化给药临床药师指引. 今日药学, 2016, 26(4): 217-224.

## 案例89

**【患者基本信息】**

女,23岁

**【临床诊断】**

孕6周,胃溃疡

**【处方用药】**

西咪替丁片 0.2g×100片×1瓶 用法:每次0.6g,每天4次,口服
奥美拉唑肠溶胶囊 20mg×28粒×1瓶 用法:每次20mg,每天3次,口服

**【处方分析】**

该处方不合理之处在于同时开具两种抑酸剂,且西咪替丁和奥美拉唑给药剂量、频率错误。

西咪替丁妊娠期用药安全性分级为B级[1],为$H_2$受体拮抗剂,通过阻断$H_2$受体减少胃酸分泌,尤其是非常有效地抑制夜间基础胃酸分泌,主要用于治疗酸相关疾病[2]。本品成人常用量为一次0.2g,一天2次,24小时内不超过4次。西咪替丁可通过简单扩散透过胎盘[1]。动物研究显示,给予大鼠、家兔和小鼠人类正常剂量40倍的西咪替丁,未发现有对生育力或胎仔造成伤害的证据[3]。本品在动物中有弱的抗雄激素作用,可使睾丸、前列腺、精囊腺变小,但是在给予西咪替丁总剂量的8~48倍,对这些动物的交配、生育能力及胎仔没有任何损害[3]。目前临床研究显示,妊娠期暴露于本品不增加先天畸形或其他不良事件的风险[1,4],$H_2$受体拮抗剂可用于妊娠期。有研究发现,产前暴露于$H_2$受体拮抗剂和质子泵抑制剂的儿童,与哮喘风险增加有关[4]。

奥美拉唑妊娠期用药安全性分级为C级[1],为质子泵抑制剂(PPI),通过阻断胃壁细胞上的质子泵而抑制胃酸分泌,主要用于治疗酸相关疾病,还可与抗菌药物联合用于幽门螺杆菌的根除治疗等[2]。本品成人常用剂量为20~120mg,餐前服用。本品可通过胎盘进入胎儿体内[1-2]。动物研究显示,在器官形成期分别给妊娠的大鼠和家兔口饲本品最高剂量达138mg/kg和69.1mg/kg(以体表面积计,约为人类口服剂量40mg的34倍),未观察到任何潜在致畸证据;给予妊娠的家兔本品日剂量6.9~69.1mg/kg(以体表面积计,约为人类口服剂量40mg的3.4~34倍),观察到与剂量相关的胚胎死亡、妊娠中断;从交配前至哺乳期给予大鼠本品日剂量13.8~138mg/kg(以体表面积计,约为

人类口服剂量 40mg 的 3.4~34 倍),观察到剂量相关性胚胎、胎仔毒性和出生后发育毒性[5]。目前的临床研究显示,妊娠期暴露于 PPI 不会增加早产、自然流产和致畸风险[1,4-6]。奥美拉唑日剂量在 20~60mg,包括妊娠前 3 个月,使用安全,风险低[7]。

【药师建议】

患者诊断为胃溃疡,孕 6 周,正处于胚胎器官发育的关键时期。依据国内外相关研究,对于孕妇出现轻微反酸、胃灼热等不适症状时,应首先进行生活方式和饮食习惯的调整[7-9],如少食,睡前避免进食,抬高床头,左侧卧位,忌烟酒,避免巧克力、碳酸饮料等食物;在生活饮食干预效果不佳的基础上,可加用抗酸药(如铝、镁、钙抗酸剂,其中钙抗酸剂为首选,避免长时间使用三硅酸镁);经抗酸治疗无效后可使用 $H_2$ 受体拮抗剂(如西咪替丁、雷尼替丁、法莫替丁,其中雷尼替丁研究最多,应作为首选;不推荐孕妇使用尼扎替丁);上述治疗仍效果不佳,可考虑使用 PPI,其中奥美拉唑研究最广,应作为首选[4]。

此处方中,西咪替丁和奥美拉唑均为抑酸药,一般不建议同时使用两种抑酸剂,且西咪替丁和奥美拉唑用法用量错误,西咪替丁常用日剂量不超过 0.8g,分 2 次给予,该处方西咪替丁日剂量达 2.4g,超推荐剂量范围;奥美拉唑治疗消化性溃疡常用剂量为 20mg,每天 1 次,该处方奥美拉唑给药剂量与频率均错误。

## 参考文献

[1] BRIGGS G G,FREEMAN R K,YAFFE S J. 妊娠期和哺乳期用药. 杨慧霞,段涛,译. 7 版. 北京:人民卫生出版社,2008.
[2]《中国国家处方集》编委会. 中国国家处方集:化学药品与生物制品卷. 2 版. 北京:科学出版社. 2020.
[3] 西咪替丁片药品说明书,2018.
[4] SCHAEFER C,SPIELMANN H,VETTER K,等. 孕期与哺乳期用药. 吴效科,黄志超,译. 8 版. 北京:科学出版社,2021.
[5] 奥美拉唑肠溶胶囊药品说明书,2020.
[6] GILL S K,O'BRIEN L,EINARSON T R,et al. The safety of proton pump inhibitors (PPIs) in pregnancy: a meta-analysis. Am J Gastroenterol,2009,104(6):1541-1545.
[7] THELIN C S,RICHTER J E. Review article: the management of heartburn during pregnancy and lactation. Aliment Pharmacol Ther,2020,51(4):421-434.
[8] CAPPELL M S. Gastric and duodenal ulcers during pregnancy. Gastroenterol Clin North Am,2003,32(1):263-308.
[9] 原林. 妊娠期胃食管反流病研究进展. 胃肠病学,2014,19(12):757-759.

## 案例90

**【患者基本信息】**

女，25岁

**【临床诊断】**

孕7周，弓形体病

**【处方用药】**

琥乙红霉素片0.125g×24粒×2盒　用法：每次0.25g，每天3次，口服

**【处方分析】**

该处方不合理之处在于遴选药品不适宜，妊娠期弓形体病不应选用琥乙红霉素治疗。

琥乙红霉素为红霉素的琥珀酸乙酯，在体内水解释放红霉素而起作用（红霉素妊娠期用药安全性分级为B级[1]），属于大环内酯类抗菌药物，该类药物抗菌谱窄，对革兰氏阳性菌、厌氧菌、支原体及衣原体等非典型病原体具有抗菌活性，本品常用于溶血性链球菌、肺炎球菌敏感菌株感染，可作为对青霉素过敏患者的替代治疗及非典型病原体感染等的治疗药物[2]。

本品给药剂量因致病菌种类不同而不同，成人日剂量不宜超过4g[3]。琥乙红霉素可能会引起肝功能损伤，包括转氨酶的升高、肝细胞损伤和/或淤胆型肝炎伴或不伴黄疸[4]。红霉素可通过胎盘，但胎儿血浆浓度低[4]。动物研究显示，在交配前至交配期间、妊娠期间和哺乳期通过灌胃法给予雌性大鼠红霉素一天350mg/kg（以体表面积计，约为人类最大推荐剂量的2倍），未观察到胎仔畸形或对生殖有任何不良影响；通过灌胃法给予妊娠的大鼠、小鼠红霉素一天700mg/kg，妊娠的家兔一天125mg/kg（以体表面积计，家兔剂量约为人类最大推荐剂量的1~3倍），未观察到致畸性或胚胎毒性。临床研究显示，红霉素一直被认为是一种安全有效的妊娠期可选的抗生素，妊娠期使用不增加畸形风险，但有研究显示，妊娠期暴露于红霉素增加心血管畸形和幽门狭窄风险[1,5-7]。

**【药师建议】**

弓形虫病为机会性致病寄生虫病，孕妇感染可导致胎儿发病或流产、早产、死亡，存活胎儿也常见先天畸形、眼病、智力发育不全等，儿童期可呈现中

枢神经系统损害表现,成人期可出现脉络膜视网膜炎等[8]。国外相关妊娠期弓形虫病诊治研究结果显示[9-10]:①母亲已经感染但胎儿未被感染,则使用螺旋霉素(300万U,每天3次)用于预防胎儿感染,螺旋霉素可在胎盘中浓集,但不易穿过胎盘。②对已确诊或高度怀疑胎儿感染者,则使用乙胺嘧啶(每天50mg)+磺胺嘧啶(每次1 500mg,每天2次)+亚叶酸(每周50mg)治疗。因乙胺嘧啶为叶酸拮抗剂,且与磺胺类药物协同作用,因此妊娠早期不使用该类药物,因可能具有致畸性。

该患者,孕7周,诊断为弓形体病,选用琥乙红霉素选药错误,依据相关指南应选用螺旋霉素治疗[9-10]。由于在致畸敏感时期暴露于大环内酯类药物,嘱患者需定期产前检查,若在停经后6~16周证实有胎儿感染弓形虫,则可考虑终止妊娠[11]。

## 参考文献

[1] BRIGGS G G,FREEMAN R K,YAFFE S J. 妊娠期和哺乳期用药. 杨慧霞,段涛,译. 7版. 北京:人民卫生出版社,2008.
[2]《抗菌药物临床应用指导原则》修订工作组. 抗菌药物临床应用指导原则(2015年版). 北京:人民卫生出版社,2015.
[3]《中国国家处方集》编委会. 中国国家处方集:化学药品与生物制品卷. 2版. 北京:科学出版社. 2020.
[4] 琥乙红霉素片药品说明书,2018.
[5] SCHAEFER C,SPIELMANN H,VETTER K,等. 孕期与哺乳期用药. 吴效科,黄志超,译. 8版. 北京:科学出版社,2021.
[6] BAHAT D A,KOREN G,MATOK I,et al. Fetal safety of macrolides. Antimicrob Agents Chemother,2013,57(7):3307-3311.
[7] FAN H,GILBERT R,O'CALLAGHAN F,et al. Associations between macrolide antibiotics prescribing during pregnancy and adverse child outcomes in the UK:population based cohort study. BMJ,2020,368:m331.
[8] 严晓岚,闻礼永,官亚宜,等.《弓形虫病的诊断》标准解读. 中国寄生虫学与寄生虫病杂志,2016,34(4):387-389.
[9] CAROLINE P. Toxoplasmosis in pregnancy:prevention,screening,and treatment. J Obstet Gynaecol Can,2013,35(1):78-81.
[10] PEYRON F,L'OLLIVIER C,MANDELBROT L,et al. Maternal and congenital toxoplasmosis:diagnosis and treatment recommendations of a French multidisciplinary working group. Pathogens,2019,8(1):24.
[11] 薛纯良. 孕期弓形虫感染的诊断、治疗和预防. 中国寄生虫学与寄生虫病杂志,2000,18(1):57-59.

## 案例91

**【患者基本信息】**

女,31岁

**【临床诊断】**

孕6周,妊娠合并炎性肠病

**【处方用药】**

甲硝唑片 0.2g×21片×2盒　用法:每次0.6g,每天3次,口服
环丙沙星片 0.25g×12片×2盒　用法:每次0.5g,每天2次,口服

**【处方分析】**

该处方不合理之处在于选药错误,甲硝唑和环丙沙星在炎性肠病(inflammatory bowel disease,IBD)合并肛周病变时才考虑使用。

甲硝唑妊娠期用药安全性分级为B级[1],为硝基咪唑类抗菌药物,对拟杆菌属、梭杆菌属、普雷沃菌属、梭菌属等厌氧菌均具有高度的抗菌活性,对毛滴虫、阿米巴和蓝氏贾第鞭毛虫等原虫亦具有良好的活性,用于各种厌氧菌的感染,与其他抗菌药物联合使用作为盆腔、肠道、腹腔手术的预防用药,口服可用于艰难梭菌所致的假膜性小肠结肠炎、幽门螺杆菌所致的胃炎、加德纳菌阴道炎、滴虫性阴道炎、贾第虫病、肠道及肠外阿米巴等治疗[1]。本品用于治疗厌氧菌感染,成人常用量为一天0.6~1.2g,分3次服,疗程7~10天[2]。本品可通过胎盘并迅速进入胎儿循环,胚胎/胎儿的药物浓度与母体相同[3]。动物研究显示,分别给予妊娠的家兔和大鼠口饲甲硝唑200mg/kg(以体表面积计,分别约为人类最大推荐剂量的60倍和30倍)、妊娠的小鼠口饲甲硝唑100mg/kg(以体表面积计,约为人类最大推荐剂量的7倍),均未观察到胎仔毒性或致畸形后果;通过腹腔给予Swiss Webster小鼠甲硝唑15mg/kg(以体表面积计,约为人类最大推荐剂量的1倍),观察到部分胎仔在宫内死亡[4]。多项研究已证实,在啮齿动物大鼠、小鼠研究中,甲硝唑被发现有致癌性,但此特性未在人类中表现出来,未证实人类的癌症与之相关[3,5-6]。临床研究显示,妊娠期使用甲硝唑(包括妊娠早期)不增加先天畸形和其他不良事件发生率,如早产、低出生体重[3,7-10]。但也有研究显示妊娠早期暴露于本品增加自然流产[11]、伴或不伴腭裂的唇裂风险[12-13]。

环丙沙星妊娠期用药安全性分级为C级[1],为浓度依赖性氟喹诺酮类

抗菌药物，抗菌谱广，对需氧革兰氏阳性及阴性菌、军团菌、支原体、衣原体等具有抗菌活性，其中本品对金黄色葡萄球菌、肺炎球菌、甲型溶血性链球菌（α-hemolytic streptococcus）仅具有中等活性；对铜绿假单胞菌仅具有中等程度活性，但仍强于近年上市的所有新氟喹诺酮类药物；对支原体、衣原体具有中等活性[14]。本品用于敏感菌所引起的各种感染，本品成人常用量为一天0.5~1.5g，因环丙沙星半衰期短，约4小时，血药浓度及组织浓度低，单次给药无法保证获得理想的$AUC_{0\sim24}$，因此一般每天2~3次给药[15]。小鼠和大鼠使用环丙沙星至人日常剂量的6倍时，无生殖损害力，无胚胎毒性和致畸作用。兔中也未观察到胚胎和胎儿毒性[6]。喹诺酮类药物对软骨和骨组织具有较高的亲和力，在未成熟软骨中最高[3]。已有研究表明，喹诺酮类药物会引起未成熟动物和/或胎仔的软骨损伤，造成关节病[16-17]。临床研究显示，根据目前的研究数据，妊娠期使用本品未观察到致畸风险的增加，也未观察到其他不良妊娠结局，如自然流产、早产和低出生体重儿[3,18-20]。

**【药师建议】**

IBD主要包括克罗恩病（Crohn's disease，CD）和溃疡性结肠炎（ulcerative colitis，UC），是一类慢性非特异性肠道疾病。妊娠期IBD的发作风险通常取决于妊娠时的疾病状况，如果患者在妊娠前或妊娠时病情缓解，则妊娠过程通常朝着有利的方向发展，尤其是在内镜下黏膜愈合状态下妊娠可获得更佳的妊娠结局；如果存在活动性疾病会增加流产、早产、低出生体重儿、小于胎龄儿、新生儿Apgar评分低、入住重症监护室、先天性畸形、孕妇血栓栓塞事件和急诊剖宫产的风险[3,21-22]。IBD需要根据其妊娠期的严重程度进行相应的治疗，可选用的药物有柳氮磺嘧啶（salazosulfadimidine，SASP）、不含邻苯二甲酯二丁酯的5-氨基水杨酸(5-aminosalicylic acid，5-ASA)类药物(美沙拉秦和奥沙拉秦)、局部或全身用糖皮质激素类药物（布地奈德、泼尼松）、硫嘌呤类药物（硫唑嘌呤、巯嘌呤、硫鸟嘌呤）、抗肿瘤坏死因子单克隆抗体（英夫利西单抗、阿达木单抗），其中美沙拉秦为治疗IBD的首选药物。

药物使用注意事项[21]：因SASP可干扰叶酸吸收，备孕女性和孕妇应补充叶酸2mg/d；妊娠早期接受糖皮质激素类药物治疗，胎儿唇腭裂风险增加；抗肿瘤坏死因子单克隆抗体可用于诱导缓解和维持治疗，对于IBD复发风险较低的孕妇，建议妊娠22~24周应用最后一次抗TNF治疗，对于停药后不能维持缓解的妊娠患者，必要时考虑在30~32周末次使用，并于产后重新开始使用，因TNF-α在妊娠中晚期可通过胎盘，宫内暴露于抗TNF单克隆抗体的新生儿在出生时血液及脐带血中的药物浓度明显高于母体药物浓度；糖皮质激素起效迅速，不能用于长期维持治疗。甲硝唑和喹诺酮类药物对IBD的长期治疗效果有限,短期治疗可能对合并活动性肛周病变有效[22]。对于妊娠期合并肛周病变的抗生素治疗选择,建议妊娠早期避免使用甲硝唑,尽量避免妊娠期使用喹诺酮类药物[21]。

患者诊断为妊娠合并炎性肠病,孕6周,正处于器官形成关键时期,应根据疾病的严重程度和疾病状况选用指南推荐的治疗药物,甲硝唑和环丙沙星对IBD合并肛周病变时才考虑使用[22]。因IBD疾病本身对胎儿和母亲影响较大,患者在治疗期间,重点关注是否存在畸形及胎儿大小是否正常,若B超检查异常,向医生咨询是否有做无创DNA或羊水穿刺的必要,确有异常再咨询医生是否要终止妊娠。

## 参考文献

[1]《抗菌药物临床应用指导原则》修订工作组. 抗菌药物临床应用指导原则(2015年版). 北京:人民卫生出版社,2015.

[2]《中国国家处方集》编委会. 中国国家处方集:化学药品与生物制品卷. 2版. 北京:科学出版社. 2020.

[3] SCHAEFER C,SPIELMANN H,VETTER K,等. 孕期与哺乳期用药. 吴效科,黄志超,译. 8版. 北京:科学出版社,2021.

[4] 甲硝唑阴道用凝胶药品说明书,2018.

[5] 甲硝唑片药品说明书,2018.

[6] BRIGGS G G,FREEMAN R K,YAFFE S J. 妊娠期和哺乳期用药. 杨慧霞,段涛,译. 7版. 北京:人民卫生出版社,2008.

[7] KOSS C A,BARAS D C,LANE S D,et al. Investigation of metronidazole use during pregnancy and adverse birth outcomes. Antimicrob Agents Chemother,2012,56(9):4800-4805.

[8] CARO-PATóN T,CARVAJAL A,MARTIN DE DIEGO I,et al. Is metronidazole teratogenic? A meta-analysis. Br J Clin Pharmacol,1997,44(2):179-182.

[9] CZEIZEL A E,ROCKENBAUER M. A population based case-control teratologic study of oral metronidazole treatment during pregnancy. Br J Obstet Gynaecol,1998,105(3):322-327.

[10] BURTIN P,TADDIO A,ARIBURNU O,et al. Safety of metronidazole in pregnancy:a meta-analysis. Am J Obstet Gynecol,1995,172(2 Pt 1):525-529.

[11] MUANDA F T,SHEEHY O,BERARD A. Use of antibiotics during pregnancy and risk of spontaneous abortion. CMAJ,2017,189(17):E625-E633.

[12] PIPER J M,MITCHEL E F,RAY W A. Prenatal use of metronidazole and birth defects:no association. Obstet Gynecol,1993,82(3):348-352.

[13] SCHWEBKE J R. Metronidazole:utilization in the obstetric and gynecologic patient. Sex Transm Dis,1995,22(6):370-376.

[14] 谢燕萍. 喹诺酮类药物研究进展. 临床合理用药杂志,2012,5(1):143-146.

[15] 赵晓东,吕传柱,于学忠,等. 喹诺酮类抗菌药物急诊临床应用指导意见. 中国急救医

学,2020,40(11):1047-1056.
[16] 环丙沙星片药品说明书,2020.
[17] SHAKIBAEI M,BAUMANN-WILSCHKE I,RUCKER M,et al. Ultrastructural characterization of murine limb buds after in vitro exposure to grepafloxacin and other fluoroquinolones. Arch Toxicol,2002,75(11-12):725-733.
[18] PADBERG S,WACKER E,MEISTER R,et al. Observational cohort study of pregnancy outcome after first-trimester exposure to fluoroquinolones. Antimicrob Agents Chemother,2014,58(8):4392-4398.
[19] ACAR S,KESKIN-ARSLAN E,EROL-COSKUN H,et al. Pregnancy outcomes following quinolone and fluoroquinolone exposure during pregnancy:a systematic review and meta-analysis. Reprod Toxicol,2019,85:65-74.
[20] LOEBSTEIN R,ADDIS A,HO E,et al. Pregnancy outcome following gestational exposure to fluoroquinolones:a multicenter prospective controlled study. Antimicrob Agents Chemother,1998,42(6):1336-1339.
[21] 何瑶,李玥,谭蓓,等. 炎症性肠病妊娠期管理的专家共识意见. 协和医学杂志,2019,10(5):465-475.
[22] WOUDE C J V D,ARDIZZONE S,BENGTSON M B,et al. The second European evidence-based consensus on reproduction and pregnancy in inflammatory bowel disease. J Crohns Colitis,2015,9(2):107-124.

## 案例92

**【患者基本信息】**

女,25岁

**【临床诊断】**

早孕,补钙锌

**【处方用药】**

枸橼酸锌片 12.5mg×48片×1盒　用法:每次12.5mg,每天2次,口服
二维钙赖氨酸片 1片×108片×1盒　用法:每次4片,每天3次,口服

**【处方分析】**

该处方不合理之处在于无适应证用药,妊娠期无须常规补锌,孕14周前无须常规补钙。枸橼酸锌为微量元素锌补充剂。锌是人体200多种酶和核酸的组成部分和激活剂,直接参与体内DNA和RNA的合成、转录和复制,促进

生长发育[1]，维持机体生殖系统和免疫系统的正常运作及各器官的抗氧化状态[2]。本品主要用于缺锌引起的儿童生长发育迟缓、畏食和营养不良等，一般根据儿童体重和年龄调整给药剂量[3]。妊娠期缺锌，可使体内多种酶活性下降，发生诸多代谢障碍，引起胎儿发育不良、畸胎、流产、胎儿生长受限（导致小于胎龄儿和低出生体重儿）、胚胎神经发育受损（婴幼儿神经元萎缩、行为障碍和认知发育受损），以及妊娠高血压，孕妇免疫防御功能下降，羊膜易受感染，造成胎膜早破[1-2,4-5]。

二维钙赖氨酸片为复方制剂，主要含盐酸赖氨酸 50mg、磷酸氢钙 150mg、维生素 $D_2$ 等，主要用于促进幼儿、儿童正常生长发育，儿童、孕妇钙质补充[6]。赖氨酸为人体必需氨基酸，一项研究表明，妊娠晚期女性对赖氨酸的需求量高于妊娠早期[7]。钙可通过胎盘活跃地转运给胎儿[8]，钙是胎儿生长发育的重要矿物质之一，胎儿的骨骼系统发育需要从母体中摄入大量的钙，在妊娠中晚期，随着生长发育的加速，胎儿对钙的需求量会显著增加[9]。妊娠期补充钙剂对预防早产、妊娠高血压、子痫前期、妊娠糖尿病有一定的作用[10-15]，但在治疗期间和治疗后应适当监测母体血钙水平，因高钙血症可能会增加产妇和新生儿并发症风险，如死产、早产、新生儿低钙血症和甲状旁腺功能低下[16]。维生素 $D_2$ 的妊娠期用药安全性分级为 C 级[17]，为脂溶性维生素，具有抗佝偻病、升血钙等作用。已知大剂量的维生素 D 对实验动物存在致畸性，但对人类的致畸性缺乏直接依据。由于维生素 D 的升血钙活性，疑维生素 D 与主动脉瓣上狭窄综合征发生有关，这种综合征常常发生于特发性高血钙的婴儿。这种罕见症状的完整特征是特征性的“小精灵面容”、精神和发育迟缓、斜视、牙釉质缺损、颅缝早闭、主动脉瓣上和肺动脉狭窄、腹股沟疝、男性隐睾病和女性第二性征过早发育[18-19]。维生素 D 缺乏可导致胎儿生长减慢、新生儿无惊厥性低钙血症、新生儿惊厥性低钙血症（手足搐搦）、新生儿佝偻病、牙釉质缺损、妊娠毒血症和妊娠糖尿病等[18,20]。维生素 D 中毒可引起高钙血症，引起全身性血管钙化、肾钙质沉淀及其他软组织钙化，而致肾衰竭[21]。为保护胎儿，应避免在正常妊娠期间使用超过推荐饮食标准的维生素 D，尚未确定在妊娠期间每天超过 400IU 维生素 D 的安全性[19]。

**【药师建议】**

考虑到我国孕妇的体质与饮食结构，孕妇在妊娠期并不能从膳食中获取充足的钙，依据《结合中国实践谈 WHO 2016 年孕期保健指南》和《孕前和孕期保健指南（2018）》，推荐孕妇应从妊娠 14~19 周开始常规补充钙剂，只有部分经产妇、年龄偏大或有小腿肌肉痉挛等缺钙症状的孕妇可提前补钙，我国常规推荐补充钙剂剂量 0.6~1.5g/d，相关指南推荐补充钙剂剂量 1.5~2.0g/d[22-23]。

WHO《2016年孕期保健指南》不建议常规通过药物来补充锌、维生素A、维生素$B_6$、维生素C、维生素E、维生素D等[22]。妊娠期禁用超高剂量维生素D,因其可导致母亲和新生儿高钙血症。

该患者诊断为早孕,依据《孕前和孕期保健指南(2018)》,该时期应每天常规补充叶酸0.4~0.8mg/d,无须常规补充钙剂、维生素类和锌等[23]。妊娠达14周再每天补充钙剂0.6~1.5g/d。

## 参考文献

[1] 李晓艳,王泽华.妊娠期维生素和微量元素的补充.实用妇产科杂志,2006,22(5):258-260.
[2] 吴望舒,朱欣烨,蒋晨依,等.微量元素对妊娠和胚胎发育的影响.国际妇产科学杂志,2020,47(1):56-60.
[3] 枸橼酸锌片药品说明书,2007.
[4] JYOTSNA S,AMIT A,KUMAR A. Study of serum zinc in low birth weight neonates and its relation with maternal zinc. J Clin Diagn Res,2015,9(1):SC01-SC03.
[5] WANG H,HU Y F,HAO J H,et al. Maternal zinc deficiency during pregnancy elevates the risks of fetal growth restriction:a population-based birth cohort study. Sci Rep,2015,5:11262.
[6] 二维钙赖氨酸片药品说明书,2014.
[7] PAYNE M,STEPHENS T,LIM K,et al. Lysine requirements of healthy pregnant women are higher during late stages of gestation compared to early gestation. J Nutr,2018,148(1):94-99.
[8] SCHAEFER C,SPIELMANN H,VETTER K,等.孕期与哺乳期用药.吴效科,黄志超,译.8版.北京:科学出版社,2021.
[9] OHTA H. Growth spurts of the bone from infancy to puberty. Clin Calcium,2019,29(1):9-17.
[10] 薛红芳,董渠龙,陈娟,等.钙在产科中的应用进展.国际妇产科学杂志,2019,46(5):499-502.
[11] HEIDKAMP R,CLERMONT A,PHILLIPS E. Modeling the impact of nutrition interventions on birth outcomes in the Lives Saved Tool(LiST). J Nutr,2017,147(11):2188S-2193S.
[12] SANTORELLI G,WHITELAW D,FARRAR D,et al. Associations of maternal vitamin D, PTH and calcium with hypertensive disorders of pregnancy and associated adverse perinatal outcomes:findings from the Born in Bradford cohort study. Sci Rep,2019,9(1):1205.
[13] HOFMEYR G J,LAWRIE T A,ATALLAH Á N,et al. Calcium supplementation during pregnancy for preventing hypertensive disorders and related problems. Cochrane Database Syst Rev,2018,10(10):CD001059.
[14] KHAING W,VALLIBHAKARA S A,TANTRAKUL V,et al. Calcium and vitamin D supplementation for prevention of preeclampsia:a systematic review and network meta-analysis. Nutrients,2017,9(10):1141.

[15] KOZLOWSKA A, JAGIELSKA A M, OKREGLICKA K M, et al. Dietary vitamin and mineral intakes in a sample of pregnant women with either gestational diabetes or type 1 diabetes mellitus, assessed in comparison with Polish nutritional guidelines. Ginekol Pol, 2018, 89(11): 581-586.
[16] 醋酸钙片药品说明书, 2020.
[17] 维生素 $D_2$ 片药品说明书, 2012.
[18] BRIGGS G G, FREEMAN R K, YAFFE S J. 妊娠期和哺乳期用药. 杨慧霞, 段涛, 译. 7版. 北京: 人民卫生出版社, 2008.
[19] 维生素 $D_2$ 药品说明书, 2018.
[20] WEI S Q, QI H P, LUO Z C, et al. Maternal vitamin D status and adverse pregnancy outcomes: a systematic review and meta-analysis. J Matern Fetal Neonatal Med, 2013, 26(9): 889-899.
[21] 维生素 $D_2$ 软胶囊药品说明书, 2016.
[22] 袁雨, 漆洪波. 结合中国实践谈 WHO 2016 年孕期保健指南. 中国实用妇科与产科杂志, 2017, 33(6): 567-571.
[23] 中华医学会妇产科学分会产科学组. 孕前和孕期保健指南(2018). 中华妇产科杂志, 2018, 53(1): 7-13.

## 案例 93

### 【患者基本信息】

女,28岁

### 【临床诊断】

孕45天,甲状腺功能亢进

### 【处方用药】

甲巯咪唑肠溶片 10mg×10片×2盒　用法:每次5mg,每天1次,口服
孕康口服液 20ml×5支×4盒　用法:每次40ml,每天1次,口服

### 【处方分析】

该处方不合理之处在于使用了妊娠期会致胎儿畸形的药物甲巯咪唑。甲巯咪唑为肠溶片,不应掰开,应整片送服。孕康口服液剂量、频次错误,一般为一天3次,一次20ml。

甲巯咪唑妊娠期用药安全性分级为D级,甲巯咪唑可以通过胎盘屏障,胎儿血液中的浓度与母亲血清中的浓度相等。已经多次报道,接受甲巯咪唑治

疗的妇女分娩了头颅皮肤部分发育不全的新生儿。多种特定模式的畸形与妊娠前几周内接受高剂量甲巯咪唑治疗相关，包括后鼻孔闭锁、食管闭锁、乳头发育不全、智力和运动功能发育迟缓，孕早期不建议使用甲巯咪唑治疗甲亢[1-3]。

【药师建议】

妊娠期间未治疗的甲状腺功能亢进可能导致严重并发症，针对妊娠期甲亢，孕早期和孕中晚期使用的药物不同。孕妇使用甲巯咪唑和丙硫氧嘧啶治疗甲亢会增加致畸风险，但甲巯咪唑与先天性畸形的相关性高于丙硫氧嘧啶，对孕早期需要使用抗甲状腺药的患者，应选择丙硫氧嘧啶控制甲亢，到妊娠中期后，需在内分泌科医生的指导下将丙硫氧嘧啶更换为甲巯咪唑[4]。丙硫氧嘧啶（妊娠期用药安全性分级为 D 级）治疗可导致粒细胞和血小板减少及肝损伤等，用药期间需监测血常规、凝血功能及肝功能等。妊娠合并甲亢患者应当增加产前检查的次数，监测孕妇血压、体重、宫高、腹围的变化，监测肝功能、白细胞和激素水平等，每月进行 1 次超声检查，及时发现胎儿甲亢、甲减；并加强对胎儿的监护。孕妇自身还应当注意避免感染、情绪波动，预防由此诱发的甲亢危象。甲亢孕妇易发生子痫前期。注意早期补钙、低盐饮食、营养指导，避免高碘摄入[5-7]。

孕康口服液用于健脾固肾，养血安胎，治疗肾虚型和气血虚弱型先兆流产和习惯性流产。患者规律服用抗甲状腺药后，可咨询医生，酌情考虑停用本品。

## 参考文献

[1]《妊娠和产后甲状腺疾病诊治指南》（第 2 版）编撰委员会，中华医学会内分泌学分会，中华医学会围产医学分会. 妊娠和产后甲状腺疾病诊治指南（第 2 版）. 中华内分泌代谢杂志，2019，35（8）：636-665.

[2] LAZARUS J H. Antithyroid drug treatment in pregnancy. J Clin Endocrinol Metab，2012，97（7）：2289-2291.

[3] AZIZI F，AMOUZEGAR A. Management of hyperthyroidism during pregnancy and lactation. Eur J Endocrinol，2011，164（6）：871-876.

[4] 黄慧，陈国芳，刘超. 妊娠及哺乳期抗甲状腺药物安全性的再认识. 中华内分泌代谢杂志，2018，34（8）：634-637.

[5] MESTMAN J H. Hyperthyroidism in pregnancy. Curr Opin Endocrinol Diabetes Obes，2012，19（5）：394-401.

[6] GROOT L D，ABALOVICH M，ALEXANDER E K，et al. Management of thyroid dysfunction during pregnancy and postpartum：an endocrine society clinical practice guideline. J Clin Endocrinol Metab，2012，97（8）：2543-2565.

[7] FRANKLYN J A，BOELAERT K.Thyrotoxicosis. Lancet，2012，379（9821）：1155-1166.

## 案例 94

**【患者基本信息】**

女,24 岁

**【临床诊断】**

孕 3 周,咳嗽

**【处方用药】**

咳特灵胶囊 1 粒×30 粒×2 瓶　用法:每次 1 粒,每天 3 次,口服

**【处方分析】**

该处方不合理之处在于使用了妊娠期禁用的药物咳特灵胶囊。咳特灵胶囊开出 2 瓶,超过 7 天。

咳特灵胶囊属于中西药复方制剂,非处方类药物,中药成分为小叶榕干浸膏 360mg,化学药成分为马来酸氯苯那敏 1.4mg,主要用于咳喘及慢性支气管炎,功效为镇咳、祛痰、平喘、消炎。孕妇禁用[1]。本品成分中马来酸氯苯那敏的妊娠期用药数据较明确,妊娠期用药安全性分级为 B 级,孕妇使用氯苯那敏一般不会增加出生缺陷的风险[2-5]。抗组胺药可用于治疗孕妇鼻炎、荨麻疹和皮疹瘙痒(第二代抗组胺药可能是首选药物)[6-9]。抗组胺药不推荐用于治疗妊娠期肝内胆汁淤积引起的瘙痒[10-11]。

**【药师建议】**

该患者在孕 3 周时使用咳特灵胶囊,基于胎龄及研究资料,为尊重患者的生育权,告知其胎儿潜在风险,建议该患者妊娠期暂停咳特灵胶囊。若咳嗽仍严重,建议可服用标准桃金娘油,本品因为能溶解黏液而起到化痰作用,适用于治疗急慢性鼻窦炎、支气管炎、支气管扩张、慢性阻塞性肺疾病等疾病所出现的咳痰症状。基础试验研究和多年临床应用表明,孕妇在医生的指导下服用本品无危险性。另外孕 12~13 周、孕 22~24 周需做 B 超筛查及系统胎儿 B 超。

### 参考文献

[1] 麻文菁,何燕,高天,等. 咳特灵胶囊临床用药 ADR 病例分析. 中药与临床,2013,4(2):54-58.

[2] ASELTON P,JICK H,MILUNSKY A,et al,First-trimester drug use and congenital disorders.

Obstet Gynecol, 1985, 65(4): 451-455.

[3] GILBOA S M, STRICKLAND M J, OLSHAN A F, et al, Use of antihistamine medications during early pregnancy and isolated major malformations. Birth Defects Res A Clin Mol Teratol, 2009, 85(2): 137-150.

[4] HEINONEN O P, SLONE D, SHAPIRO S. Birth defects and drugs in pregnancy. Littleton: Sciences Group, Inc., 1977.

[5] JICK H, HOLMES L B, HUNTER J R, et al, First-trimester drug use and congenital disorders. JAMA, 1981, 246(4): 343-346.

[6] ANGIER E, WILLINGTON J, SCADDING G, et al. Management of allergic and non-allergic rhinitis: a primary care summary of the BSACI guideline. Prim Care Respir J, 2010, 19(3): 217-222.

[7] MURASE J E, HELLER M M, BUTLER D C. Safety of dermatologic medications in pregnancy and lactation: part Ⅰ. Pregnancy. J Am Acad Dermatol, 2014, 70(3): 401.e1-e14.

[8] WALLACE D V, DYKEWICZ M S, BERNSTEIN D I, et al. The diagnosis and management of rhinitis: an updated practice parameter. J Allergy Clin Immunol, 2008, 122(2 Suppl): S1-S84.

[9] ZUBERBIER T, ABERER W, ASERO R, et al. The EAACI/GA$^2$ LEN/EDF/WAO guideline for the definition, classification, diagnosis, and management of urticaria: the 2013 revision and update. Allergy, 2014, 69(7): 868-887.

[10] AMBROS-RUDOLPH C M. Dermatoses of pregnancy-clues to diagnosis, fetal risk and therapy. Ann Dermatol, 2011, 23(3): 265-275.

[11] KREMER A E, OUDE ELFERINK R P, and BEUERS U. Pathophysiology and current management of pruritus in liver disease. Clin Res Hepatol Gastroenterol, 2011, 35(2): 89-97.

## 案例 95

**【患者基本信息】**

女，32岁

**【临床诊断】**

孕3周，呼吸道感染

**【处方用药】**

克拉霉素缓释胶囊 0.25g×3片×2盒　用法：每次0.5g，每天1次，口服

**【处方分析】**

该处方不合理之处在于没有使用更加安全的抗菌药物治疗妊娠期的呼吸

道感染。

克拉霉素缓释胶囊适用于对克拉霉素敏感的微生物所引起的感染：①下呼吸道感染，如支气管炎、肺炎等；②上呼吸道感染，如咽炎、鼻窦炎等。但本品的妊娠期用药安全性分级为C级，孕妇和哺乳期妇女服用克拉霉素的安全性尚未十分明确，孕妇使用克拉霉素应慎重，尤其是在妊娠头3个月。克拉霉素能穿过胎盘[1]，动物实验中观察到睾丸萎缩及胎仔心血管异常、腭裂、生长迟缓等不良事件。妊娠早期暴露于本药未观察到致畸风险，但观察到流产风险增加。

**【药师建议】**

呼吸道感染分为上呼吸道感染和下呼吸道感染。上呼吸道感染是由各种病毒和细菌引起的，主要侵犯鼻、咽或喉部的急性炎症；下呼吸道主要包括气管炎、支气管炎和肺炎。对于症状较轻、无须住院的患者，尽量使用生物利用度好、妊娠期用药安全性分级为B级的抗菌药物治疗，建议口服阿莫西林治疗。考虑非典型病原体的可使用大环内酯类药物，如阿奇霉素。喹诺酮类药物（妊娠期用药安全性分级为C级）由于潜在的胎儿关节毒性，四环素类药物（妊娠期用药安全性分级为D级）由于其对胎儿牙齿和骨骼的影响，在妊娠期均不推荐使用[2-3]。大多数急性呼吸道感染，包括急性无并发症性支气管炎、咽炎、鼻-鼻窦炎及普通感冒，都是由病毒引起，无须抗菌药物治疗；对于这些情况，无指征使用抗菌药物治疗可能导致细菌耐药，增加药物相关不良事件发生风险并且增加不必要的花费。

对于急性支气管炎，约90%由病毒（常见甲型和乙型流感病毒、副流感病毒Ⅲ型、冠状病毒、腺病毒、偏肺病毒、鼻病毒，以及呼吸道合胞病毒）引起，抗菌药物对病毒性支气管炎并无益处[4]。另外，镇咳药物通常对支气管炎引起的咳嗽无效，不建议使用，可使用蒸汽加湿器缓解咳嗽症状[5]。几乎所有的鼻-鼻窦炎都由病毒引起，仅很小一部分继发细菌感染。无并发症的急性病毒性鼻-鼻窦炎通常7~10天即消退。对于症状持续10天以上或高热时考虑细菌性鼻-鼻窦炎，可结合临床使用抗菌药物[6-7]。对于不能耐受持续性鼻充血和疼痛的患者可应用一些辅助治疗，如盐水冲洗鼻腔、对乙酰氨基酚喷雾剂、倍氯米松或布地奈德喷雾剂。对于疑似急性流感的孕妇或产后2周内女性，推荐及时经验性使用恰当的抗流感病毒药治疗[5]。

妊娠期应尽量使用生物利用度好、临床经验丰富的抗菌药物治疗[2-3]。对于发生社区获得性肺炎的孕妇，若病情为轻度且需要门诊治疗，我们建议联用阿莫西林（或阿莫西林克拉维酸钾）与阿奇霉素。若患者对$\beta$-内酰胺类抗菌药物有Ⅰ型变态反应，可使用克林霉素作为替代药物。对需住院且无重度疾病表现的患者可采用联合治疗，给予抗肺炎球菌的β-内酰胺类抗菌药物（头孢曲松、头孢噻肟、氨苄西林舒巴坦）+阿奇霉素，药物选择应结合当地细菌耐药情况。有头孢菌素类既往变态反应史的患者若无重度肺炎，可给予克林霉素+氨曲南加或不加阿奇霉素治疗；这类患者若有重度肺炎，我们推荐给予万古霉素［以覆盖耐甲氧西林金黄色葡萄球菌（methicillin resistant *Staphylococcus aureus*，MRSA）和耐药肺炎球菌］+阿奇霉素+氨曲南[5]。

## 参考文献

［1］WITT A，SOMMER E M，CICHNA M，et al. Placental passage of clarithromycin surpasses other macrolide antibiotics. Am J Obstet Gynecol，2003，188（3）：816-819.

［2］Metlay J P，Waterer G W，Long A C. Diagnosis and treatment of adults with community-acquired pneumonia. An official clinical practice guideline of the American Thoracic Society and Infectious Diseases Society of America. Am J Respir Crit Care Med，2019，200（7）：e45-e67.

［3］中华医学会，中华医学会临床药学分会，中华医学会杂志社，等. 成人社区获得性肺炎基层合理用药指南. 中华全科医师杂志，2020，19（9）：783-791.

［4］LIM W S，MACFARLANE J T，COLTHORPE C L. Treatment of community-acquired lower respiratory tract infections during pregnancy. Am J Respir Med，2003，2（3）：221-233.

［5］UpToDate. 妊娠期呼吸道感染概述.［2022-8-10］.https://www.uptodate.cn/contents/zh-Hans/approach-to-the-pregnant-patient-with-a-respiratory-infection? search=%E5%A6%8A%E5%A8%A0%E6%9C%9F%E5%91%BC%E5%90%B8%E9%81%93%E6%84%9F%E6%9F%93%E7%9A%84%E6%B2%BB%E7%96%97&source=search_result&selectedTitle=2~150&usage_type=default&display_rank=2.

［6］ROSENFELD R M，PICCIRILLO J F，CHANDRASEKHAR S S，et al. Clinical practice guideline（update）：adult sinusitis. Otolaryngol Head Neck Surg，2015，152（2 Suppl）：S1-S39.

［7］CHOW A W，BENNINGER M S，BROOK I，et al. IDSA clinical practice guideline for acute bacterial rhinosinusitis in children and adults. Clin Infect Dis，2012，54（8）：e72-e112.

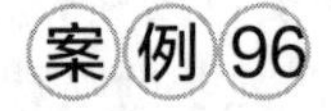

## 案例 96

**【患者基本信息】**

女，30 岁

**【临床诊断】**

孕 3 周，感冒

【处方用药】

奥司他韦颗粒 25mg×10 袋×1 盒 用法:每次 25mg,每天 1 次,口服
感冒解毒颗粒 5g×10 袋×2 盒 用法:每次 5g,每天 1 次,口服
板蓝根颗粒 10g×20 袋×2 盒 用法:每次 10g,每天 1 次,口服

【处方分析】

该处方不合理之处在于过度联合用药,且使用的中成药孕妇使用的相关数据缺乏。奥司他韦颗粒剂量、频次错误,治疗甲型、乙型流感,成人一般为 75mg b.i.d.;预防甲型、乙型流感,成人一般为 75mg q.d.。感冒解毒颗粒剂量、频次错误,成人一般 10g t.i.d.。板蓝根颗粒频次错误,成人一般 10g t.i.d.;用药时间超过 7 天。

奥司他韦妊娠期用药安全性分级为 C 级,本品针对妊娠期流感的治疗目前尚缺乏明确证据,本品及其活性代谢产物可穿过胎盘[1],妊娠期使用本品后,通常未观察到不良新生儿或产妇结局的风险增加[2-3]。

【药师建议】

鉴于中成药妊娠相关数据缺乏,建议停用感冒解毒颗粒和板蓝根颗粒。同时需明确患者为流行性感冒还是普通感冒,普通感冒是最常见的上呼吸道感染性疾病,大多由病毒引起,一般 1 周左右会痊愈。症状较轻的感冒,例如只是流鼻涕、打喷嚏等,避免过度用药,多饮水、多休息,注意营养均衡,保持室内空气流通,避免继发细菌感染。若出现高热、畏寒、四肢酸痛等全身症状,应积极去医院就诊,一般体温超过 38.5℃,推荐对乙酰氨基酚,合理剂量下使用安全性高[4]。妊娠期间应避免使用阿司匹林、双氯芬酸等退热药。若孕妇出现黄色脓痰,考虑为细菌感染的症状,应使用抗菌药物。

若考虑流行性感冒,可根据病情酌情使用奥司他韦颗粒治疗。未经治疗的流感会增加胎儿发生不良事件的风险,增加母亲发生并发症或死亡的风险[5]。若考虑流行性感冒,可根据病情酌情使用奥司他韦治疗,常用剂量为每次 75mg,每天 2 次,共 5 天。

## 参考文献

[1] MEIJER W J,BRUINSE H W,VAN DEN BROEK M P,et al. Oseltamivir and its active metabolite cross the placenta at significant levels. Clin Infect Dis,2012,54(11):1676-1677.
[2] FIORE A E,FRY A,SHAY D,et al. Antiviral agents for the treatment and chemoprophylaxis of influenza—recommendations of the Advisory Committee on Immunization Practices(ACIP).

MMWR Recomm Rep,2011,60(1):1-24.

[3] ACOG. ACOG committee opinion no. 732:influenza vaccination during pregnancy. Obstet Gynecol,2018,131(4):e109-e114.

[4] FELDKAMP M L,MEYER R E,KRIKOV S,et al. Acetaminophen use in pregnancy and risk of birth defects:findings from the National Birth Defects Prevention Study. Obstet Gynecol,2010,115(1):109-115.

[5] UpToDate. 季节性流感和妊娠.[2022-8-10].https://www.uptodate.cn/contents/zh-Hans/seasonal-influenza-and-pregnancy?search=%E5%AD%A3%E8%8A%82%E6%80%A7%E6%B5%81%E6%84%9F%E5%92%8C%E5%A6%8A%E5%A8%A0&source=search_result&selectedTitle=1~150&usage_type=default&display_rank=1.

## 案例 97

### 【患者基本信息】

女,24 岁

### 【临床诊断】

孕 12 周,皮肤癣菌病

### 【处方用药】

灰黄霉素片 0.1g×100 片×1 瓶　用法:每次 0.5g,每天 3 次,口服

### 【处方分析】

该处方不合理之处在于使用孕妇禁用的抗真菌药治疗皮肤癣菌病。灰黄霉素片频次错误,成人头癣、体癣或股癣,一次 250mg b.i.d. 或一次 500mg q.d.。

灰黄霉素的妊娠期用药安全性分级为 C 级,可穿过胎盘[1]。动物实验证实本品有致畸作用,在人类观察到不良事件(两例连体双胞胎),因此,在妊娠期间使用是禁忌的。具有生殖潜能的女性在治疗期间应使用有效的避孕措施。

### 【药师建议】

克霉唑和咪康唑局部给药可作为妊娠期皮肤真菌感染的一线用药,但由于孕妇中的临床经验非常有限,仍需权衡利弊,在医师指导下服用灰黄霉素片[2]。

## 参考文献

[1] PACIFICI G M. Placental transfer of antibiotics administered to the mother: a review. Int J Clin Pharmacol Ther, 2006, 44(2): 57-63.
[2] 中国体癣和股癣诊疗指南工作组. 中国体癣和股癣诊疗指南(2018修订版). 中国真菌学杂志, 2019, 14(1): 1-3.

## 案例98

### 【患者基本信息】

女,24岁

### 【临床诊断】

孕4周,卵巢癌

### 【处方用药】

甲氨蝶呤片2.5mg×100片×1瓶　用法:每次10mg,每天2次,口服

### 【处方分析】

该处方不合理之处在于使用了妊娠期禁用的药物甲氨蝶呤。甲氨蝶呤片频次错误,成人一般一次5~10mg,一天1次,每周1~2次。一疗程的安全量是50~100mg。

甲氨蝶呤穿过胎盘,妊娠期用药安全性分级为X级。甲氨蝶呤可引起胎儿毒性,包括胎儿死亡。在妊娠早期暴露于甲氨蝶呤后,可能会增加自然流产、颅骨异常、面部畸形,以及中枢神经系统、四肢和心脏异常的风险,还可能发生智力障碍。宫内生长受限和功能异常可能发生在妊娠中期或晚期[1-2]。当给患有肿瘤疾病的孕妇开甲氨蝶呤处方时,应考虑甲氨蝶呤的益处和风险,以及对胎儿的风险。甲氨蝶呤被批准用于治疗滋养细胞肿瘤(妊娠期绒毛膜癌、侵蚀性葡萄胎和葡萄胎)。在开始治疗前核实具有生殖潜能的女性的妊娠状况。建议女性在治疗期间和治疗后6个月内采取有效避孕措施。建议男性在治疗期间和最终剂量甲氨蝶呤后3个月内采取有效避孕措施。在治疗期间和治疗后使用甲氨蝶呤可能会损害生育能力,导致月经不调或少精子症。目前尚不清楚是否所有受影响的男性或女性都可以逆转不孕症[1-4]。

【药师建议】

器官分化发生在妊娠的第5~10周。在此期间服用细胞毒性药物，特别是抗代谢药（如氟尿嘧啶和甲氨蝶呤）和烷化剂（如白消安、环磷酰胺），会增加胎儿畸形的风险。妊娠早期暴露对胎儿造成更大、更持久的风险。一般在妊娠中、晚期给母亲进行化疗，胎儿畸形的风险较低，常用的化疗药物有紫杉醇和铂类药物[1-4]。

## 参考文献

[1] SCHLEUNING M, CLEMM C. Chromosomal aberrations in a newborn whose mother received cytotoxic treatment during pregnancy. N Engl J Med, 1987, 317(26): 1666-1667.

[2] American College of Obstetricians and Gynecologists' Committee on Practice Bulletin-Gynecology. Practice bulletin no. 193: tubal ectopic pregnancy. Obstet Gynecol, 2018, 131(3): e91-e103.

[3] Practice Committee of American Society for Reproductive Medicine. Medical treatment of ectopic pregnancy: a committee opinion. Fertil Steril, 2013, 100(3): 638-644.

[4] Practice bulletin no.143: medical management of first-trimester abortion. Obstet Gynecol, 2014, 123(3): 676-692.

## 案例99

【患者基本信息】

女，29岁

【临床诊断】

孕11周，胃溃疡

【处方用药】

米索前列醇片 0.2mg×30片×12盒　用法：每次0.6mg，每天1次，口服
西咪替丁片 0.2g×100片×1瓶　用法：每次0.6g，每天4次，口服

【处方分析】

该处方不合理之处在于使用了妊娠期禁用的药物米索前列醇片，且米索前列醇片用于治疗胃溃疡的剂量、频次错误，成人一般每天0.8mg，在早餐和/或中餐、晚餐时及睡前（分2或4次）服用。处方开出12盒药品，已超出30

天用量。西咪替丁片单次剂量、频次和总剂量错误，成人一般一次 0.2g，一天 2 次，24 小时内不超过 0.8g。

米索前列醇妊娠期用药安全性分级为 X 级，孕妇禁忌。妊娠期间使用本品可能导致出生缺陷、流产、早产或子宫破裂。妊娠早期暴露后的先天性异常，包括颅骨缺损、脑神经麻痹、面部畸形和肢体缺损。米索前列醇可能引起子宫收缩，可能发生胎儿死亡、子宫穿孔和流产。米索前列醇与米非司酮合用可在医学上终止≤70 天的妊娠。由于米索前列醇可能会诱发或增强子宫收缩，因此它被用作引产的子宫颈催熟剂。FDA 黑框警告提及米索前列醇不可用于降低可能生育的妇女非甾体抗炎药引起溃疡的风险，除非患者有因使用非甾体抗炎药而引起胃溃疡并发症的风险，或有发生胃溃疡的高风险[1-7]。

西咪替丁妊娠期用药安全性分级为 B 级，但说明书指出孕妇禁用。在动物生殖研究中没有观察到不良反应。西咪替丁可穿过胎盘。

**【药师建议】**

停用米索前列醇片和西咪替丁片。现有数据显示，妊娠期使用兰索拉唑（妊娠期用药安全性分级为 B 级）后，发生重大出生缺陷的风险并未增加，对妊娠期胃食管反流的治疗提出了建议：与非妊娠患者一样，生活方式的改变和其他药物治疗是初始治疗，根据现有数据，质子泵抑制剂可用于临床[8-13]。

## 参考文献

[1] American College of Obstetricians and Gynecologists. ACOG practice bulletin no. 107: induction of labor. Obstet Gynecol, 2009, 114(2 pt 1): 386-397.

[2] American College of Obstetricians and Gynecologists. ACOG practice bulletin no. 205: vaginal birth after cesarean delivery. Obstet Gynecol, 2019, 133(2): e110-e127.

[3] American College of Obstetricians and Gynecologists. ACOG committee opinion no. 427: misoprostol for postabortion care. Obstet Gynecol, 2009, 113(2 pt 1): 465-468.

[4] American College of Obstetricians and Gynecologists' Committee on Practice Bulletins-Gynecology. Practice bulletin no. 200: early pregnancy loss. Obstet Gynecol, 2018, 132(5): e197-e207.

[5] Committee on Practice Bulletins-Obstetrics. Practice bulletin no.183: postpartum hemorrhage. Obstet Gynecol, 2017, 130(4): e168-e186.

[6] International Federation of Gynecology and Obstetrics. Prevention of postpartum hemorrhage with misoprostol. Int J Gynaecol Obstet, 2012, 119(3): 213-214.

[7] International Federation of Gynecology and Obstetrics. Treatment of postpartum hemorrhage with misoprostol. Int J Gynaecol Obstet, 2012, 119(3): 215-216.

[8] KATZ P O, GERSON L B, VELA M F. Guidelines for the diagnosis and management of

gastroesophageal reflux disease. Am J Gastroenterol,2013,108(3):308-328.

[9] BODY C,CHRISTIE J A. Gastrointestinal diseases in pregnancy: nausea, vomiting, hyperemesis gravidarum, gastroesophageal reflux disease, constipation, and diarrhea. Gastroenterol Clin North Am,2016,45(2):267-283.

[10] HUERTA-IGA F,BIELSA-FERNÁNDEZ M V,REMES-TROCHE J M,et al. Diagnosis and treatment of gastroesophageal reflux disease: recommendations of the Asociación Mexicana de Gastroenterología. Rev Gastroenterol Mex,2016,81(4):208-222.

[11] VAN DER WOUDE C J,METSELAAR H J,DANESE S. Management of gastrointestinal and liver diseases during pregnancy. Gut,2014,63(6):1014-1023.

[12] MATOK I,LEVY A,WIZNITZER A,et al. The Safety of fetal exposure to proton-pump inhibitors during pregnancy. Dig Dis Sci,2012,57(3):699-705.

[13] PASTERNAK B,HVIID A. Use of proton-pump inhibitors in early pregnancy and the risk of birth defects. N Engl J Med,2010,363(22):2114-2123.

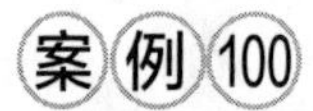

## 案例100

### 【患者基本信息】

女,26岁

### 【临床诊断】

孕8周,高催乳素血症,慢性高血压伴发子痫前期

### 【处方用药】

甲磺酸溴隐亭片 2.5mg×30片×1盒　用法:每次1.25mg,每天1次,口服

### 【处方分析】

该处方不合理之处在于慢性高血压伴发子痫前期是甲磺酸溴隐亭的禁忌证。

高催乳素血症、垂体催乳素腺瘤(无论微腺瘤或大腺瘤),都可首选多巴胺受体激动剂治疗,常用药物有溴隐亭、二氢麦角隐亭、卡麦角林[1-2]。二氢麦角隐亭和卡麦角林无妊娠期使用的资料,有生育要求的患者,溴隐亭有更加确定的安全性,可能是更好的选择[1-2]。

甲磺酸溴隐亭片妊娠期用药安全性分级为B级,体外研究显示仅微量药物可通过胎盘屏障。本品为下丘脑和垂体中多巴胺受体的激动剂,用于治疗内分泌系统疾病[3],如:①催乳素依赖性月经周期紊乱和不孕症(伴随高或正常催乳素血症)、闭经(伴有或不伴有溢乳)、月经过少、黄体功能不足和药物诱导的高催乳素血症(抗精神病药和高血压治疗药物);②非催乳素依赖性不孕症;③催乳素瘤;④肢端肥大症;⑤缓和或减轻经前综合征及乳腺结节(或囊性)等乳腺疾病导致的乳腺疼痛;⑥帕金森病。溴隐亭对胎儿安全性较高,垂体催乳素腺瘤妇女应用溴隐亭治疗,妊娠后自发流产、死胎、胎儿畸形等发生率与正常妇女妊娠的产科异常发生率相近[2]。

【药师建议】

该患者妊娠8周,诊断为慢性高血压伴发子痫前期。多巴胺受体激动剂通常不应用于妊娠高血压患者(如妊娠毒血症、子痫),除非利大于弊。应由内分泌医师及产科医师严密评估患者病情后再决定是否使用。

## 参考文献

[1] 中华医学会妇产科学分会内分泌学组. 女性高催乳素血症诊治共识. 中华妇产科杂志,2016,51(3):161-168.

[2] 中国垂体腺瘤协作组. 中国垂体催乳素腺瘤诊治共识(2014版). 中华医学杂志,2014,94(31):2406-2411.

[3] 甲磺酸溴隐亭片药品说明书,2017.

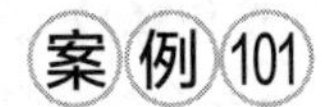

【患者信息】

女,26岁

【临床诊断】

早孕,上呼吸道感染(发热)

【处方用药】

注射用地塞米松磷酸钠 5mg×1支　用法:每次5mg,每天1次,静脉注射
注射用头孢呋辛钠 1.5g×2支　用法:每次1.5g,每天2次,静脉滴注

【处方分析】

该处方不合理之处是地塞米松用于退热不适宜。
地塞米松妊娠期用药安全性分级为C级,是肾上腺皮质激素类药物,具有抗炎、抗过敏、抗风湿、免疫抑制作用[1]。在动物实验中，糖皮质激素类药物有致畸作用，可能会导致腭裂，尤其是在鼠类的实验中[2]。在人类的唇腭裂问题上，回顾性研究也不能完全排除具有稍高的风险性。所有迄今已发表的队列研究和病例对照研究的荟萃分析发现，发生唇腭裂的风险显著增加（OR 3.4），总畸形率未升高：一项对 311 名妊娠早期糖皮质激素类药物暴露女性的前瞻性对照研究发现，总畸形的风险没有增加，也没有 1 例唇腭裂发生，也未观察到口服糖皮质激素类药物和唇腭裂的发生之间有任何联系；一项丹麦的研究对 1 449 例孕前 3 个月应用糖皮质激素类药物的孕妇进行分析，结果只发生了 1 例唇腭裂（0.08%），重大畸形率与 83 043 例未应用糖皮质激素类药物治疗的孕妇对照组相似[2]。在孕 8~11 周的敏感期内，如果给予高剂量的糖皮质激素类药物，不能排除腭裂伴或不伴唇裂的风险，但低剂量（10~15mg/d 的泼尼松龙）的个体风险似乎可以忽略不计[2]。《糖皮质激素类药物临床应用指导原则》要求不能单纯以退热和止痛为目的使用糖皮质激素类药物，特别是在感染性疾病中使用[3]。

【药师建议】

大多数急性呼吸道感染，包括急性无并发症性支气管炎、咽炎、鼻-鼻窦炎及普通感冒，都是由病毒引起，无须抗生素治疗。妊娠期上呼吸道感染建议用加热加湿的空气应对鼻充血，用对乙酰氨基酚应对咽痛、头痛、发热。对乙酰氨基酚属苯胺类，能够抑制中枢神经系统前列腺素的合成和释放，起到解热、镇痛作用，且对孕妇而言是最安全的退热药（妊娠期用药安全性分级为 B 级）[3]。

## 参 考 文 献

[1] 注射用地塞米松磷酸钠药品说明书，2015.
[2] SCHAEFER C，SPIELMANN H，VETTER K，等. 孕期与哺乳期用药. 吴效科，黄志超，译. 8 版. 北京：科学出版社，2021.
[3] 特殊人群普通感冒规范用药专家组. 特殊人群普通感冒规范用药的专家共识. 国际呼吸杂志，2015，35（1）：1-5.

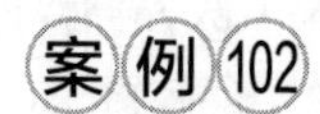


【患者基本信息】

女，26 岁

【临床诊断】

早孕,带状疱疹

【处方用药】

泛昔洛韦分散片 0.25g×18 片×1 盒　用法:每次 0.75g,每天 3 次,口服

【处方分析】

该处方不合理之处在于选用药物不适宜,且用量错误。

泛昔洛韦妊娠期用药安全性分级为 B 级[1],适用于带状疱疹和原发性生殖器疱疹。服用后迅速转化为有抗病毒活性的化合物喷昔洛韦。泛昔洛韦分散片说明书提示孕妇、哺乳期妇女一般不推荐使用本品[2]。若使用本品,应确认使用本品后对胎儿或婴儿影响利大于弊。在动物实验中观察到泛昔洛韦具有致癌性,但未观察有胚胎毒性或致畸性[2]。现在尚不清楚泛昔洛韦以及其活性代谢产物喷昔洛韦是否能通过胎盘,但由于泛昔洛韦分子量较低,应考虑到泛昔洛韦有可能转运至胎儿。根据现有数据,妊娠期间的使用似乎具有良好的耐受性,但是在需要治疗时,应首选其他药物[3-4]。由于缺乏对妊娠期间使用抗病毒药安全性的系统评估数据,用药前应谨慎评估利弊。

泛昔洛韦分散片说明书提示治疗带状疱疹用量为:成人每次 0.25g,每天 3 次[2]。该案例每次用量过大,超出药品说明书推荐剂量。

【药师建议】

目前批准使用的治疗带状疱疹的系统抗病毒药包括阿昔洛韦、伐昔洛韦、泛昔洛韦、溴夫定、膦甲酸钠。在一项大样本回顾性对照研究中,妊娠期应用阿昔洛韦并未增加婴儿出生缺陷风险,伐昔洛韦和泛昔洛韦在妊娠期的应用观察病例较少,尚无有效结论[5]。阿昔洛韦能通过胎盘,虽然动物实验证实对胚胎无影响,但孕妇用药仍需权衡利弊,仅在特殊病例中应用,所以建议妊娠期带状疱疹只给予局部对症治疗。妊娠晚期患者可口服阿昔洛韦或伐昔洛韦,严重者静脉滴注阿昔洛韦,但妊娠 20 周前应慎用[6]。案例中患者处于孕早期,建议在出现可能复杂病情的风险因素情况下,才首选阿昔洛韦[7]。患者皮损疱液或糜烂面含有病毒,应避免接触尚未患过水痘的儿童和其他易感者。保持皮损清洁,避免继发细菌感染,适当休息,保证足够营养。神经营养药物对缓解神经炎症与神经痛也有一定帮助,孕妇如有神经炎症与神经痛可选甲钴胺、维生素 $B_1$ 和维生素 $B_{12}$ 等[6],口服或肌内注射。

## 参考文献

[1] 泛昔洛韦分散片药品说明书,2016.
[2] 泛昔洛韦分散片药品说明书,2009.
[3] WORKOWSKI K A,BOLAN G A. Sexually transmitted diseases treatment guidelines,2015. MMWR Recomm Rep,2015,64(RR-03):1-137.
[4] WERNER R N,NIKKELS A F,MARINOVIĆ B,et al. European consensus-based (S2k) guideline on the management of herpes zoster-guided by the European Dermatology Forum (EDF) in cooperation with the European Academy of Dermatology and Venereology (EADV), part 2:treatment. J Eur Acad Dermatol Venereol,2017,31(1):20-29.
[5] American College of Obstetricians and Gynecologists.Practice bulletin no.151: cytomegalovirus,parvovirus B19,varicella zoster,and toxoplasmosis in pregnancy. Obstet Gynecol,2015,125(6):1510-1525.
[6] 中国医师协会皮肤科医生分会带状疱疹专家共识工作组. 带状疱疹中国专家共识. 中华皮肤科杂志,2018,51(6):403-408.
[7] 中国医师协会皮肤科医生分会. 带状疱疹中国专家共识解读. 中华皮肤科杂志,2018,51(9):699-701.

## 案例103

**【患者基本信息】**

女,21 岁

**【临床诊断】**

早孕,足癣

**【处方用药】**

莫匹罗星软膏 10g×1 支　用法:每次适量,每天 3 次,口服

**【处方分析】**

该处方不合理之处在于诊断与用药不相符;给药途径不合理。

莫匹罗星妊娠期用药安全性分级为 B 级[1],孕妇慎用。莫匹罗星软膏为局部外用抗生素,仅供皮肤给药,不能用于眼、鼻、口等黏膜部位。对皮肤感染有关的各种革兰氏阳性球菌有很强的抗菌活性,对耐药金黄色葡萄球菌也有效。对某些革兰氏阴性菌有一定的抗菌作用[2]。适用于脓疱病、疖肿、毛囊炎等原发性皮肤感染及湿疹合并感染。足癣的致病菌为皮肤癣菌,其中以毛癣

菌为主，红色毛癣菌和须癣毛癣菌最常见[3-5]。足癣的治疗目标是清除病原菌，快速解除症状，防止复发[6]。

【药师建议】

该案例诊断足癣，并未混合细菌感染，药师建议给予抗真菌治疗。《中国手癣和足癣诊疗指南(基层实践版 2020)》指出，外用抗真菌药中，克霉唑、咪康唑可用作妊娠期患者一线药物，布替萘芬、环吡酮、萘替芬、特比萘芬排在上述药物之后使用[6]；药师建议可首选克霉唑，涂抹 1% 霜剂或溶液于患处形成薄层，每天 2 次，连用 4 周[6]；或者硝酸咪康唑乳膏，涂搽于洗净的患处，早晚各 1 次，症状消失后(通常需 2~5 周)应继续用药 10 天，以防复发[7]。足癣继发细菌感染时，应首先抗细菌治疗，待细菌感染控制后再行抗真菌治疗；当局部混合细菌感染时，诊断明确后可联合使用抗细菌的治疗药物[6]。

足癣容易复发或再感染，患者足剂量、足疗程治疗，对提高治愈率、预防复发都是非常重要的。患者需注意以下三点，对防治足癣、降低其复发及减少传播至关重要[6]：①注意个人卫生。手足部浴后及时擦干趾/指间，穿透气性好的鞋袜，鞋子可使用短波紫外线等进行消毒；避免长期将手足浸泡入水等液体中，掌跖出汗多时可局部使用抑汗剂、爽身粉剂或抗真菌散剂(如硝酸咪康唑散)，保持鞋袜、足部清洁干燥，也可将抗真菌散剂撒于鞋袜，预防复发。②注意浴池、宿舍等场所公共卫生，不与他人共用日常生活物品，如指甲刀、鞋袜、浴盆和毛巾等。③积极治疗自身其他部位的癣病(特别是甲真菌病)，同时还需治疗家庭成员、宠物的癣病。

## 参考文献

[1] 莫匹罗星软膏药品说明书，2021
[2] 莫匹罗星软膏药品说明书，2018.
[3] KANO R，HASEGAWA A.Historic topics on classification of Trichophyton mentagrophytes complex.Med Mycol J，2014，55(2)：J73-J77
[4] GRSER Y，KUIJPERS A F，PRESBER W，et al. Molecular taxonomy of the Trichophyton rubrum complex.J Clin Microbiol，2000，38(9)：3329-3336.
[5] DE HOOG G S，GUARRO J，GENE J，et al. Atlas of clinical fungi：the ultimate bench tool for diagnostics .4th ed. Utrecht：Westerdijk Fungal Biodiversity Institute，2014.
[6] 中国手癣和足癣诊疗指南工作组. 中国手癣和足癣诊疗指南(基层实践版 2020). 中国真菌学杂志，2020，15(6)：325-330.
[7] 硝酸咪康唑乳膏药品说明书，2019.

## 案例104

**【患者基本信息】**

女,21岁

**【临床诊断】**

早孕人工流产术后,异常子宫出血,阴道炎

**【处方用药】**

头孢地尼胶囊 0.1g×10粒×2盒　用法:每次0.1g,每天3次,口服

**【处方分析】**

该处方不合理之处在于抗菌药物选用不合理;抗菌药物的用药时机不合理;抗菌药物的用药天数不合理。

头孢地尼妊娠期用药安全性分级为B级[1],为第三代头孢菌素。第三代头孢菌素对革兰氏阳性菌的作用不及第一、二代,对革兰氏阴性菌包括肠杆菌属、铜绿假单胞菌及厌氧菌有较强的作用。对$\beta$-内酰胺酶有较高的稳定性。可用于危及生命的败血症、脑膜炎、肺炎、骨髓炎及尿路严重感染的治疗,能有效控制严重的铜绿假单胞菌感染[2]。

早孕人工流产术属于清洁-污染手术,推荐使用第一、二代头孢菌素 ± 甲硝唑,或多西环素[3]。口服给药使用时机为术前1~2小时[3]。推荐术前选用单次单一抗菌药物预防感染[4]。异常子宫出血没有使用抗菌药物的指征。

**【药师建议】**

外阴阴道炎是多种阴道感染的总称,是最常见的妇科疾病。阴道分泌物异常、灼热和瘙痒是最常见的症状,并伴有外阴刺激症状,如外阴皮肤出现红斑和剥落。常见的种类有细菌性阴道病、滴虫性阴道炎、外阴阴道假丝酵母菌病、病毒性阴道炎等。应按照不同类型选用合适的药物,如甲硝唑、克林霉素、唑类药物等[5-9]。

混合性阴道炎是由两种或两种以上的致病微生物导致的阴道炎症,在临床上比较常见,其较单一阴道炎症诊治困难,且常伴随着复杂阴道微生态环境的存在。混合性阴道炎有症状不典型、病程较长和易复发等特点,治疗原则为针对不同病原体,选择规范的抗菌药物,尽量减少不必要的抗菌药物的使用,以减少药物毒副作用,同时防止耐药率升高。包含外阴阴道假丝酵母菌病

(VVC)的混合性阴道炎的治疗方案建议包括抗真菌药[8]。

## 参 考 文 献

[1] BRIGGS G G,FREEMAN R K,YAFFE S J. 妊娠期和哺乳期用药. 杨慧霞,段涛,译. 7版. 北京:人民卫生出版社,2008.
[2] 杨宝峰,陈建国. 药理学. 9版. 北京:人民卫生出版社,2018.
[3]《抗菌药物临床应用指导原则》修订工作组. 抗菌药物临床应用指导原则(2015年版). 北京:人民卫生出版社,2015.
[4] 中华医学会计划生育学分会. 人工流产手术预防性抗菌药物应用的中国专家共识. 中国计划生育和妇产科,2019,11(8):10-12.
[5] GDGC,EDWARDS A,RAUTEMAA-RICHARDSON R,et al. British Association for Sexual Health and HIV national guideline for the management of vulvovaginal candidiasis(2019). Int J STD AIDS,2020,31(12):1124-1144.
[6] 中国中西医结合学会皮肤性病专业委员会,中华医学会皮肤性病学会真菌学组. 黏膜念珠菌病治疗指南. 中国真菌学杂志,2011,6(4):52-55.
[7] 中华医学会妇产科学分会感染性疾病协作组. 细菌性阴道病诊治指南(2021修订版). 中华妇产科杂志,2021,56(1):3-6.
[8] 中华医学会妇产科学分会感染性疾病协作组. 混合性阴道炎诊治专家共识(2021版). 中华妇产科杂志,2021,56(1):15-18.
[9] 中华医学会妇产科学分会感染性疾病协作组. 阴道毛滴虫病诊治指南(2021修订版). 中华妇产科杂志,2021,56(1):7-10.

## 案例105

**【患者基本信息】**

女,23岁

**【临床诊断】**

早孕,痤疮

**【处方用药】**

咪唑斯汀缓释片 10mg×1盒　用法:每次10mg,每天1次,口服
司帕沙星片 0.1g×1盒　用法:每次0.3mg,每天1次,口服
克痤隐酮凝胶 6g×1支　用法:每次适量,每天2次,外用

**【处方分析】**

咪唑斯汀缓释片暂无妊娠期用药安全性分级,不推荐孕妇使用。动物实

验结果显示，咪唑斯汀对胚胎或胎仔发育、妊娠过程无直接或间接的有害作用，但缺乏人类妊娠期使用的经验，故建议孕妇应避免使用[1]。

司帕沙星片妊娠期禁用[2]，妊娠期用药安全性分级为C级[3]，为喹诺酮类广谱抗菌药，对革兰氏阳性细菌包括金黄色葡萄球菌、表皮葡萄球菌、化脓性链球菌、肺炎球菌、粪肠球菌有明显抗菌作用；对革兰氏阴性菌大肠埃希菌、克雷伯菌属、沙门菌属、志贺菌属、副溶血弧菌、变形杆菌属、肠杆菌属、假单胞菌属、不动杆菌属、奈瑟菌属（淋病奈瑟球菌等）亦具有很好的抗菌作用。本品还对支原体、衣原体、军团菌、厌氧菌包括脆弱拟杆菌和分枝杆菌属也有很好的抗菌作用。其作用机制是抑制细菌DNA合成过程中的DNA促旋酶的作用而起杀菌作用[4]。喹诺酮类可透过胎盘屏障，在羊水中可检测到较低浓度的药物。动物实验表明，喹诺酮类药物会引起未成熟动物或胎仔的软骨损伤，造成关节病。这种不良反应取决于治疗的剂量和持续时间，仅发生在动物的敏感时期。喹诺酮类药物仅应在复杂性感染时作为耐药抗生素的替代药物。若孕妇在妊娠早期不慎服用喹诺酮类药物，无须终止妊娠，但应进行详细的超声检查[4]。且该处方中用量过小，一般推荐使用剂量为0.1~0.3g q.d.[1]。

克痤隐酮凝胶妊娠期禁用[5]，其组方中含有甲氧苄啶，妊娠期用药安全性分级为C级[6]，为抑菌剂，对大肠埃希菌、克雷伯菌属、奇异变形杆菌、沙门菌属、志贺菌属均具有抗菌活性，肺炎球菌、淋病奈瑟球菌、脑膜炎球菌的抗菌作用不明显，对铜绿假单胞菌无作用。本品作用机制为干扰细菌的叶酸代谢，主要为选择性抑制细菌的二氢叶酸还原酶的活性，使二氢叶酸不能还原为四氢叶酸，而合成叶酸是核酸生物合成的主要组成部分，所以本品阻止了细菌核酸和蛋白质的合成，且本品与细菌的二氢叶酸还原酶的结合较之对哺乳动物类酶的结合紧密5万~6万倍。甲氧苄啶可穿过胎盘，也可能导致叶酸代谢不良。不良的胎儿事件可能与孕妇在妊娠前或妊娠期间使用甲氧苄啶有关[6]。

【药师建议】

妊娠期痤疮以外用药为主，早孕时期可安全应用壬二酸和克林霉素外涂[6]。

妊娠期痤疮的治疗：①轻度痤疮，应避免外用维A酸类药物（妊娠期用药安全性分级为C~X），过氧化苯甲酰可以小面积谨慎使用（妊娠期用药安全性分级为C），外用壬二酸和克林霉素（妊娠期用药安全性分级为B）是安全的；②中度及中重度痤疮，外用为主，必要时可配合短期口服大环内酯类抗生素（尽可能避开孕早期），四环素类（妊娠期用药安全性分级为D）禁用；③重度痤疮，除按照上述轻、中度和中重度痤疮外用药或系统治疗外，严重的患者可以考虑短期系统使用泼尼松治疗[7]。

## 参考文献

[1] 咪唑斯汀缓释片药品说明书,2006.
[2] 司帕沙星片药品说明书,2006.
[3] 司帕沙星片药品说明书,2003.
[4] 赫里什托夫·舍费尔,保罗·彼得斯,理查德·K. 米勒. 孕期与哺乳期用药指南. 山丹,译. 2 版. 北京:科学出版社,2010.
[5] 克痤隐酮凝胶药品说明书,2009.
[6] WEINER C P,BUHIMSCHI C. 妊娠哺乳期用药指南. 孙路路,译. 2 版. 北京:人民军医出版社,2014.
[7] 中国痤疮治疗指南专家组. 中国痤疮治疗指南(2019 修订版). 临床皮肤科杂志,2019,48(9):583-588.

## 案例 106

**【患者基本信息】**

女,21 岁

**【临床诊断】**

早孕,阻生牙

**【处方用药】**

阿莫西林克拉维酸钾片 1g×12 片×1 盒　用法:每次 1g,每天 2 次,口服
替硝唑片 0.5g×12 片×1 盒　用法:每次 0.5g,每天 2 次,口服

**【处方分析】**

该处方的不合理之处在于无抗菌药物的使用指征;阿莫西林克拉维酸钾片为妊娠期慎用的药品[1],替硝唑片妊娠前 3 个月内禁用[2]。

阿莫西林克拉维酸钾妊娠期用药安全性分级为 B 级[3]。阿莫西林是半合成羟氨苄青霉素,它通过与细菌细胞膜上主要靶蛋白包括转肽酶结合而抑制细菌细胞壁合成过程中的交叉连接,最终导致菌体肿胀破裂死亡。克拉维酸是细菌产生的天然 $\beta$-内酰胺类抗菌药物,结构中含有 $\beta$-内酰胺环,其抗菌作用很弱,但具有强效广谱抑酶作用,是临床上广泛应用的 $\beta$-内酰胺酶抑制剂。克拉维酸与 $\beta$-内酰胺类抗菌药物阿莫西林联合,制成酶抑制剂联合制剂,可在不同程度上保护与其联合的 $\beta$-内酰胺类抗菌药物不被 $\beta$-内酰胺酶灭活,从

而有效地扩展阿莫西林的抗菌谱，其中包括原本因产生$\beta$-内酰胺酶而已耐受阿莫西林的致病菌。阿莫西林克拉维酸钾片说明书指出，本制剂中的两种活性成分均可通过胎盘或分泌到乳汁中而到达胚胎/婴儿。妊娠期服用阿莫西林未见有对胎儿和新生儿的不良影响。然而，为慎重起见，除非经医生确认其潜在利益大于其可能的危险性，妊娠期不应服用阿莫西林克拉维酸片[1]。

替硝唑妊娠期用药安全性分级为C级[4]，为5-硝基咪唑类抗菌药物，对厌氧菌及幽门螺杆菌均有杀灭作用。替硝唑片说明书指出，本品可透过胎盘，迅速进入胎儿循环。动物实验发现，腹腔给药对胎仔具有毒性。本品对胎儿的影响尚无足够和严密的对照观察数据，因此妊娠前3个月内应禁用。3个月以上的孕妇只有在具有明确指征时才选用本品[2]。

**【药师建议】**

阻生牙是指由于邻牙、骨或软组织的阻碍而只能部分萌出或完全不能萌出的牙。阻生牙治疗方法主要为外科开窗术+正畸牵引术及阻生牙拔除术[5]。阻生牙无抗菌药物使用指征[6]。在妊娠前应进行口腔健康检查，治疗牙龈和牙周炎症。这是预防妊娠期牙龈炎的重要措施。妊娠期由于女性激素水平的改变，原有的牙龈炎症可能加重。一旦发生妊娠期牙龈炎，医师应对患者进行细致的口腔卫生指导，去除一切局部刺激因素，操作手法要轻柔[6]。口腔感染时以局部治疗为主，如清除牙石、菌斑，冲洗局部，炎症产物引流（开髓、牙周袋引流、切开等）等，并注意口腔卫生，抗菌治疗为辅助治疗。妊娠期抗菌治疗宜选用阿莫西林，可选用青霉素、大环内酯类、克林霉素[7]。

## 参考文献

[1] 阿莫西林克拉维酸钾片药品说明书，2017.
[2] 替硝唑片药品说明书，2015.
[3] WEINER C P，BUHIMSCHI C. 妊娠哺乳期用药指南. 孙路路，译. 2版. 北京：人民军医出版社，2014.
[4] 替硝唑片药品说明书，2019.
[5] 胡开进. 牙及牙槽外科学. 北京：人民卫生出版社，2016.
[6] 孟焕新. 牙周病学. 5版. 北京：人民卫生出版社，2020.
[7]《抗菌药物临床应用指导原则》修订工作组. 抗菌药物临床应用指导原则(2015年版). 北京：人民卫生出版社，2015.

# 第三节　孕中期不合理处方解析

## 案例 1

**【患者基本信息】**

女,33 岁

**【临床诊断】**

孕中期,变应性结膜炎

**【处方用药】**

醋酸泼尼松龙滴眼液 5ml:50mg×1 支　用法:每次 3 滴,每天 3 次,滴眼
玻璃酸钠滴眼液 5ml:5mg×1 支　用法:每次 3 滴,每天 3 次,滴眼

**【处方分析】**

该处方不合理之处在于使用醋酸泼尼松龙滴眼液以及玻璃酸钠滴眼液用法用量不适宜。

醋酸泼尼松龙是一种糖皮质激素类药物,相同剂量下,其抗炎效力是氢化可的松的 3~5 倍。糖皮质激素类药物可减轻炎症反应时的组织水肿、纤维沉积,抑制毛细血管扩张和吞噬细胞游走,也可抑制毛细血管的增生、胶原的沉积及疤痕的形成。醋酸泼尼松龙滴眼液滴入结膜囊内,每次 1~2 滴,每天 2~4 次。治疗开始的 24~48 小时,剂量可酌情加大至每小时 2 滴。注意不宜过早停药。玻璃酸钠滴眼液可与纤维连接蛋白结合,促进上皮细胞的连接和伸展。此外,因为其分子内可保有众多的水分子,因而具有优异的保水性。一般每次 1 滴,每天滴眼 5~6 次,可根据症状适当增减[1]。在妊娠期通常可以使用滴眼液治疗相应的适应证,但需要仔细选择药物,应尽量避免有疑问的药物合用。

**【药师建议】**

变应性结膜炎的治疗原则包括健康教育、脱离过敏原、减轻患者症状及体征。对于多数患者,主要缓解眼痒、眼红等不适;对于长期发作或病情迁延患者,则以控制炎性反应状态为主[2]。妊娠期通常可以使用滴眼液来治疗相应的适应证。在适当情况下可以使用肾上腺皮质激素、人工泪液等。由于患者处于孕中期,剂量和治疗间隔水平越低越好,建议醋酸泼尼松龙滴眼液使用

剂量为每次 1~2 滴，每天 3 次，玻璃酸钠滴眼液使用剂量为每次 1 滴，每天 5~6 次[3]。

## 参考文献

[1] 赫里什托夫·舍费尔，保罗·彼得斯，理查德·K. 米勒. 孕期与哺乳期用药指南. 山丹，译. 2 版. 北京：科学出版社，2010.
[2] 中华医学会眼科学分会角膜病学组. 我国过敏性结膜炎诊断和治疗专家共识. 中华眼科杂志，2018，5(6)：409-414.
[3] 童荣生. 妊娠和哺乳期患者治疗临床药师指导手册. 北京：人民卫生出版社，2012.

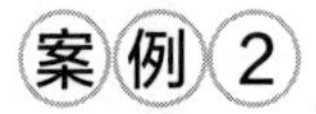

## 案例 2

**【患者基本信息】**

女，21 岁

**【临床诊断】**

孕中期，荨麻疹

**【处方用药】**

枸地氯雷他定胶囊 8.8mg×24 粒×1 盒　用法：每次 8.8mg，每天 3 次，口服
加替沙星分散片 0.1g×6 片×1 盒　用法：每次 0.1g，每天 2 次，口服
甘草酸二钠 1g×6 袋×1 盒　用法：每次 1g，每天 3 次，口服

**【处方分析】**

该处方不合理之处在于孕中期使用了加替沙星分散片及甘草酸二钠，且用法用量不对。

枸地氯雷他定胶囊在体内转化为地氯雷他定发挥作用。地氯雷他定为非镇静性的长效三环类抗组胺药，为氯雷他定的活性代谢产物，可通过选择性地拮抗外周 $H_1$ 受体，缓解季节性变应性鼻炎或慢性特发性荨麻疹的相关症状。成人及 12 岁以上的青少年，口服，每天 1 次，每次 8.8mg。作为第二代抗组胺药中研究最多的药物，氯雷他定可用于妊娠间过敏状况的症状。西替利嗪是可以接受的第二选择[1]。

加替沙星分散片主要用于由敏感病原体所致的各种感染性疾病，包括慢性支气管炎急性发作、急性鼻窦炎、社区获得性肺炎、单纯性尿路感染(膀胱炎)

和复杂性尿路感染、急性肾盂肾炎、男性淋球菌性尿道炎或直肠感染和女性淋球菌性子宫颈感染。本品为分散片，可直接口服，或将本品适量投入约 100ml 水中，振摇分散后口服。每天 1 次，每次 400mg。氟喹诺酮类药物可通过胎盘屏障，在羊水中可检测到较低浓度的药物。动物实验表明，喹诺酮类药物会引起未成熟动物或胎仔的软骨损伤，造成关节病。这种不良反应取决于治疗的剂量和持续时间，仅发生在动物的敏感时期。犬对此类药物高度敏感[2]。

甘草酸二钠具有抗炎、保肝、降血脂、增强免疫力的作用。口服，每次 1g，每天 2 次，孕妇及哺乳期妇女不宜使用[3]。

**【药师建议】**

马来酸氯苯那敏、右氯苯那敏等第一代 $H_1$ 受体拮抗剂可用于治疗妊娠期间的过敏症状。作为第二代抗组胺药中研究最多的药物，氯雷他定可以用于妊娠期间的过敏症状，西替利嗪是可以接受的第二选择[1-2]。2018 年发布的，由欧洲变态反应和临床免疫学会（European Academy of Allergology and Clinical Immunology，EAACI）、全球变态反应和哮喘联盟欧洲机构（Global Allergy and Asthma European Network，$GA^2LEN$）、欧洲皮肤科论坛（European Dermatology Forum，EDF）以及世界变态反应组织（World Allergy Organization，WAO）共同制定的荨麻疹管理指南指出，尽管由荨麻疹导致的组胺水平升高在妊娠期的负面作用并不可知，孕妇尤其是在孕早期应尽量避免使用系统用药，应避免使用第一代抗组胺药，建议使用第二代抗组胺药，首选氯雷他定和西替利嗪，以及地氯雷他定和左西替利嗪[4]。

本患者为孕中期荨麻疹患者，应停止使用枸地氯雷他定胶囊，而选用研究证据足的第一代 $H_1$ 受体拮抗剂以及第二代 $H_1$ 受体拮抗剂中的氯雷他定。孕中期应禁止使用加替沙星分散片。甘草酸二钠的说明书中指出孕妇不宜使用，故建议停用该药。

## 参考文献


[1] 赫里什托夫·舍费尔，保罗·彼得斯，理查德·K. 米勒. 孕期与哺乳期用药指南. 山丹，译. 2 版. 北京：科学出版社，2010.

[2] 童荣生. 妊娠和哺乳期患者治疗临床药师指导手册. 北京：人民卫生出版社，2012.

[3] 甘草酸二钠药品说明书，2014.

[4] ZUBERBIER T，ABERER W，ASERO R，et al. The EAACI/$GA^2$ LEN/EDF/WAO guideline for the definition，classification，diagnosis and management of urticaria. Allergy，2018，73(7)：1393-1414.

## 案例 3

**【患者基本信息】**

女,21 岁

**【临床诊断】**

孕 15 周,外阴阴道假丝酵母菌病

**【处方用药】**

氯霉素片 0.25g×100 片×1 盒　用法:每次 0.75g,每天 3 次,阴道给药

**【处方分析】**

该处方不合理之处在于使用了氯霉素。该患者为外阴阴道假丝酵母菌感染患者,使用氯霉素治疗无指征。

氯霉素妊娠期用药安全性分级为 C 级[1],可作用于细菌核糖体的 50S 亚基,而阻挠蛋白质的合成,属抑菌性广谱抗生素。临床上主要用于伤寒和其他沙门菌属感染;耐氨苄西林的 b 型流感嗜血杆菌脑膜炎或对青霉素过敏患者的肺炎球菌、脑膜炎球菌性脑膜炎,敏感的革兰氏阴性杆菌脑膜炎;脑脓肿,尤其是耳源性;严重厌氧菌感染;无其他低毒性抗菌药可替代时治疗敏感细菌所致的各种严重感染;立克次体感染。成人一天 1.5~3g(6~12 片),分 3~4 次服用。氯霉素能通过胎盘屏障,在胎儿体内达到治疗剂量[2]。已有许多应用氯霉素的资料,尚无证据表明氯霉素可增加畸胎的发生率。氯霉素不应在妊娠晚期使用[2]。因为新生儿的代谢系统尚不完善,可能会发生氯霉素蓄积,从而引起灰婴综合征(表现为呕吐、低体温、呼吸抑制、心血管性虚脱、发绀),对新生儿是致命的。氯霉素是妊娠期的禁忌药物,只有在孕妇确有应用指征(危及孕妇生命的感染)时才可应用[3]。

**【药师建议】**

氯霉素为抑菌性广谱抗生素,不符合该患者的适应证,建议该患者妊娠期停止使用氯霉素。由于在妊娠期暴露于氯霉素,嘱妊娠期需定期产前检查。另外孕 22~24 周需作 B 超筛查及系统胎儿 B 超;孕 16 周监测甲胎蛋白水平,若该指标升高显著且 B 超检查异常,向医师咨询是否有做无创 DNA 或羊水穿刺检查的必要,确有异常再咨询医师是否需要终止妊娠。

该患者诊断为外阴阴道假丝酵母菌病,对于有症状的外阴阴道假丝酵母

菌病孕妇,建议阴道局部应用咪唑类(克霉唑或咪康唑),持续7天,而非使用口服唑类药物,因为口服唑类药物可能对孕妇有风险[4]。药物治疗的主要目的是缓解症状,阴道假丝酵母菌病不会导致不良妊娠结局[5]。口服氟康唑疗法不会使死产或新生儿死亡的风险升高[6]。由于局部疗法是口服疗法的有效替代方式,在有更多数据支持低剂量口服药物的安全性之前,倾向于采用阴道局部疗法。

## 参考文献

[1] GILBERT D N, CHAMBERS H F, ELIOPOULOS G M, 等. 热病:桑福德抗微生物治疗指南. 范洪伟,译.50版. 北京:中国协和医科大学出版社,2021.

[2] 赫里什托夫·舍费尔,保罗·彼得斯,理查德·K. 米勒.孕期与哺乳期用药指南. 山丹,译. 2版. 北京:科学出版社,2010.

[3] 童荣生. 妊娠和哺乳期患者治疗临床药师指导手册. 北京:人民卫生出版社,2012.

[4] MØLGAARD-NIELSEN D, SVANSTRÖM H, MELBYE M, et al. Association between use of oral fluconazole during pregnancy and risk of spontaneous abortion and stillbirth. JAMA, 2016, 315(1): 58-67.

[5] COTCH M F, HILLIER S L, GIBBS R S, et al. Epidemiology and outcomes associated with moderate to heavy Candida colonization during pregnancy. Vaginal Infections and Prematurity Study Group. Am J Obstet Gynecol, 1998, 178(2): 374-380.

[6] PASTERNAK B, WINTZELL V, FURU K, et al. Oral Fluconazole in pregnancy and risk of stillbirth and neonatal death. JAMA, 2018, 319(22): 2333-2335.

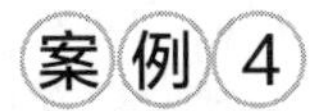


【患者基本信息】

女,31岁

【临床诊断】

孕23周,妊娠合并风湿病

【处方用药】

醋酸泼尼松片 5mg×100片×1瓶　用法:每次10mg,每天3次,口服

【处方分析】

该处方不合理之处在于使用的醋酸泼尼松片的剂量过大。

糖皮质激素类药物具有抗炎、抗过敏、抗风湿、免疫抑制作用,主要用于过敏性与自身免疫性炎症性疾病,适用于结缔组织病、系统性红斑狼疮、严重的支气管哮喘、皮肌炎、血管炎、急性白血病、恶性淋巴瘤等。口服一般一次5~10mg(1~2片),一天10~60mg(2~12片)。如需口服激素,首选不含氟的泼尼松龙、泼尼松,推荐每天用量一般控制在2片或1.5片以内。泼尼松龙、泼尼松是妊娠期用药安全性分级为A级的药物,90%可经胎盘11$\beta$-羟基类固醇脱氢酶代谢转化为无活性代谢产物,仅10%可到达胎儿。但鉴于甲泼尼龙和泼尼松龙还是具有一定的胎盘转移率,建议妊娠期首选泼尼松。研究显示,泼尼松5~15mg/d可应用于妊娠各阶段而不直接导致低出生体重儿或小于胎龄儿发生。持续性泼尼松15mg/d治疗可增加宫内感染和早产的风险。另有研究表明,妊娠早期使用糖皮质激素类药物可使新生儿发生唇腭裂的风险由1/1 000增加到2/1 000。妊娠晚期使用糖皮质激素类药物会增加妊娠糖尿病、妊娠高血压、胎膜早破及宫内发育迟缓等疾病的发病风险。考虑到这些潜在风险,应将激素的剂量降至最低剂量[1]。

**【药师建议】**

小剂量糖皮质激素类药物对母亲及胎儿均安全,妊娠期全程均可使用,但剂量最好 <15mg/d(泼尼松或其等效剂量)。从母亲的角度讲,一般治疗类风湿关节炎应用的激素剂量都比较小,导致血压、血糖、血脂的异常,甚至骨质疏松的风险较小,并且往往多仅在妊娠前及分娩后应用,对母体影响比较小。妊娠期使用糖皮质激素类药物,需监测血糖、血压,用药期间注意加强骨质疏松的防治。所以建议该患者的用药剂量改为每次5mg,每天3次,口服[2]。妊娠期抗风湿药物治疗应综合考虑,权衡利弊,严格产前检查,密切观察病情,及时合理用药,对病情轻者尽可能避免应用免疫抑制治疗或应用小剂量(10~15mg)激素治疗,病情中度至严重者给予羟氯喹安全,避免使用吗替麦考酚酯、环磷酰胺和甲氨蝶呤。

## 参考文献

[1] 赫里什托夫·舍费尔,保罗·彼得斯,理查德·K. 米勒. 孕期与哺乳期用药指南. 山丹,译. 2版. 北京:科学出版社,2010.

[2] 童荣生. 妊娠和哺乳期患者治疗临床药师指导手册. 北京:人民卫生出版社,2012.

## 案例 5

**【患者基本信息】**

女,24 岁

**【临床诊断】**

孕 13 周,内分泌异常

**【处方用药】**

达那唑胶囊 0.1g×30 粒×1 盒 用法:每次 100mg,每天 3 次,口服
米非司酮片 25mg×6 片×1 盒 用法:每次 1 片,每周 1 次,口服

**【处方分析】**

该处方的不合理之处在于使用了妊娠期禁用的药物达那唑和米非司酮。

达那唑妊娠期用药安全性分级为 X 级[1],它是一种合成雄性激素,对于实验动物,达那唑可通过胎盘作用于胎仔,但缺乏人类资料。因为达那唑用于治疗子宫内膜异位症,患此病的妇女通常不孕,所以建议使用工具(非激素)避孕来避免意外妊娠[1]。多项研究表明,妊娠期使用达那唑胶囊可导致女婴假两性畸形,男性胎儿没有出现与达那唑相关的不良反应[2-4]。

米非司酮妊娠期用药安全性分级为 X 级[1],米非司酮作为一种抗孕激素类药物,被用来预防意外妊娠和早期流产[5]。米非司酮可快速地通过胎盘到达胎儿体内,有报道妊娠早期使用米非司酮流产的妇女,在流产失败后选择继续妊娠,胎儿主要先天畸形的发生率为 4.2%,略高于预期的 2%~3%[6]。

**【药师建议】**

该患者目前处于孕中期,基于药物暴露时长、胎龄及达那唑和米非司酮的胚胎毒性,为尊重患者的生育权,告知其继续妊娠胎儿的风险较大,建议其慎重决定是否继续妊娠,如患者继续妊娠,且无其他可选的更为安全的用药方案情况下,建议其在医生指导下,将达那唑和米非司酮的用药剂量降至控制病情的最低剂量。由于在致畸敏感期暴露于达那唑和米非司酮,如继续妊娠,嘱该妇女妊娠期做详尽的产前检查及胎儿超声检查,重点关注生殖系统发育,若 B 超检查异常,向医生咨询是否有做无创 DNA 或羊水穿刺的必要,确有异常者再咨询医生是否要终止妊娠。

## 参考文献

[1] BRIGGS G G, FREEMAN R K, YAFFE S J. 妊娠期和哺乳期用药. 杨慧霞, 段涛, 译. 7版. 北京: 人民卫生出版社, 2008.
[2] GRAY L E JR, KELCE W R. Latent effects of pesticides and toxic substances on sexual differentiation of rodents. Toxicol Ind Health, 1996, 12(3-4): 515-531.
[3] SHAW R W, FARQUHAR J W. Female pseudohermaphroditism associated with danazol exposure in utero. Case report. Br J Obstet Gynecol, 1984, 91(4): 386-389.
[4] ROSA F W. Virilization of the female fetus with maternal danazol exposure. Am J Obstet Gynecol, 1984, 149(1): 99-100.
[5] 米非司酮片药品说明书, 2018.
[6] BERNARD N, ELEFANT E, CARLIER P, et al. Continuation of pregnancy after first-trimester exposure to mifepristone: an observational prospective study. BJOG, 2013, 120(5): 568-574.

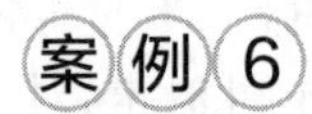


### 【患者基本信息】

女, 21岁

### 【临床诊断】

孕17周, 妊娠高血压

### 【处方用药】

卡托普利片 12.5mg×100片×1盒　用法: 每次12.5mg, 每天2次, 口服
氢氯噻嗪片 25mg×100片×1盒　用法: 每次50mg, 每天2次, 口服

### 【处方分析】

该处方的不合理之处在于使用了妊娠中晚期禁用的药物卡托普利片和不推荐使用的氢氯噻嗪片。

氢氯噻嗪的妊娠期用药安全性分级为B级[1], 是一种中等强度的利尿剂。氢氯噻嗪能通过胎盘屏障, 影响胎盘血流, 对于胎盘循环量降低的患者(妊娠毒血症或胎儿发育迟缓)应避免使用。由于可能引起孕妇血液浓缩、有效循环血量减少和高凝倾向, 我国《妊娠期高血压疾病诊治指南(2020)》指出, 妊娠期一般不使用利尿剂降压[2]。

卡托普利妊娠期用药安全性分级为C/D级，是血管紧张素转化酶抑制剂（ACEI），《妊娠期高血压疾病诊疗指南（2020）》[2]指出，妊娠期禁止使用ACEI和血管紧张素Ⅱ受体阻滞剂（ARB）。说明书[3]提示卡托普利能通过胎盘，孕妇使用可影响胎儿发育，引起胎儿和新生儿损害甚至死亡。妊娠中晚期使用卡托普利可导致严重的致死的胎儿或新生儿肾脏系统损害。无尿相关的羊水过少可导致胎儿肺发育不良、肢体挛缩、动脉导管未闭、颅面部发育不良、新生儿死亡、早产和严重的新生儿低血压等[1]。

**【药师建议】**

该患者处于妊娠中期，根据妊娠期用药安全性分级，建议根据药物暴露时长、胎儿目前发育情况评估继续妊娠存在的风险。如患者决定继续妊娠，建议将卡托普利片和氢氯噻嗪片调整为拉贝洛尔片或硝苯地平片（将两种药物调整为一种药物）。已有的临床研究数据提示，如果不是在孕早期使用拉贝洛尔，那么该药对孕妇高血压的治疗并不增加胎儿风险，它在降血压的同时不影响肾脏、胎盘灌注[4]，因此我国《妊娠期高血压疾病诊治指南（2020）》把拉贝洛尔、硝苯地平作为妊娠高血压及子痫前期一线用药（ⅠA级证据）[2]。口服用法用量：拉贝洛尔50~150mg，3~4次/d，餐后服；硝苯地平片5~10mg/次，3~4次/d，24小时总量不超过60mg，硝苯地平缓释片30mg口服，1~2次/d。并注意监测血压，目标血压为：当孕妇未并发器官功能损伤，酌情将收缩压控制在130~155mmHg，舒张压控制在80~105mmHg；孕妇并发器官功能损伤，则收缩压应控制在130~139mmHg，舒张压应控制在80~89mmHg；血压不可低于130/80mmHg，以保证子宫胎盘血流灌注（ⅢB级证据）。

## 参考文献

[1] BRIGGS G G，FREEMAN R K，YAFFE S J. 妊娠期和哺乳期用药. 杨慧霞，段涛，译. 7版. 北京：人民卫生出版社，2008.
[2] 中华医学会妇产科学分会妊娠期高血压疾病学组. 妊娠期高血压疾病诊治指南（2020）. 中华妇产科杂志，2020，55（4）：227-238.
[3] 卡托普利片药品说明书，2019.
[4] JOUPPILA P，KIRKINEN P，KOIVULA A，et al. Labetalol does not alter the placental and fetal blood flow or maternal prostanoids in pre-eclampsia.Br J Obstet Gynaecol，1986，93（6）：543-547.

## 案例 7

**【患者基本信息】**

女,24 岁

**【临床诊断】**

孕 19 周,妊娠合并高脂血症

**【处方用药】**

西立伐他汀钠片 0.1mg×7 片×2 盒　用法:每次 0.2mg,每天 1 次,口服
苯扎贝特片 0.2g×20 片×2 盒　用法:每次 0.4g,每天 3 次,口服

**【处方分析】**

该处方的不合理之处在于使用了妊娠期禁用的药物西立伐他汀,同时西立伐他汀和苯扎贝特的合用可能导致药物不良反应(肌病)的发生率增加。

西立伐他汀妊娠期用药安全性分级为 X 级[1],它是一种他汀类调血脂药,用于治疗高胆固醇血症和冠心病。西立伐他汀可通过鼠类胎盘,尚不清楚西立伐他汀是否能通过人类胎盘。因为其分子量非常小(约 482Da),推测应能通过胎盘到达胎儿体内。在孕鼠的生殖学研究中观察到鼠的腰椎成骨不全的发生率显著增加[2-3]。在 214 例已确定的人类他汀类药物妊娠暴露中,排除干扰因素后的 70 例可评价病例中,发现出生缺陷 22 例,宫内生长受限 4 例,死胎 5 例。其中,西立伐他汀和洛伐他汀与 4 例严重的中枢神经系统发育缺陷相关[3]。因此,妊娠期禁用西立伐他汀。

苯扎贝特在妊娠期的安全性未确立,故孕妇不推荐使用[4]。苯扎贝特可显著降低高甘油三酯血症,与西立伐他汀合用,可抑制后者与葡糖醛酸结合,使其清除减少,肌病、肌炎、横纹肌溶解等不良反应的发生率升高。此外,苯扎贝特是否分泌进入乳汁不详,故哺乳期妇女不宜服用。

**【药师建议】**

妊娠期高脂血症的治疗指征及降脂目标目前尚缺乏循证医学的证据和诊疗指南。国际动脉粥样硬化学会(International Atherosclerosis Society,IAS)专家小组提出,孕产妇作为一个特殊的群体,妊娠期正常血脂是孕前血脂的 2 倍,且由于妊娠期胎儿生长发育的需要,血脂不应降到太低。因此,除非对于那些心血管事件发生风险非常高的高脂血症患者(包括纯合子家族性高脂血

症患者，以及之前有过心脏病发作或卒中发病史的患者），妊娠期禁用他汀类药物[5]。《中国妇女孕前肥胖合并血脂异常的诊治路径》中指出，妊娠期高胆固醇血症可以使用胆酸螯合剂，但不良反应重，降脂效果欠佳，难以长期坚持。严重高甘油三酯血症（TG≥11.4mmol/L，合 1 000mg/dl）或伴有急性胰腺炎时，可以使用 $\omega$-3 脂肪酸、胃肠外营养、血浆置换等措施，妊娠中晚期权衡利弊可以使用吉非罗齐或非诺贝特[6]。

该患者目前处于孕中期，基于西立伐他汀暴露时长、胎龄及西立伐他汀和苯扎贝特的研究资料，为尊重患者的生育权，告知其继续妊娠胎儿的健康风险较大。如该患者坚持在妊娠期继续使用西立伐他汀，建议其在医生指导下，用药剂量降至能控制病情的最低剂量。由于在致畸敏感期暴露于西立伐他汀，如继续妊娠，嘱该孕妇做详尽的产前检查及胎儿超声检查，重点关注中枢神经系统和四肢的发育，若 B 超检查异常，向医生咨询是否有做无创 DNA 或羊水穿刺的必要，确有异常再咨询医生是否要终止妊娠。

## 参考文献

[1] BRIGGS G G，FREEMAN R K，YAFFE S J. 妊娠期和哺乳期用药. 杨慧霞，段涛，译. 7 版. 北京：人民卫生出版社，2008.

[2] DAVIDSON M H. Controversy surrounding the safety of cerivastatin. Expert Opin Drug Saf，2002，1（3）：207-212.

[3] EDISON R J，MUENKE M. Mechanistic and epidemiologic considerations in the evaluation of adverse birth outcomes following gestational exposure to statins. Am J Med Genet A，2004，131（3）：287-298.

[4] 苯扎贝特片药品说明书，2013.

[5] Expert Dyslipidemia Panel of the International Atherosclerosis Society Panel members. An International Atherosclerosis Society position paper：global recommendations for the management of dyslipidemia—full report. J Clin Lipidol，2014，8（1）：29-60.

[6] 中国妇女孕前肥胖诊治路径专家委员会. 中国妇女孕前肥胖合并血脂异常的诊治路径. 中国妇幼健康研究，2019，30（6）：657-663.

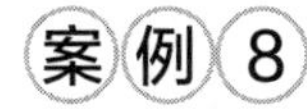

## 案例 8

【患者基本信息】

女，29 岁

【临床诊断】

孕中期，维生素 D 缺乏

【处方用药】

维生素 D 滴剂 400IU×30 粒×1 盒　用法：每次 100IU，每天 1 次，口服

【处方分析】

该处方的不合理之处在于维生素 D 的每天剂量过小。

维生素 D 的妊娠期用药安全性分级为 A 级[1]，维生素 D 是一种脂溶性维生素，参与钙和磷的代谢，促进其吸收，并对骨质形成有重要作用。妊娠期间严重的维生素 D 缺乏会引起母体的骨软化，导致孕妇体重增加缓慢，甚至导致胎儿维生素 D 缺乏，降低胎儿生长发育速度，出现新生儿无惊厥性低钙血症、新生儿佝偻病等。

2022 年版《中国居民膳食指南》建议孕妇每天膳食维生素 D 的推荐摄入量为 400IU[2]。该患者采用口服维生素 D 滴剂的方法补充维生素 D，但每天剂量仅为 100IU，明显不足。

【药师建议】

维生素 D 滴剂的用法调整为每次 400IU，每天 1 次，口服，同时建议患者增加户外活动，接受紫外线照射，使皮肤在紫外线的照射下合成维生素 $D_3$，并在肝脏和肾脏中，继续活化为 1，25-二羟维生素 $D_3$。

## 参考文献

［1］BRIGGS G G，FREEMAN R K，YAFFE S J. 妊娠期和哺乳期用药. 杨慧霞，段涛，译. 7 版. 北京：人民卫生出版社，2008.
［2］中国营养学会. 中国居民膳食指南：2022. 北京：人民卫生出版社，2022.

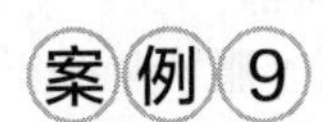

【患者基本信息】

女，35 岁

【临床诊断】

孕中期，便秘

【处方用药】

乳果糖口服溶液 100ml：66.7g×2 瓶　用法：每次 1g，每天 2 次，口服

【处方分析】

该处方的不合理之处在于乳果糖口服溶液的剂量过小。

乳果糖妊娠期用药安全性分级为 B 级。乳果糖是一种人工合成的双糖，在结肠中乳果糖由细菌酶分解为短链脂肪酸（主要为乳酸和乙酸）、甲烷及氢，这种作用能够降低结肠内 pH 并提高渗透压，因而能够刺激肠蠕动并增加粪便中水分含量，治疗便秘。在高出人类口服剂量 3~6 倍时，妊娠大鼠、小鼠及兔模型中均未观察到生育力降低和胚胎毒性[1]。没有关于人类在妊娠期或哺乳期使用该药的报道，该药对胎儿和新生儿的危险可能很小。该药用于便秘，成人起始剂量每天 30ml（相当于 20g 乳果糖），维持剂量每天 10~25ml[2]。本品宜在早餐时一次服用，根据乳果糖的作用机制，1~2 天可取得临床效果。

【药师建议】

妊娠期便秘首先应调整生活方式，合理地膳食，多饮水，适当运动，建立良好的排便习惯，若短期出现便秘症状通过调整生活方式无效时，可酌情给予通便药治疗以减少便秘发生，《通便药在妇产科合理应用专家共识》推荐孕产妇常用的通便药包括：①容积性泻药，容积性泻药（如小麦纤维素颗粒）服药时需补充足够液体，起效较慢，仅适用于轻度便秘患者，治疗剂量的容积性泻药常伴发腹胀、纳差等不适；②渗透性泻药，乳果糖口服溶液是目前我国应用于治疗孕产期便秘常用的通便药，被美国 FDA 批准用于治疗孕产妇便秘，可使粪便性状显著改善，且不良反应少，对于乳糖不耐受的人群，乳果糖同样适用，故为孕产妇便秘的首选药[3]。但根据药品说明书，乳果糖口服溶液的剂量建议调整为每次 20g，每天 1 次口服。治疗几天后，可根据患者情况酌减剂量。特别要注意的是，润滑类泻药开塞露、蓖麻油禁用于孕妇。

## 参考文献

[1] BRIGGS G G，FREEMAN R K，YAFFE S J. 妊娠期和哺乳期用药. 杨慧霞，段涛，译. 7 版. 北京：人民卫生出版社，2008.
[2] 乳果糖口服溶液药品说明书，2015.
[3] 妇产科通便药合理应用专家委员会. 通便药在妇产科合理应用专家共识. 中华医学杂志，2014，94(46)：3619-3622.

## 案例10

**【患者基本信息】**

女,34岁

**【临床诊断】**

孕中期,妊娠期甲减

**【处方用药】**

盐酸拉贝洛尔片 50mg×40片×1盒　用法:每次100mg,每天3次,口服
赖氨葡锌颗粒 5g×15袋×2盒　用法:每次2袋,每天3次,口服

**【处方分析】**

本处方的不合理之处在于处方用药与临床诊断不符,缺少高血压的诊断,甲减也没有合适的治疗药物;赖氨葡锌颗粒的每天剂量偏大。

根据2019年《妊娠和产后甲状腺疾病诊治指南》(第2版),孕妇妊娠期临床甲状腺功能减退(简称甲减)发生率为0.2%~1%,甲减会增加妊娠不良结局的风险,包括子痫前期、早产、低出生体重儿和流产等,还可能损害婴儿神经系统功能发育[1]。目前临床首选左甲状腺素(levothyroxine,$LT_4$)治疗妊娠期甲减,它能有效调节促甲状腺激素(thyroid stimulating hormone,TSH)水平,且不良反应较小。TSH控制目标在妊娠期特异性参考范围的下1/2,如无法获得妊娠期特异性参考范围,则可控制血清TSH在2.5mU/L以下。

拉贝洛尔的妊娠期用药安全性分级为C级[2],拉贝洛尔为α/β受体拮抗剂,通过降低全身血管阻力而降低血压,不抑制心肌,不减少心输出量,使脑、肾血流量增加,不影响胎盘灌注[3-4],降压作用缓和,效果持久,常用量不引起低血压和反射性心动过速,不良反应少。欧洲高血压学会、欧洲心脏病学会、美国高血压联合委员会以及我国《妊娠期高血压疾病诊治指南(2020)》中均将其推荐为妊娠期高血压疾病的一线用药,但由于该药有非选择性β受体拮抗作用,慎用于甲状腺功能减退患者[5-6]。

赖氨葡锌为复方制剂,每袋含盐酸赖氨酸125mg、葡萄糖酸锌35mg(相当于锌5mg),用于补充必需氨基酸赖氨酸和微量元素锌。根据2022年版《中国居民膳食指南》,建议孕妇每天膳食微量元素锌的摄入量为9.5mg,可耐受最高摄入量为40mg/d[7]。该患者每天服用6袋,相当于锌补充量为30mg,加上膳食摄入量,明显超过锌的推荐摄入量,以及药品说明书的推荐用量(4袋/d)。

【药师建议】

建议补充妊娠高血压的诊断。《妊娠期高血压疾病诊治指南(2020)》将硝苯地平(ⅠA类证据)列入常用的妊娠高血压治疗药物中。口服用法为5~10mg/次,3~4次/d,24小时总量不超过60mg[5]。根据赖氨葡锌颗粒药品说明书的用量推荐,赖氨葡锌的用法用量调整为每天2次,每次2袋。

## 参考文献

[1]《妊娠和产后甲状腺疾病诊治指南》(第2版)编撰委员会,中华医学会内分泌学分会,中华医学会围产医学分会.妊娠和产后甲状腺疾病诊治指南(第2版).中华内分泌代谢杂志,2019,35(8):636-665.

[2] BRIGGS G G,FREEMAN R K,YAFFE S J. 妊娠期和哺乳期用药. 杨慧霞,段涛,译. 7版.北京:人民卫生出版社,2008.

[3] 盐酸拉贝洛尔片药品说明书,2007.

[4] JOUPPILA P,KIRKINEN P,KOIVULA A,et al. Labetalol does not alter the placental and fetal blood flow or maternal prostanoids in pre-eclampsia.Br J ObstetGynaecol,1986,93(6):543-547.

[5] 中华医学会妇产科学分会妊娠期高血压疾病学组.妊娠期高血压疾病诊治指南(2020).中华妇产科杂志,2020,55(4):227-238.

[6] MAGEE L A,NAMOUZ-HADDAD S,CAO V,et al. Labetalol for hypertension in pregnancy. Expert Opin Drug Saf,2015,14(3):453-461.

[7] 中国营养学会.中国居民膳食指南(2022).北京:人民卫生出版社,2022.

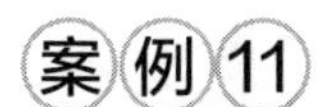

【患者基本信息】

女,37岁

【临床诊断】

孕13周,类风湿关节炎

【处方用药】

甲氨蝶呤片 2.5mg×24片×2盒　用法:每次10mg,每天1次,口服
来氟米特片 10mg×28片×2盒　用法:每次50mg,每天1次,口服

【处方分析】

该处方不合理之处在于:①使用了妊娠期禁用的药物甲氨蝶呤和来氟米特;②甲氨蝶呤给药频次错误;③来氟米特给药剂量错误。

孕妇不应使用甲氨蝶呤和来氟米特。甲氨蝶呤片用于类风湿关节炎为超说明书用药,常用剂量为每次 7.5~20mg,每周 1 次[1]。来氟米特片推荐剂量为初始 3 天给予负荷剂量每天 50mg,之后每天 1 次,每次 10~20mg[2]。

甲氨蝶呤(methotrexate,MTX)妊娠期用药安全性分级为 X 级,是叶酸拮抗剂,动物研究表明,孕早期使用 MTX 具有胚胎毒性,后期使用则可引起骨骼畸形和腭裂[3]。在人类中,MTX 具有致畸性,可导致流产。妊娠期间暴露于 MTX 可导致多种先天畸形,如腭裂、脑积水、无脑畸形、脑膜脑膨出、先天性管状长骨狭窄、异常面容(低位耳、小颌畸形)和骨化核出现延迟[4-5]。至少应在妊娠前 1~3 个月停用甲氨蝶呤[6]。甲氨蝶呤用于类风湿关节炎常用剂量为每周 7.5~20mg,若剂量超过每周 20mg,毒性反应发生率和严重程度增加,最大剂量是每周 25mg[7]。

来氟米特(leflunomide,LEF)妊娠期用药安全性分级为 X 级,是抗代谢药,能抑制二氢乳酸脱氢酶,该酶是催化嘧啶生物合成的限速酶。关于 LEF 使用者妊娠结局的数据有限,动物研究表明,该药具有胚胎毒性和明显致畸性[8-9],强烈建议不要在妊娠期使用 LEF[10]。使用来氟米特的女性应避孕,直到证实血液中不可检出(<0.02mg/L)。这可通过以下方式实现:在妊娠前至少停药 2 年,或用考来烯胺强化药物消除[6]。

【药师建议】

基于胎龄及研究资料,为尊重患者的生育权,告知其药物对胎儿的潜在致畸风险。甲氨蝶呤、来氟米特均有致畸性,甲氨蝶呤至少应在妊娠前 1~3 个月停用,来氟米特用药期间应避孕,在妊娠前至少停用 2 年。患者在下次计划妊娠前应与风湿科医生和产科医生讨论药物的使用,采用不影响妊娠的药物充分控制疾病后计划妊娠。应确保在妊娠前开始补充叶酸。

在妊娠期可以全程使用的相对安全的药物,包括羟氯喹、柳氮磺吡啶、硫唑嘌呤[11-18]。其他具有一定限制条件的药物包括阿司匹林等非甾体抗炎药(NSAID)、糖皮质激素(glucocorticoid,GC)类药物以及肿瘤坏死因子(TNF)抑制剂。小剂量阿司匹林在妊娠晚期使用是安全的,从妊娠晚期开始应避免使用 NSAID,因为有引起动脉导管早闭和抑制临产的风险;中高剂量阿司匹林的数据很少,整个妊娠期应避免使用。妊娠期使用选择性环氧合酶(cyclooxygenase,COX)-2 抑制剂的安全性数据不足,因此应避免使用。如果多次出现孕早期流产，应停用 NSAID[6]。建议使用控制疾病所需的最低剂量的 GC 类药物，尝试将泼尼松用量限制在不超过 10mg/d 的范围内。培塞利珠单抗和依那西普可在整个妊娠期间持续使用。妊娠 16 周时应停用英夫利西单抗，到晚期妊娠时应尽量停用阿达木单抗、依那西普和戈利木单抗。宫内暴露于 TNF 抑制剂的婴儿在 6 月龄内不可接种活疫苗[19-20]。

## 参考文献

[1] 甲氨蝶呤片药品说明书，2017.

[2] 来氟米特片药品说明书，2015.

[3] SKALKO R G, GOLD M P. Teratogenicity of methotrexate in mice. Teratology, 1974, 9(2): 159-163.

[4] BUCKLEY L M, BULLABOY C A, LEICHTMAN L, et al. Multiple congenital anomalies associated with weekly low-dose methotrexate treatment of the mother. Arthritis Rheum, 1997, 40(5): 971-973.

[5] MILUNSKY A, GRAEF J W, GAYNOR M F JR. Methotrexate-induced congenital malformations. J Pediatr, 1968, 72(6): 790-795.

[6] UpToDate. 妊娠合并类风湿关节炎. [2022-8-10]. https://www.uptodate.cn/contents/zh-Hans/rheumatoid-arthritis-and-pregnancy? search=%E5%A6%8A%E5%A8%A0%E5%90%88%E5%B9%B6%E7%B1%BB%E9%A3%8E%E6%B9%BF%E5%85%B3%E8%8A%82%E7%82%8E&source=search_result&selectedTitle=1~150&usage_type=default&display_rank=1.

[7] 中华医学会风湿病学分会. 中国类风湿关节炎诊疗指南. 中华内科杂志，2018, 57(4): 242-251.

[8] BRENT R L. Teratogen update: reproductive risks of leflunomide (Arava); a pyrimidine synthesis inhibitor: counseling women taking leflunomide before or during pregnancy and men taking leflunomide who are contemplating fathering a child. Teratology, 2001, 63(2): 106-112.

[9] FUKUSHIMA R, KANAMORI S, HIRASHIBA M, et al. Teratogenicity study of the dihydroorotate-dehydrogenase inhibitor and protein tyrosine kinase inhibitor leflunomide in mice. Reprod Toxicol, 2007, 24(3-4): 310-316.

[10] UpToDate. 妊娠期和哺乳期使用类风湿性疾病药物的安全性. [2022-8-10]. https://www.uptodate.cn/contents/zh-Hans/safety-of-rheumatic-disease-medication-use-during-pregnancy-and-lactation? search=%E5%A6%8A%E5%A8%A0%E6%9C%9F%E5%92%8C%E5%93%BA%E4%B9%B3%E6%9C%9F%E4%BD%BF%E7%94%A8%E7%B1%BB%E9%A3%8E%E6%B9%BF%E6%80%A7%E7%96%BE%E7%97%85%E8%8D%AF%E7%89%A9%E7%9A%84%E5%AE%89%E5%85%A8%E6%80%A7&source=search_result&selectedTitle=1~150&usage_type=default&display_rank=1.

[11] PARKE A, WEST B. Hydroxychloroquine in pregnant patients with systemic lupus erythematosus. J Rheumatol, 1996, 23(10): 1715-1718.

[12] BUCHANAN N M, TOUBI E, KHAMASHTA M A, et al. Hydroxychloroquine and lupus pregnancy: review of a series of 36 cases. Ann Rheum Dis, 1996, 55(7): 486-488.

[13] COOPER W O, CHEETHAM T C, LI D K, et al. Brief report: risk of adverse fetal outcomes associated with immunosuppressive medications for chronic immune-mediated diseases in pregnancy. Arthritis Rheumatol, 2014, 66(2): 444-450.

[14] MOGADAM M, DOBBINS 3RD W O, KORELITZ B I, et al. Pregnancy in inflammatory bowel disease: effect of sulfasalazine and corticosteroids on fetal outcome. Gastroenterology, 1981, 80(1): 72-76.

[15] LEVY N, ROISMAN I, TEODOR I. Ulcerative colitis in pregnancy in Israel. Dis Colon Rectum, 1981, 24(5): 351-354.

[16] ØSTENSEN M, KHAMASHTA M, LOCKSHIN M, et al. Anti-inflammatory and immunosuppressive drugs and reproduction. Arthritis Res Ther, 2006, 8(3): 209.

[17] MOSKOVITZ D N, BODIAN C, CHAPMAN M L, et al. The effect on the fetus of medications used to treat pregnant inflammatory bowel-disease patients. Am J Gastroenterol, 2004, 99(4): 656-661.

[18] 李常虹，刘湘源. 妊娠期及哺乳期使用抗风湿病药物的最新英国推荐指南. 中华风湿病学杂志，2016，20(5)：358-360.

[19] FLINT J, PANCHAL S, HURRELL A, et al. BSR and BHPR guideline on prescribing drugs in pregnancy and breastfeeding-Part Ⅰ: standard and biologic disease modifying anti-rheumatic drugs and corticosteroids. Rheumatology (Oxford), 2016, 55(9): 1693-1697.

[20] GÖTESTAM S C, HOELTZENBEIN M, TINCANI A, et al. The EULAR points to consider for use of antirheumatic drugs before pregnancy, and during pregnancy and lactation. Ann Rheum Dis, 2016, 75(5): 795-810.

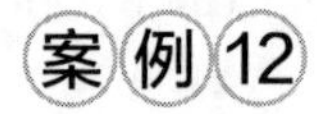

## 案例12

**【患者基本信息】**

女，25 岁

**【临床诊断】**

孕 13 周，慢性阻塞性肺疾病

**【处方用药】**

复方甲氧那明胶囊 30 粒×1 盒　用法：每次 2 粒，每天 3 次，口服

乙酰半胱氨酸片 0.2g×72 粒　用法：每次 0.2g，每天 2 次，口服
阿托伐他汀钙片 10mg×10 片　用法：每次 10mg，每晚 1 次，口服

**【处方分析】**

该处方的不合理之处在于：①乙酰半胱氨酸用药频次错误，剂量不足；②使用了妊娠期禁用的阿托伐他汀；③使用复方甲氧那明胶囊，违背妊娠期用药须有明确指征，权衡利弊，避免不必要用药的原则。

祛痰药乙酰半胱氨酸（acetylcysteine，NAC）可促进黏液溶解，有利于气道引流通畅，改善通气功能。妊娠期用药安全性分级为 B 级，适用于慢性支气管炎等咳嗽有黏痰而不易咳出的患者，成人常用量：每次 0.2g，每天 3 次[1]。BRONCUS 研究显示，乙酰半胱氨酸 600mg/d 对于预防肺功能恶化和 COPD 患者病情恶化方面无效[2]。而 PANTHEON 研究结果显示，长期使用 NAC（1 200mg/d）可降低 COPD 急性加重的风险[3]。

不应使用阿托伐他汀，患者使用阿托伐他汀钙片无适应证，阿托伐他汀为羟甲基戊二酰辅酶 A（hydroxymethylglutaryl-coenzyme A，HMG-CoA）还原酶抑制剂类调血脂药。一方面，妊娠期暂停调血脂药，预计不会对高胆固醇血症治疗的长期结果产生重大影响[4]；另一方面，阿托伐他汀钙妊娠期用药安全性分级属于 X 级，目前人体及动物研究均有该类药物致胎儿/胎仔畸形或胎儿/胎仔危害的报道，其妊娠期安全性有待确证[4-5]，孕妇使用该药的危险远高于任何可能的受益，因而禁用于妊娠或即将妊娠的患者。

复方甲氧那明胶囊为甲氧那明、那可丁、氨茶碱、马来酸氯苯那敏组成的复方制剂，甲氧那明为 β 受体激动剂，具有松弛支气管平滑肌、解除支气管痉挛的作用。其平喘作用甲氧那明强于麻黄碱，中枢兴奋及心血管方面则较弱。那可丁为外周镇咳药，抑制肺牵张反射引起的咳嗽[6]。甲氧那明及那可丁缺乏高质量循证资料。氨茶碱为茶碱与乙二胺复盐，主要通过抑制磷酸二酯酶、拮抗嘌呤受体以及内源性肾上腺素与去甲肾上腺素释放作用松弛平滑肌，改善呼吸功能[7]。茶碱暂无人体试验，在动物生殖研究中观察到不良反应，茶碱代谢在妊娠期间可能发生变化，需监测血清水平，不是 COPD 的一线用药[8]。马来酸氯苯那敏为组胺 $H_1$ 受体拮抗剂，能对抗过敏反应所致的毛细血管扩张，降低毛细血管的通透性，缓解支气管平滑肌收缩所致的喘息，抗组胺作用较持久，也具有明显的中枢抑制作用，能增加麻醉药、镇痛药、催眠药和局麻药的作用[9]。

**【药师建议】**

妊娠期间应尽量简化用药，通常不推荐使用复方制剂以及循证资料不

充分的药物。若要使用复方甲氧那明，需提醒患者乙酰半胱氨酸片与复方甲氧那明胶囊尽量间隔一段时间使用[10]；建议停用阿托伐他汀钙片；应根据患者的症状严重程度和/或急性加重风险对其进行 COPD 综合评估[8]，从而明确治疗方案。慢性阻塞性肺疾病急性加重（exacerbation of chronic obstructive pulmonary disease，AECOPD）的一线基础治疗药物是支气管舒张剂，用于改善临床症状和肺功能，推荐优先选择单用 SABA 或联合 SAMA 吸入治疗，妊娠期可用沙丁胺醇、异丙托溴铵。由于下呼吸道细菌感染是 AECOPD 最常见的原因，对于所有 AECOPD 患者，均应评估感染相关的指标和是否有抗菌治疗的指征，治疗方案可参考相关指南[11-12]。对于需要使用糖皮质激素类药物的中重度 AECOPD 患者，推荐在非危重患者中应用雾化 ICS，如雾化吸入布地奈德(4~8mg/d)[13-15]。建议在应用短效支气管舒张剂雾化治疗的基础上联合雾化 ICS 治疗[8]。COPD 稳定期则以 LABA、LAMA、ICS 为主要治疗药物[8]，妊娠期可用沙美特罗[16]。

## 参考文献

[1] 乙酰半胱氨酸片药品说明书，2014.
[2] DECRAMER M，RUTTEN-VAN MÖLKEN M，DEKHUIJZEN P N，et al. Effects of N-acetylcysteine on outcomes in chronic obstructive pulmonary disease (Bronchitis Randomized on NAC Cost-Utility Study，BRONCUS)：a randomised placebo-controlled trial. Lancet，2005，365(9470)：1552-1560.
[3] ZHENG J P，WEN F Q，BAI C X，et al. Twice daily N-acetylcysteine 600mg for exacerbations of chronic obstructive pulmonary disease (PANTHEON)：a randomised，double-blind placebo-controlled trial. Lancet Respir Med，2014，2(3)：187-194.
[4] BRIGGS G G，FREEMAN R K，TOWERS C V. Drugs in Pregnancy and Lactation. 11th ed. Philadelphia：Lippincott Williams & Wilkins，2017.
[5] WEINER C P，MASON C. Drugs for pregnant and lactating women. 3rd ed. Philadelphia：Elsevier，2019.
[6] 复方甲氧那明胶囊药品说明书，2017.
[7] 氨茶碱片药品说明书，2010.
[8] 中华医学会呼吸病学分会慢性阻塞性肺疾病学组，中国医师协会呼吸医师分会慢性阻塞性肺疾病工作委员会. 慢性阻塞性肺疾病诊治指南(2021 年修订版). 中华结核和呼吸杂志，2021，44(3)：170-205.
[9] 马来酸氯苯那敏片药品说明书，2015.
[10] 吴新荣，杨敏. 药师处方审核培训教材. 北京：中国医药科技出版社，2019.
[11] 瞿介明，曹彬. 中国成人社区获得性肺炎诊断和治疗指南(2016 年版). 中华结核和呼吸杂志，2016，39(4)：253-279.
[12] 施毅. 中国成人医院获得性肺炎与呼吸机相关性肺炎诊断和治疗指南(2018 年版). 中

华结核和呼吸杂志,2018,41(4):255-280.
[13] DING Z,LI X,LU Y,et al. A randomized,controlled multicentric study of inhaled budesonide and intravenous methylprednisolone in the treatment on acute exacerbation of chronic obstructive pulmonary disease. Respir Med,2016,121:39-47.
[14] SUN X,HE Z,ZHANG J,et al. Compare the efficacy of inhaled budesonide and systemic methylprednisolone on systemic inflammation of AECOPD. Pulm Pharmacol Ther,2015,31:111-116.
[15] PLEASANTS R A,WANG T,XU X,et al. Nebulized corticosteroids in the treatment of COPD exacerbations:systematic review,meta-analysis,and clinical perspective. Respir Care,2018,63(10):1302-1310.
[16] COSSETTE B,BEAUCHESNE M F,FORGET A,et al. Relative perinatal safety of salmeterol vs formoterol and fluticasone vs budesonide use during pregnancy.Ann Allergy Asthma Immunol,2014,112(5):459-464.

## 案例13

### 【患者基本信息】

女,27岁

### 【临床诊断】

孕24$^+$周,真菌性阴道炎

### 【处方内容】

硝呋太尔制霉素阴道软胶囊 0.5g×6粒×1盒 用法:每次1粒,每天1次,肛内塞药

百艾洗液 200ml×1瓶 用法:每次20ml,每天2次,1∶20兑水外洗患处

### 【处方分析】

该处方的不合理之处在于:硝呋太尔制霉素阴道软胶囊给药途径错误;百艾洗液兑水比例错误。

### 【药师建议】

硝呋太尔制霉素阴道软胶囊的正确用法为经阴道给药,于晚上临睡前清洗外阴后,将本品放入阴道深处[1]。百艾洗液常用方法为每次20ml,加温开水稀释至200ml[2]。

## 参考文献

[1] 硝呋太尔制霉素阴道软胶囊药品说明书,2010.
[2] 百艾洗液药品说明书,2008.

## 案例14

### 【患者基本信息】

女,31岁

### 【临床诊断】

孕24⁺周,瘢痕子宫,轻度贫血

### 【处方用药】

赖氨葡锌颗粒 5g×12袋×1盒　用法:每次2袋,每天2次,口服

### 【处方分析】

赖氨葡锌颗粒为赖氨酸和葡萄糖酸锌的复合制剂,该处方属于无适应证用药[1]。

### 【药师建议】

注意鉴别贫血的类别。妊娠期由于血浆容量增加(比非孕妇高出30%~50%),而红细胞数量增加程度较轻(增加15%~30%),因此,一般会导致轻度贫血(血红蛋白为100~110g/L),此种为生理性稀释性贫血。

除生理性贫血之外,缺铁是妊娠期贫血最常见的原因,我国孕妇缺铁性贫血(IDA)患病率为19.1%,妊娠早、中、晚期IDA患病率分别为9.6%、19.8%和33.8%[2]。IDA会严重危害母亲和儿童的健康,因此,鉴别IDA和生理性贫血至关重要,建议所有孕妇在首次产前检查时(最好在妊娠12周以内)检查外周血血常规,每8~12周复查血常规,有条件者可检测血清铁蛋白。对于轻度IDA(血清铁蛋白<30g/L)患者,可首选口服铁剂,如硫酸亚铁,建议在进食前1小时服用,与维生素C共同服用可增加吸收率,应避免与其他药物同时服用[3];对于不能耐受口服铁剂,出现胃肠道不良反应(包括口腔金属味、胃部刺激、恶心、腹泻和/或便秘)者或重度贫血者推荐静脉补铁,如蔗糖铁。诊断明确的IDA孕妇应补充元素铁100~200mg/d,治疗2周后复查血红蛋白(Hb)评

估疗效[3]。血红蛋白达到正常水平后，应继续口服补铁3~6个月，并持续至产后6周~3个月[3-4]。对不能检测血清铁蛋白的医疗机构，推荐根据孕妇所在地区IDA的患病率高低，确定妊娠期和产后补铁剂的剂量和时间[3]。由于孕妇对铁的生理需求量比月经期高3倍，且随妊娠进展增加，妊娠中晚期需要摄入元素铁30mg/d，孕妇可通过饮食调整增加铁摄入和铁吸收[3]。孕妇膳食铁吸收率约为15%(1%~40%)[5]。血红素铁比非血红素铁更容易吸收，膳食铁中95%为非血红素铁。建议多食用含血红素铁的食物，如红色肉类、鱼类及禽类等；同时增加含维生素C食物(如水果、土豆、绿叶蔬菜、菜花、胡萝卜和白菜等)的摄入以促进铁吸收。建议减少摄入牛奶及奶制品、谷物麸皮、谷物、高精面粉、豆类、坚果、茶、咖啡、可可等可抑制铁吸收的食物[3]。其他可能导致贫血的原因还有维生素$B_{12}$或叶酸缺乏、地中海贫血等[4]。

## 参考文献

[1] 赖氨葡锌颗粒药品说明书，2017.

[2] 中国儿童、孕妇、育龄妇女铁缺乏症流行病学调查协作组. 中国儿童、孕妇、育龄妇女铁缺乏症患病率调查. 中华血液学杂志，2004(11):16-20.

[3] 中华医学会围产医学分会. 妊娠期铁缺乏和缺铁性贫血诊治指南. 中华围产医学杂志，2014，17(7):451-454.

[4] UpToDate. 妊娠期贫血. [2022-8-10].https://www.uptodate.cn/contents/zh-Hans/anemia-in-pregnancy?search=%E5%A6%8A%E5%A8%A0%E6%9C%9F%E8%B4%AB%E8%A1%80&source=search_result&selectedTitle=1~150&usage_type=default&display_rank=1.

[5] PAVORD S，MYERS B，ROBINSON S，et al. UK guidelines on the management of iron deficiency in pregnancy. Br J Haematol，2012，156(5):588-600.

## 案例15

**【患者基本信息】**

女，30岁

**【临床诊断】**

遗传咨询，胚胎移植，阴道炎，羊水穿刺术后，真菌性阴道炎

**【处方用药】**

头孢克肟分散片 0.1g×12粒　用法：每次0.1g，每天2次，口服

【处方分析】

该处方的不合理之处在于:药物选用不合理。头孢克肟不是阴道炎首选药物且不能覆盖真菌。

【药师建议】

对于妊娠期无症状阴道炎可不进行治疗,对于有症状阴道炎,应明确感染类别。对于细菌性阴道病推荐甲硝唑或克林霉素[1],对于需氧菌性阴道炎可选用头孢呋辛[2]或克林霉素乳膏[3],对于妊娠期滴虫性阴道炎推荐甲硝唑[4],对于外阴阴道假丝酵母菌病推荐局部应用唑类药物[5]。

## 参考文献

[1] 中华医学会妇产科学分会感染性疾病协作组. 细菌性阴道病诊治指南(2021修订版). 中华妇产科杂志,2021,56(1):3-6.

[2] 中华医学会妇产科学分会感染性疾病协作组. 需氧菌性阴道炎诊治专家共识(2021版). 中华妇产科杂志,2021,56(1):11-14.

[3] SHERRARD J,WILSON J,DONDERS G,et al. 2018 European(IUSTI/WHO) International Union against sexually transmitted infections(IUSTI) World Health Organisation(WHO) guideline on the management of vaginal discharge. Int J STD AIDS,2018,29(13):1258-1272.

[4] 中华医学会妇产科学分会感染性疾病协作组. 阴道毛滴虫病诊治指南(2021修订版). 中华妇产科杂志,2021,56(1):7-10.

[5] WORKOWSKI K A,BOLAN G A. Sexually transmitted diseases treatment guidelines,2015. MMWR Recomm Rep,2015,64(RR-03):1-137.

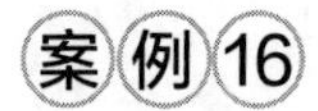


【患者基本信息】

女,33岁

【临床诊断】

孕13周,妊娠高血压

【处方用药】

贝那普利片 10mg×14片×3盒　用法:每次10mg,每天3次,口服
厄贝沙坦片 150mg×7片×4盒　用法:每次150mg,每天2次,口服

【处方分析】

该处方不合理之处在于使用了妊娠期禁用的贝那普利和厄贝沙坦，且两者用法用量不合理。

贝那普利妊娠期用药安全性分级为C/D级[1-2]，为一种竞争性的血管紧张素转化酶抑制剂(ACEI)类抗高血压药。未服用利尿药者，开始推荐剂量为口服10mg，每天1次；已服用利尿药者(严重和恶性高血压除外)，用本品前应停用利尿药2~3天，小剂量给药，观察并小心增加剂量。如每天给药1次血压控制情况仍不理想，可增加剂量或分2次给药，维持量可达20~40mg/d。肾功能不良或有水、钠缺失者开始用5mg，每天1次。血管紧张素转化酶抑制剂在妊娠中、晚期服用，可导致胎儿低血压、颅骨发育不全、肾衰竭、羊水过少。贝那普利可透过胎盘，在人类使用时可引起羊水过少，停药后可逆转[2]。贝那普利是公认的致畸药物，整个妊娠期应禁用[2]。

厄贝沙坦妊娠期用药安全性分级为C/D级[1-2]，为血管紧张素Ⅱ受体阻滞剂(ARB)类抗高血压药。推荐起始剂量为0.15g，每天1次。根据病情可增至0.3g，每天1次。目前尚不清楚厄贝沙坦能否通过胎盘进入胎儿体内，但是其分子量小(约429Da)，很有可能能进入胎儿体内，该药可通过晚期妊娠家兔和大鼠的胎盘[1]。直接作用于肾素-血管紧张素的药物可引起围产期胎儿发病和死亡[2]。为了保险起见，在妊娠的前3个月最好不使用本品[3]。在妊娠的第4~9个月，直接作用于肾素-血管紧张素系统的物质能引起胎儿和新生儿的肾衰竭、胎儿头颅发育不良和胎儿死亡，因此，本品禁用于妊娠4~9个月的孕妇[3]。如果被查出妊娠，应尽快停用本品，如果由于疏忽治疗了较长时间，应超声检查头颅和肾功能。

【药师建议】

既往大量研究表明，孕早期使用ACEI/ARB类药物会造成胎儿心血管畸形、多指(趾)畸形、尿道下裂，孕中晚期使用ACEI/ARB类药物可引起胎盘血流灌注下降、羊水过少、胎儿宫内生长受限、肾衰竭、低出生体重儿、胎儿肺发育不全、颅骨面骨发育不全等。因此，备孕期、妊娠期(各阶段)禁用ACEI/ARB类药物[4-5]。

ACEI与ARB在妊娠期是禁忌的，只有在其他治疗无效时才考虑使用[6]。如果临床需要，应选择其他抗高血压药，可选用拉贝洛尔或硝苯地平[4-5]。拉贝洛尔为α、β受体拮抗剂，可用于备孕期及妊娠期各个阶段，建议作为妊娠期高血压疾病优选抗高血压药。拉贝洛尔用法：100~200mg，2~3次/d，根据血压调整。最大使用剂量2 400mg/d。注意有支气管哮喘、病态窦房结综合征、心脏传导阻滞未安装起搏器或慢性心力衰竭病史的孕妇禁用[5]。

如果在妊娠早期使用了ACEI与ARB,应进行详细的超声诊断。在妊娠期使用ACEI与ARB并不需要侵入性诊断或终止妊娠。然而,当在妊娠中期或晚期进行长期的产前治疗时,应该检测胎儿发生羊水过少的可能性,胎儿的生长发育也应用详细的超声波扫描来评估[6]。

## 参考文献

[1] BRIGGS G G,FREEMAN R K,YAFFE S J. 妊娠期和哺乳期用药. 杨慧霞,段涛,译. 7版. 北京:人民卫生出版社,2008.
[2] WEINER C P,BUHIMSCHI C. 妊娠哺乳期用药指南. 孙路路,译. 2版. 北京:人民军医出版社,2014.
[3] 厄贝沙坦片说明书,2004.
[4] 中华医学会妇产科学分会妊娠期高血压疾病学组. 妊娠期高血压疾病诊治指南(2020). 中华妇产科杂志,2020,55(4):227-238.
[5] 中华医学会心血管病学分会女性心脏健康学组,中华医学会心血管病学分会高血压学组. 妊娠期高血压疾病血压管理专家共识(2019). 中华心血管病杂志,2020,48(3):195-204.
[6] 赫里什托夫·舍费尔,保罗·彼得斯,理查德·K. 米勒. 孕期与哺乳期用药指南. 山丹,译. 2版. 北京:科学出版社,2010.

## 案例17

**【患者基本信息】**

女,35岁

**【临床诊断】**

孕18周,妊娠期单纯疱疹病毒感染

**【处方用药】**

阿昔洛韦片0.2g×24片×2盒　用法:每次0.4g,每天5次,口服

**【处方分析】**

该处方不合理之处在于阿昔洛韦的用法用量不适宜。

阿昔洛韦妊娠期用药安全性分级为B级[1],为核苷类似物抗病毒药,用于单纯疱疹病毒感染、带状疱疹及免疫缺陷者水痘的治疗[2]。单纯疱疹病毒感

染:成人常用量一次0.2g,一天5次,共10天;或一次0.4g,一天3次,共5天。孕妇单纯疱疹病毒(HSV)感染属于原发性感染首次发作或非原发性感染首次发作,还是复发性疱疹,对母体、胎儿或新生儿的影响程度有所不同。有研究显示,孕早期及中期的初次感染可升高自然流产和/或早产、胎儿生长受限的发生率,如果妊娠期初次感染时母体症状严重,无论是否在孕早期,均建议进行抗病毒治疗[3]。

已有足够资料证实妊娠期使用阿昔洛韦的安全性,特别是母体有治疗指征时更应使用阿昔洛韦进行治疗[4]。对于妊娠期单纯疱疹病毒感染,阿昔洛韦即使在妊娠早期也是安全的[5]。阿昔洛韦可穿过胎盘屏障进入胎儿体内,胎儿体内的阿昔洛韦水平与母亲稳态血药浓度呈持平状态。羊水中的阿昔洛韦浓度是母亲阿昔洛韦浓度的4倍,但其并不在胎儿体内聚集[6]。现有关于阿昔洛韦在妊娠期的详尽数据中,尚未有资料表明使用阿昔洛韦会增加先天性缺陷的风险或对新生儿产生不良影响[6]。

【药师建议】

在妊娠期使用阿昔洛韦是安全的。治疗妊娠期单纯疱疹病毒感染,建议更改用法用量为一次0.4g,一天3次,5天为一个疗程,口服。

## 参考文献

[1] BRIGGS G G,FREEMAN R K,YAFFE S J. 妊娠期和哺乳期用药. 杨慧霞,段涛,译. 7版. 北京:人民卫生出版社,2008.
[2] 阿昔洛韦片说明书,2015.
[3] BROWN Z A,VONTVER L A,BENEDETTI J,et al. Effects on infants of a first episode of genital herpes during pregnancy.N Engl J Med,1987,317(20):1246-1251.
[4] 桂顺平,漆洪波. 加拿大妇产科医师学会《妊娠期单纯疱疹病毒的管理指南》2017版解读. 中国实用妇科与产科杂志,2017,33(12):1246-1248.
[5] GILBERT D N,CHAMBERS H F,ELIOPOULOS G M,等. 热病:桑福德抗微生物治疗指南. 范洪伟,译.50版. 北京:中国协和医科大学出版社,2021.
[6] 赫里什托夫·舍费尔,保罗·彼得斯,理查德·K. 米勒. 孕期与哺乳期用药指南. 山丹,译. 2版. 北京:科学出版社,2010.

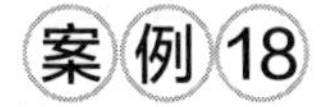

## 案例18

【患者基本信息】

女,31岁

【临床诊断】

稽留流产(停经 4 个月,未觉胎动,B 超检查示宫内死胎约 13 周大小)

【处方用药】

米非司酮片 25mg×6 片 ×1 盒 用法:每次 25mg,每天 2 次,口服
米索前列醇片 0.2mg×3 片 ×1 盒,用法:每次 0.6mg,每天 1 次,舌下含服

【处方分析】

该处方不合理之处在于米非司酮片与米索前列醇片的用法用量错误。

米非司酮妊娠期用药安全性分级为 X 级[1],为抗孕激素类药物,在临床上主要是和前列腺素类药物序贯用药,用于终止停经 49 天内的妊娠[2]。人工流产主要有药物治疗和手术治疗,其中,药物治疗临床常用米非司酮配伍米索前列醇,根据孕周选择具体服药方案[3]。国内常规的药物流产仅仅限于终止停经≤49 天的妊娠[3]。国内关于药物终止 8 周以上妊娠的临床研究始于 20 世纪 90 年代初,之后有数百篇相关研究论文发表[4]。2007 年起进行的临床多中心的药物研究,有全国 11 所医院参与,研究结果进一步证实了米非司酮配伍米索前列醇是一种安全有效、非侵入性的药物终止 8~16 周妊娠的方法,可以替代技术要求高、并发症较多的钳刮术。因此,2015 年中华医学会计划生育学分会制定了《米非司酮配伍米索前列醇终止 8~16 周妊娠的应用指南》[5]。米非司酮是孕激素受体拮抗剂,可以增加子宫肌层和子宫颈对前列腺素的敏感性。米非司酮配伍米索前列醇用于孕早期药物流产有较高的成功率[6]。稽留流产患者的胚胎已经停止发育,米非司酮竞争性结合孕激素受体的作用是否可以增加流产的成功率结论不一。有研究表明,米非司酮与米索前列醇联合用药与单独使用米索前列醇相比较,没有增加排空率,也没有减少并发症,在治疗稽留流产或不全流产时没有明显优势[7-8]。2018 年在新英格兰医学杂志发表的论文显示,米非司酮联合米索前列醇,较单独使用米索前列醇更高效[9]。

米索前列醇妊娠期用药安全性分级为 X 级[1],为前列腺素 $E_1$ 衍生物,具有强大的抑制胃酸分泌的作用,同时对妊娠子宫有收缩作用。主要用于十二指肠溃疡、胃溃疡及由 NSAID 引起的消化性溃疡,与米非司酮序贯合并使用,可用于终止停经 49 天内的孕早期[10]。有研究用前列腺素类似物治疗孕早期稽留流产的成功率达 72%~93%[11]。《早期妊娠稽留流产治疗专家共识》推荐,米索前列醇阴道用药 0.6mg,或舌下含服 0.4mg;如果未见妊娠残留物排出,可以间隔 3 小时(舌下含服)或 6 小时(阴道用药)重复用药 1 次,服用方法是舌下含服或阴道内放置米索前列醇 0.4mg[12]。

【药师建议】

药物流产用于终止停经 >49 天的妊娠属于超说明书用药，该患者停经 4 个月，B 超检查示宫内死胎约 13 周，用药前应取得患者的知情同意。在药物治疗前，需告知药物治疗的有效性、治疗经过和可能发生的不良反应，介绍观察时间、流血时间及留院观察时间等。需签署知情同意，排除米非司酮、前列腺素类药物等过敏史，需在院服用米索前列醇类药物并留院观察 3~6 小时（妊娠 9 周以上建议全程在医院进行），同时告知需急诊、随诊情况及复诊时间[12]。由于该患者孕周≥10 周，必须收入院后再行药物流产。可以单用米索前列醇或米非司酮与米索前列醇序贯使用。单用米索前列醇：0.6mg 阴道用药或 0.4mg 舌下含服，如果无妊娠残留物排出，可以间隔 3 小时（舌下含服）或 6 小时（阴道用药）后重复用药 1 次；米非司酮与米索前列醇序贯治疗：口服米非司酮 200mg，24~48 小时后开始使用米索前列醇，0.6mg 阴道用药或 0.4mg 舌下含服，如果无妊娠残留物排出，可以间隔 3 小时（舌下含服）或 6 小时（阴道用药）内重复用药 1 次[12]。如果药物治疗后 24 小时仍然无阴道流血，需要提供进一步个体化治疗，可改用手术治疗，治疗过程中下腹剧烈疼痛可以口服非甾体抗炎药，呕吐明显可以服用止吐药[12]。

## 参考文献

[1] BRIGGS G G，FREEMAN R K，YAFFE S J. 妊娠期和哺乳期用药. 杨慧霞，段涛，译. 7 版. 北京：人民卫生出版社，2008.

[2] 米非司酮片药品说明书，2015.

[3] 中华医学会计划生育学分会，中国优生优育协会生育健康与出生缺陷防控专业委员会. 合并子宫颈疾病的早期妊娠人工流产专家共识. 中国实用妇科与产科杂志，2021，37(3)：317-321.

[4] CHEN Q J，HOU S P，MEADS C，et al. Mifepristone in combination with prostaglandins for termination of 10-16 weeks' gestation：a systematic review. Eur J Obstet Gynecol Reprod Biol，2011，159(2)：247-254.

[5] 中华医学会计划生育学分会. 米非司酮配伍米索前列醇终止 8~16 周妊娠的应用指南. 中华妇产科杂志，2015，50(5)：321-322.

[6] COSTESCU D，GUILBERT E，BERNARDIN J，et al. Medical abortion. J Obstet Gynaecol Can，2016，38(4)：366-389.

[7] LEMMERS M，VERSCHOOR M A，KIM B V，et al. Medical treatment for early fetal death(less than 24 weeks).Cochrane Database Syst Rev，2019，6(6)：CD002253.

[8] KIM C，BARNARD S，NEILSON J P，et al. Medical treatments for incomplete miscarriage. Cochrane Database Syst Rev，2017，1(1)：CD007223.

[9] SCHREIBER C A，CREININ M D，ATRIO J，et al. Mifepristone pretreatment for the medical

management of early pregnancy loss.N Engl J Med,2018,378(23):2161-2170.
[10] 米索前列醇片药品说明书,2014.
[11] TRINDER J,BROCKLEHURST P,PORTER R,et al. Management of miscarriage: expectant,medical,or surgical? Results of randomised controlled trial (miscarriage treatment(MIST) trial).BMJ,2006,332(7552):1235-1240.
[12] 中华医学会计划生育学分会. 早期妊娠稽留流产治疗专家共识. 中国实用妇科与产科杂志,2020,36(1):70-73.

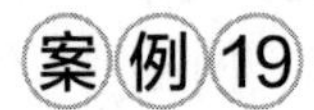

【患者基本信息】

女,25岁

【临床诊断】

孕24周,妊娠合并糖尿病

【处方用药】

依普沙坦片 600mg×14片×2盒　用法:每次150mg,每天2次,口服
盐酸二甲双胍片 0.5g×10片×4盒　用法:每次0.5g,每天2次,口服

【处方分析】

该处方不合理之处在于:①使用孕妇禁用药物依普沙坦;②依普沙坦片给药剂量不合理;③盐酸二甲双胍片不建议在孕妇中使用;④诊断不完整,没有写明高血压诊断。

依普沙坦妊娠期用药安全性分级为X级[1],为血管紧张素Ⅱ受体阻滞剂,适用于原发性高血压。推荐剂量为一次600mg,一天1次。尽管目前没有孕妇用依普沙坦片的足够资料,但多项研究表明血管紧张素Ⅱ受体阻滞剂可引发对妊娠及胎儿/新生儿有害的药理作用(包括死产),妊娠中期和末期的妇女服用本药可造成严重的出生缺陷[2]。美国FDA黑框警告指出,作用于肾素-血管紧张素系统的药物会对发育中的胎儿造成伤害和死亡,一旦发现妊娠应尽快停药[3]。

盐酸二甲双胍妊娠期用药安全性分级为B级[1],该药物可减少肝糖生成,抑制葡萄糖的肠道吸收,并增加外周组织对葡萄糖的摄取和利用,可通过增加外周糖的摄取和利用而提高胰岛素的敏感性。首选用于单纯饮食控制及体育锻炼治疗无效的2型糖尿病,特别是肥胖的2型糖尿病[4]。常规给药剂量为一次0.5g,一天2次。研究证实,二甲双胍可通过胎盘[5]。目前动物实验尚未发现二甲双胍有致畸作用,也无对胎儿有不良影响的临床报道。由于无证据显示二甲双胍妊娠期用药的安全性,因此相关指南不建议该药用于妊娠糖尿病的一线治疗,应尽快转换成胰岛素控制血糖[6]。

【药师建议】

首先,应补充妊娠高血压的临床诊断。其次,慢性妊娠高血压可能增加出生缺陷、低出生体重、早产、死产和新生儿死亡的风险。未经治疗的高血压也可能增加不良孕产妇结局的风险,包括妊娠糖尿病、心肌梗死、妊娠毒血症、脑卒中和分娩并发症[7]。因此妊娠高血压的治疗是非常有必要的。根据2019年《ACOG实践简报:妊娠期慢性高血压》,建议该患者停用依普沙坦片,推荐使用拉贝洛尔、硝苯地平、甲基多巴、肼屈嗪等药物抗高血压治疗[7]。再者,降血糖治疗则应尽快停用盐酸二甲双胍片,更换成胰岛素控制血糖。最后,由于患者在妊娠期暴露于依普沙坦片,为尊重患者的生育权,告知其胎儿潜在风险,并嘱咐患者要定期产检。嘱该妇女妊娠期做详尽的产前检查及胎儿超声检查,若B超检查异常,向医生咨询是否有做无创DNA或羊水穿刺的必要,确有异常再咨询医生是否要终止妊娠。

## 参考文献

[1] BRIGGS G G,FREEMAN R K,YAFFE S J. 妊娠期和哺乳期用药. 杨慧霞,段涛,译. 7版. 北京:人民卫生出版社,2008.

[2] BULLO M,TSCHUMI S,BUCHER B S,et al. Pregnancy outcome following exposure to angiotensin-converting enzyme inhibitors or angiotensin receptor antagonists:a systematic review. Hypertension,2012,60(2):444-450.

[3] 依普沙坦片药品说明书,2012.

[4] 盐酸二甲双胍片药品说明书,2020.

[5] KOVO M,HAROUTIUNIAN S,FELDMAN N,et al. Determination of metformin transfer across the human placenta using a dually perfused ex vivo placental cotyledon model. Eur J Obstet Gynecol Reprod Biol,2008,136(1):29-33.

[6] 王昊,漆洪波. 2019 ADA "妊娠合并糖尿病管理"指南要点解读. 中国实用妇科与产科杂志,2019,35(8):890-894.

[7] American College of Obstetricians and Gynecologists' Committee on Practice Bulletins—Obstetrics. ACOG practice bulletin no. 203:chronic hypertension in pregnancy. Obstet Gynecol,2019,133(1):e26-e50.

# 案例 20

**【患者基本信息】**

女,33 岁

**【临床诊断】**

孕 13 周,多囊卵巢综合征

**【处方用药】**

复合维生素片 30 片×1 瓶　用法:每次 1 片,每天 1 次,口服
来曲唑片 2.5mg×10 粒×2 盒　用法:每次 2.5mg,每天 1 次,口服
二甲双胍缓释片 0.5g×30 片×1 盒　用法:每次 0.5g,每天 1 次,口服

**【处方分析】**

该处方不合理之处在于妊娠期使用了来曲唑片。

来曲唑妊娠期用药安全性分级为 D 级[1],是第三代高选择性芳香化酶抑制剂,可抑制芳香化酶的活性,阻断雄激素向雌激素转化,从而解除雌激素对下丘脑-垂体的负反馈,使内源性促性腺激素增加,刺激卵泡生长发育[2]。此外,还用于乳腺癌的治疗。孕妇使用本品可能引起胎儿损害,因此禁用于孕妇。大鼠的生殖毒性研究证实本品诱发了胚胎毒性和胎仔毒性以及致畸性。在大鼠和家兔中,使用本品剂量远小于以 $mg/m^2$ 计的最大推荐人体剂量造成了不良妊娠结局,包括先天畸形。已有个案报道,孕妇在超说明书适应证使用该药(不孕治疗、排卵诱导)后导致婴儿出生缺陷(阴唇融合、性器官不明)[3]。

二甲双胍妊娠期用药安全性分级为 B 级[1],为口服降血糖药,被认为可使多囊卵巢综合征(polycystic ovarian syndrome,PCOS)女性恢复排卵,提高妊娠率,还可以降低血清雄激素水平和血管内皮生长因子(VEGF)生成,减少轻度卵巢过度刺激综合征(ovarian hyperstimulation syndrome,OHSS)的发生,因此被认为是 PCOS 一线治疗用药之一[4]。二甲双胍能透过胎盘,有研究表明,其在脐动脉中的浓度是母体静脉血浓度的 2 倍[5],目前尚不清楚胎儿暴露于二甲双胍有益还是有害。一项 Meta 分析纳入了 172 例女性在妊娠早期使用二甲双胍之后的妊娠结局,结果发现与对照组相比,使用二甲双胍的女性,胎儿严重畸形的风险并未增加(OR 0.5,95% CI 0.15~1.6)[6]。一些研究证明,二甲双胍可降低 PCOS 患者的自发流产率[7-8]。为使 PCOS 患者“妊娠稳定”应该给予多长时间二甲双胍及孕妇从中的受益是有争议的。尚无明确的证据证明在

孕6~8周后给予二甲双胍会产生更好的结果。

【药师建议】

患者在孕13周使用了妊娠期用药安全性分级为D级的来曲唑，对胎儿存在一定的风险，应充分告知患者存在的风险。建议患者严格按照妊娠期体检流程进行产检，孕中期应做详细超声诊断检查，了解胎儿的生长发育情况。

## 参考文献

[1] BRIGGS G G, FREEMAN R K, YAFFE S J. 妊娠期和哺乳期用药. 杨慧霞，段涛，译. 7版. 北京：人民卫生出版社，2008.

[2] 多囊卵巢综合征相关不孕治疗及生育保护共识专家组，中华预防医学会生育力保护分会生殖内分泌生育保护学组. 多囊卵巢综合征相关不孕治疗及生育保护共识. 生殖医学杂志，2020，29(7)：843-851.

[3] 来曲唑片药品说明书，2015.

[4] TEEDE H J, MISSO M L, COSTELLO M F, et al. Recommendations from the international evidence-based guideline for the assessment and management of polycystic ovary syndrome. Fertil Steril, 2018, 110(3): 364-379.

[5] VANKY E, ZAHLSEN K, SPIGSET O, et al. Placental passage of metformin in women with polycystic ovary syndrome. Fertil Steril, 2005, 83(5): 1575-1578.

[6] GILBERT C, VALOIS M, KOREN G. Pregnancy outcome after first-trimester exposure to metformin: a meta-analysis. Fertil Steril, 2006, 86(3): 658-663.

[7] SOHRABVAND F, SHARIAT M, HAGHOLLAHI F, et al. Effect of metformin on miscarriage in pregnant patients with polycystic ovary syndrome. West Indian Med J, 2009, 58(5): 433-436.

[8] JAKUBOWICZ D J, IUORNO M J, JAKUBOWICZ S et al. Effects of metformin on early pregnancy loss in the polycystic ovary syndrome. J Clin Endocrinol Metab, 2002, 87(2): 524-529.

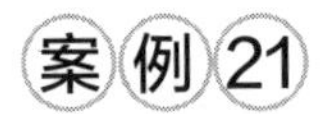


【患者基本信息】

女，25岁

【临床诊断】

孕21⁺周，痤疮

【处方用药】

异维 A 酸凝胶 30g×1 支　用法：每次适量，每天 2 次，外用

维生素 $B_6$ 片 10mg×100 片×1 瓶　用法：每次 10mg，每天 2 次，口服

【处方分析】

该处方不合理之处在于使用了妊娠期禁用的药物异维 A 酸。

异维 A 酸(13-顺式维 A 酸)妊娠期用药安全性分级为 X 级[1]，是维生素 A 的天然衍生物，主要用于局部寻常痤疮、粉刺的治疗，可导致危及生命的重度先天畸形，以及自然流产[2]。妊娠早期异维 A 酸暴露相关的胚胎病包括颅面部、心脏、胸腺和中枢神经系统的畸形[3]。在有异维 A 酸暴露的孕妇中，自然流产风险约为 20%；在得以继续进行的妊娠中，20%~30% 的新生儿有胚胎病[4]。尽管数据有限，但身体看似正常的儿童中，智力障碍和神经心理功能受损发病率仍然可能较高[4]。该患者所用药物为外用异维 A 酸，目前局部使用异维 A 酸的致畸性尚不明确，但妊娠期仍不推荐外用维 A 酸类药物[5]。发表的一些案例报告提出在局部使用维 A 酸后不能排除新生儿出生缺陷的怀疑[6-7]，因此建议妊娠期避免使用。

维生素 $B_6$ 的妊娠期用药安全性分级为 A 级[1]，是辅酶的重要组分，主要用于预防和治疗维生素 $B_6$ 缺乏症。维生素 $B_6$ 能参与氨基酸的合成与分解，增强表皮细胞的功能，具有改善皮肤与黏膜代谢、降低血管通透性、抑制组胺的作用，因此可用于痤疮的治疗。

【药师建议】

患者在孕 $21^+$ 周外用了妊娠期用药安全性分级为 X 级的异维 A 酸，该药具有致畸性，虽然外用药物吸收相对较少，但仍建议患者立即停用该药，并告知详细的使用疗程和使用面积以进一步评估药物暴露情况。患者孕周已较大，建议严格按照妊娠期体检流程进行产检，孕中期应做详细超声诊断检查，了解胎儿生长发育情况。

## 参 考 文 献

[1] BRIGGS G G, FREEMAN R K, YAFFE S J. 妊娠期和哺乳期用药. 杨慧霞，段涛，译. 7 版. 北京：人民卫生出版社，2008.

[2] LAMMER E J, CHEN D T, HOAR R M, et al. Retinoic acid embryopathy. N Engl J Med, 1985, 313(14): 837-841.

[3] Centers for Disease Control and Prevention (CDC). Accutane-exposed pregnancies—

California, 1999. MMWR Morb Mortal Wkly Rep, 2000, 49(2): 28-31.
[4] SLADDEN M J, HARMAN K E. What is the chance of a normal pregnancy in a woman whose fetus has been exposed to isotretinoin? Arch Dermatol, 2007, 143(9): 1187-1188.
[5] BUTLER D C, HELLER M M, MURASE J E. Safety of dermatologic medications in pregnancy and lactation: Part Ⅱ. Lactation. J Am Acad Dermatol, 2014, 70(3): 417-427.
[6] SELCEN D, SEIDMAN S, NIGRO M A. Otocerebral anomalies associated with topical tretinoin use. Brain Dev, 2000, 22(4): 218-220.
[7] LIPSON A H, COLLONS F, WEBSTER W S. Multiple congenital defects associated with maternal use of topical tretinoin. Lancet, 1993, 341(8856): 1352-1353.

## 案例 22

**【患者基本信息】**

女，29 岁

**【临床诊断】**

孕 $21^+$ 周，低钙

**【处方用药】**

维 D 钙咀嚼片 300mg×60 片×1 瓶　用法：每次 2 片，每天 1 次，口服
维生素 D 滴剂 400IU×30 粒×1 盒　用法：每次 400IU，每天 1 次，口服
碳酸钙 $D_3$ 片 600mg×30 片×1 盒　用法：每次 1 片，每天 1 次，口服

**【处方分析】**

该处方不合理之处在于重复用药。

维 D 钙咀嚼片与碳酸钙 $D_3$ 片处方组成一致，均为碳酸钙（维 D 钙咀嚼片含元素钙 300mg，碳酸钙 $D_3$ 片含元素钙 600mg）和维生素 $D_3$（维 D 钙咀嚼片中含 100IU，碳酸钙 $D_3$ 片中含 125IU）。维生素 D 滴剂主要成分为维生素 $D_3$（400IU）。参照 2022 年版《中国居民膳食指南》，妊娠早、中、晚期元素钙的推荐摄入量分别为 800、1 000、1 000mg/d，妊娠期可耐受最高摄入量为 2 000mg/d；妊娠期维生素 D 的推荐摄入量为 400IU，可耐受最高摄入量为 2 000IU[1]。

**【药师建议】**

建议患者在维 D 钙咀嚼片和碳酸钙 $D_3$ 片中仅选用 1 种制剂进行补钙，再根据患者的 25-羟维生素 $D_3$ 水平评估是否需要另外补充维生素 D。

## 参考文献

[1] 中国营养学会.中国居民膳食指南(2022).北京:人民卫生出版社,2022.

## 案例23

### 【患者基本信息】

女,30岁

### 【临床诊断】

孕14周,习惯性流产

### 【处方用药】

盐酸二甲双胍缓释片0.5g×30片×1盒　用法:每次0.5g,每天1次,口服

### 【处方分析】

该处方不合理之处在于诊断与诊断不符,无二甲双胍使用指征。

二甲双胍妊娠期用药安全性分级为B级[1],为口服降血糖药,被认为可使PCOS女性恢复排卵,提高妊娠率,还可以降低血清雄激素水平和血管内皮生长因子(VEGF)生成,减少轻度OHSS的发生,因此被认为是PCOS一线治疗用药之一[2]。二甲双胍能透过胎盘,有研究表明,其在脐动脉中的浓度是母体静脉血浓度的2倍[3],目前尚不清楚胎儿暴露于二甲双胍有益还是有害。一项Meta分析纳入172例女性在妊娠早期使用二甲双胍之后的妊娠结局,结果发现与对照组相比,使用二甲双胍的女性其胎儿严重畸形的风险并未增加(OR 0.5,95% CI 0.15~1.6)[4]。为使PCOS患者"妊娠稳定"应该给予多长时间的二甲双胍及孕妇从中的受益是有争议的。尚无明确的证据证明在孕6~8周后给予二甲双胍会产生更好的结果[5]。

### 【药师建议】

建议医生明确患者诊断,根据诊断为患者选用合适药物。建议患者严格按照妊娠期体检流程进行产检,孕中期应做详细超声诊断检查,评估胎儿的生长发育情况。

## 参考文献

[1] BRIGGS G G, FREEMAN R K, YAFFE S J. 妊娠期和哺乳期用药. 杨慧霞, 段涛, 译. 7版. 北京: 人民卫生出版社, 2008.

[2] TEEDE H J, MISSO M L, COSTELLO M F, et al. Recommendations from the international evidence-based guideline for the assessment and management of polycystic ovary syndrome. Fertil Steril, 2018, 110(3): 364-379.

[3] VANKY E, ZAHLSEN K, SPIGSET O, et al. Placental passage of metformin in women with polycystic ovary syndrome. Fertil Steril, 2005, 83(5): 1575-1578.

[4] GILBERT C, VALOIS M, KOREN G, Pregnancy outcome after first-trimester exposure to metformin: a meta-analysis. Fertil Steril, 2006, 86(3): 658-663.

[5] SCHAEFER C, SPIELMANN H, VETTER K, 等. 孕期与哺乳期用药. 吴效科, 黄志超, 译. 8版. 北京: 科学出版社, 2021.

## 案例 24

### 【患者基本信息】

女, 30岁

### 【临床诊断】

孕22周

### 【处方用药】

维生素D滴剂 400IU×36粒×1盒　用法: 每次400IU, 每天1次, 口服
复合维生素片 30片×1盒　用法: 每次1片, 每天1次, 口服
碳酸钙$D_3$片 600mg×30片×1盒　用法: 每次1片, 每天1次, 口服

### 【处方分析】

该处方不合理之处在于维生素D补充过多。参照2022年版《中国居民膳食指南》, 妊娠早、中、晚期元素钙的推荐营养素摄入量分别为800、1 000、1 000mg/d, 妊娠期可耐受最高摄入量为2 000mg/d; 妊娠期维生素D的推荐营养素摄入量为400IU, 可耐受最高摄入量为2 000IU[1]。复合维生素片每片含有元素钙125mg、维生素$D_3$ 500IU。碳酸钙$D_3$片每片含元素钙600mg, 维生素$D_3$ 125IU。

【药师建议】

建议患者可考虑停用维生素 D 滴剂，因为复合维生素片中含有 500IU 的维生素 $D_3$，可满足患者每天的维生素 $D_3$ 需求。

## 参考文献

[1] 中国营养学会. 中国居民膳食指南(2022). 北京：人民卫生出版社，2022.

## 案例 25

【患者基本信息】

女，25 岁

【临床诊断】

孕 15 周，阴道炎

【处方用药】

保妇康栓 1.74g×12 粒×1 盒　用法：每次 1 粒，每天 1 次，口服
百艾洗液 200ml×1 瓶　用法：每次 10ml，每天 1 次，外用
甲硝唑片 0.2g×21 片×1 瓶　用法：每次 0.2g，每天 3 次，口服

【处方分析】

该处方不合理之处在于甲硝唑片剂量使用不合理，保妇康栓说明书表明孕妇禁用，且给药途径错误，应为阴道给药。

甲硝唑妊娠期用药安全性分级为 B 级[1]，其在妊娠期使用目前仍有争议，甲硝唑可透过胎盘并迅速进入胎儿循环，具有潜在的致畸性，所以建议避免在孕早期使用甲硝唑[2]。1997 年发表的一篇 Meta 分析并未发现在孕早期暴露于甲硝唑与出生缺陷之间存在相关性[3]，因此美国疾病控制预防中心（CDC）不再反对在孕早期使用甲硝唑[4]。另外，值得关注的是，该药对细菌存在致突变性，对小鼠有致癌性，但没有证据表明对人体有害。由于尚无充分严格对照研究证实其对于孕妇的安全性，所以在妊娠期应仅当明确需要时才可使用，妊娠早期应尽量避免使用。

保妇康栓的成分为莪术油、冰片，说明书禁忌中写明孕妇禁用[5]。中成药在妊娠期使用安全性研究数据较少。

【药师建议】

细菌性阴道病的孕妇推荐用药为甲硝唑口服，一次 400mg，一天 2 次，连用 7 天[6]。

## 参考文献

[1] BRIGGS G G，FREEMAN R K，YAFFE S J. 妊娠期和哺乳期用药. 杨慧霞，段涛，译. 7 版. 北京：人民卫生出版社，2008.
[2] Uptodate. 甲硝唑概述.[2022-8-10].https://www.uptodate.cn/contents/zh-Hans/metronidazole-an-overview?search=%E7%94%B2%E7%A1%9D%E5%94%91%E6%A6%82%E8%BF%B0&source=search_result&selectedTitle=1~150&usage_type=default&display_rank=1.
[3] CARO-PATON T，CARVAJAL A，MARTIN D I，et al. Is metronidazole teratogenic? A meta-analysis. Br J Clin Pharmacol，1997，44(2)：179-182.
[4] WORKOWSKI K A，BOLAN G A. Sexually transmitted diseases treatment guidelines，2015. MMWR Recomm Rep，2015，64(RR-03)：1-137.
[5] 保妇康栓药品说明书，2015.
[6] 中华医学会妇产科学分会感染性疾病协作组. 细菌性阴道病诊治指南(2021 修订版). 中华妇产科杂志，2021，1(56)：3-6.

## 案例 26

【患者基本信息】

女，31 岁

【临床诊断】

孕 14 周，支原体感染

【处方用药】

克拉霉素片 0.25g×36 粒×1 盒　用法：每次 1g，每天 2 次，口服

【处方分析】

该处方妊娠期支原体感染选药不合理，克拉霉素片剂量使用不合理，说明书建议成人常用量一次 0.25g，每 12 小时 1 次；重症感染者一次 0.5g，每 12 小时 1 次。

克拉霉素妊娠期用药安全性分级为 C 级[1]，属于半合成的大环内酯类抗

生素，克拉霉素可与细菌核糖体 50S 亚基结合，从而抑制其蛋白质合成而产生抗菌作用。克拉霉素可穿过胎盘[2]，体外胎盘灌注研究中，克拉霉素平均经胎盘转移 6.1%。克拉霉素已在猴、大鼠、小鼠和兔中观察到致畸作用(包括腭裂、心血管畸形和胎儿生长受限)，这些动物血浆中的克拉霉素浓度是人体中正常浓度的 2~17 倍[3]。其药品说明书指出，孕妇服用克拉霉素的安全性尚未确认。因此，除非其他治疗均不适用，孕妇不应使用克拉霉素[4]。

【药师建议】

建议患者在治疗支原体感染时，可在医生指导下选用妊娠期更加安全的阿奇霉素。如患者已使用克拉霉素片，建议严格按照妊娠期体检流程进行产检，孕中期应做详细超声诊断检查，了解胎儿生长发育情况，评估出生缺陷的发生风险。

## 参考文献

[1] BRIGGS G G，FREEMAN R K，YAFFE S J. 妊娠期和哺乳期用药. 杨慧霞，段涛，译. 7 版. 北京：人民卫生出版社，2008.

[2] WITT A，SOMMER E M，CICHNA M，et al，Placental passage of clarithromycin surpasses other macrolide antibiotics. Am J Obstet Gynecol，2003，188(3)：816-819.

[3] Uptodate. 阿奇霉素和克拉霉素. [2022-8-10].https：//www.uptodate.cn/contents/zh-Hans/azithromycin-and-clarithromycin? search=%E9%98%BF%E5%A5%87%E9%9C%89%E7%B4%A0%E5%92%8C%E5%85%8B%E6%8B%89%E9%9C%89%E7%B4%A0&source=search_result&selectedTitle=1~150&usage_type=default&display_rank=1.

[4] 克拉霉素片药品说明书，2021.

## 案例 27

【患者基本信息】

女，39 岁

【临床诊断】

孕中期，骨质疏松

【处方用药】

醋酸氢化可的松片 20mg×100 片×1 瓶　用法：每次 40mg，每天 3 次，口服

阿法骨化醇软胶囊 0.25μg×30 粒×1 盒　用法：每次 0.5μg，每天 1 次，口服

【处方分析】

该处方不合理之处在于妊娠期使用醋酸氢化可的松、阿法骨化醇存在风险,且醋酸氢化可的松剂量较大。

醋酸氢化可的松的妊娠期用药安全性分级为D级[1],其主要用于肾上腺皮质功能减退症的替代治疗及先天性肾上腺皮质增生症,骨质疏松患者应慎用[2-3]。给药剂量为口服一天20~30mg,清晨服2/3,午餐后服1/3,在应激状况时,应适量加量,可增至一天80mg,分次服用,该给药方案中给药剂量已经超过说明书。对于妊娠期用药,说明书中明确指出糖皮质激素类药物可通过胎盘。动物实验研究证实妊娠期给药可增加胚胎腭裂、胎盘功能不全、自发性流产和子宫内生长发育迟缓的发生率。人类使用药理剂量的糖皮质激素类药物可增加胎盘功能不全、新生儿体重减少或死胎的发生率[3]。

阿法骨化醇的妊娠期用药安全性分级为C/D级[1],其是一种维生素D制剂,经肝脏可迅速转化成1,25-二羟维生素$D_3$,有益于机体钙、磷酸盐代谢,抑制甲状旁腺增生,促进肠道磷、钙吸收,改善机体维生素D缺乏[4]。阿法骨化醇胶囊主要用于改善慢性肾功能不全、甲状旁腺功能低下和抗维生素D佝偻病、骨软化症患者因维生素D代谢异常导致的症状,如低钙血症、抽搐、骨痛及骨损害;骨质疏松症[5]。研究发现,1,25-二羟维生素$D_3$可调节维持妊娠的激素合成,并影响胎盘滋养层的抗炎和杀菌作用。在孕早期,1,25-二羟维生素$D_3$引起子宫内膜蜕膜化,这是胚胎植入的关键[6]。此外,1,25-二羟维生素$D_3$在妊娠早期调节免疫功能。研究表明,维生素缺乏与细菌性阴道病有关,影响磷代谢和胎儿生长发育,并且与子痫前期、胰岛素抵抗、妊娠糖尿病和首次剖宫产可能有关[7-8]。目前尚无充分的安全性资料,对孕妇、可能妊娠的妇女以及哺乳期妇女应权衡对胎儿和婴儿的受益大于风险时,方可遵照医嘱使用。妊娠动物摄入过量维生素D会导致胎仔畸形[9]。

【药师建议】

建议停止使用醋酸氢化可的松片。在服用阿法骨化醇胶囊期间,应在医生指导下,严密监测血钙、尿钙水平,调整剂量,发生高钙血症时,立即停药。血钙值恢复到正常范围后,可重新减量给药。妊娠期间定期检查胎儿状况,如发现异常,及时停药,并进行详细检查。

## 参考文献

[1] BRIGGS G G,FREEMAN R K,YAFFE S J. 妊娠期和哺乳期用药. 杨慧霞,段涛,译. 7版. 北京:人民卫生出版社,2008.

[2] WARMAN M, BOSKEY A L. Effect of high levels of corticosteroids on the lipids of the long bones of the mature rabbit. Metab Bone Dis Relat Res, 1983, 4(5): 319-324.
[3] 醋酸氢化可的松片药品说明书，2010.
[4] SCHARLA S H, SCHACHT E, LEMPERT U G. Alfacalcidol versus plain vitamin D in inflammation induced bone loss. J Rheumatol Suppl, 2005, 76: 26-32.
[5] 孙艳. 阿法骨化醇对多囊卵巢综合征患者胰岛素抵抗状态及性激素分泌的影响. 医学理论与实践，2017，30(5): 722-723.
[6] BODNAR L M, KROHN M A, SIMHAN H N. Maternal vitamin D deficiency is associated with bacterial vaginosis in the first trimester of pregnancy. J Nutr, 2009, 139(6): 1157-1161.
[7] BODNAR L M, CATOV J M, SIMHAN H N, et al. Maternal vitamin D deficiency increases the risk of preeclampsia. J Clin Endocrinol Metab, 2007, 92(9): 3517-3522.
[8] ZHANG C, QIU C, HU F B, et al. Maternal plasma 25-hydroxyvitamin D concentrations and the risk for gestational diabetes mellitus. PLoS One, 2008, 3(11): e3753.
[9] 阿法骨化醇软胶囊药品说明书，2015.

## 案例28

### 【患者基本信息】

女，28岁

### 【临床诊断】

孕22周，发热，肾积水

### 【处方用药】

阿莫西林胶囊 0.25g×50粒×1盒　用法：每次0.5g，每天3次，口服
复方锌布颗粒 10包×1盒　用法：每次2包，每天3次，口服
注射用头孢呋辛钠 0.75g×1瓶　用法：每次0.75g，每天3次，静脉滴注

### 【处方分析】

该处方的不合理之处在于使用了妊娠期禁用的药物复方锌布颗粒，且阿莫西林应该谨慎使用、头孢呋辛钠孕妇应权衡利弊使用。

阿莫西林是一种口服半合成β-内酰胺类抗菌药物，用于治疗敏感微生物引起的感染。阿莫西林通过抑制细菌细胞壁的合成发挥作用[1]。动物生殖实验显示，10倍于人类剂量的阿莫西林并未损害大鼠和小鼠的生育力和胎仔安全[2]。但在人类尚缺乏足够的对照研究，鉴于动物生殖实验不能完全预测人

体反应,孕妇应仅在确有必要时应用本品。阿莫西林作为妊娠期最常使用的抗菌药物(使用占比达到 20.66%),有研究显示,在子宫内暴露于 $\beta$-内酰胺类抗菌药物的 14 个胚胎中,检测到畸形[3]。这项研究的结果表明,即使被认为是安全的抗菌药物,也可能有潜在的致畸能力,但由于这些药物通常是轻微致畸,它们往往未被发现。因此,由于妊娠期间频繁使用抗菌药物,应详细检查其安全性。此外,一项基于人群的回顾性队列研究显示,妊娠早期暴露于阿莫西林与一般主要畸形之间存在显著相关性,这提示妊娠早期接触阿莫西林与先天性畸形的风险增加无关[4]。孕妇应仅在确有必要时应用本品[2]。

复方锌布颗粒用于缓解普通感冒或流行性感冒引起的发热、头痛、四肢酸痛、鼻塞、流涕、打喷嚏等症状[5-6]。复方锌布颗粒为复方制剂,其中包含葡萄糖酸锌、布洛芬与马来酸氯苯那敏等成分。其中布洛芬是孕妇禁用的,有研究报道,妊娠中期使用布洛芬与婴儿低出生体重显著相关,妊娠中期和晚期使用布洛芬与 18 个月儿童哮喘的发生显著相关[7]。所以,复方锌布颗粒孕妇及哺乳期妇女禁用。

注射用头孢呋辛钠为头孢类药物,机制是干扰细菌细胞壁的合成,无证据表明本品可能会引起胚胎致病或胎儿畸形[8]。孕妇应权衡利弊使用。

**【药师建议】**

阿莫西林使用之前,患者应进行皮试,结果为阴性方可使用。孕妇发热,建议物理降温,多喝热水,用热水泡脚,温水擦浴,不要服用复方锌布颗粒,必要时去医院治疗。没有特殊情况,妊娠期一般不建议用药。但是,如果在这段时间出现了特殊情况或者是比较明显的感染迹象,可以使用头孢类药物,相对来说这类药物对胎儿的影响较小。

## 参考文献

[1] KASSAYE L,GENETE G. Evaluation and comparison of in-vitro dissolution profiles for different brands of amoxicillin capsules. Afr Health Sci,2013,13(2):369-375.

[2] 阿莫西林胶囊药品说明书,2015.

[3] ERIĆ M,SABO A. Teratogenicity of antibacterial agents. Coll Antropol,2008,32(3):919-925.

[4] DANIEL S,DORON M,FISHMAN B,et al. The safety of amoxicillin and clavulanic acid use during the first trimester of pregnancy. Br J Clin Pharmacol,2019,85(12):2856-2863.

[5] 胡玉兰,栗键灵,张红. 臣功再欣的药理作用及临床应用. 中国药业,1998,7(2):46-47.

[6] 项红霞. 臣功再欣治疗急性上呼吸道感染临床研究. 现代诊断与治疗,2002,13(3):146-147.

[7] NEZVALOVÁ-HENRIKSEN K, SPIGSET O, NORDENG H. Effects of ibuprofen, diclofenac, naproxen, and piroxicam on the course of pregnancy and pregnancy outcome: a prospective cohort study. BJOG, 2013, 120(8): 948-959.
[8] BERKOVITCH M, SEGAL-SOCHER I, GREENBERG R, et al. First trimester exposure to cefuroxime: a prospective cohort study. Br J Clin Pharmacol, 2000, 50(2): 161-165.

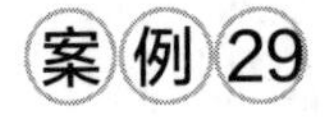

## 案例29

【患者基本信息】

女,27岁

【临床诊断】

孕25周,妊娠合并高胆固醇血症

【处方用药】

瑞舒伐他汀钙片 5mg×7片×1盒　用法:每次5mg,每天1次,口服
烟酸缓释片 0.5mg×14片×1盒　用法:每次0.5mg,每天1次,口服

【处方分析】

该处方不合理之处在于使用了妊娠期禁用的药物瑞舒伐他汀钙片。

他汀类药物的妊娠期用药安全性分级为X级,禁用于孕妇及哺乳期妇女[1]。有可能妊娠的妇女应该采取适当的避孕措施。由于胆固醇和其他胆固醇生物合成产物对胚胎的发育很重要,来自HMG-CoA还原酶抑制的危险性超过了对孕妇治疗的益处。动物研究提供了有限的生殖毒性的证据[2]。若患者在使用本品过程中妊娠,应立即终止治疗。瑞舒伐他汀能分泌入大鼠乳汁,尚无有关瑞舒伐他汀分泌入人乳的资料[3]。

烟酸的妊娠期用药安全性分级为A级[4],尚不清楚烟酸常规治疗孕妇脂类疾病是否会导致胎儿损害或影响生育能力,未进行该项试验且无可靠参考文献[5]。如果在接受烟酸缓释片治疗原发性高脂血症(Ⅱa或Ⅱb型)时妊娠,应停止用药[5]。如果妇女接受烟酸缓释片治疗高甘油三酯血症(Ⅳ或Ⅴ型)时妊娠,其继续治疗的利与弊应具体分析。

【药师建议】

除特殊情况外,一般禁止给予孕妇和哺乳期妇女调血脂药[1]。妊娠期高胆固醇血症可以使用胆酸螯合剂,但不良反应重,降脂效果欠佳,难以长期坚持。严重高甘油三酯血症(TG≥11.4mmol/L,即 1 000mg/dl)或伴有急性胰腺炎时,可以使用 ω-3 脂肪酸、胃肠外营养、血浆置换等措施,妊娠中晚期权衡利弊可以使用吉非罗齐或非诺贝特[6]。妊娠后,建议每 3 个月或干预后的 6 周内监测血脂。

## 参考文献

[1] DULKA K,SZABO M,LAJKÓ N,et al. Epigenetic consequences of in utero exposure to rosuvastatin:alteration of histone methylation patterns in newborn rat brains. Int J Mol Sci,2021,22(7):3412.
[2] E SILVA P V,BORGES C D S,ROSA J L,et al. Effects of isolated or combined exposure to sibutramine and rosuvastatin on reproductive parameters of adult male rats. J Appl Toxicol,2020,40(7):947-964.
[3] 瑞舒伐他汀片药品说明书,2005.
[4] BRIGGS G G,FREEMAN R K,YAFFE S J. 妊娠期和哺乳期用药. 杨慧霞,段涛,译. 7 版. 北京:人民卫生出版社,2008.
[5] 烟酸缓释片药品说明书,2003.
[6] 中国妇女孕前肥胖诊治路径专家委员会. 中国妇女孕前肥胖合并血脂异常的诊治路径. 中国妇幼健康研究,2019,30(6):657-663.

## 案例 30

### 【患者基本信息】

女,22 岁

### 【临床诊断】

孕 24 周,妊娠合并炎性肠病

### 【处方用药】

甲硝唑片 0.2g×21 片×1 瓶　用法:每次 0.2g,每天 3 次,口服
左氧氟沙星片 0.1g×12 片×1 盒　用法:每次 500mg,每天 1 次,口服

### 【处方分析】

甲硝唑的妊娠期用药安全性分级为 B 级,甲硝唑在妊娠期通常被认为是安全有效的[1]。临床上主要用于治疗肠道和肠外阿米巴病,目前还广泛用于

厌氧菌的感染[2]。妊娠期使用甲硝唑的安全性已得到证实，虽然可以通过胎盘屏障并在胎儿血和羊水中测到很高的浓度，但未增加胎儿风险[3]。同时，有研究表明，在妊娠期间，甲硝唑治疗细菌性阴道病和滴虫病是有效的，并且没有致畸危险[4]。

左氧氟沙星妊娠期用药安全性分级为C级，通常在妊娠期间避免使用[1]。临床上用于敏感细菌所引起的轻、中度呼吸系统、泌尿系统和生殖系统感染等[5]。左氧氟沙星属于喹诺酮类抗菌药物，有研究发现，该类药物虽然毒性低，但对年幼动物可引起关节病变，并影响软骨发育，对神经精神方面亦可产生一定影响，孕妇、哺乳期妇女不宜久用[6]。Berkovitch M 等人[7]对38例孕妇用氟喹诺酮类（诺氟沙星、环丙沙星）抗菌药物治疗尿路感染，分娩后调查新生儿未发现有畸形发生。但鉴于以往有关于喹诺酮类抗菌药物可致幼儿软骨畸形的报道[8]，在使用该类药物后应长期随访，并利用磁共振图像来进一步确定关节内有无微小的损伤。

【药师建议】

该患者在孕24周使用甲硝唑和左氧氟沙星，基于胎龄及研究资料，为尊重患者的生育权，告知其胎儿潜在风险，定期检查，利用磁共振图像来进一步确定关节内有无微小的损伤。若有提示检查异常，向医师咨询是否有做无创DNA或羊水穿刺检查的必要，确有异常再咨询医师是否终止妊娠。计划妊娠的炎性肠病患者建议服用不含邻苯二甲酸二丁酯的5-氨基水杨酸类药物。更换不同制剂时应保证有足够的调整药物及观察疗效的时间，以确保妊娠前症状持续缓解[9]。

## 参考文献

[1] BOOKSTAVER P B, BLAND C M, GRIFFIN B, et al. A review of antibiotic use in pregnancy. Pharmacotherapy, 2015, 35(11): 1052-1062.

[2] 刘芳. 甲硝唑栓联合结合雌激素软膏治疗老年性阴道炎的临床观察. 饮食保健, 2016, 3(18): 56-57.

[3] KOSS C A, BARAS D C, LANE S D, et al. Investigation of metronidazole use during pregnancy and adverse birth outcomes. Antimicrob Agents Chemother, 2012, 56(9): 4800-4805.

[4] SHEEHY O, SANTOS F, FERREIRA E, et al. The use of metronidazole during pregnancy: a review of evidence. Curr Drug Saf, 2015, 10(2): 170-179.

[5] 左氧氟沙星片药品说明书, 2010.

[6] 张季平. 喹诺酮类药物研究进展及其临床应用. 新药与临床, 1994, 13(2): 93-95.

[7] BERKOVITCH M, PASTUSZAK A, GAZARIAN M, et al. Safety of the new quinolones in pregnancy. Obstet Gynecol, 1994, 84(4): 535-538.
[8] WATANABE T, FUJIKAWA K, HARADA S, et al. Reproductive toxicity of the new quinolone antibacterial agent levofloxacin in rats and rabbits. Arzneimittelforschung, 1992, 43(3A): 374-377.
[9] 何瑶, 李玥, 谭蓓, 等. 炎症性肠病妊娠期管理的专家共识意见. 协和医学杂志, 2019, 10(5): 465-475.

## 案例31

**【患者基本信息】**

女,32岁

**【临床诊断】**

孕中期

**【处方用药】**

肺力咳合剂 150ml×2瓶　用法:每次20ml,每天3次,口服

**【处方分析】**

该处方的临床诊断不全,建议补全诊断。

肺力咳合剂的主要功效是清热解毒,镇咳祛痰[1]。用于痰热犯肺所引起的咳嗽痰黄,支气管哮喘、气管炎见上述证候者,合剂的主要成分包括黄芩、前胡、百部、红花龙胆、梧桐根、白花蛇舌草、红管药。其中黄芩能够清热燥湿;前胡能够疏风散热,降气化痰;红花龙胆味苦,能够清热解毒;梧桐根能祛风除湿。上述诸药共奏清热解毒、镇咳祛痰之效[2-3]。孕妇需要在医嘱下谨慎服用。

**【药师建议】**

本品孕妇慎用,如有必要,需在医师指导下使用。服药期间密切观察,如有不适症状,及时停药就医。

### 参考文献

[1] 金苗. 小儿肺炎患儿机体免疫功能特点和使用肺力咳合剂的改善价值研究. 中国妇幼

保健,2020,35(16):3024-3026.
[2] 谭雪净. 氨溴特罗口服液联合肺力咳合剂对小儿痉挛性咳嗽的治疗效果. 临床医学研究与实践,2018,3(34):90-91.
[3] 曾有华. 肺力咳合剂佐治50例小儿肺炎的临床疗效. 福建医药杂志,2019,41(5):179-180.

## 案例32

**【患者基本信息】**

女,32岁

**【临床诊断】**

孕15周,妊娠合并感染

**【处方用药】**

硫酸链霉素注射液1ml:0.25g×1瓶　用法:每次0.5g,每天2次,静脉注射

**【处方分析】**

该处方不合理之处在于链霉素妊娠期禁用,此外用法应为肌内注射。

链霉素妊娠期用药安全性分级为D级[1],链霉素为氨基糖苷类抗菌药物。该药能快速透过胎盘到达胎儿血液循环和羊水,其浓度通常小于母体血清浓度的50%。有报道孕妇使用后可引起胎儿听力损害,甚至出现不可逆的先天性耳聋[2]。因此,妊娠妇女在使用本品前必须充分权衡利弊。

**【药师建议】**

该患者孕15周,诊断为妊娠合并感染,但未明确是何种感染、哪个部位的感染。总体来说,妊娠期选用青霉素类、头孢菌素类等$\beta$-内酰胺类抗菌药物安全性较高。而氨基糖苷类、四环素类、喹诺酮类等抗菌药物妊娠期使用对胎儿存在风险,因此不推荐使用。建议明确该患者的感染类型,选用合适的抗菌药物。

## 参考文献

[1] BRIGGS G G,FREEMAN R K,YAFFE S J. 妊娠期和哺乳期用药. 杨慧霞,段涛,译. 7版. 北京:人民卫生出版社,2008.
[2] 注射用硫酸链霉素药品说明书,2011.

## 案例33

【患者基本信息】

女,23 岁

【临床诊断】

孕 15 周,妊娠合并高胆固醇血症

【处方用药】

辛伐他汀片 10mg×10 片 用法:每次 10mg,每天 1 次,口服
非诺贝特缓释胶囊 0.25g×7 粒 用法:每次 0.25g,每天 1 次,口服
烟酸缓释片 500mg×14 片 用法:每次 0.5g,每天 1 次,口服

【处方分析】

该处方不合理之处在于调血脂药的使用,包括辛伐他汀、非诺贝特、烟酸。

辛伐他汀妊娠期用药安全性分级为 X 级[1],为 HMG-CoA 还原酶抑制剂。有报道称,孕妇在妊娠期间使用 HMG-CoA 还原酶抑制剂后会导致胎儿先天性异常,包括中枢神经系统严重缺陷和单侧肢体缺陷,尽管目前仍缺乏科学性数据[2-3]。在一项 Meta 分析中[3],暴露于他汀类药物的孕妇未观察到出生缺陷风险增加,然而使用他汀类药物的女性流产风险增加。胆固醇生物合成在胎儿发育中可能很重要;妊娠期间血清胆固醇和甘油三酯正常升高。在妊娠期间暂时停止调血脂药,预计不会对原发性高胆固醇血症治疗的长期结果产生重大影响[2-3]。

如果生育期女性使用 HMG-CoA 还原酶抑制剂,建议采取适当的避孕措施。计划妊娠的女性应在尝试妊娠前 1~2 个月停止服用 HMG-CoA 还原酶抑制剂。如果在治疗期间发生意外妊娠,辛伐他汀应立即停用[3]。

非诺贝特妊娠期用药安全性分级为 C 级[4]。在动物研究中,口服低剂量非诺贝特在大鼠和兔中没有观察到胚胎-胎仔毒性的证据,但在较高剂量下会观察到不良的生殖结果。在相当于人类 12 倍暴露剂量的大鼠实验中,发现器官形成早期使用非诺贝特可使胎仔出现骨骼畸形,在相当于人类 10 倍暴露剂量的兔实验中,器官形成早期使用非诺贝特可出现流产,这些问题可能与非诺贝特抑制母体体重增加有关[5]。目前孕妇使用非诺贝特的临床数据有限,尚不足以确定药物的遗传与生殖毒性风险,除非受益大于风险,一般情况下不建议使用[5]。

烟酸妊娠期用药安全性分级为A级，属于水溶性维生素，根据2022年版《中国居民膳食指南》推荐日常摄入量为12mg/d是安全的[6]。但目前尚不清楚降脂剂量的烟酸是否对发育中的胎儿有害。如果患者因原发性高胆固醇血症而接受烟酸治疗期间妊娠，应停用烟酸[7]。

【药师建议】

不推荐在妊娠期间进行常规血脂检测，目前无法证明在妊娠期间降脂治疗是安全的。动脉粥样硬化是一个慢性过程，妊娠期间停用调血脂药对大多数患者原发性高胆固醇血症的长期治疗结果影响不大，妊娠期间通常不需要治疗高胆固醇血症[3,7]。建议医生权衡该孕妇降脂治疗的必要性，如非必要，停止药物治疗，改善生活方式。

建议患者停止降脂治疗。如果患者在孕早期已经使用了以上调血脂药，告知患者可能存在流产、致畸风险，建议患者妊娠期做详尽的产前检查及胎儿超声检查。

## 参考文献

[1] 辛伐他汀片药品说明书，2020

[2] GODFREY L M，ERRAMOUSPE J，CLEVELAND K W. Teratogenic risk of statins in pregnancy. Ann Pharmacother，2012，46(10)：1419-1424.

[3] Grundy S M，Stone N J，Bailey A L，et al. 2018 AHA/ACC/AACVPR/AAPA/ABC/ACPM/ADA/AGS/APhA/ASPC/NLA/PCNA guideline on the management of blood cholesterol：a report of the American College of Cardiology/American Heart Association Task Force on clinical practice guidelines. Circulation，2019，139(25)：e1082-e1143.

[4] BRIGGS G G，FREEMAN R K，YAFFE S J. 妊娠期和哺乳期用药. 杨慧霞，段涛，译. 7版. 北京：人民卫生出版社，2008.

[5] 非诺贝特片药品说明书，2021.

[6] 中国营养学会. 中国居民膳食指南(2022). 北京：人民卫生出版社，2022.

[7] ROSENSON R S，DURRINGTON M. Familial hypercholesterolemia in adults：treatment. [2022-7-23]. https://www.uptodate.cn/contents/zh-Hans/familial-hypercholesterolemia-in-adults-treatment?search=Familial%20hypercholesterolemia%20in%20adults：%20treatment&source=search_result&selectedTitle=1~76&usage_type=default&display_rank=1.

## 案例 34

**【患者基本信息】**

女,25 岁

**【临床诊断】**

孕 18 周,内分泌异常

**【处方用药】**

醋酸戈舍瑞林缓释植入剂 3.6mg×1 支　用法:每次 3.6mg,每月 1 次,皮下注射

**【处方分析】**

该处方不合理之处在于给孕妇开具药物戈舍瑞林。

戈舍瑞林的妊娠期用药安全性分级为 X 级[1],是天然促性腺激素释放激素的合成类似物,每 28 天大剂量(3.6mg)使用可抑制垂体促性腺激素分泌,从而引起女性 FSH、LH 下降,血清雌二醇下降,可导致流产。除非用于妊娠期晚期乳腺癌的姑息治疗,否则妊娠期禁用[1]。目前尚缺乏充足的临床应用数据。

**【药师建议】**

除非该患者为晚期乳腺癌患者,否则禁用戈舍瑞林。如果患者使用了戈舍瑞林,告知患者流产的风险将增加。

### 参 考 文 献

[1] 醋酸戈舍瑞林缓释植入剂药品说明书,2015.

## 案例 35

**【患者基本信息】**

女,29 岁

**【临床诊断】**

孕 16 周,肿瘤

【处方用药】

注射用环磷酰胺 0.2g 用法:每次 400~600mg/m$^2$,每周 2 次,静脉注射

【处方分析】

该处方不合理之处在于使用了妊娠期禁用的药物环磷酰胺。

环磷酰胺妊娠期用药安全性分级为 D 级[1],在体内被肝脏或肿瘤细胞活化为磷酰胺氮芥,抑制 DNA 合成,干扰 RNA 作用,是细胞周期非特异性抗肿瘤药。环磷酰胺具有遗传毒性和致突变性,可作用于体细胞和生殖细胞。动物实验表明,环磷酰胺暴露的卵母细胞植入,妊娠存活率降低,致畸风险增加[2]。环磷酰胺可以穿过胎盘,可在羊水中检测到[3],可引起新生儿出生缺陷(包括骨骼、腭、四肢和眼睛畸形)、流产、胎儿生长迟缓和胎儿毒性(包括贫血、胃肠炎、白细胞减少、全血细胞减少和严重骨髓发育不全)、胎儿宫内死亡等[2]。

生育期妇女在接受环磷酰胺治疗时应避免妊娠,并在治疗结束后 1 年内避免妊娠[2]。如作为化疗方案对癌症孕妇进行化疗,则应避免在备孕前3周内、妊娠早期、妊娠 33 周后进行化疗[4],妊娠早期化疗致畸风险高达 20%,欧洲肿瘤医学会建议妊娠期间如果需要化疗,应在妊娠早期避免化疗,从最后一次化疗到预期分娩之间应有 3 周的时间间隔,化疗不应超过妊娠 33 周[4]。

【药师建议】

建议专业团队,包括产科医生、新生儿科医生、肿瘤医生,制订合适的治疗方案。患者目前孕 16 周,如确需进行化疗,应告知其胎儿存在流产、死胎、畸形、早产等风险。妊娠期应做好详尽的产前检查及胎儿超声、产科监测。若 B 超检查显示异常,向医生咨询是否有做无创 DNA 或羊水穿刺的必要,咨询遗传医生,决定是否要终止妊娠。

## 参考文献

[1] BRIGGS G G,FREEMAN R K,YAFFE S J. 妊娠期和哺乳期用药. 杨慧霞,段涛,译. 7 版. 北京:人民卫生出版社,2008.

[2] 注射用环磷酰胺药品说明书,2020.

[3] D'INCALCI M,SESSA C,COLOMBO N,et al. Transplacental passage of cyclophosphamide. Cancer Treat Rep,1982,66(8):1681-1682.

[4] PENTHEROUDAKIS G,ORECCHIA R,HOEKSTRA H J,et al. Cancer,pregnancy and fertility:ESMO clinical practice guidelines for diagnosis,treatment and follow-up. Ann Oncol,2013,24(5):160-167.

## 案例36

**【患者基本信息】**

女,24岁

**【临床诊断】**

孕13周,妊娠合并抑郁症

**【处方用药】**

盐酸安非他酮片 75mg×14片×3盒 用法:每次75mg,每天2次,口服

**【处方分析】**

该处方不合理之处在于开具了安非他酮片。

安非他酮妊娠期用药安全性分级C级,属于非经典抗精神病药。安非他酮及其代谢产物可穿过胎盘[1]。在大鼠器官形成期间给予相当于人类最高剂量10倍剂量的安非他酮时,未发现胎仔畸形。在家兔实验中观察到非剂量依赖性的胎仔畸形、骨骼变异、胎仔体重降低[2]。

一项201名重度抑郁症病史的孕妇前瞻性纵向研究表明,在妊娠期间停用抗抑郁药可致重度抑郁症复发,未经治疗的抑郁症会给母亲带来风险。在妊娠或产后停止或改变抗抑郁药物治疗方案应充分衡量母亲的疾病复发风险以及对胎儿的潜在影响[2]。在一例136名孕妇暴露于安非他酮的报道中,安非他酮显著增加了自然流产的风险,但不会增加重大畸形的风险[3]。葛兰素史克的数据称安非他酮不增加自然流产风险[3]。来自国际安非他酮妊娠登记处(675次妊娠早期暴露)和United Healthcare数据库(1 213次妊娠早期暴露)的研究数据显示,安非他酮未增加总体畸形风险,但可能增加心血管畸形风险,如左心室流出道梗阻、室间隔缺损,但仍然需要更多数据和设计严谨的研究支持[2]。

**【药师建议】**

妊娠期抗抑郁药的治疗应个体化,轻度可考虑心理治疗或其他非药物治疗。根据《中国抑郁障碍防治指南(第二版)》建议,对于轻度抑郁障碍患者,就诊后可以暂时密切观察,2周内再评估决定是否用药治疗;通常抗抑郁药尽可能单一使用,使用一线的抗抑郁药[4]。因为产前母亲抑郁与妊娠和新生儿结局的不良影响有关,未接受抗抑郁治疗的抑郁女性新生儿的胎龄和出生体重

均较低，因此，如果患者为中重度抑郁症，应使用抗抑郁药治疗，且应尽量选择单一药物治疗，首选药物如西酞普兰[4-5]。如果患者为初始治疗，建议根据病情决定治疗方案，如确需治疗，优先选择安非他酮以外的药物，如5-羟色胺选择性重摄取抑制剂类西酞普兰等。

如果患者已经接受了安非他酮治疗，或者经专业精神科医生评估必须使用安非他酮治疗，需告知患者胎儿心血管畸形风险，同时使用最低有效治疗剂量。该患者处方药物剂量为最大用药剂量，建议依据患者病情调整为最低有效剂量。建议整个妊娠期做详尽的产前检查及胎儿超声检查，重点关注胎儿心血管系统的发育。

## 参考文献

[1] FOKINA V M，WEST H，ONCKEN C，et al. Bupropion therapy during pregnancy：the drug and its major metabolites in umbilical cord plasma and amniotic fluid. Am J Obstet Gynecol，2016，215(4)：497.e1-e7.
[2] 盐酸安非他酮片药品说明书，2015.
[3] NONE. ACOG Practice Bulletin：Clinical Management Guidelines for Obstetrician-Gynecologists Use of Psychiatric Medications During Pregnancy and Lactation. Focus，2009，7(3)：385-400.
[4] 胡昌清，朱雪泉，丰雷，等. 中国抑郁障碍防治指南（第二版）解读：药物治疗原则. 中华精神科杂志，2017，50(3)：172-174.
[5] MACQUEEN G M，FREY B N，ISMAIL Z，et al. Canadian Network for Mood and Anxiety Treatments (CANMAT) 2016 clinical guidelines for the management of adults with major depressive disorder：section 6. Special populations：youth，women，and the elderly. Can J Psychiatry，2016，61(9)：588-603.

## 案例37

**【患者基本信息】**

女，36岁

**【临床诊断】**

孕15周，子宫内膜异位症

**【处方用药】**

炔诺酮片0.625mg×100片×1盒　用法：每次5mg，每天2次，口服

【处方分析】

该处方不合理之处在于处方炔诺酮片。

子宫内膜异位症是指具有生长功能的子宫内膜组织在子宫腔被覆内膜和宫体肌层以外的部位生长、浸润，并反复周期性出血，继而引发疼痛、不孕等症状的一种常见妇科病。当女性处于非妊娠期时，可选用雌孕激素、单用孕激素、达那唑等治疗。当女性处于妊娠状态时，因胎盘可分泌大量的雌孕激素，可对异位病灶产生抑制作用，此时不需要治疗[1]。

炔诺酮妊娠期用药安全性分级为 X 级[2]，是一种人工合成的 19-去甲睾酮孕激素，主要用于口服避孕，治疗继发性闭经、子宫内膜异位症和由于激素失衡而导致的异常子宫出血等[3]。一项 866 位孕妇孕早期暴露于孕激素（其中 132 名暴露于炔诺酮）的研究数据发现炔诺酮会增加畸形风险，孕激素可增加心血管缺陷和尿道下裂的发生率[2]。但该数据受药物暴露时间、孕早期阴道流血、既往产科病史干扰，重新评估后，未发现孕激素与这些风险的关系。在 1985—1992 年的一项涉及 229 101 例妊娠的研究中，238 名新生儿曾暴露于炔诺酮，观察到 20 例重大出生缺陷，包括心血管缺陷、唇腭裂和尿道下裂，表明先天性畸形可能与炔诺酮存在关联，但该数据受药物暴露时间、早产等因素干扰[2,4]。

【药师建议】

目前患者处于孕 15 周，因胎盘可分泌大量的雌孕激素，孕激素可对异位病灶产生抑制作用，此时不需要治疗，注意监测患者病情，如病灶扩大，譬如卵巢囊肿增大，可在孕中期考虑手术治疗[1]。

如患者因在孕前使用了炔诺酮，告知患者存在相关的用药风险。建议患者整个妊娠期做详尽的产前检查及胎儿超声检查，重点监测胎儿心血管、额面部、生殖器、泌尿系统。

## 参考文献

[1] 徐丛剑，华克勤. 实用妇产科学.4 版. 北京：人民卫生出版社，2018.
[2] BRIGGS G G，FREEMAN R K，YAFFE S J. 妊娠期和哺乳期用药. 杨慧霞，段涛，译. 7 版. 北京：人民卫生出版社，2008.
[3] 炔诺酮片药品说明书，2015.
[4] BRIGGS G G，FREEMAN R K，TOWERS C V. Drugs in pregnancy and lactation.11th ed. California：Wolters Kluwer，2017.

## 案例 38

**【患者信息】**

女,29 岁

**【临床诊断】**

孕 14 周,妊娠高血压,甲减

**【处方用药】**

氯沙坦钾胶囊 50mg×7 粒×1 盒　用法:每次 50mg,每天 1 次,口服
左甲状腺素钠片 50μg×100 片×1 盒　用法:每次 50μg,每天 2 次,口服

**【处方分析】**

该处方不合理之处在于:①使用妊娠期禁用的药物氯沙坦胶囊;②左甲状腺素钠片用法用量错误。

氯沙坦妊娠期用药安全性分级为 D 级[1],属于血管紧张素Ⅱ受体阻滞剂(ARB)类药物,该药适用于治疗原发性高血压,对大多数患者,通常起始和维持剂量为每次 50mg,每天 1 次,治疗 3~6 周可达到最大降压效果,部分患者剂量增加到每次 100mg,每天 1 次(早晨服用),可产生进一步的降压作用。根据《妊娠期高血压疾病血压管理专家共识(2019)》,备孕期、妊娠期各阶段禁用 ACEI/ARB 类药物[2]。动物研究资料观察到胎仔血浆中显著水平的本药及其活性代谢产物,但氯沙坦是否通过人胎盘屏障尚不明确,考虑到本药的分子量小(仅为 461Da),预计可通过人类胎盘屏障[3]。动物研究资料还观察到母体毒性(黄体数、着床数、存活胎仔数显著减少)和胎仔及新生仔毒性增加(体重减少、身体和行为发育延迟、死亡、肾毒性)[4]。

人类研究资料有病例报告妊娠期使用氯沙坦会导致羊水过少、胎儿畸形并增加胎儿/新生儿发病率和死亡率。①一位 31 岁孕妇于妊娠 17 周时出现高血压并开始每天使用氯沙坦 50mg,妊娠 31 周超声显示羊水过少,之后改为甲基多巴 750mg/d,2 天后胎儿宫内死亡,胎儿存在羊水过少所致的面部和肢体畸形,尸检显示肺发育不全、颅骨发育不全(骨缝宽)。该病例中羊水过少和颅骨发育不全考虑与患者妊娠中晚期使用氯沙坦有关[5]。②一位 35 岁高血压女性于整个妊娠期每天使用氯沙坦 50mg,34 周时出现严重羊水过少后停药,行剖宫产术后观察到婴儿出现肌张力减退、持续低血压、多脏器衰竭和持续性无尿并于出生后 4 天死亡[6]。③一位 37 岁患慢性高血压超过 5 年的患者,

常规使用氯沙坦 50mg/d 进行治疗，妊娠 26 周时停用氯沙坦，改用甲基多巴治疗。检查发现严重羊水过少及与其相关的胎儿生理物理评分改变和脐动脉舒张期血流消失，随行剖宫产术后观察到婴儿肢体挛缩和颅面畸形，出生后 36 小时因严重肺发育不全死亡。尸检显示肾小管发育不全，考虑与使用氯沙坦有关，还存在颅骨发育不全（囟门大）、胸腺萎缩和围产期缺氧迹象等问题[7]。

左甲状腺素钠妊娠期用药安全性分级为 A 级[8]，用于各种原因引起的甲状腺功能减退症、甲状腺癌术后[9]。成人甲状腺功能减退症：一般开始剂量为一天 25~50μg，每 2~4 周增加 25~50μg，直到完全替代剂量，维持量一天 100~200μg。依据《妊娠和产后甲状腺疾病诊治指南（第 2 版）》，妊娠期和哺乳期临床甲减首选左甲状腺素（$LT_4$）治疗[10]。左甲状腺素仅少量通过胎盘[3]，没有妊娠期间使用左甲状腺素的动物实验研究资料[8]，上市后研究数据未报告孕妇妊娠期间使用左甲状腺素导致主要出生缺陷或流产的发生率增加。妊娠中未经治疗的甲状腺功能减退症会给母亲和胎儿带来风险[8]。

【药师建议】

首先，该患者在孕 14 周前使用氯沙坦，基于胎龄及研究资料，为尊重患者的生育权，告知其胎儿潜在风险，在非必须使用该药的情况下要求患者应立即停药，改为妊娠期推荐使用的抗高血压药。由于在致畸敏感期暴露于氯沙坦，建议该孕妇继续妊娠，嘱其妊娠期做详尽的产前检查及胎儿超声检查，重点关注羊水量、面部和肢体是否畸形及胎儿颅骨等发育，若 B 超检查异常，向医生咨询是否有做无创 DNA 或羊水穿刺的必要，确有异常再咨询医生是否要终止妊娠。

根据《妊娠期高血压疾病血压管理专家共识（2019）》，妊娠高血压患者启动降压药物治疗的时机为血压≥140/90mmHg，血压控制目标目前尚无统一推荐，由于妊娠期间病理生理学改变的特殊性，在降压的同时，还需要保障子宫-胎盘血流灌注，因此降压目标的选择应当慎重，应根据病情轻重进行个体化治疗[2]。目前公认的妊娠期较为安全的常用口服抗高血压药包括拉贝洛尔、硝苯地平、甲基多巴（国内暂未上市）[11]，其中，硝苯地平缓释片可用于备孕期及妊娠期各个阶段，尤其是妊娠中晚期重度高血压。此外，生活方式干预必不可少，不建议绝对卧床，保持适当运动，饮食上应注意营养丰富均衡，严格限制食盐可能导致血容量减少，对胎儿产生不利影响，因此，患妊娠期高血压疾病的孕妇应该适度限盐，推荐每天食盐摄入量控制在 6g（尿钠排泄 100mmol/d），但对于全身水肿者应当限盐。

其次，嘱患者妊娠期规范性使用 $LT_4$，并在医师指导下调整用药剂量，根据《妊娠和产后甲状腺疾病诊治指南(第 2 版)》，$LT_4$ 起始剂量为 50~100μg/d，妊娠期临床甲减的完全替代剂量可以达到 2.0~2.4μg/(kg·d)[10]，该患者合并高血压，应根据其耐受程度增加剂量，并要求患者按所处孕周规定的频次定期监测甲状腺功能，根据控制目标及时调整 $LT_4$ 剂量。$LT_4$ 正确使用方法应在早餐前半小时(空腹)，将一天剂量一次性用温水送服。在治疗过程中定期产前检查，监测胎儿发育情况，养成良好的服药习惯。

## 参 考 文 献

[1] 氯沙坦钾胶囊药品说明书，2013.

[2] 中华医学会心血管病学分会女性心脏健康学组，中华医学会心血管病学分会高血压学组. 妊娠期高血压疾病血压管理专家共识(2019). 中华心血管病杂志，2020，48(3):195-204.

[3] BRIGGS G G，FREEMAN R K，YAFFE S J. 妊娠期和哺乳期用药. 杨慧霞，段涛，译. 7 版. 北京：人民卫生出版社，2008.

[4] 氯沙坦钾胶囊药品说明书，2018.

[5] SAJI H，YAMANAKA M，HAGIWARA A，et al. Losartan and fetal toxic effects. Lancet，2001，357(9253):363.

[6] KORKES H，OLIVEIRA L G，BERLINCK L，et al. Human fetal malformations associated with the use of angiotensin Ⅱ receptor antagonist. Pregnancy Hypertens，2012，2(3):314-315.

[7] MARTINOVIC J，BENACHI A，LAURENT N，et al. Fetal toxic effects and angiotensin-Ⅱ-receptor antagonists. Lancet，2001，358(9277):241-242.

[8] 左甲状腺素钠片药品说明书，2020.

[9] 国家药典委员会. 中华人民共和国药典临床用药须知：化学药和生物制品卷. 2020 年版. 北京：中国医药科技出版社，2022.

[10] 中华医学会内分泌学分会，中华医学会围产医学分会. 妊娠和产后甲状腺疾病诊治指南(第 2 版). 中华内分泌代谢杂志，2019，35(8):636-665.

[11] SCHAEFER C，SPIELMANN H，VETTER K，等. 孕期与哺乳期用药指南. 吴效科，黄志超，译. 8 版. 北京：科学出版社，2021.

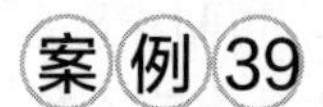


【患者基本信息】

女，26 岁

【临床诊断】

孕 13 周，妊娠糖尿病

【处方用药】

盐酸二甲双胍片 0.25g×48 片×1 瓶　用法：每次 0.5g，每天 2 次，口服
甲钴胺胶囊 0.5mg×20 粒×1 盒　用法：每次 0.5mg，每天 3 次，口服

【处方分析】

该处方不合理之处在于妊娠合并糖尿病不应首选二甲双胍。

二甲双胍妊娠期用药安全性分级为 B 级[1]，该药首选用于单纯饮食控制及体育锻炼治疗无效的 2 型糖尿病，特别是肥胖的 2 型糖尿病患者；与胰岛素合用，可增加胰岛素的降血糖作用，减少胰岛素用量，防止低血糖发生，可用于 1 型或 2 型糖尿病；也可与磺酰脲类口服降血糖药合用，具有协同作用[2]。成人开始一次 0.25g，一天 2~3 次，根据疗效逐渐加量，最多每天不超过 2.55g。2021 年昆士兰卫生组织（QLD）更新发布的关于妊娠糖尿病的指南指出，有充分的证据支持可选择二甲双胍作为妊娠合并糖尿病的治疗[3]。二甲双胍可通过胎盘，浓度可能与母体血浆中的浓度相当[4-5]。动物实验未观察到本药对生育力有影响，但给予高剂量的本药观察到畸形和胚胎毒性[6]。妊娠糖尿病短期使用本药安全，未观察到出生缺陷或不良胎儿/新生儿结局的风险增加[7-8]。

甲钴胺，用于周围神经病，成人剂量通常是一次 0.5mg，一天 3 次。甲钴胺是一种内源性的辅酶 $B_{12}$，动物实验未发现本药有致畸作用，但孕妇用药的安全性尚不明确[9]。糖尿病患者出现与周围神经功能障碍相关的症状和/或体征时可使用甲钴胺用于神经修复[10]。

【药师建议】

妊娠合并糖尿病包括孕前糖尿病和妊娠糖尿病，根据《中国 2 型糖尿病防治指南（2020 年版）》以及《妊娠合并糖尿病诊疗指南（2014）》，通过生活方式干预血糖不能达标的妊娠合并糖尿病的患者应首选胰岛素控制血糖，并根据血糖测定结果，选择个体化的胰岛素治疗方案[11-12]。基础胰岛素治疗方案：空腹及餐后血糖均升高者，推荐三餐前使用短效/速效胰岛素+睡前中效胰岛素，不推荐使用预混胰岛素。对于严重胰岛素抵抗、胰岛素剂量大和对胰岛素过敏的孕妇，可在知情同意的基础上，选择二甲双胍作为替代药物或者在胰岛素基础上联合使用二甲双胍。此外，长期服用二甲双胍可引起维生素 $B_{12}$ 水平下降，可每年测定 1 次血清维生素 $B_{12}$ 水平，如缺乏应适当补充维生素 $B_{12}$。妊娠合

并糖尿病孕妇妊娠期血糖控制目标为：空腹血糖 <5.3mmol/L，餐后 1 小时血糖 <7.8mmol/L，餐后 2 小时血糖 <6.7mmol/L。同时应避免低血糖，特别是孕早期血糖控制不要过于严格，若妊娠期血糖 <3.3mmol/L，需即刻处理，并调整治疗方案。遵医嘱每周酌情测定全天四点（空腹和三餐后 2 小时）血糖。孕中、晚期定期行超声检查，监测胎儿发育情况，尤其注意监测腹围和羊水量变化。

## 参 考 文 献

[1] 盐酸二甲双胍片药品说明书，2017.

[2] 陈新谦，金有豫，汤光. 陈新谦新编药物学. 18 版. 北京：人民卫生出版社，2018.

[3] Queensland Health.Queensland clinical guidelines（No.MN21.33-V2-R26）：gestational diabetes mellitus. [2023-7-19].https：//www.health.qld.gov.au/_fdata/assets/pdf_file/0022/950503/g-gdm.pdf

[4] CHARLES B，NORRIS R，XIAO X，et al. Population pharmacokinetics of metformin in late pregnancy. Ther Drug Monit，2006，28（1）：67-72.

[5] DE OLIVEIRA B C，LANCHOTE V L，DE JESUS A N，et al. Metformin pharmacokinetics in nondiabetic pregnant women with polycystic ovary syndrome. Eur J Clin Pharmacol，2011，67（10）：1027-1033.

[6] 盐酸二甲双胍片药品说明书，2018.

[7] KUMAR R，LOWE J，THOMPSON-HUTCHISON F，et al. Implementation and evaluation of the "Metformin First" protocol for management of gestational diabetes. Can J Diabetes，2019，43（8）：554-559.

[8] BUTALIA S，GUTIERREZ L，LODHA A，et al. Short-and long-term outcomes of metformin compared with insulin alone in pregnancy：a systematic review and meta-analysis. Diabet Med，2017，34（1）：27-36.

[9] 甲钴胺胶囊药品说明书，2018.

[10] 中华医学会《中华全科医师杂志》编辑委员会，中华医学会神经病学分会肌电图与临床神经生理学组. 糖尿病周围神经病基层诊治管理专家指导意见（2019 年）. 中华全科医师杂志，2019，18（6）：519-528.

[11] 中华医学会糖尿病学分会. 中国 2 型糖尿病防治指南（2020 年版）. 中华糖尿病杂志，2021，13（4）：315-409.

[12] 中华医学会妇产科学分会产科学组，中华医学会围产医学分会妊娠合并糖尿病协作组. 妊娠合并糖尿病诊治指南（2014）. 中华妇产科杂志，2014，49（8）：561-569.

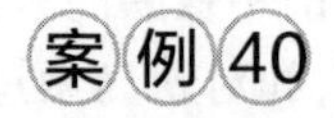


**【患者基本信息】**

女，26 岁

【临床诊断】

孕 15 周，胃溃疡

【处方用药】

兰索拉唑肠溶片 15mg×14 片×1 盒　用法：每次 15mg，每天 3 次，口服
盐酸雷尼替丁胶囊 0.15g×20 粒×1 盒　用法：每次 0.15g，每天 2 次，口服

【处方分析】

该处方不合理之处在于：①妊娠期胃溃疡首选兰索拉唑、雷尼替丁不适宜；②兰索拉唑肠溶片给药频率不适宜；③兰索拉唑、雷尼替丁存在重复用药。

兰索拉唑妊娠期用药安全性分级为 B 级[1]，用于治疗胃溃疡、十二指肠溃疡、反流性食管炎、佐林格-埃利森综合征（Zollinger-Ellison 综合征），通常成人用量为一天 1 次，一次 30mg。十二指肠溃疡，需连续服用 4~6 周；胃溃疡、反流性食管炎、佐林格-埃利森综合征，需连续服用 6~8 周；或遵医嘱。目前的研究尚不明确本药是否通过胎盘，但其分子量足够小（约为 369Da），推测可能可以通过胎盘[2]。动物实验中未观察到生育力损害，但观察到母体毒性（包括妊娠期延长、妊娠期间体重增量减少和摄食量减少）、死产发生率增加（可能由母体毒性引起）以及对幼仔骨骼的不良影响[3]。现有数据显示，妊娠期使用兰索拉唑后，发生重大出生缺陷风险并未增加[4-6]，但是否增加尿道下裂的风险尚存在争议[5]，还发现宫内暴露于胃酸抑制药可能增加儿童时期哮喘的风险[7]。

雷尼替丁妊娠期用药安全性分级为 B 级[8]，用于缓解胃酸过多所致的胃痛、胃灼热、反酸，通常成人用法用量为一天 2 次，一次 150mg，清晨和睡前服用。研究发现，本药可通过胎盘[9]。动物实验未见本药对生育力或胎仔有影响[10]。在临床研究中，孕妇使用本药后通常不增加新生儿先天畸形或其他不良事件的风险[11]。但有研究显示，孕妇使用胃酸抑制药后儿童时期哮喘的发生率增加[7]。

【药师建议】

根据《消化性溃疡诊断与治疗规范（2016 年，西安）》，抑酸治疗是缓解消化性溃疡症状、愈合溃疡的最主要措施，首选质子泵抑制剂（PPI）类药物[12]。但妊娠期比较特殊，妊娠期胃溃疡通常采用改善生活方式及饮食习惯的治疗方式，若症状未见改善，可能不得不选择使用药物治疗，为尊重患者的生育权，应告知其药物可能的潜在风险。根据《质子泵抑制剂临床应用指导原则（2020 年版）》，除难治性、严重的 GERD 外，不推荐孕妇使用 PPI，妊娠前 1 个月以及

妊娠的第1~3个月避免使用任何PPI[13]。患者若已使用PPI,无须终止妊娠,妊娠中期建议进行胎儿超声检查[11]。

## 参考文献

[1] 兰索拉唑肠溶片药品说明书,2019.

[2] BRIGGS G G,FREEMAN R K,YAFFE S J. 妊娠期和哺乳期用药. 杨慧霞,段涛,译. 7版. 北京:人民卫生出版社,2008.

[3] 兰索拉唑肠溶片药品说明书,2020.

[4] GILL S K,O'BRIEN L,EINARSON T R,et al. The safety of proton pump inhibitors (PPIs) in pregnancy: a meta-analysis. Am J Gastroenterol,2009,104(6):1541-1545.

[5] ERICHSEN R,MIKKELSEN E,PEDERSEN L,et al. Maternal use of proton pump inhibitors during early pregnancy and the prevalence of hypospadias in male offspring. Am J Ther,2014,21(4):254-259.

[6] ANDERKA M,MITCHELL A A,LOUIK C,et al. Medications used to treat nausea and vomiting of pregnancy and the risk of selected birth defects. Birth Defects Res A Clin Mol Teratol,2012,94(1):22-30.

[7] DEHLINK E,YEN E,LEICHTNER A M,et al. First evidence of a possible association between gastric acid suppression during pregnancy and childhood asthma: a population-based register study. Clin Exp Allergy,2009,39(2):246-253.

[8] 盐酸雷尼替丁胶囊药品说明书,2019.

[9] ARMENTANO G,BRACCO P L,DI SILVERIO C. Ranitidine in the treatment of reflux oesophagitis in pregnancy. Clin Exp Obstet Gynecol,1989,16(4):130-133.

[10] 盐酸雷尼替丁胶囊药品说明书,2018.

[11] SCHAEFER C,SPIELMANN H,VETTER K,等. 孕期与哺乳期用药指南. 吴效科,黄志超,译. 8版. 北京:科学出版社,2021.

[12] 中华消化杂志编委会. 消化性溃疡诊断与治疗规范(2016年,西安). 中华消化杂志,2016,36(8):508-513.

[13] 中华人民共和国国家卫生健康委员会. 质子泵抑制剂临床应用指导原则(2020年版). 中国实用乡村医生杂志,2021,28(1):1-9.

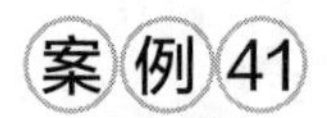

【患者基本信息】

女,22岁

【临床诊断】

孕13周,双相障碍

【处方用药】

阿普唑仑片 0.4mg×28 片×1 盒　用法：每天早上 0.4mg，中午 0.4mg，睡前 0.8mg，口服

劳拉西泮片 2mg×7 片×1 盒　用法：每次 2mg，每天 1 次，口服

佐匹克隆片 7.5mg×7 片×1 盒　用法：每次 7.5mg，每天 1 次，口服

【处方分析】

该处方不合理之处在于治疗双相障碍的选药不合理。

阿普唑仑的妊娠期用药安全性分级为 D 级[1]，属于苯二氮䓬类药物(benzodiazepine，BZD)，主要用于焦虑、紧张、激动，也可用作催眠或焦虑的辅助用药，也可作为抗惊恐药，并能缓解急性酒精戒断症状。成人常用量为：抗焦虑，开始一次 0.4mg，一天 3 次，用量按需递增，最大限量一天可达 4mg；镇静催眠，0.4~0.8mg，睡前服；抗惊恐，0.4mg，一天 3 次，用量按需递增，每天最大量可达 10mg。有精神抑郁的患者应慎用。动物实验未观察到生育力损害，但妊娠期暴露后观察到对后代的神经行为有影响[2]。本药是否有致畸性尚待证实，鉴于 BZD 其他品种的用药经验，妊娠期间使用 BZD 是否增加胎儿畸形发生的风险存在争议。一项队列研究和病例对照研究的 Meta 分析结果显示，妊娠早期使用 BZD 与胎儿主要畸形或单独唇腭裂畸形之间的相关性结论不一致[3]。但妊娠早期使用抗抑郁药和/或抗焦虑药(包括 BZD)可能增加妊娠毒血症的发生率[4]。有研究表示，妊娠期使用 BZD 可能增加早产和新生儿低出生体重的发生率[5]。

劳拉西泮妊娠期用药安全性分级为 D 级[6]，也属于 BZD 类药物，适用于焦虑障碍的治疗或用于缓解焦虑症状及与抑郁症状相关的焦虑的短期治疗，常规的剂量范围是每天 2~6mg，分次服用，最大剂量为睡觉前给予，根据患者的反应对给药剂量、频率及治疗期限进行个体化用药。孕妇应避免使用，禁止妊娠早期使用，除非用药后绝对有益[7]。劳拉西泮亦可透过胎盘屏障[8]。劳拉西泮的致畸作用尚存在争议，一项病例对照研究分析了 13 703 例孕妇在妊娠前 3 个月内是否服用药物的信息，共有 262 名(6.8%)畸形儿的母亲在妊娠早期使用了 BZD 类药物，未发现 BZD 类药物与特定先天畸形的相关性，但发现劳拉西泮和新生儿肛门闭锁的发生显著相关(OR 6.2，95%CI：2.4~15.7，$P$=0.01)，6 名暴露于 BZD 类药物的婴儿存在肛门闭锁，其中 5 名暴露于劳拉西泮[9]。与其他 BZD 类药物一样，劳拉西泮可能增加早产和新生儿低出生体重的发生率[5]，妊娠早期使用可能增加妊娠毒血症的发生率[4]。

佐匹克隆暂无妊娠期用药安全性分级，属于非苯二氮䓬类药物(nonbenzodiazapine，non-BZD），用于各种失眠症，常规用法用量为临睡时口服7.5mg。动物实验中观察到雄性大鼠生育力降低、出生后死亡率增加，但未观察到先天畸形的风险增加[10]。人类研究资料表明，妊娠早期暴露于本药可能不增加畸形的风险[11]，但也有报道，妊娠期间使用佐匹克隆后，出现早产、低出生体重和/或小于胎龄儿的可能性，不建议在妊娠期间长期使用此类药物[12]。妊娠期应权衡利弊，慎重使用。

【药师建议】

基于胎龄及研究资料，为尊重患者的生育权，告知其胎儿潜在风险，该处方中的药物在非必须使用的情况下要求患者应立即停药。由于在致畸敏感期暴露于阿普唑仑及劳拉西泮，建议该孕妇继续妊娠，嘱其妊娠期做详尽的产前检查及胎儿超声检查，重点关注胎儿体重及面部、消化系统等发育，若B超检查异常，向医生咨询是否有做无创DNA检查或羊水穿刺的必要，确有异常再咨询医生是否要终止妊娠。依据《世界生物精神病学联合会（WFSBP）精神分裂症的生物学治疗指南》，孕妇和哺乳期妇女患有精神疾病可选用喹硫平治疗[13]，尽管该药对人类胎儿的影响尚缺乏足够的病例报道和可靠的对照研究，但目前人类研究显示，妊娠期暴露于该药后，其子代并未观察到畸形发生率增加[14]。根据国家卫生健康委员会医政医管局发布的《精神障碍诊疗规范（2020年版）》[15]中针对妊娠和哺乳期双相障碍的患者管理，应与患者及家属充分沟通服药和停药的利弊，如病情确需药物治疗，也应避免妊娠早期使用，非药物治疗如电抽搐治疗（electroconvulsive therapy，ECT）致畸风险小于药物，必要时可考虑使用。《英国精神药理协会（BAP）发布的2017妊娠和产后应用精神病药物指南》对双相障碍的管理中也推荐，药物治疗不佳的严重患者可考虑非药物治疗，如电抽搐治疗[16]。嘱患者妊娠期需定期产前检查，同时定期于神经内科就诊，养成规律服药的习惯。

## 参考文献

[1] 阿普唑仑片药品说明书，2011.
[2] 阿普唑仑片药品说明书，2016.
[3] DOLOVICH L R，ADDIS A，VAILLANCOURT J M，et al. Benzodiazepine use in pregnancy and major malformations or oral cleft：meta-analysis of cohort and case-control studies. BMJ，1998，317（7162）：839-843.
[4] BERNARD N，FOREST J C，TARABULSY G M，et al. Use of antidepressants and anxiolytics in early pregnancy and the risk of preeclampsia and gestational hypertension：a prospective study. BMC Pregnancy Childbirth，2019，19（1）：146.
[5] WIKNER B N，STILLER C O，BERGMAN U，et al. Use of benzodiazepines and

benzodiazepine receptor agonists during pregnancy: neonatal outcome and congenital malformations. Pharmacoepidemiol Drug Saf, 2007, 16(11): 1203-1210.
[6] 劳拉西泮片药品说明书, 2007.
[7] 劳拉西泮片药品说明书, 2016.
[8] BRIGGS G G, FREEMAN R K, YAFFE S J. 妊娠期和哺乳期用药. 杨慧霞, 段涛, 译. 7版. 北京: 人民卫生出版社, 2008.
[9] BONNOT O, VOLLSET S E, GODET P F, et al. In utero exposure to benzodiazepine. Is there a risk for anal atresia with lorazepam? Encephale, 2003, 29(6): 553-559.
[10] 佐匹克隆片药品说明书, 2020.
[11] BAN L, WEST J, GIBSON J E, et al. First trimester exposure to anxiolytic and hypnotic drugs and the risks of major congenital anomalies: a United Kingdom population-based cohort study. PLoS One, 2014, 9(6): e100996.
[12] OKUN M L, EBERT R, SAINI B. A review of sleep-promoting medications used in pregnancy. Am J Obstet Gynecol, 2015, 212(4): 428-441.
[13] HASAN A, FALKAI P, WOBROCK T, et al. World Federation of Societies of Biological Psychiatry (WFSBP) guidelines for biological treatment of schizophrenia. Part 3: update 2015 management of special circumstances: depression, suicidality, substance use disorders and pregnancy and lactation. World J Biol Psychiatry, 2015, 16(3): 142-170.
[14] KULKARNI J, WORSLEY R, GILBERT H, et al. A prospective cohort study of antipsychotic medications in pregnancy: the first 147 pregnancies and 100 one year old babies. PLoS One, 2014, 9(5): e94788.
[15] 中华人民共和国国家卫生健康委员会. 精神障碍诊疗规范(2020年版). 国卫办医函〔2020〕945号. [2023-7-19]. http://www.nhc.gov.cn/yzygj/s7653p/202012/a1c4397dbf504e1393b3d2f6c263d782/files/9944cdd142574ea59c541d552fe345a9.pdf.
[16] MCALLISTER-WILLIAMS R H, BALDWIN D S, CANTWELL R, et al. British Association for Psychopharmacology consensus guidance on the use of psychotropic medication preconception, in pregnancy and postpartum 2017. J Psychopharmacol, 2017, 31(5): 519-552.

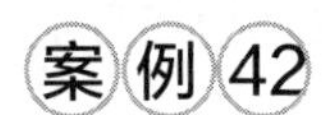

## 案例42

**【患者基本信息】**

女, 30岁

**【临床诊断】**

孕25周, 妊娠合并高脂血症

**【处方用药】**

阿托伐他汀钙片 20mg×7片×1盒　用法: 每次20mg, 每天1次, 口服

血脂康胶囊 0.3g×24 粒×1 盒　用法：每次 2 粒，每天 2 次，口服

【处方分析】

该处方的不合理之处在于遴选药品不适宜。

阿托伐他汀的妊娠期用药安全性分级为 X 级[1]，用于治疗原发性高胆固醇血症、冠心病或冠心病等危症合并高胆固醇血症或混合型血脂异常的患者。常用的起始剂量为 10mg，每天 1 次。剂量调整时间间隔应为 4 周或更长，最大剂量为 80mg，每天 1 次。阿托伐他汀可在一天内的任何时间一次服用，不受进餐影响。2019 年《中国妇女孕前肥胖合并血脂异常的诊治路径》指出，在使用阿托伐他汀治疗期间意外妊娠，应该立即停用阿托伐他汀；使用 HMG-CoA 还原酶抑制剂的育龄期女性，建议采取适当的避孕措施；计划妊娠的女性应在尝试妊娠前 1~2 个月停用 HMG-CoA 还原酶抑制剂[2]。由于已发表的阿托伐他汀使用的数据有限，不足以确定其具有严重先天性畸形或流产的药物相关风险。在大鼠和兔生殖研究中，当最高剂量分别为人类暴露量[即人最大推荐剂量（MRHD，80mg）]的 30 倍和 20 倍时[依据体表面积（$mg/m^2$）计算]，未见胚胎-胎仔毒性或先天性畸形的证据[3]。孕妇使用该药的危险远高于任何可能的受益，因而禁用于妊娠或即将妊娠的患者[1]。目前临床研究资料对他汀类药物是否有致畸性尚存在争议，虽然近期更多的研究结果支持该类药物不致畸[4-5]，但对病例的回顾性分析发现亲脂性他汀类有致畸性[6]。FDA 回顾了妊娠早期暴露于他汀类药物的病例报告，研究纳入 52 例患者（阿托伐他汀 $n$=7，西立伐他汀 $n$=1，氟伐他汀 $n$=1，洛伐他汀 $n$=15，普伐他汀 $n$=3，辛伐他汀 $n$=25），共报道了 20 例畸形，其中 5 例为中枢神经系统严重缺陷（2 例为前脑无裂畸形），5 例为单侧肢体缺陷（如长骨缩短、足部未发育或发育不全，其中 1 例同时存在中枢神经系统缺陷），其中阿托伐他汀与肢体缺陷、腭裂、神经系统畸形（脊柱裂，母亲患有 1 型糖尿病）相关。此外，所有不良出生结局均与亲脂性他汀类药物（阿托伐他汀、西立伐他汀、洛伐他汀、辛伐他汀）有关，暴露于亲水性他汀类药物（普伐他汀、氟伐他汀）者未出现畸形。

血脂康胶囊为中成药，无妊娠期用药安全性分级。功能主治为化浊降脂，活血化瘀，健脾消食。用于痰阻血瘀所致的高脂血症，也可用于高脂血症及动脉粥样硬化所致的心脑血管疾病的辅助治疗[7]。一般用法用量为一次 2 粒，一天 2 次，早晚餐后服用。孕妇及哺乳期妇女慎用。

【药师建议】

基于胎龄及研究资料，为尊重患者的生育权，告知其胎儿潜在风险，在无必须使用该药的情况下要求患者应立即停用阿托伐他汀，由于在致畸敏感

期暴露于阿托伐他汀，建议该孕妇继续妊娠，嘱其妊娠期做详尽的产前检查及胎儿超声检查，重点关注胎儿肢体、神经系统、面部等发育，若B超检查异常，向医生咨询是否有做羊水穿刺的必要，确有异常再咨询医生是否要终止妊娠。

孕妇血清中的脂质和脂蛋白会发生明显的变化，由于肠道吸收脂肪的能力增加，加上妊娠期激素变化等因素，会造成生理性的高脂血症。目前尚无妊娠期血脂水平参考范围和相关血脂异常的诊治指南，主要通过改善妊娠期膳食结构和增加运动量来控制妊娠期血脂水平[8]。胆固醇或胆固醇衍生物是胎儿发育的必需物质，本药为HMG-CoA还原酶抑制剂，可降低胆固醇或其他来源于胆固醇的生物活性物质的合成，故妊娠期使用本药可能导致胎儿损害，建议停用阿托伐他汀钙片，其治疗效果尚未得到证实，并且妊娠期间患者不接受治疗不会对其造成伤害[9]。妊娠期高脂血症的防治目标是降低血清总胆固醇(total cholesterol，TC)、甘油三酯(triglyceride，TG)、低密度脂蛋白胆固醇(low density lipoproteincholesterol，LDL-C)，维持体重适宜增长[10]。复杂的是妊娠期胆固醇和甘油三酯生理性升高，根据《中国成人血脂异常防治指南(2016年修订版)》[11]，饮食治疗和改善生活方式是血脂异常治疗的基础措施。妊娠期高脂血症应平衡膳食，在满足妊娠期母儿营养需求的前提下，减少碳水化合物摄入，采用低脂饮食、充足的蛋白质饮食并适当增加膳食纤维摄入，还可适当增加具有降脂作用的食物，如山楂、魔芋、洋葱等，适当规律运动、控制体重[10]，定期复查。只有在严重和特定的情况下，才考虑孕早期后进行药物治疗[9]。

## 参考文献

[1] 阿托伐他汀钙片药品说明书，2020.
[2] 中国妇女孕前肥胖诊治路径专家委员会. 中国妇女孕前肥胖合并血脂异常的诊治路径. 中国妇幼健康研究，2019，30(6)：657-663.
[3] 阿托伐他汀钙片药品说明书，2018.
[4] WINTERFELD U，ALLIGNOL A，PANCHAUD A，et al. Pregnancy outcome following maternal exposure to statins：a multicentre prospective study. BJOG，2013，120(4)：463-471.
[5] KARALIS D G，HILL A N，CLIFTON S，et al. The risks of statin use in pregnancy：a systematic review. J Clin Lipidol，2016，10(5)：1081-1090.
[6] EDISON R J，MUENKE M. Central nervous system and limb anomalies in case reports of first-trimester statin exposure. N Engl J Med，2004，350(15)：1579-1582.
[7] 血脂康胶囊药品说明书，2017.
[8] 李瑞，梁葵香. 妊娠期脂代谢异常的研究进展. 医学综述，2019，25(7)：1348-1352.
[9] SCHAEFER C，SPIELMANN H，VETTER K，等. 孕期与哺乳期用药指南. 吴效科，黄志超，译. 8版. 北京：科学出版社，2021.

[10] 曹泽毅. 中华妇产科学. 3版. 北京：人民卫生出版社，2014.
[11] 中国成人血脂异常防治指南修订联合委员会. 中国成人血脂异常防治指南(2016年修订版). 中国循环杂志，2016，31(10)：937-950.

## 案例43

### 【患者基本信息】

女，29岁

### 【临床诊断】

孕18$^{+}$周，抗磷脂综合征

### 【处方用药】

阿司匹林肠溶片 0.1g×30片×1盒　用法：每次0.1g，每天1次，口服
硫酸羟氯喹片 0.1g×10片×1盒　用法：每次0.1g，每天1次，口服

### 【处方分析】

该处方不合理之处在于羟氯喹(HCQ)用法用量不合理。

阿司匹林妊娠期用药安全性分级为C级或D级[1]，属于非甾体抗炎药，它能够抑制血小板聚集，降低前列腺素合成，具有抗血栓作用。阿司匹林易通过胎盘，妊娠晚期应用本品，脐带血中药物浓度甚至可超过母血[1]。在妊娠期间前20周使用阿司匹林进行治疗，可以降低子痫前期的发生率[2]，小剂量阿司匹林50~100mg/d，使用至分娩前1周或孕36周停用[3]。目前认为，小剂量应用阿司匹林对胎儿无致畸作用[1]。阿司匹林能少量进入乳汁，美国儿科学会药物委员会认为哺乳期妇女应用本品可继续哺乳，但须警惕对婴儿可能产生的不良影响[4]。

已有的研究表明，对于抗磷脂综合征(APS)合并血栓病史患者予以羟氯喹辅助治疗，可以改善患者妊娠结局[5]。HCQ的妊娠期用药安全性分级为C级[1]，为4-氨基喹啉衍生物类抗疟药，其对抗磷脂综合征患者疗效显著，具有抗炎、免疫调节等作用，它是除阿司匹林和低分子肝素之外，治疗抗磷脂综合征的主要药物。羟氯喹能够抑制炎性细胞因子的释放，干扰固有免疫反应，同时能够抑制血小板的聚集和活化。但因治疗剂量中的4-氨基喹啉与中枢神经系统损害有关，包括耳毒性(听觉和前庭毒性、先天性耳聋)、视网膜出血和视网膜色素沉着。所以，孕妇应避免使用羟氯喹，只有经医生判断患者在接受该

药预防和治疗的受益大于可能的危害时方可使用[6]。

研究显示，经标准抗凝治疗后仍有产科并发症的产妇加用 HCQ 治疗后能提高活产率，减少不良妊娠结局[2]。2019 年荷兰 APS 共识认为妊娠期及哺乳期应用 200~400mg/d 剂量的 HCQ 是安全的[7]。

【药师建议】

建议羟氯喹首次剂量为 400mg/d，分次服用。当病情稳定时，剂量可减至 200mg/d 维持。如治疗反应减弱，维持剂量应增加至 400mg/d[6]。此外，抗磷脂综合征孕妇除常规产科检查，还需要特别注意监测妊娠期营养、血压、尿蛋白和水肿情况，及时发现子痫前期的发生。

## 参考文献

[1] 蒋式时，邵守进，陶如风. 妊娠期哺乳期用药医师案头参考. 2 版. 北京：人民卫生出版社，2010.

[2] BRIGGS G G，FREEMAN R K，YAFFE S J. 妊娠期和哺乳期用药. 杨慧霞，段涛，译. 7 版. 北京：人民卫生出版社，2008.

[3] 游文强，杨孜. 抗磷脂综合征合并妊娠及产科并发症的预防及处理. 中国计划生育和妇产科杂志，2020，12(5)：9-13.

[4] American Academy of Pediatrics Committee on Drugs. The transfer of drugs and other chemicals into human milk. Pediatrics，2001，108(3)：776-789.

[5] RUIZ-IRASTORZA G，CUADRADO M，RUIZ-ARRUZA I，et al. Evidence-based recommendations for the prevention and long-term management of thrombosis in antiphospholipid antibody-positive patients：report of a task force at the 13th International Congress on Antiphospholipid Antibodies. Lupus，2011，20(2)：206-218.

[6] 硫酸羟氯喹片药品说明书，2012.

[7] 寇禧，赵爱民. 羟氯喹应用于生殖免疫领域的研究进展. 上海交通大学学报(医学版)，2020，41(3)：380-385.

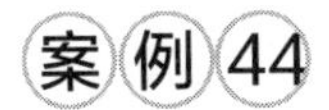

【患者基本信息】

女，31 岁

【临床诊断】

孕 13$^{+}$ 周，既往子痫前期病史

【处方内容】

阿司匹林片 0.5g×30 片×1 盒 用法：每次 0.5g，每天 1 次，口服

【处方分析】

该处方不合理之处在于阿司匹林的用法用量不合理。阿司匹林妊娠期用药安全性分级为 C 级或 D 级[1]，是一种非甾体抗炎药。可抑制血小板聚集，降低前列腺素合成，具有抗血栓作用[2]。阿司匹林易通过胎盘，妊娠晚期应用本品，脐带血中药物浓度甚至可超过母血。目前认为，如小剂量应用，对胎儿无致畸作用[1]。在妊娠期间，使用低剂量的阿司匹林(50~150mg/d)可预防一些并发症的发生。低剂量阿司匹林通过降低血管收缩和抑制血小板聚集，在妊娠期间使用有利于预防高血压和妊娠毒血症的发生[3]。定期服用阿司匹林孕妇发生子痫前期(PE)的概率比那些未服用者低[4]。阿司匹林有少量能进入乳汁，美国儿科学会药物委员会认为哺乳期妇女应用本品可继续哺乳，但须警惕对婴儿可能产生的不良影响[5]。

【药师建议】

有既往子痫前期家族史的患者，应于妊娠 12~28 周(最好在妊娠 16 周之前)开始接受低剂量(81mg/d)阿司匹林，并持续至分娩前 1 周[6]。此外，妊娠期间应严格控制妊娠期体重增长，应制订个体化产检时间表，增加产检内容，密切地监测血压，及时发现 PE 的症状[7]。

## 参 考 文 献

[1] 蒋式时，邵守进，陶如风. 妊娠期哺乳期用药医师案头参考. 2 版. 北京：人民卫生出版社，2010.

[2] 游文强，杨孜. 抗磷脂综合征合并妊娠及产科并发症的预防及处理. 中国计划生育和妇产科，2020，12(5)：9-13.

[3] BRIGGS G G，FREEMAN R K，YAFFE S J. 妊娠期和哺乳期用药. 杨慧霞，段涛，译. 7 版. 北京：人民卫生出版社，2008.

[4] 贺晶，梁琤. 子痫前期再发的防范. 中国实用妇科与产科杂志，2018，34(5)：503-508.

[5] American Academy of Pediatrics Committee on Drugs. The transfer of drugs and other chemicals into human milk. Pediatrics，2001，108(3)：776-789.

[6] Practice bulletin no. 202：gestational hypertension and preeclampsia. Obstet Gynecol，2019，133(1)：1.

[7] 王媛，胡娅莉. 既往子痫前期病史者再次妊娠的保健. 中国实用妇科与产科杂志，2020，36(5)：394-397.

## 案例 45

**【患者基本信息】**

女,22 岁

**【临床诊断】**

孕 11 周,血栓前状态

**【处方用药】**

硫酸氢氯吡格雷片 75mg×7 片×1 盒　用法:每次 75mg,每天 1 次,口服
达比加群酯胶囊 150mg×30 粒×1 盒　用法:每次 150mg,每天 2 次,口服

**【处方分析】**

该处方不合理之处在于使用了妊娠期不推荐使用的药物氯吡格雷和达比加群酯。

氯吡格雷妊娠期用药安全性分级为 B 级[1],是心血管疾病中广泛用于抗血小板的药物。氯吡格雷,为噻吩并吡啶前体药物,约 85% 经羧酸酯酶水解成无活性的羧酸衍生物,仅 15% 经细胞色素 P450(CYP450)代谢转化成活性硫醇代谢产物,发挥不可逆抑制血小板聚集的作用,其中 CYP2C19 为氯吡格雷活化的关键酶,该酶存在基因多态性,不同基因型对氯吡格雷抗血小板聚集作用产生影响[2]。本品成人常用剂量为 75mg,每天 1 次,与或不与食物同服。动物资料[1,3]示:在器官形成期分别给予妊娠的大鼠和家兔氯吡格雷日剂量最高达 500mg/kg 和 300mg/kg(以体表面积计,分别为人类推荐日剂量的 65 倍和 78 倍),均未观察到对生育力的损害和胎仔毒性。氯吡格雷硫酸氢盐分子量约为 420Da,目前尚不清楚氯吡格雷及其代谢产物能否通过人类胎盘[1],在妊娠期使用氯吡格雷的资料有限,缺乏对照研究,无法根据少数个案报道评估本品在妊娠期使用的安全性[4]。

达比加群酯妊娠期用药安全性分级为 C 级[5],是一种新型口服抗凝血药,为可逆性的直接凝血酶抑制剂,为无活性的前体药物,口服吸收后在血浆和肝脏经酯酶水解完全迅速转化为具有活性的达比加群[6]。本品主要用于预防存在一个或多个危险因素的成人非瓣膜性心房颤动患者卒中和全身性栓塞,成人常用剂量为一次 150mg,一天 2 次,餐时或餐后服用均可。达比加群酯分子量为 628Da[7],有氢键,极性强,可降低药物跨胎盘屏障的转运[8],但达比加群分子量为 472Da,稍小,这可能会增加药物经母体向胎盘的转运[9]。体外研究

人胎盘双灌注模型提供了达比加群和达比加群酯可从母亲向胎儿转运的直接证据，其中达比加群通过胎盘的转运量远大于达比加群酯[10]。动物研究显示，给予雄性大鼠和雌性大鼠达比加群酯 70mg/kg（为人类暴露量的 2.6 倍）观察到胚胎着床数量减少；于胚胎着床后给予妊娠大鼠达比加群 70mg/kg，观察到子代死亡数量增加、母鼠临产前阴道或子宫过度出血；于器官形成期给予妊娠大鼠和家兔达比加群酯最高达 200mg/kg（以 AUC 计，分别约为人类暴露量的 8 倍和 13 倍）未见重大畸形，但观察到胎仔颅骨或脊椎骨化核出现延迟或不规则的发生率增加[11]。临床研究表明，妊娠期间使用新型口服抗凝血药可能增加母体和胎儿的出血风险[11]。目前缺乏暴露于新型口服抗凝血药妊娠结局的系统临床数据，仅限于早期的个案报道。

【药师建议】

依据《复发性流产诊治的专家共识》，推荐血栓前状态的治疗方案为低分子肝素单独或联合阿司匹林[12]。低分子肝素一般用法为 5 000U 皮下注射，每天 1~2 次，用药时间可从检测血清人绒毛膜促性腺激素 β 亚单位（β-hCG）诊断妊娠即可开始用药，治疗过程中当监测胎儿发育良好，血栓前状态相关异常指标恢复正常即可停药，停药后定期复查血栓前状态的相关指标，同时监测胎儿生长发育情况。小剂量的阿司匹林孕前使用，推荐剂量为 50~75mg/d。在治疗过程中要注意监测血小板计数、凝血功能及纤溶指标等。

氯吡格雷和达比加群酯均不是共识推荐的治疗药物，两药在孕妇使用的资料有限，在有其他药物可以替代治疗的情况下不推荐使用。另嘱患者孕 12~13 周、孕 22~24 周需进行 B 超筛查及系统胎儿 B 超；孕 16 周监测甲胎蛋白水平。

## 参考文献

[1] BRIGGS G G，FREEMAN R K，YAFFE S J. 妊娠期和哺乳期用药. 杨慧霞，段涛，译. 7 版. 北京：人民卫生出版社，2008.

[2] 钟诗龙，韩雅玲，陈纪言，等. 氯吡格雷抗血小板治疗个体化用药基因型检测指南解读. 中国实用内科杂志，2015，35(1)：38-41.

[3] 硫酸氢氯吡格雷片药品说明书，2019.

[4] DE SANTIS M，DE LUCA C，MAPPA I，et al. Clopidogrel treatment during pregnancy：a case report and a review of literature. Intern Med，2011，50(16)：1769-1773.

[5] 达比加群酯胶囊药品说明书，2015.

[6] 黄从新，黄德嘉，张澍，等. 非瓣膜病心房颤动患者新型口服抗凝药的应用中国专家共识. 中华心律失常学杂志，2014，18(5)：321-329.

[7] HARTTER S，SENNEWALD R，NEHMIZ G，et al. Oral bioavailability of dabigatranetexilate

(Pradaxa®) after co-medication with verapamil in healthy subjects. Br J Clin Pharmacol, 2013, 75(4): 1053-1062.

[8] PACIFICI G M, NOTTOLI R. Placental transfer of drugs administered to the mother. Clin Pharmacokinet, 1995, 28(3): 235-269.

[9] COHEN H, ARACHCHILLAGE D R, MIDDELDORP S, et al. Management of direct oral anticoagulants in women of childbearing potential: guidance from the SSC of the ISTH. J Thromb Haemost, 2016, 14(8): 1673-1676.

[10] BAPAT P, KEDAR R, LUBETSKY A, et al. Transfer of dabigatran and dabigatranetexilate mesylate across the dually perfused human placenta. Obstet Gynecol, 2014, 123(6): 1256-1261.

[11] 达比加群酯胶囊药品说明书, 2020.

[12] 中华医学会妇产科学分会产科学组. 复发性流产诊治的专家共识. 中华妇产科杂志, 2016, 51(1): 3-9.

## 案例 46

### 【患者基本信息】

女, 27 岁

### 【临床诊断】

孕 13 周, 妊娠高血压

### 【处方用药】

氯沙坦钾胶囊 50mg×14 粒×1 盒　用法: 每次 50mg, 每天 1 次, 口服
呋塞米片 20mg×100 片×1 瓶　用法: 每次 40mg, 每天 1 次, 口服

### 【处方分析】

该处方不合理之处在于使用了妊娠期禁用的药物氯沙坦, 呋塞米不推荐用于治疗妊娠高血压。

氯沙坦妊娠期用药安全性分级为 D 级[1], 是选择性血管紧张素Ⅱ受体阻滞剂(ARB), 为心血管系统疾病常用的药物之一, 通过拮抗血管紧张素Ⅱ与 $AT_1$ 受体结合, 松弛血管平滑肌, 对抗醛固酮分泌, 减少水钠潴留, 阻止成纤维细胞的增殖和内皮细胞凋亡[2]。本品成人常用剂量为 50~100mg, 可与食物同服或单独服用。氯沙坦钾分子量(约为 461Da), 可能通过胎盘进入胎儿体内[3]。动物研究显示, 给予妊娠大鼠口饲本品(剂量为人类使用的最大剂量 100mg/m²

的 3 倍）时，观察到胎仔及幼仔体重减低、精神以及躯体发育延迟以及肾脏毒性[1,3]。临床研究显示，妊娠中、晚期使用作用于肾素-血管紧张素系统的药物会降低胎儿的肾功能，并增加胎儿和新生儿的发病率和死亡率，其中胎儿的毒性反应包括颅骨发育不全、无尿、低血压、肾衰竭和死亡[1]。还有研究表明，胎儿暴露于 ARB 类药物还可引起羊水过少、宫内发育迟缓、肺发育不全、肢体缺陷、动脉导管未闭、脑部并发症[4]。1 例患有动脉周围炎的 31 岁孕妇，在妊娠 17 周时发现血压 176/110mmHg，开始服用氯沙坦 50mg/d，在妊娠 20 周时超声检查示胎儿大小正常、羊水量正常，在妊娠 30 周时超声检查示羊水过少，改为甲基多巴 750mg/d，但换药后第 2 天，胎儿宫内死亡。尸解发现该死婴存在可能是由羊水过少引起的面部和肢体畸形，以及肺、颅骨（骨缝较宽）发育不全，但不存在其他明显异常，如泌尿系统的异常[5]。

呋塞米妊娠期用药安全性分级为 C 级[3]，为袢利尿剂，常用于治疗水肿性疾病，如心力衰竭、肾衰竭、肝硬化腹水等。本品口服剂型生物利用度个体差异很大（10%~90%），肠道淤血时吸收差[6]。本品成人给药剂量一般控制在 100mg/d 以内，分 2~3 次服用，最大剂量可达 600mg/d[2]。本品可通过胎盘屏障，孕妇口服呋塞米 25~40mg 后，8 小时母体血药浓度与脐带血药浓度一致，孕妇使用本品治疗后，胎儿尿液生成也会增加[3]。动物研究显示，给予雄性、雌性大鼠呋塞米每天 100mg/kg（人类最大推荐剂量 600mg/d 的 8 倍），未观察到生育力的损伤；给予妊娠家兔人类最大推荐剂量（600mg/d）的 2 倍、4 倍和 8 倍，有观察到无法解释的母体死亡和流产；给予妊娠小鼠和家兔接受呋塞米治疗的后代肾盂积水（肾盂扩张或输尿管扩张）发生率和严重程度增加；在器官形成期给予妊娠大鼠呋塞米，后代有出现波状肋及骨骼缺陷[3]。临床研究显示，孕早期应用呋塞米，尚未发现胎儿或新生儿严重不良反应，但也有研究发现在器官形成期暴露于本品，有观察到胎儿尿道下裂可能与呋塞米有关，但也可能与其他因素，如母体疾病、长期使用药物及偶然因素有关，相关性尚不确定[3]。

**【药师建议】**

高血压降压治疗的目的是预防心脑血管意外和胎盘早剥等严重母儿并发症，收缩压≥160mmHg 和/或舒张压≥110mmHg 的高血压孕妇应进行降压治疗；收缩压≥140mmHg 和/或舒张压≥90mmHg 的高血压孕妇建议降压治疗[7]。降压目标：当孕妇未并发器官功能损伤，酌情将收缩压控制在 130~155mmHg，舒张压控制在 80~105mmHg；当孕妇并发器官功能损伤，则收缩压应控制在 130~139mmHg，舒张压应控制在 80~89mmHg[8]。依据《2021 昆士兰临床指南：高血压和妊娠》，血管紧张素转化酶抑制剂与血管紧张素Ⅱ受体阻滞剂为妊娠期禁用药物；妊娠期间口服抗高血压药可选用的有甲基多巴、拉贝洛尔、肼屈嗪、硝苯地平、哌唑嗪、可乐定[8]。妊娠期一般不主张应用利尿剂降压，以防血液浓缩、有效循环血量减少和高凝倾向，且使用利尿剂不能预防和改善子痫前期，反而可能降低胎盘血流灌注[9]。

基于胎龄及研究资料，为尊重患者的生育权，告知其胎儿潜在风险，如患者已使用氯沙坦和呋塞米，应立即停用该药并改为指南推荐的抗高血压药，继续妊娠，嘱患者妊娠期做详尽的产前检查及胎儿超声检查，重点关注羊水量、面部和四肢是否畸形及胎儿颅骨等发育，若 B 超检查异常，向医生咨询是否有行无创 DNA 或羊水穿刺的必要，确有异常再咨询医生是否要终止妊娠。

## 参考文献

[1] 氯沙坦钾胶囊药品说明书，2018.

[2]《中国国家处方集》编委会. 中国国家处方集：化学药品与生物制品卷. 2 版. 北京：科学出版社. 2020.

[3] BRIGGS G G，FREEMAN R K，YAFFE S J. 妊娠期和哺乳期用药. 杨慧霞，段涛，译. 7 版. 北京：人民卫生出版社，2008.

[4] BULLO M，TSCHUMI S，BUCHER B S，et al. Pregnancy outcome following exposure to angiotensin-converting enzyme inhibitors or angiotensin receptor antagonists：a systematic review. Hypertension，2012，60(2)：444-450.

[5] SAJI H，YAMANAKA M，HAGIWARA A，et al. Losartan and fetal toxic effects. Lancet，2001，357(9253)：363.

[6] 中国医师协会心力衰竭专业委员会，中华心力衰竭和心肌病杂志编辑委员会. 心力衰竭容量管理中国专家建议. 中华心力衰竭和心肌病杂志，2018，2(1)：8-16.

[7] WHO. Policy of interventionist versus expectant management of severe pre-eclampsia before term. [2022-07-30]. https://apps.who.int/iris/bitstream/handle/10665/277236/9789241550444-eng.pdf? ua=1.

[8] Queensland Health. Queensland clinical guidelines (No. N21.13-V8-R26)：hypertension and pregnancy. [2022-07-30].http://www.health.qld.gov.au/qcg.

[9] CHURCHILL D，BEEVERS G D，MEHER S，et al. Diuretics for preventing pre-eclampsia. Cochrane Database Syst Rev，2007，2007(1)：CD004451.

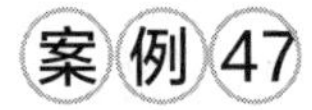

## 案例 47

**【患者基本信息】**

女，38 岁

**【临床诊断】**

孕中期，失眠

【处方用药】

单盐酸氟西泮胶囊 15mg×20 粒 用法：每次 15mg，每天 1 次，口服
三唑仑片 0.25mg×18 片 用法：每次 0.75mg，每天 2 次，口服

【处方分析】

该处方不合理之处在于使用了妊娠期禁用药物氟西泮和三唑仑，三唑仑用法用量不正确。

氟西泮妊娠期用药安全性分级为 X 级[1]，半衰期为 40~250 小时，为长效的苯二氮䓬类药物，具有镇静催眠、抗焦虑、抗惊厥、抗癫痫及中枢性肌肉松弛作用[2]。本品具有较好的催眠作用，可缩短入睡时间（平均诱导入睡时间为 17 分钟），延长总睡眠时间（睡眠持续时间 7~8 小时）及减少觉醒次数，用于治疗各种失眠症，本品成人常用量为 15~30mg，睡前一次服用[3]。氟西泮分子量大约为 461Da，暗示能转运给胎儿，且活性代谢产物也能通过胎盘[1]。动物研究显示，在器官形成期（妊娠第 7~17 天），每天给予妊娠大鼠腹腔注射氟西泮 1~6mg/kg，观察到胎仔的身长和体重降低；在氟西泮日剂量 3mg/kg 和 6mg/kg 组，还观察到胎仔唇腭裂和睑裂的发生[4]。临床研究显示，有限的文献数据且缺乏随机对照试验，没有观察到苯二氮䓬类药物与先天畸形相关[5]。一篇 Meta 分析显示，孕前和孕早期单独暴露于苯二氮䓬类药物不会增加先天畸形风险，但同时使用苯二氮䓬类药物和抗抑郁药先天畸形风险增加[6]，也有报道产前暴露于苯二氮䓬类药物，有增加唇腭裂风险，绝对风险增加了 0.01%[7]。妊娠期间使用苯二氮䓬类药物与剖宫产、出生低体重、新生儿机械通气存在相关性[8]，分娩前或分娩时使用苯二氮䓬类药物可能会引起婴儿松弛综合征，表现为体温过低、肌张力低下、喂养困难、喂养延迟、呼吸抑制，在妊娠后期使用苯二氮䓬类药物所生婴儿可能会产生依赖性和戒断症状[7,9]。

三唑仑妊娠期用药安全性分级为 X 级[1]，半衰期 1.5~5.5 小时（<6 小时），为短效的苯二氮䓬类药物，药理作用同氟西泮，本品代谢快、作用强，广泛用于治疗各种类型的失眠，对治疗入睡困难效果更佳，在缩短入睡时间、减少觉醒次数和增加睡眠方面优于氟西泮，本品成人常用剂量为 0.125~0.25mg，总量不超过 0.5mg，睡前一次服用，使用时间不超过 2 周[2-3]。本品可通过胎盘[10]。临床研究显示，有限的文献数据且缺乏随机对照试验，没有观察到苯二氮䓬类药物与先天畸形相关[5,10]。但早期的研究报告提示，宫内暴露于三唑仑有观察到婴儿先天缺陷（左脚多趾、悬雍垂裂、卵圆孔闭合不全、室间隔缺损、幽门狭窄、中度舌系带缩短、脐疝、踝关节内翻、足内翻等）[1]，在妊娠晚期或分娩期间使用苯二氮䓬类药物所生婴儿可能会出现镇静和新生儿戒断症状[10]。

【药师建议】

依据2017年《中国失眠症诊断和治疗指南》,妊娠期失眠发生率为52%~62%,为了避免潜在致畸作用,可以考虑使用非药物治疗如认知行为治疗、运动和冥想,如需使用药物治疗,基本原则应遵循个体化原则,小剂量开始,需长期药物治疗的患者宜按需给药[11]。原则上非苯二氮䓬类药物较苯二氮䓬类药物安全,如唑吡坦(妊娠期用药安全性分级为C级)、右佐匹克隆(妊娠期用药安全性分级为C级)、佐匹克隆(妊娠期用药安全性分级为C级)[11],避免使用5-羟色胺选择性重摄取抑制剂和抗组胺药苯海拉明,苯二氮䓬类药物应仅用于临床可行的短期治疗,对于持续服药的睡眠障碍,推荐使用曲唑酮或阿米替林[12]。

患者孕中期,非致畸高敏期,使用的氟西泮和三唑仑均为苯二氮䓬类药物,属于重复用药,且氟西泮和三唑仑妊娠期用药安全性分级为X级,属于妊娠期禁用药物。基于胎龄及研究资料,为尊重患者的生育权,告知其胎儿潜在风险,如患者已使用氟西泮和三唑仑,应立即停用两药并改为指南推荐的治疗手段或药物,继续妊娠,嘱患者妊娠期做详尽的产前检查及胎儿超声检查,重点关注是否存在畸形、卵圆孔闭合不全和室间隔缺损等发育缺陷,若B超检查异常,向医生咨询是否有做无创DNA或羊水穿刺的必要,确有异常,再咨询医生是否要终止妊娠。

## 参考文献

[1] BRIGGS G G,FREEMAN R K,YAFFE S J. 妊娠期和哺乳期用药. 杨慧霞,段涛,译. 7版. 北京:人民卫生出版社,2008.

[2] 杨宝峰,陈建国. 药理学. 9版. 北京:人民卫生出版社,2018.

[3] 陈新谦,金有豫,汤光. 陈新谦新编药物学.18版. 北京:人民卫生出版社,2018.

[4] TAKZARE N,HOSSEINI M J,BAKHTIARIAN A,et al. The Teratogenic effects of flurazepam intake during organogenesis of the rat fetus. Toxicol Mech Methods,2008,18(9):711-716.

[5] SHYKEN J M,BABBAR S,BABBAR S,et al. Benzodiazepines in pregnancy. Clin Obstet Gynecol,2019,62(1):156-167.

[6] GRIGORIADIS S,GRAVES L,PEER M,et al. Benzodiazepine use during pregnancy alone or in combination with an antidepressant and congenital malformations:systematic review and meta-analysis. J Clin Psychiatry,2019,80(4):18r12412.

[7] ACOG Committee on Practice Bulletins—Obstetrics. ACOG practice bulletin:clinical management guidelines for obstetrician-gynecologists number 92,April 2008(replaces practice bulletin number 87,November 2007). Use of psychiatric medications during

pregnancy and lactation. Obstet Gynecol,2008,111(4):1001-1020.

[8] YONKERS K A,GILSTAD-HAYDEN K,FORRAY A,et al. Association of panic disorder, generalized anxiety disorder,and benzodiazepine treatment during pregnancy with risk of adverse birth outcomes. JAMA Psychiatry,2017,74(11):1145-1152.

[9] 单盐酸氟西泮胶囊药品说明书,2018.

[10] 三唑仑片药品说明书,2019.

[11] 中国睡眠研究会. 中国失眠症诊断和治疗指南. 中华医学杂志,2017,97(24):1844-1856.

[12] SCHAEFER C,SPIELMANN H,VETTER K,等. 孕期与哺乳期用药. 吴效科,黄志超,译. 8版. 北京:科学出版社,2021.

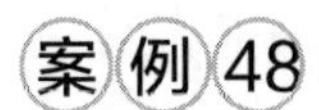


**【患者基本信息】**

女,27岁

**【临床诊断】**

孕中期

**【处方用药】**

赖氨酸磷酸氢钙片 24片×6盒　用法:每次2片,每天3次,口服
复方肝铁铵片 48片×4盒　用法:每次2片,每天3次,口服

**【处方分析】**

该处方不合理之处在于存在药物相互作用,钙剂可降低铁的吸收,建议两药不要同时服用。且孕中期不是补铁的指征,缺乏缺铁性贫血的诊断。

赖氨酸磷酸氢钙为复方制剂,主要含有盐酸赖氨酸0.1g、磷酸氢钙0.1g。本品主要用于促进幼儿生长发育、孕妇补充钙质,成人常用量为一次2~3片,一天3~4次,嚼碎后吞服或研细后加入牛奶服用。赖氨酸为人体必需氨基酸,一项研究表明,妊娠晚期女性对赖氨酸的需求量高于妊娠早期[1]。钙可通过胎盘活跃地转运给胎儿[2],钙是胎儿生长发育的重要矿物质之一,胎儿的骨骼系统发育需要从母体中摄入大量的钙,在妊娠中晚期,伴随胎儿生长发育的加速,胎儿对钙的需求量会显著增加[3]。妊娠期补充钙剂对预防早产、妊娠高血压、子痫前期、妊娠糖尿病有一定作用[4-10]。

复方胚肝铁铵为复方制剂，主要含胎盘粉 125mg、肝浸膏粉 1 250mg、枸橼酸铁铵 125mg、维生素 $B_1$ 1.5mg 和维生素 $B_2$ 0.05mg。本品主要用于缺铁性贫血、恶性贫血、孕妇或营养不良引起的贫血及维生素 B 缺乏引起的病症等，成人常用量为一次 2~3 片，一天 3 次[11]。铁是人体所必需的重要微量元素，铁缺乏可引起缺铁性贫血等。妊娠期间，铁的需求量增加，主要源于母体血容量的增加以及胎儿和胎盘的需求增加[2]。铁可以通过胎盘[2]。动物研究显示，孕晚期铁缺乏与神经发育受损有关[12]。临床研究显示，妊娠期合并贫血可引起孕妇疲劳、生活质量降低，增加妊娠期高血压疾病、胎膜早破、产褥感染和产后抑郁风险；胎儿和新生儿可增加生长受限、胎儿缺氧、羊水减少、死胎、死产、早产、新生儿窒息、新生儿缺血缺氧性脑病的发病风险[12-13]。

维生素 $B_1$ 妊娠期用药安全性分级为 A 级[14]，是糖代谢中的重要辅酶，能维持正常糖代谢及神经、消化系统功能。本品主要用于脚气病、韦尼克脑病以及维生素 $B_1$ 缺乏引起的周围神经炎和消化不良等的辅助治疗[15]。妊娠期维生素 $B_1$ 需求略有增加，且胎儿血中的浓度高于孕妇[2]。维生素 $B_1$ 缺乏对胎儿大脑发育有损害，新生儿有可能发生先天性维生素 $B_1$ 缺乏症或在幼儿期发生口面畸形[16]。维生素 $B_2$ 是辅酶的组成成分，参与糖、蛋白质、脂肪的代谢，维持正常的视觉功能，用于防治维生素 $B_2$ 缺乏症，如口角炎、唇干裂、舌炎、阴囊炎、角膜血管化、结膜炎、脂溢性皮炎等[17]。有研究显示，胎儿血中维生素 $B_2$ 浓度是母亲血液中的 4 倍[2]。一项病例对照研究表明，妊娠期维生素 $B_2$ 摄入量低可增加子代患先天性心脏缺陷的风险[18]。维生素 $B_2$ 缺乏可能是发生妊娠毒血症的附加危险因素，尚无研究显示维生素 $B_2$ 过多摄入会产生胚胎或胎儿毒性[2]。

**【药师建议】**

我国孕妇的体质与饮食结构决定了孕妇在妊娠期并不能从膳食中获取充足的钙，依据《结合中国实践谈 WHO 2016 年孕期保健指南》和《孕前和孕期保健指南 2018》，推荐孕妇从妊娠 14~19 周开始常规补充钙剂，只有对于部分经产妇、年龄偏大或有小腿肌肉痉挛等缺钙症状的孕妇可提前补钙，我国常规推荐补充钙剂剂量 0.6~1.5g/d，WHO 指南推荐补充钙剂剂量 1.5~2.0g/d[19-20]。

铁缺乏目前尚无统一诊断标准，我国《妊娠期铁缺乏和缺铁性贫血诊治指南》[12]建议血清铁蛋白浓度 <20μg/L 诊断为铁缺乏；贫血患者血清铁蛋白 <20μg/L 时应考虑缺铁性贫血（IDA），血清铁蛋白 <30μg/L 即提示铁耗尽的早期，需及时治疗。孕妇一旦诊断为铁缺乏，需改善饮食、进食富含铁的食物（如红肉、鱼类及禽类等，其中水果、土豆、绿叶蔬菜、菜花、胡萝卜和白菜等含维生

素 C 的食物可促进铁吸收；牛奶及奶制品、谷物麸皮、谷物、高精面粉、豆类、坚果、茶、咖啡、可可等可抑制铁吸收)，还需补充铁制剂。铁缺乏和轻、中度贫血以口服铁剂为主；重度贫血者口服铁剂或注射铁剂治疗，还可少量多次输注浓缩红细胞；极重度贫血者首选输注浓缩红细胞，待血红蛋白 Hb 达到 70g/L、症状改善后，可改为口服铁剂或注射铁剂。治疗至 Hb 恢复正常后，应继续口服铁剂 3~6 个月或产后 3 个月。一般维生素 $B_1$ 和 $B_2$ 营养膳食可满足妊娠期需求量供应的情况下，没有必要进行药物补充治疗[2]。

该处方不合理之处在于存在药物相互作用，钙剂可降低铁的吸收，酸性环境促进铁吸收，建议两药不要同时服用。

## 参考文献

[1] PAYNE M, STEPHENS T, LIM K, et al. Lysine requirements of healthy pregnant women are higher during late stages of gestation compared to early gestation. J Nutr, 2018, 148(1): 94-99.

[2] SCHAEFER C, SPIELMANN H, VETTER K, 等. 孕期与哺乳期用药. 吴效科，黄志超，译. 8 版. 北京：科学出版社，2021.

[3] OHTA H. Growth spurts of the bone from infancy to puberty. Clin Calcium, 2019, 29(1): 9-17.

[4] 薛红芳，董渠龙，陈娟，等. 钙在产科中的应用进展. 国际妇产科学杂志，2019, 46(5): 499-502.

[5] HEIDKAMP R, CLERMONT A, PHILLIPS E. Modeling the impact of nutrition interventions on birth outcomes in the Lives Saved Tool (LiST). J Nutr, 2017, 147(11): 2188S-2193S.

[6] SANTORELLI G, WHITELAW D, FARRAR D, et al. Associations of maternal vitamin D, PTH and calcium with hypertensive disorders of pregnancy and associated adverse perinatal outcomes: findings from the Born in Bradford cohort study. Sci Rep, 2019, 9(1): 1205.

[7] HOFMEYR G J, LAWRIE T A, ATALLAH Á N, et al. Calcium supplementation during pregnancy for preventing hypertensive disorders and related problems. Cochrane Database Syst Rev, 2018, 10(10): CD001059.

[8] KHAING W, VALLIBHAKARA S A, TANTRAKUL V, et al. Calcium and vitamin D supplementation for prevention of preeclampsia: a systematic review and network meta-analysis. Nutrients, 2017, 9(10): 1141.

[9] WHO. Calcium supplementation during pregnancy for the prevention of pre-eclampsia and its complications. [2022-07-30]. https://apps.who.int/iris/bitstream/handle/10665/277235/9789241550451-eng.pdf? ua=1.

[10] KOZLOWSKA A, JAGIELSKA A M, OKREGLICKA K M, et al. Dietary vitamin and mineral intakes in a sample of pregnant women with either gestational diabetes or type 1 diabetes mellitus, assessed in comparison with Polish nutritional guidelines. Ginekol Pol, 2018, 89(11): 581-586.

[11] 复方胚肝铁铵片药品说明书,2012.
[12] 中华医学会围产医学分会. 妊娠期铁缺乏和缺铁性贫血诊治指南. 中华围产医学杂志,2014,17(7):451-454.
[13] PAVORD S,DARU J,PRASANNAN N,et al. UK guidelines on the management of iron deficiency in pregnancy. Br J Haematol,2020,188(6):819-830.
[14] BRIGGS G G,FREEMAN R K,YAFFE S J. 妊娠期和哺乳期用药. 杨慧霞,段涛,译. 7版. 北京:人民卫生出版社,2008.
[15] 维生素 $B_1$ 片药品说明书,2020.
[16] 中华医学会. 维生素矿物质补充剂在营养性贫血防治中的临床应用:专家共识. 中华临床营养杂志,2013,21(5):316-319.
[17]《中国国家处方集》编委会. 中国国家处方集:化学药品与生物制品卷. 2版. 北京:科学出版社. 2020.
[18] SMEDTS H P,RAKHSHANDEHROO M,VERKLEIJ-HAGOORT A C,et al. Maternal intake of fat,riboflavin and nicotinamide and the risk of having offspring with congenital heart defects. Eur J Nutr,2008,47(7):357-365.
[19] 袁雨,漆洪波. 结合中国实践谈 WHO 2016 年孕期保健指南. 中国实用妇科与产科杂志,2017,33(6):567-571.
[20] 中华医学会妇产科学分会产科学组. 孕前和孕期保健指南(2018). 中华妇产科杂志,2018,53(1):7-13.

## 案例49

**【患者基本信息】**

女,35岁

**【临床诊断】**

孕13周,妊娠合并风湿病

**【处方用药】**

来氟米特片 10mg×10片×2盒　用法:每次100mg,每天2次,口服

**【处方分析】**

该处方不合理之处在于使用了妊娠期禁用的药物来氟米特。来氟米特片剂量、频次错误,一般为睡前口服,每天1次,每次20mg。

来氟米特妊娠期用药安全性分级为X级,孕妇禁用,因为它可能对胎儿造成伤害。在动物生殖研究中观察到不良事件,其剂量低于预期的人类接触

剂量。如果在治疗期间妊娠，应停止使用来氟米特并加速排出体外。通过使用考来烯胺降低来氟米特活性代谢物三氟米特的血浆浓度，加速排出过程可以降低对胎儿的潜在风险。宫内胎儿暴露于来氟米特后的结果信息有限。建议女性在治疗期间和停止治疗后的加速排出过程中使用有效的避孕方法。有生殖潜能的女性不应接受治疗，除非排除妊娠，她们已得到有关胎儿风险的咨询，并已确定可靠的避孕措施。治疗后，应避免妊娠，直到检测不到血清浓度（<0.02mg/L）。血清浓度 <0.02mg/L 应通过至少间隔 14 天进行的两次单独试验进行验证。如果血清浓度大于 0.02mg/L，则应考虑额外的考来烯胺治疗。建议所有有生殖潜能的女性在停用来氟米特后使用加速排出程序[1-3]。

**【药师建议】**

妊娠期可以安全使用的免疫抑制剂包括小剂量不含氟的糖皮质激素类药物、羟氯喹（HCQ）、柳氮磺吡啶（SSZ）、硫唑嘌呤（AZA）、他克莫司（FK506）、环孢素（CsA）等[4]。传统缓解病情抗风湿药及糖皮质激素类药物、羟氯喹、硫唑嘌呤、环孢素和他克莫司可用于预防或控制妊娠期间的系统性红斑狼疮（SLE）复发[5]，《中国系统性红斑狼疮患者围产期管理建议》中推荐妊娠期持续使用，可改善妊娠结局，且对胎儿无致畸性[6]，是经临床使用经验证实为安全的药物。对于抗磷脂抗体阳性的患者，在妊娠后应该使用 HCQ，以降低血栓形成的风险；对于抗 SSA 抗体或抗 SSB 抗体阳性的 SLE 患者，建议服用，以降低胎儿心脏传导阻滞的发生率，推荐剂量为 200mg，每天 2 次[7-8]。对于患有风湿性疾病的孕妇，合理使用药物治疗，控制病程进展，减少孕妇、胎儿风险更为重要，作为患者应积极配合临床治疗，按时用药，才能避免不良妊娠结局的发生。

## 参考文献

[1] BÉRARD A，ZHAO J P，SHUI I，et al. Leflunomide use during pregnancy and the risk of adverse pregnancy outcomes. Ann Rheum Dis，2018，77（4）：500-509.

[2] CHAMBERS C D，JOHNSON D L，ROBINSON L K，et al. Birth outcomes in women who have taken leflunomide during pregnancy. Arthritis Rheum，2010，62（5）：1494-1503.

[3] WEBER-SCHOENDORFER C，BECK E，TISSEN-DIABATÉ T，et al.Leflunomide-A human teratogen? A still not answered question. An evaluation of the German Embryotox pharmacovigilance database. Reprod Toxicol，2017，71：101-107.

[4] 复发性流产合并风湿免疫病免疫抑制剂应用中国专家共识编写组. 复发性流产合并风湿免疫病免疫抑制剂应用中国专家共识. 中华生殖与避孕杂志，2020，40（7）：527-534.

[5] 中华医学会风湿病学分会，国家皮肤与免疫疾病临床医学研究中心，中国系统性红斑狼疮研究协作组. 2020 中国系统性红斑狼疮诊疗指南. 中华内科杂志，2020，59（3）：

172-185.
[6] 中国系统性红斑狼疮研究协作组,国家风湿病数据中心. 中国系统性红斑狼疮患者围产期管理建议. 中华医学杂志,2015,95(14):1056-1060.
[7] LATEEF A,PETRI M. Managing lupus patients during pregnancy. Best Pract Res Clin Rheumatol,2013,27(3):435-447.
[8] RUIZR G,KHAMASHTA M A.Managing lupus patients during pregnancy.Best Pract Res Clin Rheumatol,2009,23(4):575-582.

## 案例50

### 【患者基本信息】

女,41岁

### 【临床诊断】

孕14周,妊娠合并高胆固醇血症

### 【处方用药】

辛伐他汀片 10mg×10片×2盒　用法:每次10mg,每天1次,口服
苯扎贝特片 0.2g×10片×2盒　用法:每次0.4g,每天3次,口服

### 【处方分析】

该处方不合理之处在于使用了妊娠期禁用的药物辛伐他汀和苯扎贝特。

有报道称,孕妇在妊娠期间使用羟甲基戊二酰辅酶A(HMG-CoA)还原酶抑制剂后会出现先天性异常;然而,孕妇疾病、所用特定药物的差异以及低暴露率限制了对可用数据的解释[1-2]。胆固醇生物合成在胎儿发育中可能很重要;妊娠期间血清胆固醇和甘油三酯正常升高。在妊娠期间暂时停止调血脂药,预计不会对原发性高胆固醇血症治疗的长期结果产生重大影响。如果在治疗期间意外妊娠,辛伐他汀应该立即停用。如果有生育潜力的女性使用了HMG-CoA还原酶抑制剂,建议采取适当的避孕措施。计划妊娠的女性应在尝试妊娠前1~2个月停用HMG-CoA还原酶抑制剂[1-2]。

### 【药师建议】

可改用妊娠期用药安全性分级为A级的烟酸缓释片,本品须整片吞服,不可掰开或嚼碎。本品应在少量低脂饮食后睡前服用。妊娠期不应给予调血脂药,因为缺乏潜在不良反应的数据。但可以考虑用不吸收的胆酸螯合剂[3]。

还需结合生活方式的改变,如:食物多样,谷类为主;吃动平衡,健康体重;多吃蔬果、奶类、大豆;适量吃鱼、禽、蛋、瘦肉;少盐、少油,控糖戒酒等[4]。

## 参考文献

[1] GODFREY L M,ERRAMOUSPE J,CLEVELAND K W. Teratogenic risk of statins in pregnancy. Ann Pharmacother,2012,46(10):1419-1424.

[2] LECARPENTIER E,MOREL O,FOURNIER T,et al. Statins and pregnancy:between supposed risks and theoretical benefits. Drugs,2012,72(6):773-788.

[3] CATAPANO A L,GRAHAM I,DE BACKER G,et al. 2016 ESC/EAS guidelines for the management of dyslipidaemias. Eur Heart J,2016,37(39):2999-3058.

[4] 中华医学会,中华医学会杂志社,中华医学会全科医学分会,等. 血脂异常基层诊疗指南(2019 年). 中华全科医师杂志,2019,18(5):406-416.

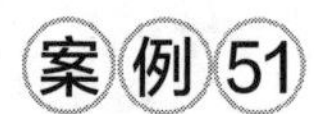

## 案例51

**【患者基本信息】**

女,39 岁

**【临床诊断】**

孕 13 周,凝血功能障碍

**【处方用药】**

华法林钠片 2.5mg×80 片×1 盒 用法:每次 5mg,每天 2 次,口服

**【处方分析】**

该处方不合理之处在于使用了妊娠期禁用的药物华法林;华法林钠片的剂量错误,一般日剂量为 2.5~5mg。

华法林妊娠期用药安全性分级为 X 级,妊娠期间禁止使用,可透过胎盘;胎儿血浆中的浓度与母体值相似。在妊娠早期暴露后有致畸作用的报道,可能包括香豆素胚胎病(鼻发育不全和/或点状骨骺;肢体发育不全也可能存在)。自然流产、胎儿出血和胎儿死亡也可能发生。对于血栓栓塞风险非常高的妇女(二尖瓣位置的旧一代机械假体或血栓栓塞史),华法林可在整个妊娠期间使用,并在近期内用低分子肝素或肝素替代;还建议使用低剂量阿司匹林[1-2]。需要长期使用华法林抗凝并考虑妊娠的妇女,如有可能,应在妊娠前进行低分子肝素替代。如果不能进行抗凝血因子Xa 监测,则不要对有机械瓣膜的孕妇使用低分子肝素治疗[2]。

【药师建议】

建议对计划妊娠的妇女进行妊娠试验，一旦确认妊娠，应立即更换调整剂量的肝素或低分子量肝素(LMWH)，或在妊娠前使用调整剂量的肝素或LMWH代替华法林[1-2]。

## 参考文献

[1] BATES S M, GREER I A, MIDDELDORP S, et al. VTE, thrombophilia, antithrombotic therapy, and pregnancy: antithrombotic therapy and prevention of thrombosis, 9th ed: American College of Chest Physicians evidence-based clinical practice guidelines. Chest, 2012, 141(2 Suppl): e691-e736.

[2] NISHIMURA R A, OTTO C M, BONOW R O, et al, 2014 AHA/ACC guideline for the management of patients with valvular heart disease: executive summary: a report of the American College of Cardiology/American Heart Association Task Force on Practice Guidelines. Circulation, 2014, 129(23): 2440-2492.

## 案例52

【患者基本信息】

女，35岁

【临床诊断】

孕15周，内分泌异常

【处方用药】

注射用醋酸亮丙瑞林微球 3.75mg×3支×2盒　用法：每次3.75mg，每月1次，皮下注射

【处方分析】

该处方不合理之处在于使用了妊娠期禁用的药物注射用醋酸亮丙瑞林微球。且就目前诊断而言，用药不适宜，应增加注射用醋酸亮丙瑞林微球的适应证。

注射用醋酸亮丙瑞林微球的妊娠期用药安全性分级为X级，妊娠女性或可能妊娠的女性禁止使用[1]。基于作用机制和来自动物繁殖研究的数据，胎

仔死亡率增加和胎仔体重减轻[大鼠和兔,而且胎仔骨骼形成异常有增加的趋势(兔)]。在妊娠期间母亲使用后可能发生不良胎儿事件。在开始治疗之前必须排除妊娠。

【药师建议】

妊娠期调节内分泌失调,主要从饮食、运动上入手,使用药物治疗需明确内分泌异常的具体原因,非必要不使用激素治疗。建议在医生指导下用药。

## 参考文献

[1] 注射用醋酸亮丙瑞林微球药品说明书,2016.

## 案例53

【患者基本信息】

女,32岁

【临床诊断】

孕23周,肿瘤

【处方用药】

甲氨蝶呤片2.5mg×100片×1瓶　用法:每次10mg,每天2次,口服

【处方分析】

该处方不合理之处在于使用孕妇禁用的药物甲氨蝶呤。甲氨蝶呤片频次错误,成人一般一次5~10mg,一天1次,每周1~2次。一疗程的安全量50~100mg。

甲氨蝶呤穿过胎盘,妊娠期用药安全性分级为X级。甲氨蝶呤可引起胎儿毒性,包括胎儿死亡。甲氨蝶呤在妊娠早期暴露后,可能会增加自然流产、颅骨异常、面部畸形,以及中枢神经系统、四肢和心脏异常的风险,还可能发生智力障碍。宫内生长受限和功能异常可能发生在妊娠中期或晚期。当给患有肿瘤的孕妇开甲氨蝶呤处方时,应考虑甲氨蝶呤的益处和风险以及对胎儿的风险。甲氨蝶呤被批准用于治疗滋养细胞肿瘤(妊娠期绒毛膜癌、侵蚀性葡萄胎和葡萄胎)。在开始治疗前核实具有生殖潜能的女性的妊娠状况。建议女性在治疗期间和≥6个月内采取有效避孕措施。建议男性在治疗期间和最终

剂量甲氨蝶呤后3个月内采取有效避孕措施。在治疗期间和治疗后使用甲氨蝶呤可能会损害生育能力,导致月经不调或少精子症。目前尚不清楚是否所有受影响的男性或女性都可以逆转不孕症[1-4]。

【药师建议】

器官分化发生在妊娠的第5~10周。在此期间服用细胞毒性药物,特别是抗代谢药(如氟尿嘧啶和甲氨蝶呤)和烷化剂(如白消安、环磷酰胺),会增加胎儿畸形的风险。妊娠早期暴露对胎儿造成更大、更持久的风险。一般在妊娠中、晚期给母亲进行化疗,胎儿畸形的风险较低,常用的化疗药物有紫杉醇和铂类药物[1-4]。

## 参考文献

[1] SCHLEUNING M,CLEMM C. Chromosomal aberrations in a newborn whose mother received cytotoxic treatment during pregnancy. N Engl J Med,1987,317(26):1666-1667.

[2] American College of Obstetricians and Gynecologists' Committee on Practice Bulletin—Gynecology. Practice bulletin no. 193:tubal ectopic pregnancy. Obstet Gynecol,2018,131(3):e91-e103.

[3] Practice Committee of American Society for Reproductive Medicine. Medical treatment of ectopic pregnancy:a committee opinion. Fertil Steril,2013,100(3):638-644.

[4] Practice bulletin no. 143:medical management of first-trimester abortion. Obstet Gynecol,2014,123(3):676-692.

## 案例54

【患者基本信息】

女,29岁

【临床诊断】

孕中期宫内单活胎,血栓前状态? 甲状腺功能减退

【处方用药】

注射用那屈肝素钙0.4ml:4 100IU×1支　用法:每次0.4ml,每天1次,皮下注射

华法林钠片2.5mg×40片×1盒　用法:2.5mg,每天1次,口服

左甲状腺素钠片50μg×100片×1盒　用法:50μg,每天1次,口服

【处方分析】

该处方不合理之处在于使用了妊娠期禁用的药物华法林。

华法林妊娠期用药安全性分级为X级,若使用机械性人工心脏瓣膜为D级。华法林可抑制维生素K依赖的凝血因子及抗凝蛋白的合成,通过抑制人维生素K环氧化物还原酶复合物1(VKORC1)而干扰凝血因子合成,从而减少维生素K环氧化物的再生。主要用于预防和治疗深静脉血栓和肺栓塞;预防和治疗心房颤动和/或心脏瓣膜置换术后血栓栓塞并发症;用于降低心肌梗死后死亡、复发和血栓栓塞事件的风险[1]。

已经证明,香豆素类药物会使胚胎中毒。香豆素类很容易穿过胎盘到达胎儿体内。香豆素类能够造成胎儿畸形、胎儿香豆素或华法林综合征、中枢神经系统异常、胎儿出血,自发流产的概率也会增加[2-6]。为了评估与妊娠期间使用香豆素相关的先天性畸形的发病率,van Driel等综合了17项研究中979名孕妇的资料,其中449名用到了醋硝香豆素,327名用到华法林,203名使用了未详细说明的香豆素。在979名受试者中,共安全出生689名婴儿。在整个妊娠期均使用香豆素类的女性所产的394名婴儿中,有23名出生后患有骨骼异常(6%),这可以解释为香豆素引起胚胎病的发病率[7]。一项对照前瞻性临床研究共涉及666名孕妇,这些人接触了不同维生素K拮抗剂。在这个多中心研究中,比较研究对象与1 049位对照组孕妇的妊娠结果。大多数病例从最初就开始了治疗。这项研究证明香豆素类有致畸性,并且在妊娠早期用药造成流产的概率是正常的3倍。选择终止妊娠的概率也是很高的。婴儿安全出生的概率仅为53%,早产儿也更多。出生缺陷率明显增加。356个安全出生的婴儿中只有2个有香豆素类胚胎病(0.6%),这356个婴儿是在胎龄6周之后接触到维生素K拮抗剂的[2]。然而,通过这项研究来看,香豆素类胚胎病发生率似乎是很小的,证明在胎龄1~6周时用香豆素,发生畸形的风险并没有实质性的增加[2,8]。

van Driel等总结了从1955年以来的57个报道,描述了和维生素K拮抗剂接触后导致先天畸形的63个病例。63个病例中,51个骨骼异常(81%),主要临床症状是面部中部发育不全($n$=47),包括平鼻梁、鼻中隔发育不全或消失、鼻小、鼻尖和鼻翼之间的沟上耸、小颌畸形、前额突出和脸部平坦。63个病例中有32位骨髓部位出现点刻状斑点(软骨发育不全),主要是沿着中轴骨骼形成,如股骨和跟骨[7]。患华法林胚胎病的孩子有1/3可以见到四肢发育不全,主要是手指或脚趾发育不全[5]。van Driel概括了和香豆素胚胎病相关的其他的异常情况,包括中枢神经系统异常,如胼胝体发育不全、脑裂畸形、脑(脊)膜膨出、丹迪-沃克综合征(Dandy-Walker综合征)及视神经萎缩、小头畸形、大脑萎缩、脑积水或脑室扩张、听觉缺失、神经系统发育障碍或缓慢[7]。此外，还有少数眼睛发育异常、心脏畸形（法洛四联症、永存动脉干和房间隔缺损）、无脾综合征、一侧肾脏缺失、唇裂、内脏逆位的报道。另外据报道，还有13位微小躯体异常的儿童，包括低位耳或发育不良、眼距增宽、反相先天愚型样的睑裂、乳头间距增宽等。

van Driel和Wesseling及其合作者研究了香豆素衍生物的长期影响。研究对象一组是接触过香豆素的300名儿童，年龄从7.6岁到15.1岁不等，同时设立对照组（未接触过香豆素的260个儿童）进行比较，主要研究他们的神经学、行为及认知发展[9-11]。在曾经接触过香豆素的孩子中，只有2个儿童出现香豆素类胚胎病的症状，他们分别为9.2岁和13.1岁，各方面发展都很正常[12]。接触香豆素的儿童的平均身高及总体发育和未接触香豆素的儿童没有区别。但是，在妊娠中期和晚期接触到香豆素类药物后，患轻微的神经功能障碍的风险略微增加[11]。接触香豆素的儿童在平均智商上和其他人没有太大的差别，但接触香豆素的儿童中有11个智商低于80，而未接触香豆素的儿童中只有3个智商低于80。这11个儿童只是在孕中期和晚期接触到了香豆素，在临床相关行为上没有异常。然而，接触到香豆素的儿童对分配的任务的重视程度较差，且缺乏社会情感行为[9]。另外3项总计涉及72个儿童的随访研究表明，接触过香豆素的儿童和其他儿童在身体成长和智力发育方面没有显著的差异[13-15]。这些数据表明在妊娠早期使用维生素K拮抗剂导致健康胎儿发生迟发性致畸作用的概率是很小的。在一项小范围的研究中，装有人工心脏瓣膜的52个患者在妊娠71天期间应用华法林治疗时，出现不良反应的严重程度呈剂量依赖性（多于5mg/d）[16]。

**【药师建议】**

妊娠期静脉血栓的预防和治疗推荐使用低分子肝素或普通肝素[17]。中华医学会建议，对于机械瓣膜置换术后、伴心房颤动或严重泵功能减退的心脏病患者以及有血栓栓塞高危因素的患者，妊娠期需使用抗凝治疗，原使用华法林患者在妊娠12周内减少本药剂量或停药，改以低分子肝素为主，妊娠中晚期可使用华法林(剂量应小于5mg/d)[18]。妊娠期使用香豆素衍生物(包括华法林)可导致华法林综合征、中枢神经系统缺陷、自然流产、死产、早产和出血。多数文献认为形成畸形（香豆素引起胎儿病）最敏感的时间是6~9周龄，但并没有清楚指出是从妊娠还是末次月经开始算起，也未说明这些病例都是发生在9周龄之前。研究证明，香豆素类有致畸性，导致胚胎病的发病率为6%，并且在妊娠早期用药造成流产的概率是正常的3倍，出生缺陷率明显增加。基于胎龄及研究资料，患者诊断为孕中期，告知其胎儿潜在风险。若患者于孕6~9周曾使用华法林，告知患者胎儿致畸风险高。若患者选择继续妊娠，需按时产检，孕22~24周需作B超筛查及系统胎儿B超；向医师咨询是否有做无创DNA或羊水穿刺检查的必要，确有异常再咨询医师是否终止妊娠。

## 参考文献

[1] 华法林钠片药品说明书，2019.

[2] SCHAEFER C, HANNEMANN D, MEISTER R et al. Vitamin K antagonists and pregnancy outcome. A multi-centre prospective study. Thromb Haemost, 2006, 95(6): 949-957.

[3] BLICKSTEIN D, BLICKSTEIN I. The risk of fetal loss associated with warfarin anticoagulation. Int J Gynaecol obstet, 2002, 78(3): 221-225.

[4] BATES S M, GINSBERG J S. Anticoagulants in pregnancy: fetal effects. Baillieres Clin Obstet Gynaecol, 1997, 11(3): 479-488.

[5] PAULI R M, HAUN J M. Intrauterine effects of coumarin derivatives. Dev Brain Dysfunct, 1993, 6(4): 229-247.

[6] HALL J G, PAULI R M, WILSON K M. Maternal and fetal sequelae of anticoagulation during pregnancy. Am J Med, 1980, 68(1): 122-140.

[7] VAN DRIEL D, WESSELING J, SAUER P J, et al. Teratogen update: fetal effects after in utero exposure to coumarins overview of cases, follow-up findings, and pathogenesis. Teratology, 2002, 66(3): 127-140.

[8] PETERS P W. Vitamin K antagonists in pregnancy: an overestimated risk? Thromb Haemost, 2006, 95(6): 922-923.

[9] VAN DRIEL D, WESSELING J, SAUER P J, et al. In utero exposure to coumarins and cognition at 8 to 14 years old. Pediatrics, 2001, 107(1): 123-129.

[10] WESSELING J, VAN DRIEL D, HEYMANS H S, et al. Behavioural outcome of school-age children after prenatal exposure to coumarins. Early Hum Dev, 2000, 58(3): 213-224.

[11] WESSELING J, VAN DRIEL D, SMRKOVSKY M, et al. Neurological outcome in school-age children after prenata exposure to coumarins. Early HumDev, 2001, 63(2): 83-95.

[12] VAN DRIEL D, WESSELING J, DE VRIES T W, et al. Coumarin embryopathy: long term follow-up of two cases. Eur J Pediatr, 2002, 161(4): 231-232.

[13] OLTHOF E, DE VRIES T W, TOUWEN B C, et al. Late neurological cognitive and behavioural sequelae of prenatal exposure to coumarins: a pilot study. Early Hum Der, 1994, 38(2): 97-109.

[14] WONG V, CHENG C H, CHAN K C. Fetal and neonatal outcome of exposure to anticoagulants during pregnancy. Am J Med Genet, 1993, 45(1): 17-21.

[15] CHONG M K, HARVEY D, DE SWIET M. Follow-up study of children whose mothers were treated with warfarin during pregnancy. Br J Obstet Gynaecol, 1984, 91(11): 1070-1073.

[16] COTRUFO M, DE FEO M, DE SANTO L S, et al. Risk of warfarin during pregnancy with mechanical valve prostheses. Obstet Gynecol, 2002, 99(1): 35-40.

[17] 中华医学会妇产科学分会产科学组. 妊娠期及产褥期静脉血栓栓塞症预防和诊治专家共识. 中华妇产科杂志,2021,56(4):236-243.
[18] 中华医学会妇产科学分会产科学组. 妊娠合并心脏病的诊治专家共识(2016). 中华妇产科杂志,2016,51(6):401-409.

## 案例55

### 【患者基本信息】

女,33岁

### 【临床诊断】

孕18周

### 【处方用药】

蛋白琥珀酸铁口服溶液 15ml×6支×2盒　用法:每次15ml,每天3次,口服

葡萄糖酸钙锌口服液 10ml×24支×1盒　用法:每次10ml,每天3次,口服

赖氨葡锌颗粒 5g×12袋×2盒　用法:每次2袋,每天3次,口服

复合维生素片 30片×1盒　用法:每次1片,每天3次,口服

### 【处方分析】

该处方不合理之处在于:诊断与所用药物不符,诊断应有与营养素缺乏相关的诊断。该处方为多种微量元素制剂联合使用,根据药品中各成分含量计算,铁、锌、维生素A日剂量过量,钙补充不足;复合维生素片超量。

妊娠期钙缺乏,会增加妊娠并发症的风险,如子痫前期、早产或长期疾病,又如骨密度过度流失[1]。2022年版《中国居民膳食指南》推荐,孕早期,即妊娠后前3个月对钙的需求量和普通成年人基本相同,每天800mg,从孕中期(即孕13-28周)胎儿进入快速增长期,直到分娩结束,母乳喂养,每天需要钙为1 000mg。每天钙的摄入总量不应超过2 000mg[2]。孕妇膳食调查表明,人均膳食每天钙摄入量仅为479mg左右,因此,中国孕妇在妊娠中期开始常规补充钙剂0.6~1.5g/d[3-4]。该患者从上述多种微量元素补充剂得到的钙元素共537mg,未达到推荐补充剂量。缺铁性贫血孕妇应补充元素铁100~200mg/d[5],美国CDC推荐所有孕妇在首次产前检查前每天服用30mg的铁补充剂[6]。该

患者铁摄入量为300mg/d，超过推荐补充剂量上限。

维生素A又称视黄醇，是一种脂溶性维生素，正常上皮组织的维持以及骨骼的生长、视力和生殖能力的发育都依赖于维生素A。维生素A的妊娠期用药安全性分级为A级，若超过每天膳食推荐量8 000IU/d为X级[7]。①维生素A可通过胎盘；②研究表明维生素A对动物有致畸作用[8]；③孕妇摄入大剂量维生素A及维生素A缺乏均可能有致畸性。1995年发表的一篇文献评估了摄入维生素A（维生素补充剂、食物）对妊娠结局的影响，研究纳入22 748名从末次月经前3个月至末次月经后12周摄入维生素A的女性，共有339名畸形婴儿，包括脑神经嵴组织缺陷（颅面部、中枢神经系统和胸腺畸形 $n$=69，心脏畸形 $n$=52）、神经管畸形（脊柱裂、无脑和脑膨出 $n$=48）、肌肉骨骼畸形（$n$=58）、泌尿生殖系统畸形（$n$=42）、其他畸形（胃肠道畸形 $n$=24，肺发育不全或发育不良、单一脐动脉、脾脏畸形、水囊状淋巴管瘤 $n$=46）[9]。根据所有女性每天维生素A摄入量分为4组：0~5 000IU（$n$=6410）、5 001~10 000IU（$n$=12 688）、10 001~15 000IU（$n$=3 150）、>15 001IU（$n$=500）。研究发现，与摄入量最低组相比，每天摄入量>15 001IU组婴儿脑神经嵴组织缺陷的发生率（3.5%，95%CI：1.7~73）较高，肌肉骨骼和泌尿生殖系统畸形的发生率稍高，神经管和其他畸形率未增加，总出生缺陷发生率为2.5%（95%CI：1.3~3.8）。另外分为4组（0~5 000IU、5 001~8 000IU、8 001~10 000IU、>10 001IU）进行分析的结果显示，与最低摄入量组相比，最高摄入量组（平均摄入量为21 675IU）的出生缺陷的发生率为2.4%（95%CI：1.3~4.4），包括脑神经嵴组织缺陷（4.8%，95%CI：2.2~10.5）。研究者推测，宫内维生素A暴露量大于10 000IU，可导致约1/57名婴儿（1.75%）畸形[10]。目前尚未确定最小致畸量，有研究建议每天摄取不超过6 000IU[8]，但美国每天膳食推荐量8 000IU/d，可视为最大使用剂量[9]。根据该处方，患者每天摄入维生素A为12 000IU，已经超过最大每天推荐膳食摄入量。

无高危因素的妇女建议从可能妊娠或孕前至少3个月开始，每天增补0.4mg或0.8mg叶酸，直至妊娠满3个月。有高危因素的妇女则需根据不同风险因素补充相应剂量及疗程[11-12]。该患者无高危因素，每天摄入叶酸为2.4mg，超过最大推荐剂量。世界卫生组织推荐仅在严谨的研究条件下，才建议为孕妇补充锌[13]。鼓励孕妇通过健康、均衡的饮食获得足够的营养。妊娠期推荐锌摄入量为9.5mg/d，最大补充上限为40mg，该患者补充剂量超上限[2]。

【药师建议】

妊娠期需要摄入足够的铁、钙、叶酸等营养素，但应该根据孕妇的个体情况按照推荐剂量进行补充。如果饮食均衡合理，无须额外补充维生素A，如证实确实缺乏维生素 A，如小肠吸收不良或居住的环境食物中缺乏维生素 A，建议每天补充不超过 6 000IU[11]。当孕妇联合使用多种营养素补充制剂时，尤其应注意各成分的含量是否达到或超出孕妇推荐剂量，以免对胎儿造成影响。

该患者目前孕 18 周，暴露大于每天推荐剂量的维生素 A，根据目前循证资料，宫内维生素 A 暴露量大于 10 000IU，可导致约 1/57 名婴儿(1.75%)畸形。基于胎龄及研究资料，为尊重患者的生育权，告知其胎儿潜在风险，建议该患者妊娠期营养素的补充不应超过妊娠推荐剂量。患者使用药物虽然不在致畸敏感时期但仍应嘱妊娠期定期产前检查。另外孕 12~13 周、孕 22~24 周需做 B 超筛查及系统胎儿 B 超；向医师咨询是否有做无创 DNA 或羊水穿刺检查的必要，确有异常再咨询医师是否终止妊娠。

## 参考文献

[1] 中国营养学会，膳食指南修订专家委员会妇幼人群膳食指南修订专家工作组. 孕期妇女膳食指南. 临床儿科杂志，2016，34(11)：877-880.

[2] 中国营养学会. 中国居民膳食指南(2022). 北京：人民卫生出版社，2022.

[3] 刘绍军，刘丽娜. 孕妇妊娠期缺钙的原因及对策探讨. 中国医药科学，2011，1(10)：53-54.

[4] 中华医学会妇产科学分会产科学组. 孕前和孕期保健指南(2018). 中华围产医学杂志，2018，21(3)：145-152.

[5] 中华医学会围产医学分会. 妊娠期铁缺乏和缺铁性贫血诊治指南. 中华围产医学杂志，2014，17(7)：451-454.

[6] Centers for Disease Control and Prevention.Recommendations to prevent and control iron deficiency in the United States. MMWR Recomm Rep，1998，47(RR-3)：1-29.

[7] Centers for Disease Control (CDC). Use of supplements containing high-dose vitamin A—New York State，1983-1984. MMWR Morb Mortal Wkly Rep，1987，36(6)：80-82.

[8] COHLAN S Q. Excessive intake of vitamin A as cause of congenital anomalies in the rat. Science，1953，117(3046)：535-536.

[9] SCHAEFER C，SPIELMANN H，VETTER K，等. 孕期与哺乳期用药. 吴效科，黄志超，译. 8 版. 北京：科学出版社，2021.

[10] ROTHMAN K J，MOORE L L，SINGER M R，et al. Teratogenicity of high vitamin A intake. N Engl J Med，1995，333(21)：1369-1373.

[11] BRIGGS G G，FREEMAN R K，YAFFE S J. 妊娠期和哺乳期用药. 杨慧霞，段涛，译. 7 版. 北京：人民卫生出版社，2008.

[12] 围受孕期增补叶酸预防神经管缺陷指南工作组. 围受孕期增补叶酸预防神经管缺陷指南. 中国生育健康杂志，2017，28(5)：401-410.

[13] WHO. WHO antenatal care recommendations for a positive pregnancy experience.

Nutritional interventions update: zinc supplements during pregnancy. [2022-07-30].https://apps.who.int/iris/handle/10665/344010.

## 案例 56

**【患者基本信息】**

女,28 岁

**【临床诊断】**

孕 24 周,先兆流产

**【处方用药】**

戊酸雌二醇片 1mg×21 片×1 盒　用法:每次 1mg,每天 1 次,口服

**【处方分析】**

该处方不合理之处在于使用了妊娠期禁用的药物戊酸雌二醇。

戊酸雌二醇妊娠期用药安全性分级为 X 级[1],是人体天然雌激素 17$\beta$-雌二醇的前体,与孕激素联合使用建立人工月经周期,用于补充主要与自然或人工绝经相关的雌激素缺乏:血管舒缩性疾病(潮热),泌尿道生殖营养性疾病(外阴阴道萎缩,性交困难,尿失禁)以及精神性疾病(睡眠障碍,衰弱)[1]。药品说明书提示孕妇禁用。但根据《黄体支持与孕激素补充共识》,雌激素并不是维持妊娠所必需的激素,但雌激素分泌对维持孕酮、促进子宫内膜分泌转化有重要作用,雌激素分泌不足可引起不孕或孕早期流产[2]。对于存在黄体功能不全的女性,监测雌激素水平较低的患者,可以使用雌激素,选用天然雌激素如雌二醇为佳。甾体激素用于避孕和激素替代治疗的大规模流行病学研究显示,妊娠前使用这类激素的妇女,其新生儿出生缺陷的风险没有增加,妊娠早期意外服用这些药物也没有致畸作用[1]。

围产期合作项目(Collaborative Perinatal Project,CPP)监测 614 对在孕早期暴露于雌激素的母婴(其中 48 对暴露于雌二醇),发现心血管缺陷、眼耳异常及唐氏综合征的预期发生率在整组中有所上升,但是暴露于雌二醇的那一组则没有升高[3]。对暴露时间、早期阴道流血、既往孕产史等数据的重新评估,也未发现雌激素与心脏畸形存在相关性[4]。一项更早的研究,也没有发现非生殖道畸形与雌激素的应用存在相关性[5]。

【药师建议】

目前尚未发现雌激素对预防自然流产有效，该患者没有雌二醇的用药指征。目前没有明确的证据表明妊娠前3个月不慎使用雌二醇对胎儿有损伤。该患者在孕24周暴露于戊酸雌二醇，基于胎龄及研究资料，告知其胎儿可能存在的出生缺陷风险，嘱妊娠期需定期产前检查，当产检结果异常时，及时咨询医师。

建议患者适当休息，禁性生活[6]，注意饮食均衡，保持大便通畅，避免增加腹压，保持愉悦心情，避免过度紧张和焦虑。

## 参考文献

[1] 戊酸雌二醇片药品说明书，2021.
[2] 孙赟，刘平，叶虹，等. 黄体支持与孕激素补充共识. 生殖与避孕，2015，35(1)：1-8.
[3] HEINONEN O P，SLONE D，SHAPIRO S. Birth defects and drugs in pregnancy. Littleton：Publishing Sciences Group，1977.
[4] WISEMAN R A，DODDS-SMITH I C. Cardiovascular birth defects and antenatal exposure to female sex hormones：a reevaluation of some base data.Teratology，1984，30(3)：359-370.
[5] WILSON J G，BREN R L. Are female hormones teratogenic? Am Obstet Gynecol，1981，141(5)：567-580.
[6] 谢辛，孔北华. 妇产科学. 9版. 北京：人民卫生出版社，2018.

## 案例57

【患者基本信息】

女，39岁

【临床诊断】

孕13周，宫颈炎，支原体感染，乳头状瘤病

【处方用药】

宫炎平胶囊 0.25g×60粒×2盒　用法：每次4粒，每天3次，口服

膦甲酸钠氯化钠注射液 250ml：3.0g×1袋　用法：每次250g，每天1次，静脉滴注

【处方分析】

该处方不合理之处在于宫炎平胶囊妊娠期用药安全性尚不明确，使用需

谨慎;膦甲酸钠氯化钠注射液的使用与诊断不符,且剂量超量/单位错误,妊娠期不推荐使用。

宫炎平胶囊妊娠期用药安全性尚不明确,使用需谨慎[1]。膦甲酸钠氯化钠注射液适应证为:艾滋病患者巨细胞病毒性视网膜炎;免疫功能受损的患者耐阿昔洛韦单纯疱疹病毒性皮肤黏膜感染[2]。相关指南中未提及用于治疗乳头状瘤病,属于超说明书用药[2]。

膦甲酸钠氯化钠注射液妊娠期用药安全性分级为C级[3],为广谱抗病毒药。本品对Ⅰ型、Ⅱ型单纯疱疹病毒、巨细胞病毒等有抑制作用。无有关孕妇临床应用研究资料,权衡利弊后慎用。膦甲酸钠氯化钠注射液剂量超量/单位错误,推荐剂量为40mg/kg,给药频次应为q.8h.或q.12h.[2]。

对于宫颈炎可采用经验性治疗,推荐方案:阿奇霉素1g,单次顿服。另一种治疗方案:头孢菌素+阿奇霉素(第二代以上头孢菌素用7天,加阿奇霉素1.0g,顿服),总有效率达到98.5%[4]。如果评估人群中淋病患病率高,同时应用抗淋病奈瑟球菌感染药物。孕妇和非孕妇,宫颈炎的诊治没有区别。

人乳头状瘤病毒(HPV)感染是常见的女性下生殖道感染,属于性传播感染。HPV持续感染是宫颈癌发生的最主要原因[5-6]。虽然针对HPV的治疗方案在治疗开始时可能有效,但HPV病毒的DNA可持续在病灶周围组织中存在,并可能发展为新的病变。对于外阴湿疣孕妇,建议在妊娠第34周前谨慎采用治疗方案。对于接受外阴湿疣或上皮内瘤变治疗的孕妇,考虑到个体差异,建议优先选择冷冻疗法、80%~90%三氯乙酸或手术/消融法[7]。

**【药师建议】**

单一的病原微生物即可引起宫颈炎,最常见的是沙眼衣原体和淋病奈瑟球菌,此外还常伴随滴虫性阴道炎和生殖器疱疹(特别是HSV-2)。然而,有些宫颈炎患者却并不由单一病原微生物感染引起。有限的数据表明,生殖道支原体感染、细菌性阴道病、频繁的阴道冲洗可能导致宫颈炎持续存在。某些顽固性病例并非由沙眼衣原体或淋病奈瑟球菌再次感染引起,其他一些因素(如持续阴道菌群失调、阴道冲洗、暴露于某些刺激性药物中、自身定植菌移位)也可能致病[8]。

生殖道支原体感染与宫颈炎、盆腔炎和女性不孕有关。妊娠期若支原体上行进入子宫腔则需要治疗,红霉素、罗红霉素以及阿奇霉素通过胎盘的能力都很弱,但克拉霉素通过胎盘的能力很强。妊娠期阴道支原体的感染目前一般不进行治疗[4]。指南中推荐妊娠伴无并发症的生殖支原体感染,可采用阿奇霉素3天方案(第1天1g、第2天500mg、第3天500mg),可以提高生殖道支原体治愈率,并降低大环内酯类耐药的风险,且不良反应更低[9]。

## 参考文献

[1] 宫炎平胶囊药品说明书,2018.

[2] 膦甲酸钠氯化钠注射液药品说明书,2007.

[3] WEINER C P,BUHIMSCHI C. 妊娠哺乳期用药指南. 孙路路,译. 2 版. 北京:人民军医出版社,2014.

[4] 曹泽毅. 中华妇产科学. 3 版. 北京:人民卫生出版社,2014.

[5] KJAER S K,FREDERIKSEN K,MUNK C,et al. Long-term absolute risk of cervical intraepithelial neoplasia grade 3 or worse following human papillomavirus infection:role of persistence. J Natl Cancer Inst,2010(102):1478-1488.

[6] RODRIGUEZ A C,SCHIFFMAN M,HERRERO R,et al. Longitudinal study of human papillomavirus persistence and cervical intraepithelial neoplasia grade 2/3:critical role of duration of infection. J Natl Cancer Inst,2010,102(5):315-324.

[7] GROSS G E,WERNER R N,BECKER J C,et al. S2k guideline:HPV-associated lesions of the external genital region and the anus-anogenital warts and precancerous lesions of the vulva,the penis,and the peri-and intra-anal skin (short version). J Dtsch Dermatol Ges,2018,16(2):242-255.

[8] 夏玉洁,王宝晨,薛凤霞.《2015 年美国疾病控制和预防中心关于宫颈炎症的诊治规范》解读. 国际妇产科学杂志,2015,42(6):676-679.

[9] SONI S,HORNER P,RAYMENT M,et al. British Association for Sexual Health and HIV national guideline for the management of infection with Mycoplasma genitalium (2018). Int J STD AIDS,2019,30(10):938-950.

## 案例 58

**【患者基本信息】**

女,22 岁

**【临床诊断】**

孕 21 周

**【处方用药】**

屈螺酮炔雌醇片 21 片×1 盒　用法:每次 1 片,每天 1 次,口服

**【处方分析】**

该处方不合理之处在于使用了妊娠期禁用的药物且无用药指征。

屈螺酮炔雌醇妊娠期用药安全性分级为 X 级[1]，是一种雌孕激素的复合制剂，用于女性避孕。用于避孕时于月经来潮第 1 天开始用药，也可以在第 2~5 天开始，一天 1 片，连用 21 天，停药 7 天后开始下一用药周期。该案例临床诊断“孕 21 周”，仅提示患者处于妊娠中期，并未有使用屈螺酮炔雌醇的用药指征。

一项中枢性性早熟（CPP）监测研究中，孕妇在孕早期服用炔雌醇，胎儿畸形风险增加[2]。但重新评估这些数据，发现雌激素和心血管畸形间并没有关联[3]。一项较早的研究也没有发现雌激素与非生殖器畸形有关联[4]。但雌激素在妊娠期是绝对禁止使用的[5]。美国妇产科医师学会（ACOG）强调，妊娠期不小心服用紧急避孕药不会造成严重的不良后果，也不需要终止妊娠[6]，同时，若已确定妊娠，则紧急避孕药不应再使用。

**【药师建议】**

屈螺酮炔雌醇尚不明确是否会通过胎盘，但说明书明确禁用于已妊娠或怀疑妊娠的妇女[7]。该孕妇妊娠 21 周，在妊娠中没有理由使用屈螺酮炔雌醇。

## 参考文献

[1] 屈螺酮炔雌醇片药品说明书，2008.
[2] HEINANEN O P，SLONE D，SHAPIRO S. Birth defects and drugs in pregnancy. Littleton：Publishing Sciences Group，1977.
[3] WISEMAN R A，DODD-SMITH I C. Cardiovascular birth defects and antenatal exposure to female sex hormones：a reevaluation of some base data.Teratology，1984，30（3）：359-370.
[4] WILSON J G，BRENT R L. Are female sex hormones teratogenic？ Am J Obstet Gynecol，1981，141（5）：567-580.
[5] BRIGGS G G，FREEMAN R K，YAFFE S J. 妊娠期和哺乳期用药. 杨慧霞，段涛，译. 7 版. 北京：人民卫生出版社，2008.
[6] ACOG. Committee opinion no 707：access to emergency contraception. Obstet Gynecol，2017，130（1）：e48-e52.
[7] 屈螺酮炔雌醇片药品说明书，2018.

## 案例 59

**【患者基本信息】**

女，23 岁

**【临床诊断】**

孕 27 周，肿瘤

**【处方用药】**

来那度胺片 25mg×7 粒×1 盒　用法：每次 25mg，每天 1 次，口服

**【处方分析】**

该处方不合理之处在于使用了妊娠期禁用的药物来那度胺。

来那度胺的妊娠期用药安全性分级为 X 级[1]，是沙利度胺的类似物，作用机制尚未完全阐明，已知包括抗肿瘤、抗血管生成、促红细胞生成和免疫调节等特性。来那度胺可抑制某些造血系统肿瘤细胞（包括多发性骨髓瘤浆细胞和存在 5 号染色体缺失的肿瘤细胞）的增殖，提高 T 淋巴细胞和自然杀伤细胞介导的免疫功能，提高自然杀伤细胞的数量，通过阻止内皮细胞的迁移和黏附以及阻止微血管形成来抑制血管生成，通过 $CD34^+$ 造血干细胞增加胎儿血红蛋白的生成，抑制由单核细胞产生的促炎性细胞因子（如 TNF 和 IL-6）的生成。来那度胺与地塞米松合用，治疗曾接受过至少一种疗法的多发性骨髓瘤的成年患者。本品的推荐起始剂量为 25mg。在每个重复 28 天周期里的第 1~21 天，每天口服本品 25mg，直至疾病进展。来那度胺是沙利度胺的类似物，在猴发育研究中可引起四肢畸形。

已知沙利度胺具有人体致畸性，会导致严重的威胁生命的人类出生缺陷[1]。如果在妊娠期间使用来那度胺，可能会导致胎儿的出生缺陷或死亡。可能妊娠的女性在开始使用本品进行治疗前应进行 2 次妊娠检测，且 2 次检测结果都必须为阴性，并且在治疗期间和治疗结束后 4 周内，均须使用两种避孕方法进行避孕[1]。

**【药师建议】**

来那度胺是沙利度胺的类似物，在猴发育研究中可引起四肢畸形。已知沙利度胺具有人体致畸性，会导致严重的威胁生命的人类出生缺陷。如果在妊娠期间使用来那度胺，可能会导致胎儿的出生缺陷或死亡。妊娠期间禁用来那度胺。本患者为孕 27 周，应立即停止使用来那度胺，并进行相应的妊娠检查，以确定是否继续妊娠[2]。

## 参 考 文 献

[1] 赫里什托夫·舍费尔，保罗·彼得斯，理查德·K. 米勒. 孕期与哺乳期用药指南. 山丹，译.

2 版. 北京:科学出版社,2010.
[2] 童荣生. 妊娠和哺乳期患者治疗临床药师指导手册. 北京:人民卫生出版社,2012.

## 案例 60

**【患者基本信息】**

女,41 岁

**【临床诊断】**

孕 14 周,妊娠合并高胆固醇血症

**【处方用药】**

阿托伐他汀钙片 10mg×28 片×1 盒　用法:每次 10mg,每天 2 次,口服
苯扎贝特片 0.2g×12 片×7 盒　用法:每次 0.4g,每天 3 次,口服

**【处方分析】**

该处方不合理之处在于使用了妊娠期禁用的阿托伐他汀与苯扎贝特。

阿托伐他汀钙妊娠期用药安全性分级为 X 级[1],是经典的 HMG-CoA 还原酶抑制剂,主要用于高胆固醇血症的治疗,以及降低冠心病或冠心病等危症合并高胆固醇血症或混合型血脂异常的患者的心血管事件[2]。阿托伐他汀钙推荐起始剂量为 10mg/d,最大剂量为 80mg/d。据报道,孕早期使用阿托伐他汀等亲脂性 HMG-CoA 还原酶抑制剂,可致多种人类畸形,包括前脑未分叶和其他中枢神经系统畸形及肢体异常,这可能与他汀类药物通过减少子宫内胆固醇的生物合成而影响胚胎发育有关[3]。在妊娠期应禁止使用他汀类药物。尽管如此,一名同时患有糖尿病、高胆固醇血症、焦虑症、肥胖和癫痫症的女性患者,在计划外妊娠早期接受多药方案治疗,该方案包括暴露于罗格列酮(4mg/d)、格列齐特(60mg/d)和阿托伐他汀(40mg/d),她在第 8 周期间临床确认妊娠后调整药物治疗,在妊娠 36 周时生下了一个正常健康的婴儿[4]。

苯扎贝特的妊娠期用药安全性分级未确立,为氯贝丁酸衍生物类调血脂药,本品适用于治疗高甘油三酯血症、高胆固醇血症、混合型高脂血症[5]。成人常用量:口服,每天 3 次,每次 200~400mg。可在餐后或与餐同服。疗效佳者维持量可为每天 2 次,每次 400mg。苯扎贝特被认为在药理学及毒理学上与氯贝丁酯相似。尚未知氯贝丁酯是否能穿过人类胎盘,它能穿过啮齿动物

的胎盘并改变胎仔的胆固醇代谢。无证据证明氯贝丁酯致畸，已知家兔胎仔氯贝丁酯的血清药物浓度高于母体[1]。有研究发现，氯贝丁酯减弱胎儿葡糖醛酸苷结合作用，因此随着治疗逐渐朝妊娠终点进行，在胎儿体内可能出现蓄积[3]。尽管如此，有报道一例妊娠期重症急性胰腺炎伴有高甘油三酯血症、妊娠糖尿病、败血症和成人呼吸窘迫综合征的患者，通过抗生素、肠外营养、静脉注射胰岛素和苯扎贝特成功治疗，并在妊娠 40 周时生下一名健康男婴[6]。

**【药师建议】**

育龄期妇女应孕前尽可能控制血脂达标。当计划妊娠时，建议提前至少 1 个月，甚至可能长达 3 个月停止除胆酸螯合剂以外的调血脂药治疗：他汀类药物用后建议停药 3 个月后妊娠；烟酸类、依折麦布建议至少停药 4 周。对于正服用全身吸收的调血脂药的血脂异常妇女，在确定妊娠后应立即停药。除特殊情况外，妊娠期和哺乳期一般禁止给予调血脂药[7]。妊娠期高胆固醇血症可以使用胆酸螯合剂，但不良反应重，降脂效果欠佳，难以长期坚持。严重高甘油三酯血症（TG≥1 000mg/dl，11.4mmol/L 时）或伴有急性胰腺炎时，可以使用 $\omega$-3 脂肪酸、胃肠外营养、血浆置换等措施，妊娠中晚期权衡利弊可以使用吉非罗齐或非诺贝特。妊娠期，建议每 3 个月或干预后的 6 周内监测血脂，以评估依从性、药物反应以及是否需要调整药物剂量[7]。该患者为妊娠合并高胆固醇血症，尚不清楚是否合并高甘油三酯血症，应该选用胆酸螯合剂，立即停用阿托伐他汀钙片，权衡利弊后再考虑是否继续使用苯扎贝特。该患者在妊娠期接受了阿托伐他汀钙片与苯扎贝特降血脂治疗，无须终止妊娠或采用侵入性诊断，但需要进行动态的胎儿超声检查以确定正常的形态学发育[3]。

## 参考文献

[1] WEINER C P，BUHIMSCHI C. 妊娠哺乳期用药指南. 孙路路，译. 2 版. 北京：人民军医出版社，2014.

[2] 阿托伐他汀钙片药品说明书，2019.

[3] 赫里什托夫·舍费尔，保罗·彼得斯，理查德·K. 米勒. 孕期与哺乳期用药指南. 山丹，译. 2 版. 北京：科学出版社，2010.

[4] YARIS F，YARIS E，KADIOGLU M，et al. Normal pregnancy outcome following inadvertent exposure to rosiglitazone，gliclazide，and atorvastatin in a diabetic and hypertensive woman. Reprod Toxicol，2004，18（4）：619-621.

[5] 苯扎贝特片药品说明书，2015.

[6] BAR-DAVID J, MAZOR M, LEIBERMAN J R, et al. Gestational diabetes complicated by severe hypertriglyceridemia and acute pancreatitis. Arch Gynecol Obstet, 1996, 258(2): 101-104.
[7] 中国妇女孕前肥胖诊治路径专家委员会. 中国妇女孕前肥胖合并血脂异常的诊治路径. 中国妇幼健康研究, 2019, 30(6): 657-663.

## 第四节　孕晚期不合理处方解析

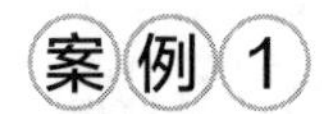

### 案例1

**【患者基本信息】**

女,36岁

**【临床诊断】**

孕33周,肿瘤

**【处方用药】**

阿糖胞苷注射液10ml:0.5g×6瓶　用法:每次0.5g/m²,每天1次,静脉注射

来曲唑片2.5mg×30片×1盒　用法:每次2.5mg,每天1次,口服

**【处方分析】**

该处方的不合理之处在于使用了妊娠期禁用的药物阿糖胞苷和来曲唑。

阿糖胞苷妊娠期用药安全性分级为D级[1],它是一种抗肿瘤药,用于治疗各种类型白血病。研究表明,在妊娠早期应用阿糖胞苷可能导致胎儿先天畸形和染色体异常,也有研究显示妊娠中晚期宫内暴露于阿糖胞苷可能分娩正常婴儿[2-3]。

来曲唑妊娠期用药安全性分级是D级,它能抑制雄激素到雌激素的转化,应用于绝经后早期乳腺癌患者的辅助治疗。来曲唑禁用于妊娠期女性,大鼠中的生殖毒性研究证实妊娠期暴露于本品可导致子代大鼠出现抑郁、焦虑行为[4-5]。最近有一项研究表明,在超说明书适应证使用本品(不孕治疗、排卵诱导)后3年随访未发现来曲唑组的生长发育异于克罗米芬组和未接受治疗者[6]。

【药师建议】

该患者目前处于孕晚期，基于药物暴露时长、胎龄，以及阿糖胞苷和来曲唑的胚胎毒性，为尊重患者的生育权，告知其继续妊娠胎儿存在的风险。建议其在医生指导下，用药剂量降至控制病情的最低剂量。嘱该妇女妊娠期做详尽的产前检查、胎儿超声检查以及染色体检查，重点关注生殖系统发育和染色体异常，并向医生咨询是否有做无创 DNA 或羊水穿刺的必要，确有异常再咨询医生是否要终止妊娠。

## 参考文献

[1] BRIGGS G G, FREEMAN R K, YAFFE S J. 妊娠期和哺乳期用药. 杨慧霞，段涛，译. 7 版. 北京：人民卫生出版社，2008.
[2] SCHLEUNING M, CLEMM C. Chromosomal aberrations in a newborn whose mother received cytotoxic treatment during pregnancy. N Engl J Med, 1987, 317(26): 1666-1667.
[3] FRACCHIOLLA N S, SCIUMÈ M, DAMBROSI F, et al. Acute myeloid leukemia and pregnancy: clinical experience from a single center and a review of the literature. BMC Cancer, 2017, 17(1): 442-449.
[4] CHENG J, WU H, LIU H, et al. Exposure of hyperandrogen during pregnancy causes depression-and anxiety-like behaviors, and reduced hippocampal neurogenesis in rat offspring. Front Neurosci, 2019, 13: 436.
[5] 来曲唑片药品说明书，2018.
[6] LEGRO R S, DIAMOND M P, COUTIFARIS C, et al. Pregnancy registry: three-year follow-up of children conceived from letrozole, clomiphene, or gonadotropins. Fertil Steril, 2020, 113(5): 1005-1013.

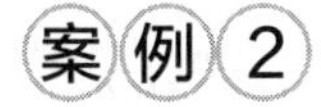


【患者基本信息】

女，37 岁

【临床诊断】

孕晚期

【处方用药】

维生素 C 片 0.1g×100 片　用法：每次 1g，每天 3 次，口服
维生素 $B_6$ 片 10mg×100 片　用法：每次 10mg，每天 3 次，口服

【处方分析】

该处方的不合理之处在于维生素 C 的每天剂量过大，维生素 $B_6$ 的每天剂量也偏大。

维生素 C 的妊娠期用药安全性分级为 A 级，但摄入过量风险分级为 C 级。维生素 C 是一种水溶性的维生素，参与抗体及胶原形成，也参与体内多种重要物质代谢，保持血管的完整。维生素 C 可主动转运至胎儿，当母体血清维生素 C 水平升高时，胎盘的转运变成简单扩散。2022 年版《中国居民膳食指南》建议孕妇膳食维生素 C 的每天摄入量为 115mg，可耐受最高摄入量为 2g/d[1]。该患者的每天服药剂量(3g)已超过可耐受最高摄入量。早期有研究提示，妊娠期每天大剂量维生素 C 摄入可能导致两名新生儿症状性“维生素 C 缺乏症”，动物实验也发现，对实验动物在其妊娠期间给予最大剂量的维生素 C，10 只动物中有 2 只产下症状和组织学与维生素 C 缺乏症相符的幼仔，提示宫内维生素 C 高剂量暴露可能引起维生素 C 缺乏症[2]。

维生素 $B_6$ 的妊娠期用药安全性分级是 A 级，它也是一种水溶性的维生素，是辅酶的重要组成成分，参与糖、蛋白质、脂肪的正常代谢，并与白细胞、血红蛋白的生成有关。2022 年版《中国居民膳食指南》建议孕妇膳食维生素 $B_6$ 的每天摄入量为 2.2mg，可耐受最高摄入量为 60mg/d[1]。该患者的维生素 $B_6$ 剂量偏大。

【药师建议】

如患者有维生素 C 缺乏的症状(如牙周病、牙龈炎等)，建议调整维生素 C 的剂量为 100~200mg/次，每天 3 次口服。而维生素 $B_6$ 的剂量建议调整为 10mg/次，每天 1 次口服，必须按推荐剂量服用，不可超量服用，用药 3 周后应停药。同时坚持膳食摄入为主的原则，维生素 C 含量丰富的食物有新鲜蔬菜和水果，如青椒、鲜枣、柑橘类，猕猴桃、刺梨等野果亦含有大量维生素 C。维生素 $B_6$ 在酵母粉、肝脏、谷物、肉、鱼、蛋、豆类及花生中的含量比较多。

## 参考文献

[1] 中国营养学会. 中国居民膳食指南(2022). 北京：人民卫生出版社，2022.
[2] BRIGGS G G，FREEMAN R K，YAFFE S J. 妊娠期和哺乳期用药. 杨慧霞，段涛，译. 7 版. 北京：人民卫生出版社，2008.

## 案例 3

**【患者基本信息】**

女,30岁

**【临床诊断】**

孕$36^{+6}$周,真菌性阴道炎

**【处方用药】**

克霉唑阴道片 0.5g×3片×1盒 用法:每次0.5g,每3天1次,阴道塞药
百艾洗液 200ml×1瓶 用法:每次20ml,每天2次,1∶20兑水外洗患处

**【处方分析】**

该处方的不合理之处在于:①克霉唑阴道片给药频次不合理;②百艾洗液的兑水比例错误。

克霉唑阴道片1片即为一疗程,一般用1次即可,必要时可在第4天后进行第二次治疗[1]。百艾洗液常用方法为每次20ml,加温开水稀释至200ml[2]。

**【药师建议】**

对于妊娠期无症状阴道炎可不予治疗,对于有症状的阴道炎,应明确感染类别。对于妊娠期外阴阴道假丝酵母菌病推荐局部应用唑类药物[3-4]。

### 参考文献

[1] 克霉唑阴道片药品说明书,2008.
[2] 百艾洗液药品说明书,2008.
[3] WORKOWSKI K A,BOLAN G A. Sexually transmitted diseases treatment guidelines,2015. MMWR Recomm Rep,2015,64(RR-03):1-137.
[4] 王辰,王慧慧,李焕荣,等.《2018欧洲国际性病控制联盟/世界卫生组织关于阴道分泌物(阴道炎症)管理指南》解读.中国实用妇科与产科杂志,2018,34(12):1360-1365.

## 案例 4

**【患者基本信息】**

女,30岁

【临床诊断】

孕 31$^{+4}$ 周

【处方用药】

盐酸拉贝洛尔片 50mg×30 片×1 盒　用法：每次 50mg，每天 2 次，口服
硝苯地平片 10mg×100 片×1 盒　用法：每次 10mg，每天 1 次，口服

【处方分析】

该处方不合理之处在于：①诊断不完整，无适应证用药；②拉贝洛尔给药剂量不合理；③硝苯地平给药频次错误。

【药师建议】

建议完善诊断，根据血压水平及是否有其他危险因素明确高血压分级分层，根据合并症选择针对性的药物，进行个体化治疗，根据血压水平和心血管风险选择初始单药或联合治疗[1]。优先使用长效抗高血压药，以有效控制 24 小时血压，更有效预防心脑血管并发症发生。如使用中、短效制剂，则需每天 2~3 次给药，以达到平稳控制血压。

拉贝洛尔及硝苯地平为妊娠期优选的抗高血压药[2-3]，可用于妊娠期高血压疾病。拉贝洛尔为 α、β 受体拮抗剂。β 受体拮抗剂尤其适用于心率偏快者。钙通道阻滞剂（calcium channel blocker，CCB）具有扩张血管和轻度增加心率的作用，恰好抵消 β 受体拮抗剂的缩血管及减慢心率的作用。两药联合可使不良反应减轻[1]。拉贝洛尔推荐剂量为一次 100mg，一天 2~3 次，2~3 天后需要加量，常用维持剂量为 200~400mg，一天 2 次，餐后服用[4]。妊娠期拉贝洛尔清除的增加，可能需要上调剂量和增加给药次数[5]。硝苯地平推荐剂量为一次 10mg，一天 3 次，常用维持剂量为一次 10~20mg，一天 3~4 次，最大剂量不宜超过一天 120mg[6]。硝苯地平片作用持续时间 4~8 小时，建议优选硝苯地平缓释片。

收缩压≥160mmHg 和/或舒张压≥110mmHg 的高血压孕妇应进行降压治疗；收缩压≥140mmHg 和/或舒张压≥90mmHg 的高血压孕妇建议降压治疗[1]。妊娠合并轻度高血压的治疗：药物治疗并不能给胎儿带来益处，也没有证据表明药物治疗可以预防先兆子痫的发生，建议优先采用限盐（每天 6g 左右）、改善生活方式、保持心情放松等的非药物干预[1]。对于慢性高血压患者，不建议患者在血压≥160/110mmHg 的情况下受孕[1]。

妊娠高血压的选择原则：对胎儿无毒副作用，不影响心输出量、肾血浆流

量及子宫胎盘灌注量，不致血压急剧下降或下降过低。常用的药物有肾上腺素受体拮抗剂、钙通道阻滞剂及中枢性肾上腺素能神经阻滞剂等类药物。常用的口服抗高血压药有拉贝洛尔（Ⅰ-A）、硝苯地平（Ⅰ-A）或硝苯地平缓释片（Ⅱ-B）等；如口服药物血压控制不理想，可使用静脉用药（有条件者使用静脉泵入方法），常用的有拉贝洛尔（Ⅰ-A）、酚妥拉明（Ⅱ-3B）；妊娠期一般不使用利尿剂降压，以防血液浓缩、有效循环血量减少和高凝倾向（Ⅲ-B）。不推荐使用阿替洛尔和哌唑嗪（Ⅰ-D）。硫酸镁不作为抗高血压药使用（Ⅱ-2D）。妊娠期禁止使用 ACEI 和 ARB（Ⅱ-2E）[1]。

## 参考文献

[1] 中华医学会妇产科学分会妊娠期高血压疾病学组. 妊娠期高血压疾病诊治指南(2020)[J]. 中华妇产科杂志 2020，55(4)，227-238.
[2] WEINER C P，MASON C. Drugs for pregnant and lactating women. 3rd ed. Philadelphia：Elsevier，2019.
[3] SCHAEFER C，PETERS P，MILLER R K. Drugs during pregnancy and lactation. 3rd ed . Amsterdam：Elsevier，2015.
[4] 盐酸拉贝洛尔片药品说明书，2007.
[5] 吴新荣，杨敏. 药师处方审核培训教材. 北京：中国医药科技出版社，2019.
[6] 硝苯地平片药品说明书，2015.

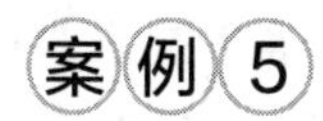


**【患者基本信息】**

女，32 岁

**【临床诊断】**

孕 30 周，乳腺癌

**【处方用药】**

卡铂注射液 10ml∶0.1g×1 支　用法：每次 300~400mg/$m^2$，每周 1 次，静脉滴注

**【处方分析】**

该处方不合理之处在于使用了妊娠期禁用药物卡铂。

卡铂妊娠期用药安全性分级是 D 级[1]，为周期非特异性抗肿瘤药，本品对实体瘤如小细胞肺癌、卵巢癌、睾丸肿瘤、头颈部癌及恶性淋巴瘤等，均有较好的疗效，也适用于其他肿瘤，如宫颈癌、膀胱癌及非小细胞肺癌等[2]。初始治疗，推荐剂量为400mg/m²。目前，国内说明书并未批准卡铂注射液用于乳腺癌治疗，FDA说明书批准其与其他化疗药物联用作为三阴性乳腺癌的新辅助治疗[3]。

妊娠合并乳腺癌（pregnancy-associated with breast cancer，PABC）是孕妇及哺乳期妇女最常见的恶性肿瘤之一。《妊娠相关性乳腺癌临床诊治专家共识(2020版)》推荐，孕周<13周的PABC患者终止妊娠，对孕13~34周的PABC患者可根据病情实施手术以及化疗[4]。目前有关PABC患者化疗的临床数据均为小样本的回顾性研究，证据等级不高[4]。PABC患者常用（新）辅助化疗药物主要有蒽环类、紫杉烷类、环磷酰胺、铂类，其中蒽环类广泛应用，紫杉烷类获得欧洲肿瘤内科学会（ESMO）批准，环磷酰胺早期妊娠使用致畸率18%，在中晚期妊娠使用致畸率1%，铂类能穿过人血-胎盘屏障，具有胎儿生长受限、畸形等风险[4]。妊娠期接触卡铂的病例报告较少，有报道31~36周接触卡铂的胎儿，没有检测到药物对胎儿的负面影响，同样一例在妊娠期17~33周接触卡铂的案例中，孕妇也产下一个健康的婴儿[5]。

【药师建议】

化疗可能导致孕妇妊娠高血压、胎儿宫内发育迟缓、胎儿出生体重减轻以及胎儿早产等问题[4]。不同药物治疗方案与时机也关系着患者的疗效及胎儿安全。应向患者及家属充分告知化疗的利弊。必须接受化疗的BCP患者应于妊娠中晚期（孕≥13周）进行[4]。

患者已使用卡铂进行化疗，不必终止妊娠。化疗期间应加强母亲监测及胎儿发育各项指标评估，发现异常及时处理。化疗易诱导骨髓抑制，可能增加分娩后母亲及新生儿的感染和出血风险，故应于孕34周后暂停化疗为分娩作准备。同时，妊娠期女性本身白细胞偏高，应注意潜在骨髓抑制的可能性[4]。建议与产科医师进行多学科会诊（MDT）讨论，完善胎儿畸形筛查，并决定最佳分娩时机。

## 参考文献

[1] BRIGGS G G，FREEMAN R K，YAFFE S J. 妊娠期和哺乳期用药. 杨慧霞，段涛，译. 7版. 北京：人民卫生出版社，2008.

[2] 卡铂注射液药品说明书，2015.

[3] SIKOV W M，BERRY D A，PEROU C M，et al. Impact of the addition of carboplatin and/or bevacizumab to neoadjuvant once-per-week paclitaxel followed by dose-dense doxorubicin

and cyclophosphamide on pathologic complete response rates in stage Ⅱ to Ⅲ triple-negative breast cancer:CALGB40603(Alliance). J Clin Oncol,2015,3(1):13-21.

[4] 中华医学会外科学分会乳腺外科学组. 妊娠相关性乳腺癌临床诊治专家共识(2020版). 中华临床医师杂志(电子版),2020,14(5):321-325.

[5] 赫里什托夫·舍费尔,保罗·彼得斯,理查德·K. 米勒. 孕期与哺乳期用药指南. 山丹,译. 2版. 北京:科学出版社,2010.

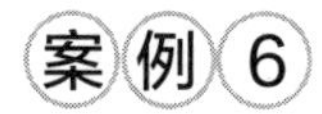


**【患者基本信息】**

女,22岁

**【临床诊断】**

孕 $30^{+2}$ 周

**【处方用药】**

赖氨葡锌颗粒 5g×12袋×2盒　用法:每次2袋,每天2次,口服
维 $D_2$ 磷葡钙片 60片×1瓶　用法:每次2片,每天3次,口服
复合维生素片 30片×1瓶　用法:每次1片,每天1次,口服
葡萄糖酸钙锌口服液 10ml×24支×1盒　用法:每次10ml,每天3次,口服

**【处方分析】**

该处方不合理之处为元素锌每天摄入量超过患者可耐受最高摄入量,元素钙每天摄入量低于推荐摄入量。

参照2022年版《中国居民膳食指南》推荐,妊娠早、中、晚期元素钙推荐摄入量分别为800、1 000、1 000mg/d,妊娠期可耐受最高摄入量为2 000mg/d;元素锌在妊娠期的补充推荐摄入量为9.5mg/d,可耐受最高摄入量为40mg/d[1]。

锌元素补充药包括3种。其中,赖氨葡锌颗粒患者每天使用量中元素锌含量为20mg;复合维生素片患者每天使用量中元素锌含量为7.5mg;葡萄糖酸钙锌口服溶液患者每天使用量中元素锌含量为12.9mg。每天摄入元素锌共40.4mg,超过了可耐受的最高摄入量。

钙元素补充药包括3种。其中维 $D_2$ 磷葡钙片患者每天使用量中元素钙含量为355.7mg;复合维生素片患者每天使用量中元素钙含量为125mg;葡萄糖酸钙锌口服液患者每天使用量中元素钙含量为 162mg。每天摄入元素钙共 642.7mg，患者孕周应摄入 1 000mg/d 的元素钙，因此元素钙的摄入不达标。

【药师建议】

妊娠期为特殊生理时期，孕妇对钙、锌等元素的需求增大，需要另外补充，但应根据妊娠阶段按照推荐的剂量进行补充，不可超过可耐受的最高摄入量。建议请医生重新评估患者情况，对患者用药进行调整。

## 参考文献

[1] 中国营养学会. 中国居民膳食指南(2022). 北京：人民卫生出版社，2022.

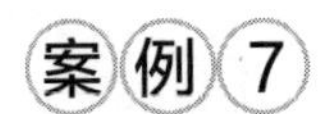


【患者基本信息】

女，36 岁

【临床诊断】

孕 32 周，妊娠合并癫痫

【处方用药】

氯硝西泮片 2mg×100 片×瓶　用法：每次 0.5mg，每天 3 次，口服

【处方分析】

该处方不合理之处在于使用了妊娠期禁用的药物氯硝西泮。

癫痫发作或服用抗癫痫药（AED）会对女性的月经周期、生育、母乳喂养和避孕等产生影响[1]。AED 可能增加流产、胎儿先天畸形、胎儿宫内生长受限、分娩出血等不良事件的潜在风险[2]。氯硝西泮主要用于控制各型癫痫，尤适用于失神发作、婴儿痉挛症、肌阵挛性发作、运动不能性发作及 Lennox-Gastaut 综合征[3]。氯硝西泮的妊娠期用药安全性分级为 D 级[4]，可以通过胎盘，也可分泌进入乳汁。在妊娠前 3 个月内，本药有增加胎儿致畸的危险[5]；妊娠晚期用药影响新生儿中枢神经活动；分娩前及分娩时用药可导致新生儿肌张力减弱，孕妇应禁用[6]。

**【药师建议】**

根据《妊娠期女性抗癫痫药物应用中国专家共识》,妊娠期间癫痫发作会对母体和胎儿产生不良影响,因此妊娠期患者除了常规的产前检查,还应定期就诊癫痫专科。根据临床表现和脑电图等检查,动态评估患者是否仍有癫痫发作并明确发作类型,以便及时调整药物剂量和种类[7]。强直-阵挛性发作可导致胎儿心动过缓、缺氧,甚至流产。如果妊娠期间发作控制不佳,需考虑可能与妊娠早期剧烈呕吐、依从性差等所致的血清药物浓度降低有关。应依据患者具体情况采取相应措施。妊娠期服用单药治疗的致畸概率在3%左右(正常人群约2%),而多药联合治疗的致畸率可高达17%[7]。故妊娠期间应尽可能避免多药联合治疗。国内临床常用的AED包括丙戊酸、苯巴比妥、苯妥英钠、卡马西平等传统AED,临床医生应充分告知患者服用这些药物可能存在的致畸风险。根据迄今为止的临床证据,左乙拉西坦和拉莫三嗪等新一代AED已成为妊娠期间相对较安全的药物[8]。

## 参考文献

[1] VERONIKI A A,COGO E,RIOS P,et al. Comparative safety of anti-epileptic drugs during pregnancy:a systematic review and network meta-analysis of congenital malformations and prenatal outcomes. BMC Med,2017,15(1):95.

[2] WECKESSER A,DENNY E. Women living with epilepsy,experiences of pregnancy and reproductive health:a review of the literature. Seizure,2013,22(2):91-98.

[3] VASSELLA F,PAVLINCOVA E,SCHNEIDER H J,et al. Treatment of infantile spasms and Lennox-Gastaut syndrome with clonazepam(Rivotril). Epilepsia,1973,14(2):165-175.

[4] 卢和丽. 精神科药物妊娠安全性分级及其使用原则. 健康向导,2018,24(6):32-33.

[5] EROS E,CZEIZEL A E,ROCKENBAUER M,et al. A population-based casecontrolteratologic study of nitrazepam,medazepam,tofifisopam,alprazolum and clonazepam treatment during pregnancy. Eur J Obstet Gynecol Reprod Biol,2002,101(2):147-154.

[6] WEINSTOCK L,COHEN L S,BAILEY J W,et al. Obstetrical and neonatal outcome following clonazepam use during pregnancy:a case series. Psychother Psychosom,2001,70(3):158-162.

[7] 中国医师协会神经内科分会癫痫专委会. 妊娠期女性抗癫痫药物应用中国专家共识. 中国医师杂志,2015,17(7):969-973.

[8] VOINESCU P E,PENNELL P B. Management of epilepsy during pregnancy. Expert Rev Neurother,2015,15(10):1171-1187.

## 案例8

**【患者基本信息】**

女,29岁

**【临床诊断】**

孕晚期

**【处方用药】**

氨肽素片 0.2g×100粒×4瓶 用法:每次1.0g,每天3次,口服

**【处方分析】**

本处方的不合理之处在于临床诊断和用药并没有相关性。

氨肽素片临床上用于特发性血小板减少性紫癜、再生障碍性贫血、白细胞减少症。也可用于银屑病[1-2]。若有需求要服用此药物,氨肽素片不排除对胎儿有影响,因药品说明书中无明确的说明[1],妊娠期、哺乳期用药尚不明确,因此需要慎重。

**【药师建议】**

建议完善诊断后,在医生的专业指导下服用对应的药物。在饮食方面,多吃一些绿色的蔬菜,多吃香蕉类的水果,多补充维生素,自己不可以盲目用药,以免影响胎儿的发育。

### 参考文献

[1] 氨肽素片药品说明书,2002.
[2] 孔庆山.清热散结胶囊联合氨肽素片治疗银屑病疗效观察.陕西中医,2014,35(11):1523-1524.

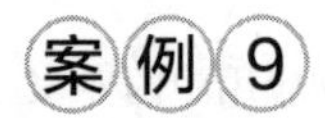


**【患者基本信息】**

女,30岁

【临床诊断】

孕 32 周,牙髓炎

【处方用药】

四环素片 0.25g×100 片 用法:每次 0.5g,每天 4 次,口服

【处方分析】

该处方不合理之处在于妊娠期使用了四环素。

四环素妊娠期用药安全性分级为 D 级[1],可以通过胎盘,且可沉积在胎儿牙齿、长骨,在妊娠中期和晚期使用四环素类药物会导致牙齿永久性变色(黄灰色、棕色),并可能抑制骨骼发育;妊娠期间给予高剂量(>2g 静脉注射)四环素可导致罕见但严重的母体肝毒性,引起死产或早产[2]。

【药师建议】

如患者牙髓炎确需药物治疗,建议使用青霉素类或头孢类抗生素[3]。四环素因可导致永久性牙齿变色、抑制骨骼发育、肝毒性[2],禁用于孕妇。

## 参考文献

[1] BRIGGS G G,FREEMAN R K,YAFFE S J. 妊娠期和哺乳期用药. 杨慧霞,段涛,译. 7 版. 北京:人民卫生出版社,2008.

[2] 四环素片药品说明书,2006.

[3] CHOW A W. Complications,diagnosis,and treatment of odontogenic infections. [2022-7-21]. https://www.uptodate.cn/contents/zh-Hans/complications-diagnosis-and-treatment-of-odontogenic-infections? search=Complications,%20diagnosis,%20and%20treatment%20of%20odontogenic%20infections&source=search_result&selectedTitle=1~29&usage_type=default&display_rank=1.

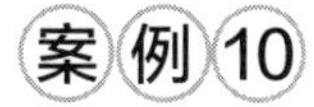

【患者基本信息】

女,31 岁

【临床诊断】

孕 32 周,妊娠高血压

【处方用药】

福辛普利钠片 10mg×7 片 用法:每次 20mg,每天 1 次,口服
硝苯地平片 10mg×100 片 用法:每次 20mg,每天 3 次,口服

【处方分析】

该处方不合理之处在于使用了妊娠期禁用的药物福辛普利。

福辛普利妊娠期用药安全性分级,早期属于 C 级,孕中晚期属于 D 级[1],为竞争性血管紧张素转化酶抑制剂。妊娠期使用作用于肾素-血管紧张素系统的药物会对发育中的胎儿造成伤害和死亡,包括低血压、新生儿颅骨发育不全、无尿、可逆或不可逆肾衰竭和死亡[1]。羊水过少也有报道,可能是由胎儿肾功能下降所致,羊水过少与胎儿肢体挛缩、颅面变形和肺发育不良有关[2]。福辛普利可穿过胎盘,妊娠早期暴露于 ACEI 可能会增加胎儿畸形风险[1]。当发现妊娠时,应立即停用福辛普利[3]。

硝苯地平片妊娠期用药安全性分级为 C 级,可穿过胎盘,是妊娠期慢性高血压患者常用的首选药物之一[3]。硝苯地平片为速释剂型,消除半衰期为 2 小时,半衰期较短,常用于高血压急性发作、严重高血压紧急降压情况。硝苯地平缓释片的作用持续时间更长。

【药师建议】

妊娠期禁用作用于肾素-血管紧张素系统的药物,且不建议备孕期间使用。一旦发现妊娠,应尽快停用福辛普利,使用其他可选治疗方案,如拉贝洛尔、硝苯地平等[3]。请告知患者其胎儿潜在的风险,嘱该妇女妊娠期做详尽的产前检查,进行连续超声检查以评估妊娠情况,如是否有羊水减少、肢体发育及颅面异常等。需要注意的是,胎儿损害可能出现在羊水减少之前,甚至羊水过少可能不会出现,不能仅依靠羊水情况判断胎儿情况。对有福辛普利暴露史的新出生的婴儿要监测是否存在低血压、少尿、高钾血症[1-2]。

## 参考文献

[1] 福辛普利钠片药品说明书,2022.
[2] BRIGGS G G,FREEMAN R K,TOWERS C V. Drugs in pregnancy and lactation. 11th ed. California:Wolters Kluwer,2017.
[3] American College of Obstetricians and Gynecologists' Committee on Practice Bulletins—Obstetrics. ACOG practice bulletin no. 203:chronic hypertension in pregnancy. Obstet Gynecol, 2019,133(1):e26-e50.

## 案例11

【患者基本信息】

女,27岁

【临床诊断】

孕晚期,细菌性角膜炎

【处方用药】

左氧氟沙星滴眼液5ml:24.4mg×1瓶　用法:每次适量,每天3次,滴眼

妥布霉素地塞米松滴眼液5ml(妥布霉素15mg和地塞米松5mg)×1支　用法:每次适量,每天3次,滴眼

妥布霉素地塞米松眼膏3.5g(妥布霉素10.5mg和地塞米松3.5mg)×1支　用法:每次适量,每天1次,涂眼

【处方分析】

该处方不合理之处在于选药不合理。

左氧氟沙星妊娠期用药安全性分级为C级[1],用于敏感细菌所引起的呼吸系统、泌尿生殖系统、皮肤软组织、肠道等轻、中度感染,用法用量为成人一次0.5g,一天1次。本药可通过胎盘屏障[2]。动物实验未观察到本药有致畸作用或对生育力有损害,但有胎仔体重减轻和死亡率增加。幼鼠和幼犬口服和注射本药,出现负重关节永久性损伤[3]。说明书指出,由于目前对孕妇使用本品的研究及数据尚不充分,因此不推荐孕妇使用本品。人类研究资料的有限数据表明,妊娠期早期使用本药可能不增加重大畸形的发生率,但有研究发现妊娠期使用本药后自然流产的风险增加[4-5]。妊娠期间,喹诺酮类药物可以用于局部治疗[6]。

妥布霉素地塞米松滴眼液(5ml本品含妥布霉素15mg和地塞米松5mg)和妥布霉素地塞米松眼膏(3.5g本品含妥布霉素10.5mg和地塞米松3.5mg)均为复方眼用制剂,适应证为:①用于眼科手术前、后预防及治疗感染与炎症反应;②用于严重的细菌性结膜炎、角膜炎、泪囊炎与化学灼伤等[7],用法为滴入或涂在结膜囊中,每天数次。妥布霉素妊娠期用药安全性分级为B级(眼用制剂),可通过胎盘屏障到达胎盘和羊水[1]。动物实验显示本药对生育力或交配行为无损害,胎仔器官形成期给予本药具有肾毒性,妊娠晚期暴露于本药对后代有耳毒性,并且观察到母体听力损失和组织学损害[8]。有临床研究报道妥

布霉素局部滴眼后全身吸收的量是检测不到的[9]，如果在妊娠期间需要用药，最小有效剂量应与封泪管联合使用，以减少全身吸收[10]。地塞米松妊娠期用药安全性分级为C级，属于糖皮质激素类药物，具有抗炎、抗过敏和抑制免疫等多种药理作用，该药可通过胎盘屏障，部分经胎盘后代谢为无活性代谢产物[1]。糖皮质激素类药物可在妊娠期间局部偶尔使用(除了强效的丙酸氯倍他索)[6]。该药尚未进行长期动物研究来评估对生育力的影响，但已被证明在小鼠和家兔中以数倍治疗剂量局部眼用后会致畸[11]。临床研究资料显示，孕妇使用糖皮质激素类药物通常不增加严重先天畸形的风险，但唇腭裂(唇裂伴或不伴腭裂)的稍高风险不能排除[6]。目前研究表明，长期或反复使用糖皮质激素类药物可升高子宫内生长迟缓的风险[12]。如果在妊娠期间需要滴眼液(如0.1%地塞米松溶液)，则应予最小有效剂量并与封泪管结合使用，以减少对胎儿的潜在暴露[10]。

【药师建议】

引起角膜炎的细菌主要有葡萄球菌、铜绿假单胞菌、肺炎球菌和大肠埃希菌等，其中以前两种最为常见，局部使用抗菌药物是治疗细菌性角膜炎最有效的途径，一旦临床诊断，应立即予以抗菌药物经验性治疗。2018年美国眼科学会(AAO)发布的细菌性角膜炎指南中推荐可选择头孢唑林或万古霉素联合妥布霉素或庆大霉素或氟喹诺酮类药物[13]，经验治疗效果不佳时，应根据细菌培养和药敏试验结果调整抗菌药物。有研究表明喹诺酮类单药治疗与抗菌药物联合的治疗效果一样有效[13]，且喹诺酮类药物是妊娠期间次选的抗菌药物[6]，妥布霉素在孕妇中的使用数据目前暂无或有限，动物研究已显示具有生殖毒性，妊娠期间不建议使用本品[8]。

该患者处于妊娠晚期，可选择左氧氟沙星滴眼液局部给药治疗。糖皮质激素类药物的应用要严格掌握适应证，使用不当可致病情恶化甚至角膜穿孔，细菌性角膜炎急性期一般不宜使用糖皮质激素类药物，慢性期病灶愈合后可酌情使用[14]。目前尚未有关于氨基糖苷类药物妊娠期局部治疗的不良反应的报道，且局部使用全身吸收较少，若患者已使用妥布霉素地塞米松滴眼液/眼膏，无须终止妊娠或进行侵入性检查[6]，在高剂量应用氨基糖苷类药物后，需检查新生儿的肾功能和听力。病情控制后，应局部维持用药一段时间，防止感染复发，特别是铜绿假单胞菌性角膜溃疡。感染性角膜炎是世界性的常见致盲眼病，应详细询问病史，避免诱发因素，并充分告知患者该病对视力的损害及失明的风险，嘱其严格遵医嘱用药。

## 参考文献

[1] BRIGGS G G, FREEMAN R K, YAFFE S J. 妊娠期和哺乳期用药. 杨慧霞，段涛，译.

7 版. 北京:人民卫生出版社,2008.
[2] OZYUNCU O,NEMUTLU E,KATLAN D,et al. Maternal and fetal blood levels of moxifloxacin,levofloxacin,cefepime and cefoperazone. Int J Antimicrob Agents,2010,36(2):175-178.
[3] 左氧氟沙星滴眼液药品说明书,2014.
[4] PADBERG S,WACKER E,MEISTER R,et al. Observational cohort study of pregnancy outcome after first-trimester exposure to fluoroquinolones. Antimicrob Agents Chemother,2014,58(8):4392-4398.
[5] WOGELIUS P,NØRGAARD M,GISLUM M,et al. Further analysis of the risk of adverse birth outcome after maternal use of fluoroquinolones. Int J Antimicrob Agents,2005,26(4):323-326.
[6] SCHAEFER C,SPIELMANN H,VETTER K,等. 孕期与哺乳期用药指南. 吴效科,黄志超,译. 8 版. 北京:科学出版社,2021.
[7] 国家药典委员会. 中华人民共和国药典临床用药须知:化学药和生物制品卷. 2020 年版. 北京:中国医药科技出版社,2022.
[8] 妥布霉素滴眼液药品说明书,2020.
[9] FILATOV V,ALEXANDRAKIS G,RAINEY P M,et al. No detectable systemic absorption of topically administered ophthalmic tobramycin. Am J Ophthalmol,1994,117(3):402-403.
[10] SAMPLES J R,MEYER S M. Use of ophthalmic medications in pregnant and nursing women. Am J Ophthalmol,1988,106(5):616-623.
[11] 地塞米松磷酸钠注射液药品说明书,2020.
[12] 妥布霉素地塞米松眼膏药品说明书,2019.
[13] LIN A,RHEE M K,AKPEK E K,et al. Bacterial keratitis preferred practice pattern I. Ophthalmology,2019,126(1):P1-P55.
[14] 杨培增,范先群. 眼科学. 9 版. 北京:人民卫生出版社,2018.

## 案例12

**【患者基本信息】**

女,29 岁

**【临床诊断】**

孕 31 周,轻度贫血

**【处方用药】**

多糖铁复合物胶囊 0.15g×10 片×1 盒　用法:每次 0.15g,每天 1 次,口服

【处方分析】

铁缺乏和轻、中度贫血者以口服铁剂治疗为主。多糖铁复合物胶囊用于治疗单纯性缺铁性贫血,其主要以多糖铁复合物分子的形式存在。多糖铁复合物胶囊治疗孕妇缺铁性贫血的效果显著,能够有效改善孕妇的血液学指标,并且不良反应小,同时能够减少妊娠期及分娩时并发症的发生,有效改善围产儿结局[1]。诊断明确的缺铁性贫血(IDA)孕妇应补充元素铁100~200mg/d[2-4]。

【药师建议】

《妊娠期铁缺乏和缺铁性贫血诊治指南》推荐使用多糖铁复合物胶囊[5],治疗后直至妊娠期血红蛋白(Hb)恢复正常,应口服铁剂,持续3~6个月或至产后3个月[6-7]。为了避免食物阻碍非血红素铁的吸收,建议进食前1小时口服铁剂,可与维生素C同服,以提高吸收效率。但应当注意避免与其他药物同时服用,治疗期间应定期检查血清铁的水平[5]。

## 参考文献

[1] 邓翠平,丁昭宁. 多糖铁复合物胶囊治疗孕产妇缺铁性贫血的疗效及对围产儿结局的影响分析. 深圳中西医结合杂志,2016,26(23):105-107.

[2] PAVORD S,MYERS B,ROBINSON S,et al. UK guidelines on the management of iron deficiency in pregnancy. Br J Haematol,2012,156(5):588-600.

[3] BREYMANN C,BIAN X M,BLANCO-CAPITO L R,et al. Expert recommendations for the diagnosis and treatment of iron deficiency anemia during pregnancy and the postpartum period in the Asia-Pacifific region. J Perinat Med,2011,39(2):113-121.

[4] REVEIZ L,GYTE G M,CUERVO L G,et al. Treatments for iron deficiency anaemia in pregnancy. Cochrane Database Syst Rev,2011(10):CD003094.

[5] 中华医学会围产医学分会. 妊娠期铁缺乏和缺铁性贫血诊治指南. 中华围产医学杂志,2014,17(7):451-455.

[6] JAMES D K,STEER P J,WEINER C P,et al. High risk pregnancy:management options. 4th ed. St Louis:Elsevier(Saunders),2011.

[7] CUNNINGHAM F G,LEVENO K J,BLOOM S L,et al. Williams obstetrics. 23rd ed. New York:McGrow-Hill,2010.

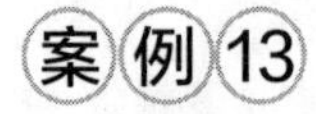

## 案例13

【患者基本信息】

女,35岁

【临床诊断】

孕 30 周，急性冠周炎

【处方用药】

布洛芬片 0.1g×100 片×1 瓶　用法：每次 0.2g，每天 3 次，口服
左氧氟沙星片 0.5g×4 片×1 盒　用法：每次 0.5g，每天 1 次，口服

【处方分析】

该处方不合理之处在于使用了妊娠期禁用的药物布洛芬和左氧氟沙星。

布洛芬孕晚期妊娠期用药安全性分级为 D 级[1]，为解热镇痛类药物。成人用量为每次 0.2g。本品通过抑制环氧合酶，减少前列腺素合成，产生镇痛、抗炎作用；通过下丘脑体温调节中枢而起解热作用[2]。虽然布洛芬不会导致胎儿畸形，但其可引起胎儿动脉导管收缩导致胎儿肺动脉高压及羊水过少[3]；还可能使晚期妊娠的妇女妊娠期延长，引起难产及产程延长。故妊娠期间禁用此药。布洛芬甚少进入乳汁，美国儿科学会认为哺乳期妇女应用本品可继续哺乳[1]。

左氧氟沙星属于喹诺酮类药物，妊娠期用药安全性分级为 C 级[1]，适用于敏感细菌所引起的轻、中度感染。本品可通过胎盘进入胎儿体内，在对大鼠的生殖毒性实验中发现左氧氟沙星可使胎鼠体重降低，死亡率增加[4]；左氧氟沙星可通过乳汁分泌，且可能会对母乳喂养的婴儿产生严重不良反应，有致畸的可能；因此孕妇禁用，哺乳期妇女应用时应暂停哺乳。

【药师建议】

急性冠周炎是牙冠周围的牙龈组织产生剧烈的以感染为原因的疼痛，通常为厌氧菌感染。患者孕 30 周，处于孕晚期，应在医生的指导下，选择安全性级别更高的抗厌氧菌药进行治疗。

## 参考文献

[1] 蒋式时，邵守进，陶如风. 妊娠期哺乳期用药医师案头参考. 2 版. 北京：人民卫生出版社，2010.
[2] 布洛芬片药品说明书，2012.
[3] 郭艳杰，尚丽新. 妊娠期及哺乳期合理用药. 人民军医，2016，59(4)：414-418.
[4] 左氧氟沙星片药品说明书，2017.

## 案例14

**【患者基本信息】**

女，30岁

**【临床诊断】**

孕28周，发热原因待查，上呼吸道感染

**【处方用药】**

布洛芬片 0.1g×24片×1盒 用法：每次0.2g，每天3次，口服
阿奇霉素片 0.25g×6片×2盒 用法：每次0.5g，每天1次，口服

**【处方分析】**

该处方不合理之处在于使用了妊娠晚期禁用的药物布洛芬。

布洛芬妊娠期用药安全性分级为B级（在妊娠晚期或临近分娩时用药安全性分级为D级）[1]，为非甾体抗炎药（NSAID），用于缓解轻中度的疼痛、风湿性及类风湿关节炎、感冒引起的发热等，本品成人日剂量最大不超过2.4g。NSAID作用机制为抑制花生四烯酸代谢过程中的环氧合酶（COX），使前列腺素合成减少。动物研究数据已显示前列腺素在子宫内膜血管通透性、囊胚植入和蜕膜化中起重要作用，使用前列腺素合成抑制剂会导致分娩延迟，并增加死胎的发生率[2]。在整个妊娠期，分别给予妊娠的雌兔、大鼠布洛芬人类最大推荐剂量（MRHD）的0.4倍和0.5倍，未观察到本品对胎仔有明显不良发育的影响；在妊娠的第9、10天（大鼠心脏发育关键时间点）给予大鼠布洛芬MRHD约0.9倍，可观察到膜性室间隔缺损的发生率增加，且该剂量与母体毒性相关，包括胃肠道毒性[2]。临床研究显示，孕前持续使用NSAID可能会干扰排卵和着床，从而降低受孕率[3]。NSAID在孕早期应避免应用，因为会增加流产和先天畸形风险；孕晚期应用与动脉导管过早闭合、新生儿脑室出血、肾功能损害、新生儿持续性肺动脉高压、坏死性小肠结肠炎和脑瘫有关[4]。布洛芬片药品说明书建议孕晚期（妊娠≥30周）应避免使用NSAID[2]。FDA推荐妊娠20~30周，应避免使用NSAID，因会导致羊水过少并出现一些并发症[5]。

阿奇霉素妊娠期用药安全性分级为B级[6]，为大环内酯类抗菌药物，属于快速抑菌剂，高浓度时也有杀菌作用，具有抗生素后效应和一定的免疫调节作用[7]。本品主要用于敏感菌（肺炎球菌、卡他莫拉菌、流感嗜血杆菌、金黄色葡萄球菌等）所致的呼吸道、皮肤软组织感染，以及由沙眼衣原体所致的单纯

性生殖器感染等。本品成人每天最大推荐给药剂量为1g。足月时本品可通过胎盘,体外研究显示阿奇霉素通过足月的人类胎盘比率为2.6%[6]。动物发育毒性研究显示,在器官形成期间,分别给予妊娠的大鼠、小鼠和家兔MRHD 600mg/d的3倍、2倍和1倍的剂量,未观察到胎仔畸形[8]。临床研究显示,现有的多数研究未发现妊娠期暴露于本品与胎儿畸形存在明显的相关性[9-10],但有研究发现妊娠早期应用本品可增加自然流产的风险[11]。也有研究结论相反,表明妊娠早期暴露于大环内酯类药物,婴儿心血管缺陷风险增加(这里主要是红霉素)[12]。

**【药师建议】**

急性上呼吸道感染是由各种病毒和/或细菌引起的鼻、咽或喉部急性炎症的总称,以病毒感染多见,占70%~80%,细菌可直接引起感染或继发于病毒感染[13]。对乙酰氨基酚是妊娠期解热镇痛药的首选,妊娠期任何阶段使用都是相对安全的[14]。

患者孕28周,属于妊娠晚期,应避免使用NSAID,包括布洛芬,因会导致羊水过少,影响胎儿的发育,以及肾功能损害和心脏问题[5]。基于胎龄及研究资料,为尊重患者的生育权,告知其胎儿潜在风险,如患者已使用布洛芬,应立即停用该药并改为对乙酰氨基酚解热镇痛,继续妊娠;如果患者已使用布洛芬超过48小时,应考虑进行超声监测羊水情况[5],重点关注羊水量、肾功能、动脉导管和肺动脉压等情况,若B超检查异常,向医生咨询是否有做羊水穿刺的必要,确有异常再咨询医生是否要终止妊娠。

## 参考文献

[1] 布洛芬片药品说明书,2015.
[2] 布洛芬片药品说明书,2019.
[3] PROVOST M,EATON J L,CLOWSE M E. Fertility and infertility in rheumatoid arthritis. Curr Opin Rheumatol,2014,26(3):308-314.
[4] AMUNDSEN S,NORDENG H,NEZVALOVA-HENRIKSEN K,et al. Pharmacological treatment of migraine during pregnancy and breastfeeding. Nat Rev Neurol,2015,11(4):209-219.
[5] FDA. FDA recommends avoiding use of NSAIDs in pregnancy at 20 weeks or later because they can result in low amniotic fluid. [2022-07-19]. https://www.fda.gov/media/142967/download.
[6] BRIGGS G G,FREEMAN R K,YAFFE S J. 妊娠期和哺乳期用药. 杨慧霞,段涛,译. 7版. 北京:人民卫生出版社,2008.
[7] 杨宝峰,陈建国. 药理学. 9版. 北京:人民卫生出版社,2018.

[8] 阿奇霉素片药品说明书,2019.
[9] SARKAR M,WOODLAND C C,KOREN G,et al. Pregnancy outcome following gestational exposure to azithromycin.BMC Pregnancy Childb,2006,6(1):1-5.
[10] BAHAT D A,KOREN G,MATOK I,et al. Fetal safety of macrolides. Antimicrob Agents Ch,2013,57(7):3307-3311.
[11] MUANDA F T,SHEEHY O,BERARD A. Use of antibiotics during pregnancy and risk of spontaneous abortion. CMAJ,2017,189(17):E625-E633.
[12] KALLEN B A,OTTERBLAD O P. Maternal drug use in early pregnancy and infant cardiovascular defect. Reprod Toxicol,2003,17(3):255-261.
[13] 中华医学会,中华医学会临床药学分会,中华医学会杂志社,等. 急性上呼吸道感染基层合理用药指南. 中华全科医师杂志,2020,19(8):689-697.
[14] SCHAEFER C,SPIELMANN H,VETTER K,等. 孕期与哺乳期用药. 吴效科,黄志超,译. 8 版. 北京:科学出版社,2021.

## 案例 15

**【患者基本信息】**

女,23 岁

**【临床诊断】**

孕 28 周(体检)

**【处方用药】**

硝呋太尔胶囊 0.1g×28 粒×3 盒　用法:每次 0.4g,每天 3 次,口服
乳果糖口服溶液 60ml:40.02g×2 瓶　用法:每次 1g,每天 2 次,口服

**【处方分析】**

该处方不合理之处在于无适应证用药,乳果糖给药剂量开具错误。

硝呋太尔,为硝基呋喃衍生物,抗菌谱广,用于治疗细菌、真菌引起的外阴感染、白带增多、泌尿系感染,以及消化道阿米巴感染及贾第虫病等[1]。动物研究显示本品安全性好,没有发现致畸或生育的变化,毒性反应甚微,妊娠期可以使用本品[2-3]。

乳果糖妊娠期用药安全性分级为 B 级[4],为双糖类渗透性泻药,用于治疗慢性或习惯性便秘,因可抑制蛋白质分解,降低血氨,还可用于治疗肝性脑病[5]。用于治疗便秘,本品成人常用量为 10~20g/d[6]。动物研究显示,给予妊

娠的小鼠、大鼠和家兔每天剂量最高达 6ml/kg 或 12ml/kg(人类常规口服剂量的 3 倍或 6 倍),未观察到对生育力、分娩或胎仔有不良的影响[7]。我国一项随机、双盲、安慰剂对照多中心临床研究显示,乳果糖组与安慰剂组新生儿体重、身高和 Apgar 评分均无差异[8]。因乳果糖不吸收入血,不影响胎儿发育,是我国孕产妇治疗便秘的常用药物,FDA 也批准用于治疗孕产妇便秘[9]。

**【药师建议】**

孕妇便秘发病率高达 40%,便秘可影响胎儿生长发育,可能引起流产、早产等严重后果[9-10]。对于短期出现便秘的孕产妇,应首先调整生活方式,如增加纤维素和水分的摄入、适度运动和建立良好的排便习惯,如果调整生活方式无效,可酌情给予通便药物,其中容积性泻药、渗透性泻药,如聚乙二醇、乳果糖安全性好,作用缓和且对胎儿无不良影响[9-10]。乳果糖和聚乙二醇是妊娠期的首选治疗药物[11]。

乳果糖用于治疗便秘常用量为 10~20g/d,该处方开具乳果糖每天剂量 2g,剂量开具错误。

## 参考文献

[1] 硝呋太尔制霉菌素阴道软膏药品说明书,2009.
[2] 硝呋太尔胶囊药品说明书,2010.
[3] MENDLING W,MAILLAND F. Microbiological and pharmaco-toxicological profile of nifuratel and its favourable risk/benefit ratio for the treatment of vulvo-vaginal infections. A review. Arzneimittelforschung,2002,52(1):8-13.
[4] BRIGGS G G,FREEMAN R K,YAFFE S J. 妊娠期和哺乳期用药. 杨慧霞,段涛,译. 7 版. 北京:人民卫生出版社,2008.
[5] 乳果糖口服溶液药品说明书,2015.
[6]《中国国家处方集》编委会. 中国国家处方集 化学药品与生物制品卷. 2 版. 北京:科学出版社. 2020.
[7] 乳果糖口服溶液药品说明书,2019.
[8] 乳果糖临床协作组. 乳果糖治疗妊娠期妇女便秘的随机、双盲、安慰剂对照多中心临床研究. 中华消化杂志,2006,26(10):690-693.
[9] 妇产科通便药合理应用专家委员会. 通便药在妇产科合理应用专家共识. 中华医学杂志,2014,94(46):3619-3622.
[10] 中华医学会消化病学分会胃肠动力学组,中华医学会消化病学分会功能性胃肠病协作组. 中国慢性便秘专家共识意见(2019,广州). 中华消化杂志,2019,39(9):577-578.
[11] SCHAEFER C,SPIELMANN H,VETTER K,等. 孕期与哺乳期用药. 吴效科,黄志超,译. 8 版. 北京:科学出版社,2021.

## 案例16

**【患者基本信息】**

女,21岁

**【临床诊断】**

孕28周,妊娠合并感染

**【处方用药】**

盐酸多西环素片0.1g×100片×1瓶　用法:每次0.1g,每天3次,口服

**【处方分析】**

该处方不合理之处在于没有使用更加安全的抗菌药物治疗妊娠合并感染;盐酸多西环素片频次错误,一般为0.1g,一天2次;诊断不明确,感染部位不同选用药物不同。

四环素类药物可穿过胎盘。妊娠期间多西环素的治疗剂量不太可能产生实质性的致畸风险,但数据不足以说明没有风险。一般来说,暴露的报告仅限于妊娠早期的短期治疗。四环素类药物在发育中的牙齿和长管状骨中积聚[1]。牙齿的永久性变色(黄色、灰色、棕色)可在宫内暴露后发生,更可能在长期或反复暴露后发生。

多西环素是治疗孕妇落基山斑疹热(RMSF)的推荐药物[2]。对于其他适应证,许多指南认为多西环素在妊娠期间禁用,或者如果有其他药物可用且适合使用,那么多西环素在孕妇中是相对禁忌证[3-7]。多西环素不应用于治疗孕妇酒渣鼻。当皮肤病需要使用全身抗生素时,首选其他药物[8-9]作为一类抗生素,四环素类通常被认为是孕妇的二线抗生素,应避免使用。

**【药师建议】**

妊娠合并感染的患者,尽量使用生物利用度好、妊娠期用药安全性分级为A或B级的抗菌药物治疗,建议口服阿莫西林治疗。考虑非典型病原体的可使用大环内酯类药物,如阿奇霉素。喹诺酮类药物(妊娠期用药安全性分级为C级)由于潜在的胎儿关节毒性,四环素类药物(妊娠期用药安全性分级为D级)由于其对胎儿牙齿和骨性畸形的影响,在妊娠期均不推荐使用。

## 参考文献

[1] MYLONAS I. Antibiotic chemotherapy during pregnancy and lactation period: aspects for consideration. Arch Gynecol Obstet, 2011, 283 (1): 7-18.

[2] BIGGS H M, BEHRAVESH C B, BRADLEY K K, et al. Diagnosis and management of tickborne rickettsial diseases: Rocky Mountain spotted fever and other spotted fever group rickettsioses, ehrlichioses, and anaplasmosis-United States. MMWR Recomm Rep, 2016, 65 (2): 1-44.

[3] ANDERSON A, BIJLMER H, FOURNIER P E, et al. Diagnosis and management of Q fever-United States, 2013: recommendations from CDC and the Q Fever Working Group. MMWR Recomm Rep, 2013, 62 (RR-03): 1-30.

[4] 美国感染病学会. 2021 IDSA 指南:成人和青少年艾滋病毒感染者机会性感染预防和治疗. [2022-07-22].http://www.idsociety.org/Index.aspx.

[5] STEVENS D L, BISNO A L, CHAMBERS H F, et al. Practice guidelines for the diagnosis and management of skin and soft tissue infections: 2014 update by the Infectious Diseases Society of America. Clin Infect Dis, 2014, 59 (2): e10-e52.

[6] WORKOWSKI K A, BOLAN G A. Sexually transmitted diseases treatment guidelines, 2015. MMWR Recomm Rep, 2015, 64 (RR-03): 1-137.

[7] WORMSER G P, DATTWYLER R J, SHAPIRO E D, et al. The clinical assessment, treatment, and prevention of Lyme disease, human granulocytic anaplasmosis, and babesiosis: clinical practice guidelines by the Infectious Diseases Society of America. Clin Infect Dis, 2006, 43 (9): 1089-1134.

[8] KONG Y L, TEY H L. Treatment of acne vulgaris during pregnancy and lactation. Drugs, 2013, 73 (8): 779-787.

[9] MURASE J E, HELLER M M, BUTLER D C. Safety of dermatologic medications in pregnancy and lactation: part Ⅰ. Pregnancy. J Am Acad Dermatol, 2014, 70 (3): e1-e14.

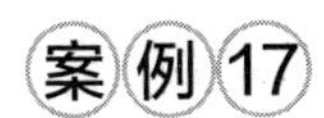


### 【患者基本信息】

女,36 岁

### 【临床诊断】

孕 32 周,妊娠合并癫痫

### 【处方用药】

氯硝西泮片 2mg×10 片×1 盒　用法:每次 2mg,每天 3 次,口服

【处方分析】

该处方不合理之处在于使用了妊娠期禁用的药物氯硝西泮。

氯硝西泮妊娠期用药安全性分级为D级，可穿过胎盘。一些苯二氮䓬类药物已经观察到致畸作用，但是还需要进一步的研究。母亲使用苯二氮䓬类药物后，早产儿和低出生体重儿的发生率可能会增加；新生儿在妊娠晚期暴露后，可能会出现低血糖和呼吸问题。新生儿戒断症状可能在出生后几天到几周内出现，一些苯二氮䓬类药物（包括氯硝西泮）已报告出现“婴儿松弛综合征”（其中也包括戒断症状）[1-3]。多种因素共同影响抗惊厥治疗的潜在致畸性。在治疗患有癫痫的孕妇时，建议使用致畸效应低的药物进行单一治疗。在治疗患有惊恐障碍的孕妇时，应在药物治疗前考虑心理社会干预[4]。

【药师建议】

依据2021年《中国围妊娠期女性癫痫患者管理指南》，因新型抗癫痫药拉莫三嗪和左乙拉西坦致畸风险较低，妊娠期应考虑作为首选[5]。患者可选用拉莫三嗪（妊娠C级），本品也可穿过人胎盘[6-7]，没有证据显示妊娠期服用拉莫三嗪会引起严重胎儿异常，但在现有的研究中，没有观察到重大先天畸形的风险总体增加；也没有排除唇裂或腭裂风险增加的可能性[8-10]。母亲使用拉莫三嗪后子代畸形风险增加可能与较大剂量有关[11-12]。综合疗法可能会增加先天畸形的风险；建议使用最低有效剂量的单一疗法[13]。由于妊娠引起的生理变化，孕妇可能需要调整拉莫三嗪的剂量，以维持临床反应；应考虑在妊娠期间进行监测。对于计划提前妊娠的癫痫妇女，在控制癫痫发作的最佳时期，应在妊娠前测量1次或2次基线血清浓度。在妊娠期间和产后第1周的每两天都可以继续监测1次[13]。

## 参考文献

[1] BERGMAN U, ROSA F W, BAUM C, et al. Effects of exposure to benzodiazepine during fetal life. Lancet, 1992, 340(8821): 694-696.

[2] IQBAL M M, SOBHAN T, RYALS T. Effects of commonly used benzodiazepines on the fetus, the neonate, and the nursing infant. Psychiatr Serv, 2002, 53(1): 39-49.

[3] WIKNER B N, STILLER C O, BERGMAN U, et al. Use of benzodiazepines and benzodiazepine receptor agonists during pregnancy: neonatal outcome and congenital malformations. Pharmacoepidemiol Drug Saf, 2007, 16(11): 1203-1210.

[4] LISTED N A .Practice guideline for the treatment of patients with panic disorder. Work Group on Panic Disorder. American Psychiatric Association. Am J Psychiat, 1998, 155(5 Suppl): 1-34.

[5] 中华医学会神经病学分会脑电图与癫痫学组. 中国围妊娠期女性癫痫患者管理指南. 中华神经科杂志,2021,54(6):539-544.

[6] HARDEN C L,PENNELL P B,KOPPEL B S,et al. Practice parameter update:management issues for women with epilepsy--focus on pregnancy (an evidence-based review):vitamin K, folic acid,blood levels,and breastfeeding:report of the Quality Standards Subcommittee and Therapeutics and Technology Assessment Subcommittee of the American Academy of Neurology and American Epilepsy Society. Neurology,2009,73(2):142-149.

[7] OHMAN I,VITOLS S,TOMSON T. Lamotrigine in pregnancy:pharmacokinetics during delivery,in the neonate,and during lactation. Epilepsia,2000,41(6):709-713.

[8] CUNNINGTON M C,WEIL J G,MESSENHEIMER J A,et al. Final results from 18 years of the International Lamotrigine Pregnancy Registry. Neurology,2011,76(21):1817-1823.

[9] HERNÁNDEZD S,SMITH C R,SHEN A,et al. Comparative safety of antiepileptic drugs during pregnancy. Neurology,2012,78(21):1692-1699.

[10] HOLMES L B,HERNÁNDEZD S. Newer anticonvulsants:lamotrigine,topiramate and gabapentin. Birth Defects Res A Clin Mol Teratol,2012,94(8):599-606.

[11] CUNNINGTON M,FERBER S,QUARTEY G,et al. Effect of dose on the frequency of major birth defects following fetal exposure to lamotrigine monotherapy in an international observational study. Epilepsia,2007,48(6):1207-1210.

[12] TOMSON T,BATTINO D,BONIZZONI E,et al. Dose-dependent risk of malformations with antiepileptic drugs:an analysis of data from the EURAP epilepsy and pregnancy registry. Lancet Neurol,2011,10(7):609-617.

[13] HARDEN C L, MEADOR K J, PENNELL P B, et al. Practice parameter update: management issues for women with epilepsy--focus on pregnancy (an evidence-based review):teratogenesis and perinatal outcomes:report of the Quality Standards Subcommittee and Therapeutics and Technology Assessment Subcommittee of the American Academy of Neurology and American Epilepsy Society. Neurology, 2009, 73(2):133-141.

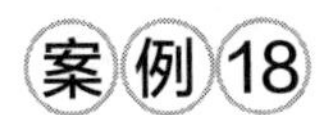


## 【患者基本信息】

女,34岁

## 【临床诊断】

孕34周,阴道出血

## 【处方用药】

妇科千金胶囊0.4g×24粒×1盒　用法:每次5粒,每天3次,口服

【处方分析】

该处方不合理之处在于:①单次给药剂量偏大;②使用了妊娠期禁用的药物。

妇科千金胶囊药物组成为千斤拔、功劳木、单面针、穿心莲、党参、鸡血藤等,诸药相合,共奏清热除湿、益气化瘀、止带之功。用于湿热瘀阻所致的带下病、腹痛,症见带下量多、色黄质稠,小腹疼痛;慢性盆腔炎、子宫内膜炎、慢性宫颈炎见上述证候者[1]。妇科千金胶囊用法用量为:一次2粒,一天3次。该处方开具一次5粒,一天3次,用量偏大。且妇科千金胶囊为孕妇禁用[2]。案例中患者孕34周,妇科千金胶囊禁用。

【药师建议】

该患者孕34周且有阴道出血的症状,建议先查明病因,对症治疗。此外,应定期产检,注意胎动,饮食宜清淡,忌辛辣食物。

参考文献

[1] 国家药典委员会.中华人民共和国药典临床用药须知:中药成方制剂卷.2020年版.北京:中国医药科技出版社,2022.
[2] 妇科千金胶囊药品说明书,2018.

## 第五节　妊娠期不合理处方解析

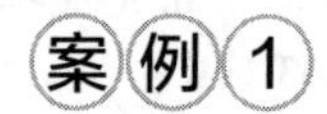

案例1

【患者基本信息】

女,28岁

【临床诊断】

妊娠合并高脂血症,支原体感染

【处方用药】

氟伐他汀钠胶囊 40mg×7粒×1盒　用法:每次40mg,每天1次,口服
氯霉素片 0.25g×100片×1盒　用法:每次0.75g,每天2次,口服

【处方分析】

该处方的不合理之处在于妊娠期患者使用了氟伐他汀钠胶囊+氯霉素片。

氟伐他汀钠妊娠期用药安全性分级 X 级[1]。氟伐他汀钠是一个全合成的降胆固醇药,为羟甲基戊二酰辅酶 A(HMG-CoA)还原酶抑制剂,可将 HMG-CoA 转化为 3-甲基-3,5-二羟戊酸。推荐剂量为 20mg 或 40mg,每天 1 次,晚餐时或睡前吞服。临床用于治疗饮食治疗未能完全控制的原发性高胆固醇血症和原发性混合型血脂异常(Fredrickson Ⅱa 和Ⅱb 型)。

由于 HMG-CoA 还原酶抑制剂减少胆固醇的合成,并且可能使某些具生物活性的胆固醇衍生物合成减少,若孕妇或哺乳期妇女服用则可能对胎儿或婴儿有害。因此,HMG-CoA 还原酶抑制剂禁用于孕妇和哺乳期妇女,也禁用于未采取可靠避孕措施的育龄妇女。治疗期间如果妊娠,必须停用氟伐他汀钠。

氯霉素的妊娠期用药安全性分级为 C 级[1]。氯霉素在体外具广谱抗微生物作用,包括需氧革兰氏阴性菌及革兰氏阳性菌、厌氧菌、立克次体属、螺旋体和衣原体属。对下列细菌具杀菌作用:流感嗜血杆菌、肺炎球菌和脑膜炎球菌。对以下细菌仅具抑菌作用:金黄色葡萄球菌、化脓性链球菌、草绿色链球菌、乙型溶血性链球菌、大肠埃希菌、肺炎克雷伯菌、奇异变形杆菌、伤寒沙门菌、副伤寒沙门菌、志贺菌属、脆弱拟杆菌等厌氧菌。下列细菌通常对氯霉素耐药:铜绿假单胞菌、不动杆菌属、肠杆菌属、黏质沙雷菌、吲哚阳性变形杆菌属、甲氧西林耐药葡萄球菌和肠球菌属。本品属抑菌剂。氯霉素为脂溶性,作用机制为通过弥散进入细菌细胞内,并可逆性地结合在细菌核糖体的 50S 亚基上,使肽链增长受阻(可能由于抑制了转肽酶的作用),因此抑制肽链的形成,从而阻止蛋白质的合成。成人一天 1.5~3g,分 3~4 次服用。氯霉素能通过胎盘屏障,在胎儿体内达到治疗剂量。已有许多应用氯霉素的资料,尚无证据表明氯霉素可增加畸胎的发生率。氯霉素不应在妊娠后期使用。因为新生儿的代谢系统尚不完善,可能会导致氯霉素蓄积,从而引起灰婴综合征(表现为呕吐、低体温、呼吸抑制、心血管性虚脱、发绀),这对新生儿是致命的[1]。

【药师建议】

该患者应停用氟伐他汀钠胶囊。孕前尽可能控制血脂达标。当计划妊娠时,建议提前至少 1 个月,甚至可能长达 3 个月停止除胆酸螯合剂以外的调血脂药治疗:他汀类药物建议停药 3 个月后妊娠;烟酸类、依折麦布建议至少停药 4 周后妊娠。对于正服用全身吸收的调血脂药的家族性高胆固醇血症妇女,在确定妊娠后应立即停药。除特殊情况外,妊娠期和哺乳期一般禁止给予调血脂药。妊娠期高胆固醇血症可以使用胆酸螯合剂,但不良反应重,降脂效果欠佳，难以长期坚持[1]。严重高甘油三酯血症（TG≥1 000mg/dl，11.4mmol/L 时）或伴有急性胰腺炎时，可以使用 ω-3 脂肪酸、胃肠外营养、血浆置换等措施，妊娠中晚期权衡利弊可以使用吉非罗齐或非诺贝特。建议该患者每 3 个月或干预后的 6 周内监测血脂。

氯霉素是妊娠期的禁忌药物，只有在孕妇确有应用指征（危及孕妇生命的感染）时才可应用。孕妇在妊娠早期不慎服用该药，不需要终止妊娠或进行侵入性检查。该患者为妊娠合并支原体感染，可选用第二代大环内酯类的抗生素阿奇霉素治疗[2]。

## 参考文献

[1] 赫里什托夫·舍费尔，保罗·彼得斯，理查德·K. 米勒. 孕期与哺乳期用药指南. 山丹，译. 2 版. 北京：科学出版社，2010.

[2] 童荣生. 妊娠和哺乳期患者治疗临床药师指导手册. 北京：人民卫生出版社，2012.

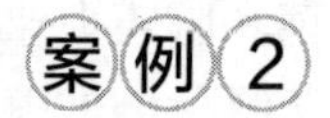

## 案例 2

**【患者基本信息】**

女，25 岁

**【临床诊断】**

妊娠合并结肠炎

**【处方用药】**

兰索拉唑片 30mg×7 片×1 盒　用法：每次 30mg，每天 1 次，口服

**【处方分析】**

该处方不合理之处在于妊娠合并结肠炎患者使用了兰索拉唑片。

兰索拉唑（妊娠期用药安全性分级为 B 级[1]）为苯并咪唑类化合物，口服吸收后转移至胃黏膜，在酸性条件下转化为活性代谢体，该活性代谢体特异性地抑制胃黏膜壁细胞 $H^+$，$K^+$-ATP 酶系统而阻断胃酸分泌的最后步骤，以剂量依赖性方式抑制基础胃酸分泌以及刺激状态下的胃酸分泌，但是对胆碱和组胺 $H_2$ 受体无拮抗作用。成人通常每天口服 1 次，一次 30mg。十二指肠溃疡患者需连续服药 4~6 周；胃溃疡、反流性食管炎、佐林格-埃利森综合征患者需连续服药 6~8 周。妊娠期应用兰索拉唑的经验有限，还不能为风险评估提供一份有说服力的充分证据，但是迄今为止还没有其对人类致畸的证据[1]。

【药师建议】

多数炎性肠病治疗药物对妊娠不会产生长期不利的影响。除甲氨蝶呤和沙利度胺，其他药物基本都可以在妊娠期和哺乳期继续应用。柳氮磺吡啶(SASP)、糖皮质激素类药物和硫唑嘌呤(ZA)对女性炎性肠病患者的生育力、胎儿等影响较小。对经口或直肠美沙拉秦维持治疗的妊娠炎性肠病女性，推荐在整个妊娠期继续行美沙拉秦治疗；巯嘌呤类药物治疗者未见流产、早产、死胎和先天异常等发生率增加的现象，在巯嘌呤类药物维持治疗的妊娠炎性肠病女性中，推荐在整个妊娠期间继续巯嘌呤类药物治疗。在抗肿瘤坏死因子(抗 TNF)维持治疗的妊娠炎性肠病女性中，推荐继续抗 TNF 治疗；对疾病处于缓解期且复发风险较低的孕妇，建议妊娠 24 周后可停用抗 TNF[2]。

该患者诊断为妊娠合并结肠炎，使用兰索拉唑片没有使用指征，应该立即停药。美沙拉秦被用来治疗慢性炎性肠病。治疗慢性炎性肠病应采用药物所需的最佳治疗剂量，由于活动性疾病的存在，不充分的治疗可能会对妊娠和胎儿产生有害作用。如果有需要，也可使用柳氮磺吡啶和奥沙拉秦[3]。当适应证明确时，也可局部或全身使用糖皮质激素类药物。免疫抑制剂(如硫唑嘌呤)只有在迫不得已时才使用。应避免使用巯嘌呤、硫鸟嘌呤和英夫利西单抗，只有当上述治疗无效时才使用。甲氨蝶呤应禁用[3]。

## 参考文献

[1] 兰索拉唑片药品说明书，2017.
[2] 高媛，滕贵根，王化虹. 炎症性肠病女性妊娠期间管理. 中华炎性肠病杂志，2017，1(2)：116-118.
[3] 赫里什托夫·舍费尔，保罗·彼得斯，理查德·K. 米勒. 孕期与哺乳期用药指南. 山丹，译. 2 版. 北京：科学出版社，2010.

## 案例 3

【患者基本信息】

女，34 岁

【临床诊断】

妊娠高血压

【处方用药】

硝苯地平控释片 30mg×24 片×2 盒　用法：每次 30mg，每天 2 次，口服
碳酸钙 $D_3$ 片 0.6g×30 片×1 瓶　用法：每次 1 片，每天 1 次，口服
缬沙坦胶囊 80mg×36 粒×1 盒　用法：每次 80mg，每天 1 次，口服

【处方分析】

该处方的不合理之处在于使用了妊娠中晚期禁用的药物缬沙坦，此外，硝苯地平控释片的用法不规范。

硝苯地平妊娠期用药安全性分级是 C 级[1]，它是一种钙通道阻滞剂，用于治疗高血压、冠心病及慢性稳定型心绞痛。中国《妊娠期高血压疾病诊治指南(2020)》将硝苯地平（非缓控释剂型，Ⅰ-A）、硝苯地平缓释片（Ⅱ-B）列入常用的妊娠高血压治疗药物中[2]。1996 年报道了一项包括 78 名妇女的前瞻性、多中心队列研究，显示孕早期使用的钙通道阻滞剂中，44% 为硝苯地平，与对照组相比，未发现先天畸形发生的风险增高[3]。但该患者使用的剂型为控释片，控释片的药物释放符合零级释放速率，其用法间隔为一天 1 次即可。

碳酸钙 $D_3$ 用作儿童、孕妇和哺乳期妇女、更年期妇女、老年人等的钙补充剂，并帮助防治骨质疏松症。用法用量为：成人，一次 1 片，一天 1~2 次。

缬沙坦对妊娠中晚期妇女的妊娠期用药安全性分级是 D 级。缬沙坦是一种选择性血管紧张素Ⅱ受体阻滞剂，与 ACEI 类药物均作用于肾素-血管紧张素系统，所以在妊娠中期和晚期应用缬沙坦可能有致畸作用以及与 ACEI 相似的严重的胎儿和新生儿毒性。对胎儿的毒性作用可能包括无尿症、羊水过少、胎儿低钙血症、宫内生长受限和动脉导管未闭[1]。一则病例报道显示，一妊娠晚期妇女服用缬沙坦导致新生儿出现无尿症，半年后随访患儿罹患慢性肾脏疾病、高血压和贫血[2]。另一例孕妇服用缬沙坦后出现羊水过少，但胎儿分娩后随访两年显示正常[4]。

【药师建议】

根据中国《妊娠期高血压疾病诊治指南(2020)》，妊娠高血压常用的口服抗高血压药有拉贝洛尔（Ⅰ-A 级证据）、硝苯地平（非缓控释剂型，Ⅰ-A 级证据）或硝苯地平缓释片（Ⅱ-B 级证据）等；妊娠期一般不使用利尿剂降血压，以防血液浓缩、有效循环血量减少和高凝倾向（Ⅲ-B 级证据）。妊娠期禁止使用血管紧张素转化酶抑制剂（ACEI）和血管紧张素Ⅱ受体阻滞剂（ARB）（Ⅱ-2E 级证据）。

因此对于该患者，首先明确患者孕周数，如属于妊娠中晚期，建议完善相关检查，评估胎儿目前发育情况，嘱该妇女做详尽的产前检查及胎儿超声检

查,重点关注泌尿系统、心脏发育和羊水情况,若 B 超检查异常,向医生咨询是否有做无创 DNA 或羊水穿刺的必要,确有异常再咨询医生是否要终止妊娠。如属于妊娠早期,建议将缬沙坦片调整为拉贝洛尔片,用法用量为:50~150mg,每天 3~4 次。同时硝苯地平控释片的用法用量调整为 30mg,每天 1 次即可。

## 参考文献

[1] BRIGGS G G,FREEMAN R K,YAFFE S J. 妊娠期和哺乳期用药. 杨慧霞,段涛,译. 7 版. 北京:人民卫生出版社,2008.

[2] 中华医学会妇产科学分会妊娠期高血压疾病学组. 妊娠期高血压疾病诊治指南(2020). 中华妇产科杂志,2020,55(4):227-238.

[3] MAGEE L A,SCHICK B,DONNENFELD A E,Sage SRConover B,Cook L,McElhatton PR.Schmidt MAKoren G. The safety of calcium channel blockers inhuman pregnancy:a prospective,multicenter cohortstudy. Am J Obstet Gynecol 1996:174:823-8.

[4] SAAR T,LEVITT L,AMSALEM H. Reversible fetal renal impairment following angiotensin receptor blocking treatment during third trimester of pregnancy:case report and review of the literature. Case Rep Obstet Gynecol,2016:2382031.

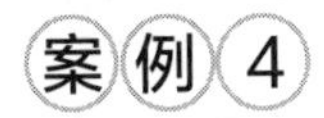

## 案例 4

**【患者基本信息】**

女,26 岁

**【临床诊断】**

产前筛查高风险,阴道炎

**【处方用药】**

甲硝唑阴道泡腾片 0.2g×14 粒　用法:每次 0.2g,每天 1 次,外用

**【处方分析】**

该处方的不合理之处在于:①用药指征不明确;②甲硝唑阴道泡腾片用法错误。

甲硝唑对多种厌氧菌、原虫及微需氧菌均有活性,不能覆盖真菌和需氧菌,建议先明确诊断。甲硝唑阴道泡腾片用于阴道炎时,应采取阴道给药,用戴上指套的手指将本品塞入阴道深处[1]。

【药师建议】

妊娠期阴道炎，阴道局部用药可能存在胎膜早破等风险，建议口服[1]。对于妊娠期无症状阴道炎可不进行治疗，对于有症状阴道炎，应明确感染类别。对于细菌性阴道病推荐甲硝唑或克林霉素，对于需氧菌性阴道炎可选用头孢呋辛或克林霉素乳膏，对于妊娠期滴虫性阴道炎推荐甲硝唑，对于外阴阴道假丝酵母菌病推荐局部应用唑类药物[2-6]。

甲硝唑妊娠期用药安全性分级为 B 级，甲硝唑可穿过胎盘屏障，其对人类胎儿器官发生的影响不清楚。已在大鼠、兔和小鼠中进行了生殖研究，剂量与基于体表面积比较的最大推荐人用剂量相似。没有证据表明甲硝唑对胎儿造成伤害。

## 参 考 文 献

[1] 中华医学会妇产科学分会感染性疾病协作组. 细菌性阴道病诊治指南(2021 修订版). 中华妇产科杂志，2021，56(1)：3-6.

[2] 甲硝唑阴道泡腾片药品说明书，2016.

[3] 中华医学会妇产科学分会感染性疾病协作组. 需氧菌性阴道炎诊治专家共识(2021 版). 中华妇产科杂志，2021，56(1)：11-14.

[4] 中华医学会妇产科学分会感染性疾病协作组. 阴道毛滴虫病诊治指南(2021 修订版). 中华妇产科杂志，2021，56(1)：7-10.

[5] WORKOWSKI K A，BOLAN G A. Sexually transmitted diseases treatment guidelines，2015. MMWR Recomm Rep，2015，64(RR-03)：1-137.

[6] SHERRARD J，WILSON J，DONDERS G，et al. 2018 European (IUSTI/WHO) International Union against sexually transmitted infections (IUSTI)World Health Organisation (WHO) guideline on the management of vaginal discharge. Int J STD AIDS，2018，29(13)：1258-1272.

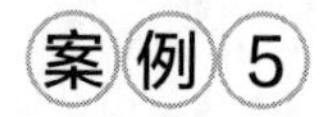


【患者基本信息】

女，23 岁

【临床诊断】

妊娠状态

【处方用药】

黄体酮注射液 1ml：20mg×14 支　用法：每次 40mg，每天 1 次，肌内注射

保胎灵胶囊 0.5g×36 粒×2 盒　用法：每次 3 粒，每天 3 次，口服

维生素 E 软胶囊（天然型）0.1g×30 粒×1 盒　用法：每次 0.1g，每天 2 次，口服

【处方分析】

该处方不合理之处在于无适应证用药。

孕酮是卵巢、胎盘和肾上腺分泌的一种类固醇激素。在受精卵着床后，胎盘形成，可减少妊娠子宫的兴奋性，保持妊娠状态。对孕激素水平低者可以进行孕激素治疗，黄体酮 10~20mg，每天或隔天肌内注射 1 次[1]。一项 Cochrane 系统评价显示，妊娠期间维生素 E 补充剂联合维生素 C 或其他补充剂或药物并不能改善死产、早产、子痫前期或低出生体重这些结局[2]。另有 Meta 分析表明高剂量的维生素 E（≥400IU/d）可能会增加全因死亡率，且量效分析显示，用量大于 150IU/d 的全因死亡率随用量增加[3]。所以无特定适应证的患者不应通过摄入维生素 E 补充剂来预防疾病[4]。

【药师建议】

建议先明确诊断后再用药。

## 参考文献

[1] 曹泽毅. 中华妇产科学.3 版. 北京：人民卫生出版社，2014.

[2] RUMBOLD A，OTA E，HORI H，et al. Vitamin E supplementation in pregnancy. Cochrane Database Syst Rev，2015，2015(9)：CD004069.

[3] MILLER ER 3RD，PASTOR-BARRIUSO R，DALAL D，et al. Meta-analysis：high-dosage vitamin E supplementation may increase all-cause mortality. Ann Intern Med，2005，142(1)：37-46.

[4] UpToDate. 维生素摄入与疾病预防.［2022-05-21］.https://www.uptodate.cn/contents/zh-Hans/vitamin-intake-and-disease-prevention?search=%E7%96%BE%E7%97%85%E9%A2%84%E9%98%B2%E4%B8%AD%E7%9A%84%E7%BB%B4%E7%94%9F%E7%B4%A0%E8%A1%A5%E5%85%85&source=search_result&selectedTitle=1~150&usage_type=default&display_rank=1#.

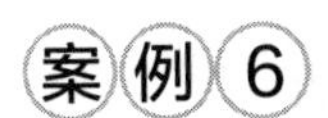


【患者基本信息】

女，32 岁

【临床诊断】

妊娠糖尿病、高血压

【处方用药】

盐酸二甲双胍片 0.5g×30 片×2 盒　用法:每次 0.5g,每天 2 次,口服
卡托普利片 25mg×50 片×2 盒　用法:每次 25mg,每天 2 次,口服

【处方分析】

本处方不合理之处为使用了妊娠期禁用药卡托普利。

卡托普利妊娠期用药安全性分级为 C/D[1],是一种血管紧张素转化酶抑制剂(ACEI),主要用于高血压、心力衰竭的治疗。该药具有胚胎毒性,在某些种属已证实具有导致死产的可能[2]。对妊娠羊和兔使用卡托普利,可导致胎盘血流及胎儿氧流量下降[3-4]。该药可通过胎盘[5],对胎儿产生不良影响。《妊娠期高血压疾病血压管理专家共识(2019)》指出,既往大量研究表明孕早期使用 ACEI/ARB 类药物会造成胎儿心血管畸形、多指/趾畸形、尿道下裂,孕中晚期使用 ACEI/ARB 类药物可引起胎盘血流灌注下降、羊水过少、胎儿宫内生长受限、肾衰竭、低出生体重儿、胎儿肺发育不全、颅骨面骨发育不全等[6]。因此备孕期及妊娠期各阶段禁用 ACEI/ARB 类药物。

【药师建议】

妊娠高血压的药物治疗,常用的有肾上腺素受体拮抗剂、钙通道阻滞剂及中枢性肾上腺素能神经阻滞剂等药物。常用的口服抗高血压药有拉贝洛尔、硝苯地平非缓控剂或硝苯地平缓释片等;如口服药物血压控制不理想,可使用静脉用药,常用的有拉贝洛尔、酚妥拉明[7]。若该患者已使用了卡托普利,应注意监测胎儿出生缺陷的发生风险,妊娠期定期产检,孕中期应做详细超声诊断检查,了解胎儿生长发育情况。

## 参考文献

[1] BRIGGS G G,FREEMAN R K,YAFFE S J. 妊娠期和哺乳期用药. 杨慧霞,段涛,译. 7 版. 北京:人民卫生出版社,2008.

[2] BROUGHTON PIPKIN F,TURNER S R,SYMONDS E M. Possible risk with captopril in pregnancy:some animal data. Lancet,1980,1(8180):1256.

[3] LUMBERS E R,KINGSFORD N M,MENZIES R I,et al. Acute effects of captopril,an angiotensin-converting enzyme inhibitor,on the pregnant ewe and fetus. Am J Physiol,1992,262(5 Pt 2):R754-R760.

[4] BINDER N D, FABER J J. Effects of captopril on blood pressure, placental blood flow and uterine oxygen consumption in pregnant rabbits. J Pharmacal Exp Ther, 1992, 260(1): 294-299.
[5] 卡托普利片药品说明书, 2006.
[6] 中华医学会心血管病学分会女性心脏健康学组, 中华医学会心血管病学分会高血压学组. 妊娠期高血压疾病血压管理专家共识(2019). 中华心血管病杂志, 2020, 48(3): 95-204.
[7] 中华医学会妇产科学分会妊娠期高血压疾病学组. 妊娠期高血压疾病诊治指南(2020). 中华妇产科杂志, 2020, 55(4): 227-238.

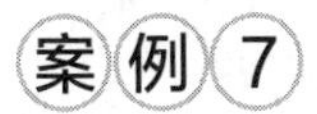

## 案例 7

**【患者基本信息】**

女, 30 岁

**【临床诊断】**

妊娠, 上呼吸道感染

**【处方用药】**

蒲地蓝消炎口服液 10ml×12 支×1 盒　用法: 每次 1 支, 每天 3 次, 口服
双歧杆菌乳杆菌三联活菌片 0.5g×36 片 ×1 盒　用法: 每次 4 片, 每天 3 次, 口服
盐酸多西环素胶囊 0.1g×6 粒×1 盒　用法: 每次 0.1g, 每天 2 次, 口服

**【处方分析】**

该处方不合理之处在于双歧杆菌乳杆菌三联活菌片适应证不适宜; 盐酸多西环素在妊娠期不宜使用。

双歧杆菌乳杆菌三联活菌片用于治疗肠道菌群失调引起的腹泻、慢性腹泻、抗生素治疗无效的腹泻及便秘[1], 与临床诊断不符。

盐酸多西环素胶囊的妊娠期用药安全性分级是 D 级[2], 可以透过胎盘屏障进入胎儿体内, 沉积在牙齿和骨的钙质区域, 引起胎儿牙釉质发育不良, 并且抑制胎儿的骨骼生长; 在动物实验中有致畸胎的作用, 故孕妇禁用[2]。有研究表明, 女性在妊娠期间服用多西环素会增加胎儿生殖器异常的发生率[3]。动物实验表明, 在高于人最大剂量的 2~6 倍时小鼠胚胎的生殖器异常没有明显增加, 在高于人最大剂量的 17 倍时, 小鼠胚胎的骨骼异常和体重下降增加[4]。

四环素类抗生素可能会诱导孕妇的肝坏死[5-7]。

【药师建议】

该患者的临床诊断为妊娠，上呼吸道感染，并没有双歧杆菌乳杆菌三联活菌片的诊断，建议明确诊断。另外孕妇不宜使用多西环素，建议明确抗生素使用指征，如有必要，可考虑使用 $\beta$-内酰胺类抗生素进行治疗。

## 参考文献

[1] GARCÍA TRALLERO O, HERRERA SERRANO L, BIBIÁN INGLÉS M, et al. Effect of the administration of a probiotic with a combination of Lactobacillus and Bifidobacterium strains on antibiotic-associated diarrhea. Rev Esp Quimioter, 2019, 32(3): 268-272.

[2] CROSS R, LING C, DAY N P, et al. Revisiting doxycycline in pregnancy and early childhood--time to rebuild its reputation? Expert Opin Drug Saf, 2016, 15(3): 367-382.

[3] CZEIZEL A E, Rockenbauer M. Teratogenic study of doxycycline. Obstet Gynecol, 1997, 89(4): 524-528.

[4] BASTIANINI L, FELISATI D. Studies on gravidic and fetal toxicity of alpha-6-deoxy-5-oxytetracycline (doxycycline) in mouse and rabbit. Antibiotica, 1970, 8(2): 161-178.

[5] SCHULTZ J C, ADAMSON J S JR, WORKMAN W W, et al. Fatal liver disease after intravenous administration of tetracycline in high dosage. N Engl J Med, 1963, 269: 999-1004.

[6] WENK R E, GEBHARDT F C, BHAGAVAN B S, et al. Tetracycline-associated fatty liver of pregnancy, including possible pregnancy risk after chronic dermatologic use of tetracycline. J Reprod Med, 1981, 26(3): 135-141.

[7] KUNELIS C T, PETERS J L, EDMONDSON H A. Fatty liver of pregnancy and its relationship to tetracycline therapy. Am J Med, 1965, 38: 359-377.

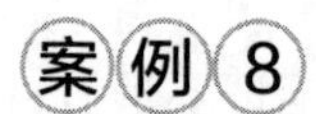

## 案例8

【患者基本信息】

女，36岁

【临床诊断】

妊娠糖尿病

【处方用药】

门冬胰岛素注射液 3ml:300U×1支　用法：每次6U，每天3次，皮下注射

地特胰岛素注射液 3ml:300U×1 支　用法:每次 10U,每天 1 次,皮下注射

**【处方分析】**

该处方不合理之处在于门冬胰岛素和地特胰岛素注射液的用法用量开具不正确,应根据餐后血糖和空腹血糖调整给药剂量。

出于妊娠期安全用药的考虑,胰岛素是妊娠糖尿病常用的治疗药物,常见的治疗方案为三餐前短效/速效胰岛素+中/长效胰岛素[1-2]。门冬胰岛素注射液为可以用于妊娠期的人胰岛素类似物[3],在餐前使用,注射后立即进餐,10~20 分钟起效,1~3 小时达作用高峰,持续 3~5 小时,用于控制餐后血糖,因此,使用该药时需根据个体的餐后血糖分别开具用量[4]。地特胰岛素注射液在 2019 年版 FDA 药品说明书中妊娠期用药安全性分级为 B 级[5],是一种长效胰岛素,作用持续时间长达 24 小时,也可作为基础-餐时方案的基础胰岛素,用于控制基础血糖。医生根据患者的血糖值,1 次或 2 次,皮下注射给药。每天 1 次用药,用药时间应在晚餐或睡觉前,以避免夜间低血糖发生。如为每天 2 次用法,则早晨于餐前给药,下一次给药间隔 12 小时[5]。

**【药师建议】**

根据 2017 年 ACOG 意见,妊娠糖尿病患者优先考虑饮食调节和运动治疗,并进行血糖监测,空腹或餐前血糖应控制在 5.1mmol/L 以内;餐后血糖控制在 1 小时血糖≤7.8mmol/L 或 2 小时血糖≤6.7mmol/L。当饮食与运动治疗不足以维持正常血糖水平时,需启动药物治疗,包括注射用胰岛素和口服降血糖药。因口服降血糖药缺乏长期安全性证据,推荐首选胰岛素治疗[6]。该患者应根据《中国 2 型糖尿病防治指南(2020 年版)》进行血糖监测[7],每周至少测定 1 次全天 4 点血糖,包括空腹和三餐后 2 小时血糖。医生应根据患者监测到的血糖结果分别开具 3 次的门冬胰岛素注射液用量,餐前皮下注射。地特胰岛素应根据血糖值确定剂量,如为一天 1 次用量,则在晚餐前或睡觉前进行皮下注射。

## 参考文献

[1] 中华医学会妇产科学分会产科学组,中华医学会围产医学分会妊娠合并糖尿病协作组. 妊娠合并糖尿病诊治指南(2014). 中华妇产科杂志,2014,49(8):561-569.

[2] Queensland Health. Queensland clinical guidelines (No. MN21.33-V4-R26): gestational diabetes mellitus. [2022-08-02] http://www.health.qld.gov.au/qcg.

[3] 1 型糖尿病合并妊娠多学科综合管理专家组.1 型糖尿病合并妊娠多学科综合管理专家

共识. 中华糖尿病杂志,2020,12(8):576-584.
[4] 门冬胰岛素注射液药品说明书,2019.
[5] 地特胰岛素注射液药品说明书,2019.
[6] 王昊,漆洪波. 美国妇产科医师学会“妊娠期糖尿病指南(2017)”要点解读. 中国实用妇科与产科杂志,2018,34(1):62-66.
[7] 中华医学会糖尿病学分会. 中国2型糖尿病防治指南(2020年版). 中华糖尿病杂志,2021,13(4):315-409.

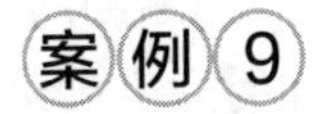

## 案例 9

**【患者基本信息】**

女,22岁

**【临床诊断】**

妊娠合并阴道炎

**【处方用药】**

聚维酮碘溶液 250ml:12.5g×1盒　用法:每次10ml,每天1次,外阴阴道擦洗

克霉唑阴道片 0.5g×1片×1盒　用法:每次0.5g,每天1次,置入阴道后穹隆

**【处方分析】**

该处方不合理之处在于使用了妊娠期禁用的药物聚维酮碘溶液。

聚维酮碘妊娠期用药安全性分级属于C级[1],是碘与非表面活性剂聚合物聚维酮的复合物,其外用溶液用于化脓性皮炎、皮肤真菌感染、小面积轻度烧烫伤。其说明书表明妊娠期间禁用此药[2]。因有可能产生由碘引发的胎儿和新生儿甲状腺和甲状腺功能低下症,特别是反复使用聚维酮碘溶液时,其风险尤其高[3]。

克霉唑妊娠期用药安全性分级属于C/B级[1],克霉唑阴道片是一种广泛用于治疗阴道炎症的抗真菌药。能够使真菌结构被破坏,低浓度克霉唑能够部分抑制麦角固醇合成,高浓度克霉唑能够完全抑制麦角固醇合成[4],从而杀灭真菌。目前尚未有克霉唑致先天性缺陷的报道,妊娠期局部应用克霉唑的研究也未发现其有胚胎毒性[5]。

【药师建议】

妊娠期不应使用聚维酮碘溶液。克霉唑是广谱抗真菌药，对多种真菌具有抗菌效果，且阴道局部给药直接作用于病症，减少不良反应，能够减少药物对胎儿的影响，并且能够长时间抑制如假丝酵母菌、白念珠菌等以改善阴道内环境，促使乳杆菌恢复优势位置，以维持阴道内菌群平衡[6]。当生殖道微生态菌群处于不平衡状态时，容易受到病原菌侵袭，使得乳杆菌不占优势地位，导致阴道处于病理状态，容易发生阴道炎。因此，治疗时应以纠正阴道菌群紊乱、恢复乳杆菌优势地位为主[7]。

## 参考文献

[1] 蒋式时，邵守进，陶如风. 妊娠期哺乳期用药医师案头参考. 2版. 北京：人民卫生出版社，2010.
[2] 聚维酮碘溶液药品说明书，2010.
[3] 辛学俊. 聚维酮碘溶液“孕妇禁用”解读//2008年中国药学会学术年会暨第八届中国药师周论文集，2008.
[4] 蒋国英，田洁，唐敏，等. 氟康唑、伊曲康唑联合克霉唑治疗复发性外阴阴道假丝酵母菌病临床观察. 中国临床实用医学，2015，6(6)：60-61.
[5] 樊尚荣，黎婷. 2015年美国疾病控制中心阴道感染诊断和治疗指南. 中国全科医学，2015，18(25)：3046-3049.
[6] 周菁菁. 克霉唑阴道片在妊娠合并念珠菌性阴道炎治疗中的效果. 中国社区医师，2014，30(1)：60-61.
[7] 赖金英，冯燕. 克霉唑阴道片治疗妊娠合并念珠菌性阴道炎的临床观察. 中国药房，2016，27(6)：763-765.

## 案例10

【患者基本信息】

女，27岁

【临床诊断】

妊娠合并甲减

【处方用药】

左甲状腺素钠片 50μg×30片×1盒　用法：每次50μg，每天1次，口服

【处方分析】

左甲状腺素钠妊娠期用药安全性分级属于A级[1]，在临床上属于内分泌抑制剂，通过在外周器官中转化成为$T_3$，与$T_3$受体有效结合产生类似于甲状腺功能而起到治疗效果，可用于妊娠合并甲状腺功能减退治疗，能够改善血清甲状腺激素水平，减少对新生儿的危害，同时减少临床剖宫产发生率[2]。本品极少通过胎盘，一般认为对胎儿的甲状腺功能无影响。羊膜腔内注射本品可促进胎肺成熟，对提高早产儿的存活率颇有裨益[3]。目前未见左甲状腺素钠片在人体推荐治疗剂量下致畸性和/或胎儿毒性报道[1]。左甲状腺素难以进入乳汁，且药物水平左甲状腺素是母乳的正常成分，对婴儿没有不利影响[4]。

【药师建议】

《妊娠和产后甲状腺疾病诊疗指南(第2版)》推荐妊娠期甲减首选左甲状腺素治疗，起始剂量50~100μg/d，根据患者的耐受程度增加剂量，尽快达标[5]。左甲状腺素钠片药品说明书推荐应于早餐前半小时，空腹，将1天剂量一次性用水送服[6]。通常情况下，甲状腺功能减退的患者，及甲状腺部分或全部切除术后的患者，应长期服药。此外，一旦确诊甲减之后应立即补充外源性的甲状腺素，从而满足胎儿生长发育过程中对于甲状腺素的大量需求[7]。同时需定期检测血清TSH水平[6]。

## 参考文献

[1] 蒋式时，邵守进，陶如风. 妊娠期哺乳期用药医师案头参考. 2版. 北京：人民卫生出版社，2010.

[2] 缪红. 左甲状腺素钠片治疗妊娠合并甲状腺功能减退疗效分析. 现代医学与健康研究，2019，3(5)：47-48.

[3] MASHIACH S，BARKAI G，SACH J，et al.Enhancement of fetal lung maturity by intra-amniotic administration of thyroid hormone. Am J Obstet Gynecol Metab，1978，130(3)：289-293.

[4] MALLYA M，OGILVY-STUART A L. Thyrotropic hormones. Best Pract Res Clin Endocrinol Metab，2018，32(1)：17-25.

[5]《妊娠和产后甲状腺疾病诊治指南》(第2版)编撰委员会，中华医学会内分泌学分会，中华医学会围产医学分会. 妊娠和产后甲状腺疾病诊治指南(第2版). 中华内分泌代谢杂志，2019，35(8)：636-665.

[6] 左甲状腺素钠片药品说明书，2017.

[7] DUMAS R P，SILVA E F，RESENDE M A，et al. Anesthesia for cesarian section in pregnant woman with acute intermittent porphyria and hypothyroidism case report. Middle East J Anaesthesiol，2011，21(3)：405-407.

## 案例11

**【患者基本信息】**

女,25岁

**【临床诊断】**

妊娠高血压

**【处方用药】**

卡托普利片 25mg×84片×1盒　用法:每次25mg,每天3次,口服
硝苯地平片 20mg×100片×1瓶　用法:每次20mg,每天3次,口服

**【处方分析】**

该处方不合理之处在于使用了妊娠期禁用的药物卡托普利。

卡托普利妊娠期用药安全性分级为D级[1],为血管紧张素转化酶抑制剂(ACEI),是心血管系统疾病常用的药物之一,通过抑制血管紧张素Ⅰ转化为血管紧张素Ⅱ,抑制缓激肽降解,从而扩张血管,降低血压,减轻心脏后负荷,保护靶器官功能[2]。本品成人初始剂量为一次12.5mg,一天2~3次,按需要1~2周内增至50mg,一天2~3次[3]。本品可通过胎盘,危害胎儿[3]。动物研究显示,给妊娠的羊和家兔使用卡托普利,可导致胎盘血流及胎儿氧流量下降;给予家兔卡托普利人类最大推荐剂量的0.8~70倍(以mg/kg计),观察到较低的颅面畸形发生率;而分别给予仓鼠、大鼠人类最大推荐剂量的150倍、625倍(以mg/kg计),未观察到致畸作用[1,4]。临床研究显示,妊娠中期、晚期使用作用于肾素-血管紧张素系统的药物会降低胎儿的肾功能,羊水减少,并增加胎儿和新生儿的发病率和死亡率,胎儿的毒性反应包括肺发育不全、骨骼畸形、颅面部发育不全、动脉导管未闭、无尿、低血压、肾衰竭、早产和死亡[1]。有限的动物研究和病例报告分析显示,妊娠早期接触ACEI不会导致先天畸形,一项流行病学研究发现妊娠早期暴露于ACEI的婴儿心血管系统畸形和中枢神经系统畸形发生率增加[5]。

硝苯地平妊娠期用药安全性分级为C级[4],为钙通道阻滞剂,通过抑制细胞外$Ca^{2+}$内流,松弛血管平滑肌,降低外周血管阻力,使血压下降[6]。动物研究表明,硝苯地平可引起多种胚胎毒性、胎盘毒性和胎儿毒性,主要包括胎仔发育不良、肋骨畸形、趾异常、腭裂、胎盘偏小、绒膜绒毛发育不良、胚胎和胎仔死亡、妊娠期延长或新生仔存活率降低(所有导致畸形的剂量均为人类最大

推荐剂量的 5~50 倍，以体重计）[7]。临床研究显示，孕妇使用硝苯地平未观察到有增加先天畸形的风险[8-9]。妊娠晚期同时使用硝苯地平和静脉滴注硫酸镁，可增强硫酸镁对神经肌肉的阻滞作用（孕妇表现为四肢痉挛、吞咽困难、反常呼吸、无力抬头）和血压过低而影响孕妇和胎儿[4]。

**【药师建议】**

降血压治疗的目的是预防心脑血管意外和胎盘早剥等严重母儿并发症，当收缩压≥160mmHg 和/或舒张压≥110mmHg 的高血压孕妇应进行降血压治疗；收缩压≥140mmHg 和/或舒张压≥90mmHg 的高血压孕妇建议降血压治疗[10]。依据《2021 昆士兰临床指南：高血压和妊娠》，ACEI 与血管紧张素Ⅱ受体阻滞剂为妊娠期禁用药物；妊娠期间口服抗高血压药可选用甲基多巴、拉贝洛尔、肼屈嗪、硝苯地平、哌唑嗪和可乐定[11]。

基于胎龄及研究资料，为尊重患者的生育权，告知其胎儿潜在风险，如患者已使用卡托普利，应立即停用该药并改为指南推荐的抗高血压药，继续妊娠，嘱患者妊娠期做详尽的产前检查及胎儿超声检查，重点关注羊水量、面部和四肢是否畸形及胎儿颅骨等发育，若 B 超检查异常，向医生咨询是否有做无创 DNA 或羊水穿刺的必要，确有异常再咨询医生是否要终止妊娠。

## 参考文献

[1] 卡托普利片药品说明书，2018.
[2]《中国国家处方集》编委会. 中国国家处方集　化学药品与生物制品卷. 2 版. 北京：科学出版社. 2020.
[3] 卡托普利片药品说明书，2016.
[4] BRIGGS G G，FREEMAN R K，YAFFE S J. 妊娠期和哺乳期用药. 杨慧霞，段涛，译. 7 版. 北京：人民卫生出版社，2008.
[5] COOPER W O，HERNANDEZ-DIAZ S，ARBOGAST P G，et al.Major congenital malformations after first-trimester exposure to ACE inhibitors. N Engl J Med，2006，354（23）：2443-2451.
[6] 杨宝峰，陈建国. 药理学. 9 版. 北京：人民卫生出版社，2018.
[7] 硝苯地平缓释片药品说明书，2018.（FDA）
[8] SCHAEFER C，SPIELMANN H，VETTER K，等. 孕期与哺乳期用药. 吴效科，黄志超，译. 8 版. 北京：科学出版社，2021.
[9] SORENSEN H T，CZEIZEL A E，ROCKENBAUER M，et al. The risk of limb deficiencies and other congenital abnormalities in children exposed in utero to calcium channel blockers. Acta Obstet Gynecol Scand，2001，80（5）：397-401.
[10] 中华医学会妇产科学分会妊娠期高血压疾病学组. 妊娠期高血压疾病诊治指南(2020). 中华妇产科杂志，2020，55（4）：227-238.

[11] Queensland Health. Queensland clinical guidelines (No. N21.13-V8-R26): hypertension and pregnancy. [2022-07-10]. http://www.health.qld.gov.au/qcg. 2022-12-30

## 案例12

**【患者基本信息】**

女,31岁

**【临床诊断】**

妊娠高血压

**【处方用药】**

缬沙坦胶囊 80mg×7粒×2盒　用法:每次0.8g,每天1次,口服

**【处方分析】**

该处方不合理之处在于没有使用更加安全的抗高血压药治疗妊娠高血压。且缬沙坦胶囊剂量错误,成人一般80mg或160mg,每天1次。

缬沙坦胶囊妊娠期用药安全性分级为D级,FDA黑框警告提示作用于肾素-血管紧张素系统的药物会对发育中的胎儿造成伤害和死亡。一旦发现妊娠,应尽快停药。对肾素-血管紧张素系统起作用的药物的使用与羊水过少有关。羊水过少,胎儿肾功能下降,可能导致胎儿肺发育不全和骨骼畸形。羊水过少可能直到发生不可逆转的胎儿损伤后才出现。妊娠期使用也与无尿、低血压、肾衰竭、颅骨发育不全和胎儿/新生儿死亡有关。应监测暴露胎儿的生长情况、羊水量和器官形成情况。应监测宫内暴露的婴儿是否有高钾血症、低血压和少尿(可能需要换血透析)。慢性孕产妇高血压可能增加出生缺陷、低出生体重、早产、死产和新生儿死亡的发生风险。实际的胎儿/新生儿风险可能与母亲高血压的持续时间和严重程度有关。未经治疗的高血压还可能增加不良孕产妇结局的风险,包括妊娠糖尿病、心肌梗死、先兆子痫、脑卒中和分娩并发症。一般不建议使用血管紧张素Ⅱ受体阻滞剂治疗孕妇的慢性高血压,一般应避免在计划妊娠的妇女中使用[1]。

动物和人体研究表明,抑制肾素-血管紧张素-醛固酮系统(renin-angiotensin-aldosterone system,RAS)的药物会增加胎儿病变的风险。RAAS抑制剂可干扰胎儿肾脏血流动力学,使胎儿尿液生成减少,导致羊水过少;羊水过少可能的后果包括胎儿肺发育不良、形态畸形和死亡。出生后,新生儿可能存在

肾衰竭，通常会随着时间推移而改善，但长期结局尚待研究。RAAS 抑制剂包括血管紧张素转化酶抑制剂（ACEI）、血管紧张素Ⅱ受体阻滞剂（ARB）和直接肾素抑制剂[1]。缬沙坦为 ARB 类药物，妊娠期用药安全性分级为 D 级，不建议用于妊娠高血压。参照美国 FDA 对这些药物的黑框警告，一旦发现妊娠，应尽快停止使用[2]。突然停用 ACEI 或 ARB 不会引起反跳性高血压[1]。

【药师建议】

妊娠期常用抗高血压药有肾上腺素受体拮抗剂、钙通道阻滞剂及中枢性肾上腺素能神经阻滞剂等药物。常用口服抗高血压药有甲基多巴、拉贝洛尔、硝苯地平等；如口服药物血压控制不理想，可使用静脉用药，常用的有拉贝洛尔、酚妥拉明；妊娠期一般不使用利尿剂降压，以防血液浓缩、有效循环血量减少和高凝倾向。不推荐使用阿替洛尔和哌唑嗪。硫酸镁不作为抗高血压药使用。妊娠中晚期禁止使用血管紧张素转化酶抑制剂（ACEI）和血管紧张素Ⅱ受体阻滞剂（ARB）[2-3]。

## 参考文献

[1] American College of Obstetricians and Gynecologists' Committee on Practice Bulletins—Obstetrics. ACOG practice bulletin no. 203: chronic hypertension in pregnancy. Obstet Gynecol, 2019, 133(1): e26-e50.

[2] 中华医学会妇产科学分会妊娠期高血压疾病学组. 妊娠期高血压疾病诊治指南(2020). 中华妇产科杂志, 2020, 55(4): 227-238.

[3] Hypertension in pregnancy. Report of American Congress of Obstetricians and Gynecologists' Task Force on hypertension in pregnancy. Obstet Gynecol, 2013, 122(5): 1122-1131.

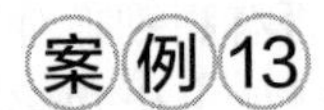

【患者基本信息】

女，28 岁

【临床诊断】

妊娠监督

【处方用药】

碳酸钙 $D_3$ 片 600mg×30 片×1 瓶　用法：每次 2 片，每天 1 次，口服

赖氨葡锌颗粒(无糖型)5g×9袋×1盒　用法:每次1袋,每天1次,口服

【处方分析】

该处方不合理之处在于用药与诊断不符,赖氨葡锌颗粒用量偏小,碳酸钙单次剂量偏大。

妊娠期间需要摄入多种微量元素以保证胎儿健康发育。该处方诊断“妊娠监督”与使用微量元素类药物不符。妊娠期钙缺乏,会增加妊娠并发症的风险,如子痫前期、早产或长期疾病,如骨密度过度流失[1]。2022年版《中国居民膳食指南》推荐,孕早期,即妊娠前3个月对钙的需求量和普通成年人基本相同,每天800mg,从孕中期(即妊娠4个月)胎儿进入快速增长期,直到分娩结束,母乳喂养,每天需要钙为1 000mg。每天钙的摄入总量不应超过2 000mg[2]。孕妇膳食调查表明,人均膳食每天钙摄入量仅479mg左右,因此,中国孕妇在妊娠中期开始常规补充钙剂0.6~1.5g/d[3-4]。碳酸钙$D_3$片药品说明书用法用量为:成人,一次1片,一天1~2次,一天最大剂量不超过3片[5]。该处方剂量为每次1 200mg,单次剂量偏大。

锌元素与人体酶活性、蛋白质合成、氨基酸代谢、造血均密不可分,对胚胎生长发育起营养支持作用[6]。孕妇血清锌浓度降低与妊娠糖尿病和子痫前期的发病风险增加有关,还可导致胎儿体型发育和神经系统发育受损[7]。世界卫生组织推荐仅在严谨的研究条件下,才建议为孕妇补充锌[8]。鼓励孕妇通过健康、均衡的饮食获得足够的营养。

【药师建议】

若患者未诊断为锌缺乏,建议患者均衡饮食,若为锌缺乏患者,可按照药品说明书推荐剂量服用赖氨葡锌,即一天4袋[9]。碳酸钙$D_3$片可分2次服用,为避免药物相互作用影响吸收,需与赖氨葡锌颗粒分开服用。为减少胃肠道刺激,建议赖氨葡锌颗粒餐后服用。服用钙剂可能会出现嗳气、便秘等不良反应。服用赖氨葡锌可能会出现恶心、呕吐、便秘等[9]。饮食中应注意钙剂不宜与牛奶、含酒精和咖啡因的饮料同服,不宜和富含纤维素的食物合用,大量进食富含纤维素的食物可抑制钙的吸收[5]。牛奶含有丰富的钙,肉类和鸡肉是极佳的锌来源,坚果和扁豆也富含锌,可多食用上述食物,保证营养均衡。

## 参考文献

[1] 中国营养学会膳食指南修订专家委员会妇幼人群膳食指南. 孕期妇女膳食指南. 临床儿科杂志,2016,34(11):877-880.

[2] 中国营养学会. 中国居民膳食指南(2022). 北京:人民卫生出版社,2022.
[3] 刘绍军,刘丽娜. 孕妇妊娠期缺钙的原因及对策探讨. 中国医药科学,2011,1(10):53-54.
[4] 中华医学会妇产科学分会产科学组. 孕前和孕期保健指南(2018). 中华围产医学杂志,2018,21(3):145-152.
[5] 碳酸钙 $D_3$ 片药品说明书,2019.
[6] 许培群,曹怡,周莲. 妊娠期维生素 D 维生素 E 钙元素及锌元素水平与早产的相关性分析. 中国妇幼保健,2020,35(20):3758-3760.
[7] 吴望舒,朱欣烨,蒋晨依,等. 微量元素对妊娠和胚胎发育的影响. 国际妇产科学杂志,2020,47(1):56-60.
[8] WHO. WHO antenatal care recommendations for a positive pregnancy experience. Nutritional interventions update:zinc supplements during pregnancy. [2022-07-24]. https://www.who.int/.
[9] 赖氨葡锌颗粒药品说明书,2017.

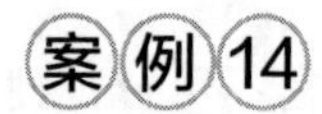

## 案例14

**【患者基本信息】**

女,29 岁

**【临床诊断】**

妊娠合并痔疮

**【处方用药】**

复方角菜酸酯栓 3.4g×12 枚×1 盒　用法:每次 1 枚,每天 1 次,纳阴/塞阴道

**【处方分析】**

该处方不合理之处在于药品用法“纳阴/塞阴道”错误,正确用法为纳肛/塞肛门内[1]。孕妇应在医生指导下使用。

痔是临床上最常见的肛肠疾病之一,一般认为肛垫和支撑组织的减弱以及内括约肌的痉挛是痔的主要病因[2]。而不健康的生活方式,如饮酒、辛辣饮食、久站久行以及错误的排便习惯会增加患痔的风险。痔患者常表现为出血肿胀、脱出、疼痛、瘙痒和肛门不适等症状,严重影响患者的生活质量。此外反复出血可导致继发性贫血,痔有时会引起大出血,需要紧急住院和输血治疗。

【药师建议】

妊娠期、产后早期痔患者优先进行保守治疗，如调整饮食，短期使用纯化微粒化黄酮成分（MPFF）或镇痛软膏和栓剂；对于患有痔的妊娠期或产后早期的妇女，当保守治疗无效时，可考虑行痔切除术[2]。

痔的治疗应遵循三个原则：①无症状的痔无须治疗；②有症状的痔重在减轻或消除症状，而非根治；③以保守治疗为主[2]。痔的治疗方法很多，因为注射疗法和胶圈套扎疗法对大部分痔的治疗效果良好，成为痔的主要治疗方法。手术治疗只限于保守治疗失败或不适宜保守治疗患者。

保守治疗：①饮食疗法，调整饮食结构，包括摄入足量的液体和膳食纤维，以及形成良好的排粪习惯，避免紧张，限制排粪时间。②热水坐浴可改善局部血液循环。传统中医熏洗坐浴基本方：苦参五倍子汤加减（苦参、黄柏、马齿苋、五倍子、芒硝、花椒、石榴皮）有消炎、消肿、镇痛功效，适用于治疗痔急性炎性水肿疼痛患者。③肛管内注入油剂或栓剂，有润滑和收敛作用，可减轻局部的瘙痒不适症状。④血栓性外痔有时经局部热敷或外敷消炎止痛药物后，疼痛可缓解而无须手术。⑤嵌顿痔初期也采用一般治疗，用手轻轻将脱出的痔块推回肛门内，阻止再脱出。⑥磁疗推荐用于缓解痔急性发作期症状或痔术后水肿、疼痛等症状的治疗，其原理是磁疗棒在肛管内产生的横向、竖向磁场能改善血液微循环障碍，纠正组织缺血、缺氧，促进渗出物吸收，消除炎症。但目前仍缺乏随机对照试验证实磁疗在治疗痔相关症状中的作用[2]。

手术疗法：保守治疗没有取得可接受结果的Ⅰ~Ⅲ度痔患者或愿意接受手术治疗的Ⅳ度痔患者，可考虑手术治疗。痔切除术适用于Ⅲ~Ⅳ度内痔、外痔或合并有脱垂的混合痔患者；吻合器痔切除固定术适用于环状脱垂的Ⅲ~Ⅳ度内痔和反复出血的Ⅱ度内痔；经肛痔动脉结扎术适用于Ⅱ~Ⅲ度内痔患者[2]。

## 参考文献

[1] 复方角菜酸酯栓药品说明书，2019.

[2] 中国中西医结合学会大肠肛门病专业委员会. 中国痔病诊疗指南(2020). 结直肠肛门外科，2020，26(5)：519-533.

## 案例15

### 【患者基本信息】

女,22岁

### 【临床诊断】

妊娠状态,盆腔炎

### 【处方用药】

益母草分散片 0.4g×24粒×1盒　用法:每次3粒,每天3次,口服
康妇炎胶囊 0.4g×48粒×1盒　用法:每次3粒,每天3次,口服
金英胶囊 0.5g×24粒×1盒　用法:每次4粒,每天3次,口服

### 【处方分析】

该处方不合理之处在于:①重复用药;②选用了妊娠期禁用药物。

康妇炎胶囊和金英胶囊均具有清热解毒、除湿止带的功效,均可用于湿热瘀结所致的带下病、慢性盆腔炎等;且两药的药物组成中均有蒲公英、赤芍、苍术、延胡索(制)4味中药[1-2]。根据中成药重复用药点评量表进行评分,两药功效及适应证相似,药味数目重复,可判定为重复用药[3]。根据药品说明书信息,康妇炎胶囊、金英胶囊为孕妇禁用药品,本案例患者为妊娠状态,故不可使用。

益母草分散片属于活血调经剂,用于血瘀所致的月经不调、产后子宫复旧不全等[4]。有促进子宫平滑肌收缩的作用,使小鼠、大鼠离体子宫的收缩振幅增加,收缩频率加快;对大鼠在体子宫也有兴奋作用,使子宫收缩振幅增加[5]。为孕妇禁用药品[6]。本案例患者为妊娠状态,故不可使用益母草分散片。

### 【药师建议】

盆腔炎症性疾病(PID)主要的致病微生物是淋病奈瑟球菌、沙眼衣原体[7]。一些需氧菌、厌氧菌、病毒和支原体等也参与PID的发生,引起PID的致病微生物多数是由阴道上行而来的,且多为混合感染。盆腔炎症性疾病以抗菌药物治疗为主,正确、规范使用抗菌药物可使90%以上的PID患者治愈。患者为妊娠状态下的盆腔炎,妊娠期盆腔炎症性疾病可能增加孕产妇死亡及早产等的风险,建议住院静脉抗生素治疗,禁用喹诺酮类及四环素类药物[8-9]。静脉给药以$\beta$-内酰胺类抗菌药物为主,可用第二代或第三代头孢菌素类、头霉

素类、氧头孢烯类抗菌药物。临床试验显示，在抗菌药物的基础上辅以康妇消炎栓、桂枝茯苓胶囊、红花如意丸可以减少慢性盆腔痛后遗症的发生[10-12]。多种可治疗盆腔炎的中成药均为孕妇禁用品种，红花如意丸为孕妇慎用品种[13]。

对于药物治疗的PID患者，应在72小时内随诊，明确有无临床情况的改善，如退热、腹部压痛或反跳痛减轻、子宫及附件压痛减轻、子宫颈举痛减轻等。如未见好转则建议进一步调整治疗方案。此外，应注意监测胎儿情况，增强营养，提高机体抵抗力，注意卫生等[14]。

## 参考文献

[1] 康妇炎胶囊药品说明书，2014.

[2] 金英胶囊药品说明书，2010.

[3] 金锐，王宇光，薛春苗，等. 中成药处方点评的标准与尺度探索（二）：重复用药. 中国医院药学杂志，2015，35（7）：565-570.

[4] 国家药典委员会. 中华人民共和国药典临床用药须知：中药成方制剂卷. 2020年版. 北京：中国医药科技出版社，2022.

[5] 谭力. 益母草膏减轻药物流产后出血的探讨. 新疆中医药，1998，16（2）：20.

[6] 益母草分散片药品说明书，2009.

[7] 中华医学会妇产科学分会感染性疾病协作组. 盆腔炎症性疾病诊治规范（2019修订版）. 中华妇产科杂志，2018，54（7）：433-437.

[8] BRUN J L，GRAESSLIN O，FAUCONNIER A，et al. Updated French guidelines for diagnosis and management of pelvic inflammatory disease. Int J Gynaecol Obstet，2016，134（2）：121-125.

[9] MACKEEN A D，PACKARD R E，OTA E，et al. Antibiotic regimens for postpartum endometritis. Cochrane Database Syst Rev，2015，2015（2）：CD001067.

[10] 刘朝晖，廖秦平. 康妇消炎栓联合莫西沙星治疗盆腔炎临床试验. 中国实用妇科与产科杂志，2010，26（10）：787-789.

[11] ZHANG D，LIU Z，LIN H，et al. Effectiveness of Honghua Ruyi Wan combined with antibiotics for relief of pelvic inflammatory disease pain in women. Biomed Res，2017，28（10）：4665-4670.

[12] 米兰，刘朝晖. 盆腔炎性疾病后遗症. 实用妇产科杂志，2013，29（10）：731-733.

[13]《中成药治疗优势病种临床应用指南》标准化项目组. 中成药治疗盆腔炎性疾病后遗症临床应用指南（2020）. 中国中西医结合杂志，2021，41（3）：286-299.

[14] 苗娅莉，王建六. 盆腔炎症性疾病诊治规范. 中国全科医学，2005，8（18）：1479-1481.

# 案例16

## 【患者基本信息】

女,39岁

## 【临床诊断】

妊娠期恶心、呕吐,腹胀

## 【处方用药】

多潘立酮片 10mg×30粒×1盒 用法:每次10mg,每天1次,口服

## 【处方分析】

该处方不合理之处在于:①用法用量不合理;②选用药物不适宜。

多潘立酮妊娠期用药安全性分级是C级[1],是一种多巴胺受体拮抗剂,用于短期的恶心、呕吐和在胃肠动力性紊乱中促进胃动力。也被应用于促进产后泌乳[2]。药品说明书用法用量为:成人,一天3次,一次10mg,每天不得超过40mg,于餐前15~30分钟口服[3]。该处方为每次10mg,每天1次,给药次数少于说明书推荐频次。

本药说明书提示孕妇慎用,应用于孕妇的上市后经验有限[3]。在一项关于多潘立酮小鼠、大鼠和家兔的影响研究中,在对母体产生毒性的较高剂量下,多潘立酮显示了生殖毒性[4]。多潘立酮能否通过人类胎盘还是未知的,然而其分子量、非结合药物的利用和延迟的半衰期表明一些药物将到达胚胎/胎儿。关于多潘立酮在人类妊娠期间的使用未见报道,有限的动物资料和人类妊娠经验的缺乏阻碍了其对胎儿/胚胎危险的评估。由于对成人具有剂量依赖性的毒性,美国食品和药品协会不赞成孕妇使用该药,建议在妊娠期间使用更安全的药物[1]。因此,应在权衡治疗的利弊后,谨慎使用多潘立酮治疗。

## 【药师建议】

多潘立酮在妊娠期使用的安全性不明确,药师建议可以选择更安全的药物缓解患者症状。2018年《ACOG实践简报:妊娠期恶心呕吐(No.189)》指出[5],采用维生素$B_6$单药治疗或者联合多西拉敏(doxilamine)治疗妊娠期恶心呕吐,安全有效。一项随机对照研究表明,使用维生素$B_6$剂量为每8小时10mg时即可减少恶心和呕吐发生[6]。而且,另一项Meta分析结论表明,维生素$B_6$对于轻度的恶心呕吐症状亦有改善作用[7]。

对于缓解妊娠期恶心腹胀的不适，建议患者通过饮食和生活习惯进行干预：①少食多餐，每 1~2 小时进餐，避免饱腹感；②避免辛辣和油腻食物，停用含铁药片，晨起前服用清淡高蛋白点心或咸饼干等；③姜能有效减轻恶心症状，可考虑作为非治疗药物的选择；④注意休息，避免可引发症状的感官刺激，如气味、高温、潮湿、噪音等[8]。

## 参考文献

[1] BRIGGS G G, FREEMAN R K, YAFFE S J. 妊娠期和哺乳期用药. 杨慧霞，段涛，译. 7 版. 北京：人民卫生出版社，2008.

[2] 国家药典委员会. 中华人民共和国临床用药须知：化学药和生物制品卷. 2020 年版. 北京：中国医药科技出版社，2022.

[3] 多潘立酮片药品说明书，2016.

[4] HARA T, NISHIKAWA S, MIYAZAKI E, et al. Toxicologic studies on KW-5338 reproductive studies//SHEPARD T H. Catalog of teratogenic agents. 10th ed. Baitimore: The Johns Hopkins University Press, 2001.

[5] ERICK M, COX J T, MOGENSEN K M .ACOG Practice Bulletin 189: Nausea and Vomiting of Pregnancy. Obstet Gynecol, 2018, 131(1): e15-e30.

[6] VUTYAVANICH T, WONGTRA-NGAN S, RUANGSRI R. Pyridoxine for nausea and vomiting pregnancy: a randomized, double-bling, placebo-controlled trial. Am J Obstet Gynecol, 1995, 173(3 Pt 1): 881-884.

[7] MCPARLIN C, O'DONNELL A, ROBSON S C, et al. Treatments for hyperemesis gravidarum and nausea and vomiting in pregnancy: a systematic review. JAMA, 2016, 316(13): 1392-1401.

[8] 辛虹，黄静，王璐璐. 2018 年美国妇产科医师协会实践简报：妊娠期恶心呕吐（No.189）解读. 医学研究与教育，2018, 35(3): 6-19.

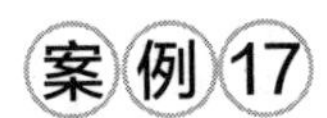


**【患者基本信息】**

女，27 岁

**【临床诊断】**

人工流产术后

**【处方用药】**

硫酸依替米星注射液 4ml:0.2g×2 支　用法：每次 0.2g，每天 2 次，静脉滴注

克拉霉素分散片 0.25g×24 片　用法：每次 0.25g，每天 2 次，口服

【处方分析】

该处方不合理之处在于人工流产术后使用了硫酸依替米星和克拉霉素。

硫酸依替米星为半合成水溶性抗生素，属氨基糖苷类抗菌药物，抗菌谱广，对多种病原菌有较好抗菌作用，其中对大肠埃希菌、肺炎克雷伯菌、肠杆菌属、沙雷菌属、奇异变形杆菌、沙门菌属、流感嗜血杆菌及葡萄球菌等有较高的抗菌活性。临床用于对其敏感的呼吸道感染、肾脏和泌尿生殖系统感染、皮肤软组织和其他感染。对于肾功能正常泌尿系统感染或全身性感染的患者，一次 0.1~0.15g，一天 2 次（每 12 小时 1 次），或一次 0.2~0.3g，一天 1 次，稀释于 0.9% 氯化钠注射液或 5% 葡萄糖注射液 100ml 或 250ml 中静脉滴注，每次滴注 1 小时。疗程为 5~10 天。肾功能受损的患者，不宜使用本品[1]。

克拉霉素妊娠期用药安全性分级是 C 级[1]，为大环内酯类抗生素，通过阻碍细胞核糖体 50S 亚基的联结，抑制蛋白质的合成而产生抑菌作用。本药对革兰氏阳性菌如金黄色葡萄球菌、链球菌、肺炎球菌等有抑制作用，对部分革兰氏阴性菌如流感嗜血杆菌、百日咳鲍特菌、淋病奈瑟球菌、嗜肺军团菌，以及部分厌氧菌如脆弱拟杆菌、消化链球菌、痤疮丙酸杆菌等也有抑制作用。此外对支原体也有抑制作用。临床主要用于呼吸道和消化道及皮肤软组织感染。主要用于敏感细菌所致的上、下呼吸道，包括扁桃体炎、咽喉炎、鼻窦炎、支气管炎、肺炎等。克拉霉素分散片的成人推荐剂量为每天 2 次，每次 0.25g。严重感染时，剂量增加为每次 0.5g，每天 2 次。疗程为 5~14 天，获得性肺炎和鼻窦炎疗程为 6~14 天[2]。实验动物中高剂量克拉霉素有致畸作用，人类中未证实[1]。故妊娠期患者有明确指征用克拉霉素时应充分权衡利弊后决定是否采用[3]。

【药师建议】

该患者为人工流产术后患者。人工流产-刮宫术引产术切口类别属于Ⅱ类切口，可能的污染菌为：革兰氏阴性杆菌、肠球菌属、链球菌、厌氧菌（如脆弱拟杆菌），抗菌药物选择为第一、二代头孢菌素±甲硝唑。如果患者对 $\beta$-内酰胺类抗菌药物过敏，可用克林霉素+氨基糖苷类，或氨基糖苷类+甲硝唑。有循证医学证据的第一代头孢菌素主要为头孢唑林，第二代头孢菌素主要为头孢呋辛[4]。

## 参考文献

[1] 赫里什托夫·舍费尔，保罗·彼得斯，理查德·K. 米勒. 孕期与哺乳期用药指南. 山丹，译.

2版. 北京:科学出版社,2010.
[2] 童荣生. 妊娠和哺乳期患者治疗临床药师指导手册. 北京:人民卫生出版社,2012.
[3] 汪复、张婴元. 抗菌药物临床应用指南. 北京:人民卫生出版社,2016.
[4]《抗菌药物临床应用指导原则》修订工作组. 抗菌药物临床应用指导原则(2015年版). 北京:人民卫生出版社,2015.

# 第六节 产后、哺乳期不合理处方解析

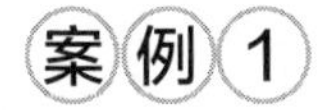

**【患者基本信息】**

女,35岁

**【临床诊断】**

剖宫产术后

**【处方用药】**

阴炎净洗液250ml×3瓶 用法:每次100ml,每天1次,坐浴
头孢泊肟酯分散片0.1g×6片×2盒 用法:每次0.2g,每天2次,口服

**【处方分析】**

本处方的不合理之处在于头孢泊肟酯分散片选药不当。

剖宫产手术为Ⅱ类切口,胎膜早破后,可能因下生殖道的细菌上行导致子宫腔内感染,在产后子宫感染的产妇的子宫腔内分离出的常见细菌包括乙型溶血性链球菌、粪肠球菌、大肠埃希菌及拟杆菌属细菌。所以剖宫产手术术前可预防性使用抗菌药物,用药时机为皮肤、黏膜切开前0.5~1小时内或麻醉开始时给药,在输注完毕后开始手术,一般单剂量用药即可,最多不超过术后24小时。针对上述常见的病原菌,预防用药选择第一、二代头孢菌素±甲硝唑,有循证医学证据的第一代头孢菌素主要为头孢唑林,第二代头孢菌素主要为头孢呋辛[1]。该患者的诊断为剖宫产术后,并无产褥感染的诊断,应属于预防用药,按照上述原则,应于手术皮肤、黏膜切开前0.5~1小时内给予头孢唑林或头孢呋辛±甲硝唑,无指征在术后继续使用口服抗菌药物。头孢泊肟酯为口服广谱第三代头孢菌素,对革兰氏阳性菌和阴性菌均有效,用于预防用药属于选药不当。

阴炎净作为一种医院制剂，未进行妊娠期用药安全性分级，该药主要由苦参、龙胆草、黄连、黄柏等9味中药组成，具有消炎、杀菌、止痒、消肿、止痛等功效，常用于由真菌、细菌、滴虫引起的阴道炎、外阴瘙痒等。

【药师建议】

头孢泊肟酯用于产后预防感染，没有明确的指征，且作为第三代广谱头孢菌素，品种选择过于高级。建议按照《抗菌药物临床应用指导原则(2015年版)》预防使用抗菌药物。

## 参考文献

[1]《抗菌药物临床应用指导原则》修订工作组. 抗菌药物临床应用指导原则(2015年版). 北京：人民卫生出版社，2015.

## 案例2

【患者基本信息】

女，27岁

【临床诊断】

产后随诊，阴道息肉，阴道前壁脱垂1度

【处方用药】

奥硝唑阴道栓 0.5g×7粒×1盒　用法：每次0.5g，每天1次，阴道塞药

【处方分析】

该处方不合理之处在于无适应证用药。

【药师建议】

轻度脱垂无须治疗。奥硝唑缺乏用于哺乳期妇女的研究，若哺乳期需要使用硝基咪唑类药物，甲硝唑的循证数据较其他同类药物充分[1]。一般来说，当相对婴儿剂量(relative infant dose，RID)<10%时，母乳喂养被认为是可接受的；当RID>25%时，通常应避免母乳喂养[2-3]，甲硝唑的RID为12.5%~13.5%[4]，由于甲硝唑已被证实对小鼠和大鼠具有致癌性[5]，如果给予甲硝唑，单次给药后应停止母乳喂养12~24小时，或在服用最后一次甲硝唑后24小时抽取和

丢弃母乳[6-8]。

## 参考文献

[1] BRIGGS G G, FREEMAN R K, TOWERS C V. Drugs in pregnancy and lactation. 11th ed. Philadelphia, PA: Wolters Kluwer, c2017.

[2] ANDERSON P O, SAUBERAN J B. Modeling drug passage into human milk. Clin Pharmacol Ther, 2016, 100(1): 42-52.

[3] ITO S. Drug therapy for breast-feeding women. N Engl J Med, 2000, 343(2): 118-126.

[4] WEINER C P, MASON C. Drugs for pregnant and lactating women. 3rd ed. Philadelphia: Elsevier, 2019.

[5] FDA. 甲硝唑药品说明书. [2022-07-15]. https://www.accessdata.fda.gov/drugsatfda_docs/label/2018/ 018890s052lbl.

[6] WORKOWSKI K A, BOLAN G A. Sexually transmitted diseases treatment guidelines, 2015. MMWR Recomm Rep, 2015, 64(RR-03): 1-137.

[7] World Health Organization (WHO). Breastfeeding and maternal medication, recommenddations for drugs in the Eleventh WHO Model List of Essential Drugs. [2021-08-08]. http://www.who.int/maternal_child_adolescent/documents/55732/en/23215911.

[8] 中华医学会妇产科学分会感染性疾病协作组. 阴道毛滴虫病诊治指南(2021 修订版). 中华妇产科杂志, 2021, 56(1): 7-10.

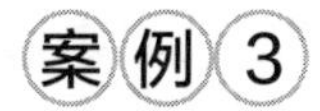

**【患者基本信息】**

女，25 岁

**【临床诊断】**

产后随诊，轻度贫血

**【处方用药】**

阿莫西林胶囊 0.25g×25 粒×1 盒　用法：每次 0.5g，每天 1 次，口服

**【处方分析】**

该处方不合理之处在于无适应证用药，且阿莫西林用药频次错误。

**【药师建议】**

阿莫西林为时间依赖型抗菌药物，其抗感染疗效与血药浓度大于最低抑菌浓度的时长相关，若需使用，建议增加用药频次[1]。阿莫西林胶囊常用剂量为每次0.25~0.5g，每8小时1次。不合理使用抗菌药物会导致耐药率上升。阿莫西林可以分泌进入母乳，但其安全性好，为哺乳期适用的抗菌药物[2-3]。患者诊断轻度贫血，可在产后继续应用铁剂6~8周，尤其是当患者选择母乳喂养时[4]。注意排查其他可能导致贫血的原因，如维生素 $B_{12}$ 或叶酸缺乏、地中海贫血等[4]。

## 参考文献

[1]《抗菌药物临床应用指导原则》修订工作组. 抗菌药物临床应用指导原则(2015年版). 北京：人民卫生出版社，2015.

[2] BRIGGS G G，FREEMAN R K，TOWERS C V. Drugs in pregnancy and lactation. 11th ed. Philadelphia，PA：Wolters Kluwer，c2017.

[3] WEINER C P，MASON C. Drugs for pregnant and lactating women. 3rd ed. Philadelphia：Elsevier，2019.

[4] UpToDate. 妊娠期贫血.[2022-08-19].https://www.uptodate.cn/contents/zh-Hans/anemia-in-pregnancy?search=%E5%A6%8A%E5%A8%A0%E6%9C%9F%E8%B4%AB%E8%A1%80&source=search_result&selectedTitle=1~150&usage_type=default&display_rank=1.

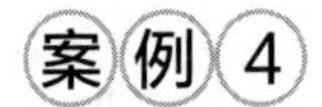


【患者基本信息】

女，24岁

【临床诊断】

哺乳期乳腺炎

【处方用药】

盐酸左氧氟沙星片 0.5g×7片　用法：每次0.5g，每天2次，口服

【处方分析】

该处方不合理之处在于：①选用药物不适宜，喹诺酮类为哺乳期及儿童禁用药物；②给药频次错误，左氧氟沙星推荐剂量为250~750mg，每24小时服用1次[1]。

## 【药师建议】

应明确是否为感染性乳腺炎，对于急性感染性乳腺炎，常见病原菌为金黄色葡萄球菌和溶血性链球菌，应尽量避免选用对婴儿有影响的抗菌药物。取得药物敏感试验结果前，推荐使用耐酶青霉素类（如苯唑西林钠）、第一代头孢菌素（如头孢拉定）或第二代头孢菌素（如头孢美唑）；在青霉素或头孢菌素过敏时，建议使用大环内酯类（如红霉素、阿奇霉素）或林可酰胺类抗生素（如克林霉素，但克林霉素应用于分娩1个月内的产妇时可能引起婴儿假膜性小肠结肠炎，应引起重视）[2]。

由于幼年动物使用喹诺酮类后可发生承重关节的关节病，表现包括软骨侵蚀和非炎性积液，因此喹诺酮类被列为哺乳期妇女及儿童禁用药物，应仅在没有其他抗菌药物可选时谨慎考虑。若确需使用喹诺酮类药物，可优先选择环丙沙星[3]。儿童使用喹诺酮类的经验主要是接受环丙沙星的囊性纤维化患儿。此外，仅有少数此类患儿及其他使用萘啶酸和诺氟沙星的儿童出现关节症状，且症状可逆[4-5]。有人通过磁共振成像（MRI）检查过用药儿童的关节，也未发现亚临床软骨损伤[6]。美国FDA批准的儿童中氟喹诺酮类适应证有限，包括治疗有并发症的泌尿道感染和肾盂肾炎，以及预防和治疗吸入性炭疽[7]。若没有安全有效的其他药物，或如果可通过口服给药以避免胃肠外治疗，可给予儿童全身用氟喹诺酮类[8]。

## 参考文献

[1] 左氧氟沙星片药品说明书，2017.

[2] 王颀，宁平，马祥君. 中国哺乳期乳腺炎诊治指南. 中华乳腺病杂志（电子版），2020，14（1）：10-14.

[3] SCHAEFER C，PETERS P，MILLER R K. Drugs during pregnancy and lactation. 3rd ed. Amsterdam：Elsevier，2015.

[4] BURKHARDT J E，WALTERSPIEL J N，SCHAAD U B. Quinolone arthropathy in animals versus children. Clin Infect Dis，1997，25（5）：1196-1204.

[5] ADAM D. Use of quinolones in pediatric patients. Rev Infect Dis，1989，11 Suppl 5：S1113-S1116.

[6] SCHAAD U B，WEDGWOOD J. Lack of quinolone-induced arthropathy in children. J Antimicrob Chemother，1992，30（4）：414-416.

[7] UpToDate. 氟喹诺酮类药物. [2022-05-18].https://www.uptodate.cn/contents/zh-Hans/fluoroquinolones? search=%E6%B0%9F%E5%96%B9%E8%AF%BA%E9%85%AE%E7%B1%BB%E8%8D%AF%E7%89%A9&source=search_result&selectedTitle=1~150&usage_type=default&display_rank=1.

[8] JACKSON M A, SCHUTZE G E. The Use of systemic and topical fluoroquinolones. Pediatrics, 2016, 138(5): e20162706.

## 案例 5

### 【患者基本信息】

女,25岁

### 【临床诊断】

哺乳期,胃溃疡

### 【处方用药】

米索前列醇片 0.2mg×3片×10盒　用法:每次0.6mg,每天1次,口服
西咪替丁片 0.2g×100片×1瓶　用法:每次0.6g,每天4次,口服

### 【处方分析】

该处方不合理之处在于米索前列醇、西咪替丁用法用量不合理。

米索前列醇哺乳期用药安全性分级为L2级[1],为前列腺素 $E_1$ 衍生物,具有强大的抑制胃酸分泌的作用,同时对妊娠子宫有收缩作用。主要用于消化性溃疡,与米非司酮片序贯使用时用于终止停经49天内的早期妊娠[2]。用于溃疡治疗,每天0.8mg,在早餐和/或中餐、晚餐时及睡前(分2~4次)服用[3]。在2004年的一项前瞻性研究中发现,10名哺乳期母亲,口服200μg米索前列醇,药物的平均达峰时间为1.1小时,平均峰浓度约为0.007 6μg/L(范围0.001 9~0.030 7μg/L)。平均乳汁/血浆比值(M/P)在用药0.5小时后为0.04,1小时后为0.06。作者估计相对婴儿剂量为母体剂量的0.5%[4]。目前没有乳汁中米索前列醇导致婴儿不良反应的报道。该研究认为哺乳期母亲服用米索前列醇后需间隔4小时再进行哺乳是不必要的,因为米索前列醇在体内消除迅速且乳汁水平非常低[1]。

西咪替丁哺乳期用药安全性分级为L1级[1],为一种抑制胃酸分泌的 $H_2$ 受体拮抗剂,主要用于治疗十二指肠溃疡、胃溃疡、反流性食管炎、应激性溃疡及佐林格-埃利森(Zollinger-Ellison)综合征[5]。治疗溃疡一次0.2~0.4g,一天2~4次,餐后及睡前服,或一次0.8g,睡前一次服。西咪替丁在母乳中浓度相对较高,有研究显示,其通过主动转运的方式进入乳汁,其M/P值为5,婴儿摄入量平均为母体体重相关剂量的6.7%,案例中最大的为20%。

$H_2$受体拮抗剂可用于哺乳期给药，首选乳汁中浓度较低的药物，如法莫替丁和尼扎替丁[6]。另有研究显示，西咪替丁M/P值为4.6~11.76，婴儿摄入量平均为母体体重相关剂量的9.8%~32.6%，目前没有经乳汁导致婴儿不良反应的报道，儿童用药安全性已确认，儿童治疗胃食管反流的剂量为20~40mg/(kg/d)。但哺乳期仍建议选用其他$H_2$受体拮抗剂，如雷尼替丁、法莫替丁。短期使用西咪替丁对母乳喂养没有影响[1]。

【药师建议】

米索前列醇在体内消除迅速且乳汁水平非常低，在哺乳期可以安全使用，且服药时间无须跟喂奶相间隔[1]。米索前列醇片用于胃溃疡每天0.8mg，分2~4次服用，餐前及睡前服用。患者哺乳期使用$H_2$受体拮抗剂，建议换用乳汁中浓度较低的药物，如法莫替丁和雷尼替丁[1]。因西咪替丁的说明书[5]指出，本品能进入乳汁，哺乳期妇女禁用。

## 参考文献

[1] HALE T W,ROWE H E. 药物与母乳喂养. 辛华雯，杨勇，译. 17版. 北京：世界图书出版公司，2019.
[2] 米索前列醇片药品说明书，2014.
[3] 米索前列醇片药品说明书，2007.
[4] VOGEL D,BURKHANDT T,RENTSCH K,et al. Misprostol versus methylergomtrine: pharmcokinetics in human milk. Am J Obstet Gynecol,2004,191(6):2168-2173.
[5] 西咪替丁片药品说明书，2021.
[6] 赫里什托夫·舍费尔，保罗·彼得斯，理查德·K. 米勒. 孕期与哺乳期用药指南. 山丹，译. 2版. 北京：科学出版社，2010.

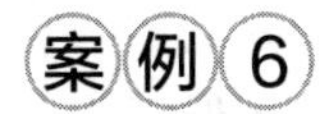


【患者基本信息】

女，35岁

【临床诊断】

严重类风湿关节炎，高脂血症，哺乳期

【处方用药】

阿托伐他汀钙片 20mg×7片×2盒　用法：每次20mg，每天1次，口服

甲氨蝶呤片 2.5mg×24 片×2 盒　用法：每次 10mg，每天 1 次，口服

【处方分析】

本处方不合理之处在于使用了哺乳期禁用的药物阿托伐他汀钙和甲氨蝶呤。

阿托伐他汀的妊娠期用药安全性分级为 X 级，哺乳期用药安全性分级为 L3 级[1]，是 HMG-CoA 还原酶抑制剂，主要用于治疗高胆固醇血症和冠心病。HMG-CoA 还原酶是胆固醇合成的限速酶，阿托伐他汀能竞争性地抑制这种酶。哺乳期内不建议使用阿托伐他汀，这是由于缺乏本品对母乳喂养婴儿或泌乳产生影响的可靠信息。目前尚不清楚阿托伐他汀是否存在于人乳中，但该类药品中其他药物可少量分泌到乳汁中[1]。本品能分泌进入大鼠的乳汁中，浓度是血浆及肝脏水平的 40%~50%[1-2]。且由于本品可能对母乳喂养婴儿造成严重不良反应，应告知女性在使用阿托伐他汀治疗期间不建议哺乳。

甲氨蝶呤的妊娠期用药安全性分级为 X 级，哺乳期用药安全性分级为 L4 级[1]，作用机制为竞争性抑制叶酸还原酶，从而干扰 DNA 的生物合成。主要用于抗肿瘤治疗，如急性白血病、乳腺癌、妊娠性绒毛膜癌等[3]，此外，还可以用于类风湿关节炎等超说明书用药[4]。英国风湿病学会和英国风湿病卫生专业人员协会提到甲氨蝶呤作为细胞毒性药物具有致畸性，禁用于女性孕前、妊娠期、哺乳期和其配偶[5]。因此，哺乳期禁用甲氨蝶呤，其有可能在母乳喂养的婴儿中引起严重不良反应，美国儿科学会药物委员会将甲氨蝶呤列为细胞毒性药物，其可能会干扰新生儿细胞代谢[6]。此外，甲氨蝶呤可以进入乳汁，但乳汁中浓度很低[7]，这种较低的药物浓度会对新生儿造成何种影响尚不清楚。

【药师建议】

根据上述分析，药师建议哺乳期使用阿托伐他汀和甲氨蝶呤应暂停哺乳，如必须长期服用，则不建议哺乳，改为配方奶喂养。

阿托伐他汀的人体平均血浆消除半衰期约为 14 小时。对于低于 30mg/m$^2$ 剂量使用甲氨蝶呤治疗的患者(该患者为低剂量)，其终末半衰期为 3~10 小时，对于接受高剂量甲氨蝶呤的患者，终末半衰期为 8~15 小时。由于药物在体内经过 5~7 个半衰期可消除 99% 及以上，因此，建议该患者根据药物半衰期计算停药多久后方可哺乳。

## 参考文献

[1] BRIGGS G G，FREEMAN R K，YAFFE S J. 妊娠期和哺乳期用药. 杨慧霞，段涛，译. 7 版. 北京：人民卫生出版社，2008.

[2] HENCK J W，CRAFT W R，BLACK A，et al. Pre-and postnatal toxicity of the HMG-CoA

reductase inhibitor, atorvastatin in rats. Toxicol Sci, 1998, 41(1): 88-99.
[3] 甲氨蝶呤注射液药品说明书, 2021.
[4] 广东省药学会风湿免疫用药专家委员会. 风湿免疫疾病(类风湿关节炎)超药品说明书用药专家共识. 今日药学, 2014, 24(9): 625-629.
[5] 李谦华, 戴冽. 2016 年英国风湿病学会和英国风湿病卫生专业人员协会妊娠期和哺乳期处方用药指南解读. 中国实用妇科与产科杂志, 2016, 32(10): 924-928.
[6] American Academy of Pediatrics Committee on Drugs. The transfer of drugs and other chemicals into human milk. Pediatrics, 2001, 108(3): 776-789.
[7] JOHNS D G, RUTHERFORD L D, KEIGHTON P C. et al. Secretion of methotrexate into human milk. Am J Obstet Gynecol, 1972, 112(7): 978-980.

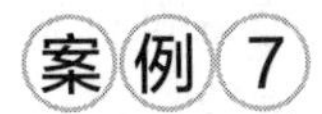

## 案例 7

**【患者基本信息】**

女, 23 岁

**【临床诊断】**

急性扁桃体炎, 哺乳期

**【处方用药】**

复方磺胺甲噁唑片 400mg×10 片×2 盒　用法: 每次 2 片, 每天 2 次, 口服

**【处方分析】**

本处方不合理之处为使用复方磺胺甲噁唑片。

复方磺胺甲噁唑片哺乳期用药安全性分级是 L3 级[1], 是磺胺类抗菌药, 是磺胺甲噁唑(sulfamethoxazole, SMZ)与甲氧苄啶(trimethoprim, TMP)的复方制剂。该药自乳汁中分泌, 乳汁中浓度可达母体血药浓度的 50%~100%, 药物可能对婴儿产生影响[2], 说明书建议哺乳期禁止使用。

**【药师建议】**

该药在葡萄糖-6-磷酸脱氢酶缺乏的新生儿中应用有导致溶血性贫血发生的可能, 并且如果婴儿出现黄疸、为早产儿或生病, 则母亲应在母乳喂养期间慎用复方磺胺甲噁唑片, 同时进行溶血和黄疸的监测。但如果是已满 1 月龄的健康、足月婴儿, 则母亲接受复方磺胺甲噁唑片治疗期间可进行母乳喂养, 但应避免长期使用[3-4]。SMZ 和 TMP 的血消除半衰期($t_{1/2}$)分别为 10 小时和 8~10 小时，药物在体内经过 5~7 个半衰期可消除 99% 及以上，因此建议如果婴儿为 1 月龄以下（尤其是不足 22 天的婴儿）、早产儿以及患有黄疸、葡萄糖-6-磷酸脱氢酶缺乏者、生病者，应慎用复方磺胺甲噁唑片，若母亲服用了复方磺胺甲噁唑片，应间隔 50~70 小时再哺乳。

急性扁桃体炎根据病原体可分为急性细菌性扁桃体炎（乙型溶血性链球菌为主要致病菌，其次为肺炎球菌、金黄色葡萄球菌）、急性病毒性扁桃体炎（常见病毒为 EB 病毒、鼻病毒、流感病毒和腺病毒等）、其他病原体导致的急性扁桃体炎（沙眼衣原体、肺炎支原体等）。病毒性急性扁桃体炎常为自限性，无须使用抗菌药物治疗。对于有细菌感染证据的急性扁桃体炎者，乙型溶血性链球菌为主要致病菌，$\beta$-内酰胺类为抗菌药物治疗的首选药物，根据病情轻重，确定给药途径。青霉素类，如阿莫西林、阿莫西林+克拉维酸等口服制剂为推荐药物。头孢类抗菌药物由于抗菌谱更广，也可作为一线药物治疗。对于青霉素过敏或考虑为肺炎支原体感染的患者，建议使用阿奇霉素等大环内酯类抗菌药物治疗[5]。因此，药师建议，可考虑选用哺乳期应用更安全的青霉素类或头孢类药物。

## 参考文献

[1] BRIGGS G G，FREEMAN R K，YAFFE S J. 妊娠期和哺乳期用药. 杨慧霞，段涛，译. 7 版. 北京：人民卫生出版社，2008.

[2] 复方磺胺甲噁唑片药品说明书，2010.

[3] WHO. Breastfeeding and maternal medication：recommendations for drugs in the eleventh WHO model list of essential drugs. [2021-08-07].Available at http://www.who.int/maternal_child_adolescent/documents/55732/en/23215911.

[4] NIH.Drugs and lactation database：trimethoprim-sulfamethoxazole. [2022-03-17].https://www.ncbi.nlm.nih.gov/books/NBK501289.

[5] 中国医师协会儿科医师分会儿童耳鼻咽喉专业委员会. 儿童急性扁桃体炎诊疗——临床实践指南（2016 年制定）. 中国实用儿科杂志，2017，32（3）：161-164.

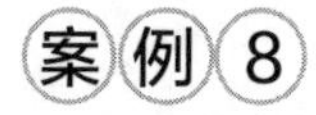


**【患者基本信息】**

女，25 岁

**【临床诊断】**

上呼吸道感染，哺乳期

【处方内容】

氨酚伪麻美芬片 12 片×1 盒　用法:每次 2 片,每天 3 次,口服

【处方分析】

该处方不合理之处在于使用了哺乳期慎用的药物氨酚伪麻美芬片。

氨酚伪麻美芬片适用于缓解普通感冒及流行性感冒引起的发热、头痛、四肢酸痛、咽痛等症状。主要成分有对乙酰氨基酚、盐酸伪麻黄碱、氢溴酸右美沙芬、马来酸氯苯那敏[1]。右美沙芬哺乳期用药安全性分级属于 L3 级[2]。因有关右美沙芬在母乳中存在的信息尚未确定,没有数据提出建议用于母乳喂养妇女[3],故在哺乳期不推荐使用此药。伪麻黄碱哺乳期用药安全性分级属于 L3 级[4],动物实验未发现本品有致畸作用,但母乳中即使少量的伪麻黄碱也可能会引起婴儿躁动不安,而单剂量伪麻黄碱会急剧降低产奶量,重复使用可能会干扰泌乳[4]。难以产生足够乳汁的母亲不应接受伪麻黄碱药物治疗[5]。马来酸氯苯那敏哺乳期用药安全性分级属于 L3 级,为第一代抗组胺药。据报道,母乳喂养的婴儿接触第一代抗组胺药后出现嗜睡和易激惹[6]。故在哺乳期间不推荐使用该药物。

【药师建议】

氨酚伪麻美芬片为复方制剂,成分过于复杂,不推荐哺乳期使用。哺乳期发热推荐使用中枢性解热镇痛药对乙酰氨基酚。研究显示,单剂量 500mg 对乙酰氨基酚给药后,乳汁测得的最大浓度为 4.39mg/L,并且估测婴儿接触的药量不到母体剂量的 0.1%[7],且对乙酰氨基酚的哺乳期用药安全性分级属于 L1 级[4],因此哺乳期妇女使用对乙酰氨基酚对于婴儿是安全的。应在哺乳后立即用药,并适当延迟下次哺乳时间,有利于婴儿吸吮乳汁时避开血药浓度高峰期。

## 参考文献

[1] 氨酚伪麻美芬片药品说明书,2012.

[2] 氢溴酸右美沙芬片药品说明书,2015.

[3] WHO. Breastfeeding and maternal medication, recommendations for drugs in the eleventh WHO model list of essential drugs. [2022-07-15]. http://www.who.int/maternal_child_adolescent/documents/55732/en/23215911.

[4] 蒋式时,邵守进,陶如风. 妊娠期哺乳期用药医师案头参考. 2 版. 北京:人民卫生出版社,2010.

[5] JOHNSON H M, EGLASH A, MITCHELL K B, et al. ABM clinical protocol #32: management

of hyperlactation. Breastfeed Med, 2020, 15(3): 129-134.
[6] ITO S, BLAJCHMAN A, STEPHENSON M, et al. Prospective follow-up of adverse reactions in breast-fed infants exposed to maternal medication. Am J Obstet Gynecol, 1993, 168(5): 1393-1399.
[7] BRIGGS G G, FREEMAN R K, YAFFE S J. 妊娠期和哺乳期用药. 杨慧霞, 段涛, 译. 7版. 北京:人民卫生出版社, 2008.

## 案例9

**【患者基本信息】**

女,26岁

**【临床诊断】**

急性乳腺炎,哺乳期

**【处方用药】**

阿莫西林胶囊 0.5g×12粒×3盒　用法:每次1g,每天4次,口服

**【处方分析】**

该处方不合理之处在于阿莫西林胶囊用法用量不合理。

阿莫西林哺乳期用药安全性分级属于L1级,用于敏感菌所致的感染,如呼吸道感染、皮肤软组织感染等[1]。本品为口服的半合成氨基青霉素,属氨苄西林同类品。体外实验证实本品抗菌谱与氨苄西林完全相同,目前尚未发现本品对胎儿有致畸作用[2]。阿莫西林可少量进入乳汁,美国儿科学会认为哺乳期妇女应用本品时可继续哺乳,但须警惕有可能影响婴儿的肠道菌群,导致腹泻或鹅口疮[2]。哺乳期感染性乳腺炎常见感染细菌为革兰氏阳性球菌,以金黄色葡萄球菌最为常见[3]。乳腺炎早期症状轻者可以选择在哺乳前热敷,排空乳汁后进行局部冷敷,帮助局部血液循环恢复[4]。

**【药师建议】**

阿莫西林胶囊成年人一次0.5g,每6~8小时1次,一天剂量不超过4g[1]。乳腺炎早期的局部炎症症状还可以通过外用硫酸镁或地塞米松缓解[5]。硫酸镁的高渗透性及扩张外周血管作用,能促进炎症的恢复,消除局部肿胀。此外,为了减少婴儿接触到乳汁中的药物,建议选择哺乳期安全性较高的药物,延长

用药与哺乳的间隔时间,在使用可能有风险的药物时等待5~6个半衰期后再行哺乳[6]。

## 参考文献

[1] 阿莫西林胶囊药品说明书,2017.

[2] 蒋式时,邵守进,陶如风.妊娠期哺乳期用药医师案头参考.2版.北京:人民卫生出版社,2010.

[3] ARROYO R,MARTIN V,MALDONADO A,et al. Treatment of infectious mastitis during lactation:antibiotics versus oral administration of lactobacilli isolated from breast milk. Clin Infect Dis,2010,50(12):1551-1558.

[4] AMIRL H. ABM clinical protocol:mastitis. Breastfeed Med,2014,9(5):239-243.

[5] 高海凤,马祥君,汪洁,等.联合地塞米松治疗中央区哺乳期乳腺炎的初步研究.中国现代医学杂志,2011,21(34):4337-4340.

[6] 秦博,陈诚,黄银,等.哺乳期乳腺炎患者的用药与哺乳.医药导报,2020,39(1):47-50.

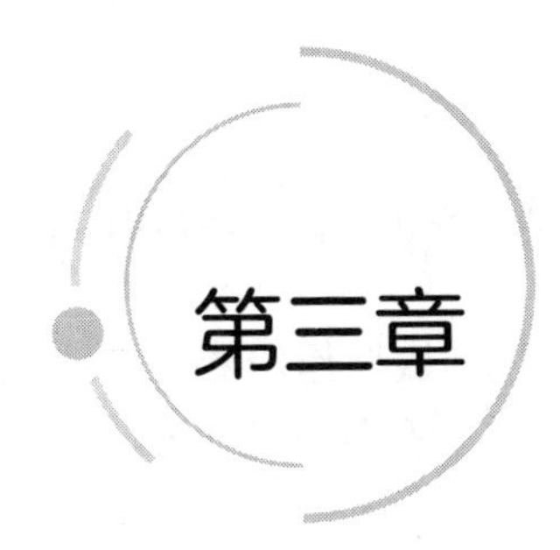

# 第三章 住院不合理处方解析

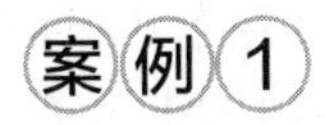

## 案例 1

**【病史摘要】**

女，31岁，G2P1，因“停经$10^{+5}$周”，反复恶心、呕吐27天后入院。20天前，患者无明显诱因出现剧烈呕吐，当地医院诊断为妊娠剧吐，予禁食、补液支持治疗，治疗10天后好转。8天前，患者无明显诱因再次出现上述症状，于当地医院就诊，行禁食、补液支持治疗后呕吐不能缓解，遂转院住院治疗。既往体健。查体：生命体征平稳，GPT 630U/L，GOT 486U/L，钾2.32mmol/L，血常规、凝血功能未见明显异常，血气分析示代谢性酸中毒。

**【临床诊断】**

妊娠剧吐，代谢性酸中毒，低钾血症

**【处方用药】**

维生素$B_6$注射液2ml:0.1g+乳酸钠林格液500ml　用法：100mg，每天1次，静脉滴注

维生素C注射液5ml:1g+5%葡萄糖注射液500ml　用法：3g，每天1次，静脉滴注

氯化钾注射液10ml:1.5g+5%葡萄糖注射液500ml　用法：1.5g，每天1次，静脉滴注

盐酸昂丹司琼注射液32mg+5%葡萄糖注射液500ml　用法：32mg，每天1次，静脉滴注

【处方分析】

该处方的主要问题在于：昂丹司琼用量不合理；维生素 C 用量不合理；氯化钾补充量及溶媒选择不合理；总补液量不合理。

昂丹司琼妊娠期用药安全性分级为 B 级，其在人类妊娠期使用的安全性研究数据有限[1]，现有数据提示，妊娠较早期使用昂丹司琼不会造成先天畸形高风险[2]，但心血管畸形（尤其是间隔缺损）和腭裂风险可能有小幅绝对增加[3]。动物研究未发现不良妊娠影响，其在孕妇中的应用存在争议，欧洲药品管理局（EMA）和英国畸胎学信息服务建议作二线治疗药物[1]。ACOG 认为尽管缺乏足够证据证实昂丹司琼对胎儿的安全性，但其绝对风险是很低的，应权衡利弊使用[4]。

维生素 C 妊娠期用药安全性分级为 A 级，超过推荐每天膳食供给量（recommended daily dietary allowance，RDA）时为 C 级，而孕早期 RDA 为 100mg/d[5]。目前暂无高质量人类胎盘透过率研究数据。动物研究表明，猪的维生素 C 胎盘透过率随孕周增加[6]。维生素 C 的常用量为 100~250mg，每天 1~3 次。长期应用每天 2~3g 可引起停药后维生素 C 缺乏症[7]。

患者为重度低钾血症，而葡萄糖的输入会刺激胰岛素释放，葡萄糖输入人体以后，导致血糖浓度增加，因此机体会分泌胰岛素促进葡萄糖进入细胞内进行利用，在进入细胞过程中，根据细胞膜物质转运机制，细胞外钾离子会跟葡萄糖一起进入细胞内，如果输入葡萄糖过多或者浓度过高，可导致血清钾浓度一过性下降 0.2~1.4mmol/L[1]。

【药师建议】

持续性呕吐并酮症的妊娠剧吐孕妇需要住院治疗，包括静脉补液，补充多种维生素，纠正脱水及电解质紊乱，合理使用止吐药物，防治并发症[8]。

昂丹司琼有增加患者心脏 QT 间期延长引发尖端扭转型室性心动过速的潜在风险，故 FDA 建议单次使用不应超过 16mg[9]。患者血钾 2.32mmol/L，小于 2.5mmol/L，属于重度低钾。患者可能出现肌肉疼痛、心律失常、呼吸麻痹，可危及生命。在使用昂丹司琼时，应监测电解质及心电图，尤其要注意 QT 间期，并立即补充体内缺乏的钾。严重低钾血症时可补钾至 6~8g/d，注意观察尿量，原则上每 500ml 尿量补钾 1g 较为安全，同时监测血清钾水平和心电图，酌情调整剂量。氯化钾注射液可选用生理盐水作为溶媒或添加胰岛素。

患者目前存在电解质紊乱，呕吐超过 3 周。对于任何需要水化和呕吐超过 3 周的患者，建议每天补充维生素 $B_1$ 100mg，连续 2~3 天。维生素 C 长期应用每天 2~3g 可引起停药后维生素 C 缺乏症，建议根据呕吐缓解程度和进食情况适时减量。维生素 $B_6$ 可以改善恶心，其安全性好，不良反应很小且购买方便，可将维生素 $B_6$ 作为初始治疗药物。单用时，维生素 $B_6$ 的推荐剂量为每 6~8 小时口服 10~25mg，对孕妇的最大治疗剂量为 200mg/d。患者在当地医院支持治疗无效，可能对维生素 $B_6$ 止吐反应欠佳，可尝试加用苯海拉明 50~100mg q.4h.，存在脱水时联用甲氧氯普胺或昂丹司琼或异丙嗪。患者目前补液量 2 000ml，建议增加至 3 000ml 左右[8]。

## 参考文献

[1] UpToDate. 妊娠恶心和呕吐的治疗和结局. [2022-05-04]. https://www.uptodate.cn/contents/zh-Hans/nausea-and-vomiting-of-pregnancy-treatment-and-outcome?search=%E5%A6%8A%E5%A8%A0%E6%81%B6%E5%BF%83%E5%92%8C%E5%91%95%E5%90%90%E7%9A%84%E6%B2%BB%E7%96%97%E5%92%8C%E7%BB%93%E5%B1%80&source=search_result&selectedTitle=1~88&usage_type=default&display_rank=1.

[2] PASTERNAK B, SVANSTROM H, HVIID A. Ondansetron in pregnancy and risk of adverse fetal outcomes. N Engl J Med, 2013, 368(9): 814-823.

[3] FREEDMAN S B, ULERYK E, RUMANTIR M, et al. Ondansetron and the risk of cardiac arrhythmias: a systematic review and postmarketing analysis. Ann Emerg Med, 2014, 64(1): 19-25.

[4] ACOG practice bulletin no.153: nausea and vomiting of pregnancy. Obstet Gynecol, 2015, 126(3): e12-e24.

[5] 中国营养学会. 中国居民膳食指南(2022). 北京：人民卫生出版社，2022.

[6] WEINER C P, MASON C. Drugs for pregnant and lactating women. 3rd ed. Philadelphia: Elsevier, 2019.

[7] 维生素 C 注射液药品说明书，2020.

[8] 中华医学会妇产科学分会产科学组. 妊娠剧吐的诊断及临床处理专家共识(2015). 中华妇产科杂志，2015，50(11)：801-804.

[9] FDA. FDA drug safety communication: updated information on 32 mg intravenous ondansetron (Zofran) dose and pre-mixed ondansetron products. [2022-07-05]. http://www.fda.gov/Drugs/DrugSafety/ucm330049.htm.

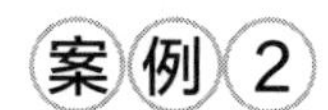

## 案例 2

**【病史摘要】**

女，26 岁，孕 33 周，下腹疼痛 6 天，阴道流血 2 天入院。平素月经规则，妊娠期建卡定期产检。2 天前出现阴道流液，住院就诊，予“地塞米松促胎肺成熟，硫酸镁抑制宫缩，青霉素预防感染”等治疗。检查结果：羊水指数(AFI)

10.5cm，胎心 145 次/min，胎动可。

【临床诊断】

先兆流产，胎膜早破，孕 33 周单活胎

【处方用药】

硫酸镁注射液 10ml∶2.5g+0.9% 氯化钠注射液 100ml 用法∶4g，静脉滴注，120ml/h 即刻输入

硫酸镁注射液 10ml∶2.5g+5% 葡萄糖注射液 500ml 用法∶10g，静脉滴注，1~2g/h 即刻输入

地塞米松磷酸钠注射液 1ml∶5mg 用法∶5mg，每天 2 次，肌内注射

【处方分析】

该处方的主要不合理之处在于∶硫酸镁负荷剂量偏小且给药速度偏慢，未采用合适的抗感染治疗。

【药师建议】

硫酸镁用于抑制宫缩，同时对胎儿神经系统有保护作用，其机制尚不明确。通常以静脉给药、持续 20 分钟的方式给予硫酸镁 6g 负荷剂量，从而快速达到稳态浓度，而后以 2g/h 的速度持续输注[1]。目前，硫酸镁用于抗宫缩的最佳给药方案尚不统一[2]，根据对宫缩频率及母体毒性的评估结果来调整输注速度[3]。对于孕 28~33$^+$ 周无继续妊娠禁忌，应保胎，延长孕周至 34 周，保胎过程中给予糖皮质激素类药物和抗生素治疗，密切监测母胎状况[4]。

对于未足月胎膜早破（preterm premature rupture of membrane，PPROM）患者预防性应用抗生素可有效延长 PPROM 的潜伏期，减少绒毛膜羊膜炎的发生率，降低破膜后 48 小时内和 7 天内的分娩率，降低新生儿感染率以及新生儿头颅超声检查的异常率[4]。对妊娠小于 34 周者推荐 7 天治疗方案∶静脉滴注氨苄西林（2g/6h）和红霉素（250mg/6h），持续 48 小时，随后口服阿莫西林（250mg/8h）和红霉素（333mg/8h），持续 5 天[4-5]。

## 参考文献

[1] ELLIOTT J P，LEWIS D F，MORRISON J C，et al. In defense of magnesium sulfate. Obstet Gynecol，2009，113（6）：1341-1348.

[2] MCNAMARA H C，CROWTHER C A，BROWN J. Different treatment regimens of magnesium sulphate for tocolysis in women in preterm labour. Cochrane Database Syst Rev，2015（12）：

CD011200.
[3] UpToDate. 抑制急性早产临产. [2022-10-26].https://www.uptodate.cn/contents/zh-Hans/inhibition-of-acute-preterm-labor? search=%E6%8A%91%E5%88%B6%E6%80%A5%E6%80%A7%E6%97%A9%E4%BA%A7%E4%B8%B4%E4%BA%A7&source=search_result&selectedTitle=1~150&usage_type=default&display_rank=1.
[4] 中华医学会妇产科学分会产科学组. 胎膜早破的诊断与处理指南(2015). 中华妇产科杂志,2015,50(1):3-8.
[5] MERCER B M,MIODOVNIK M,THURNAU G R,et al. Antibiotic therapy for reduction of infant morbidity after preterm premature rupture of the membranes. A randomized controlled trial. National Institute of Child Health and Human Development Maternal-Fetal Medicine Units Network. JAMA,1997,278(12):989-995.

## 案例 3

### 【病史摘要】

女,31岁,孕23周,胎心监护示明显宫缩1小时。平素月经规则,妊娠期定期产检。今天产检胎心监护有明显宫缩,胎心140次/min,宫缩强度10次/10min。辅助检查:B超示单活胎,阴道彩超示宫颈口未见明显扩张及羊水嵌入征象。

### 【临床诊断】

孕23周单活胎,先兆流产

### 【处方用药】

醋酸阿托西班注射液75mg+0.9%氯化钠注射液90ml 用法:静脉滴注,8ml/h

地塞米松磷酸钠注射液1ml:5mg 用法:5mg,每天2次,肌内注射

### 【处方分析】

该处方的不合理之处在于:①阿托西班属于无适应证用药;②阿托西班用量和用药时机不合理。

### 【药师建议】

早产临产的诊断标准包括规律的疼痛性宫缩伴宫口扩张和/或宫颈管消退等宫颈变化,这种情况下若有阴道出血和/或胎膜早破,则会使诊断更加确

定[1]。由于早产临产的临床表现对诊断的预测性较差,所以在临产表现明显前常常过度诊断。

可使用以下标准诊断早产临床:宫缩(每20分钟内不少于4次,或每60分钟内不少于8次)+(宫颈扩张≥3cm,或阴道超声检查显示宫颈长度 <20mm,或阴道超声检查显示宫颈长度20~30mm且FN阳性)[2]。FN是位于蜕膜-绒毛膜交界处的一种细胞外基质蛋白。亚临床感染或炎症、胎盘早剥或宫缩都会导致蜕膜-绒毛膜交界处破坏,从而释放FN进入宫颈阴道分泌物,因此FN可用作预测自发性早产的标志物[3]。TVU指经阴道超声检查(transvaginal ultrasonography,TVU),当诊断不确定时,TVU测量宫颈长度有助于支持或排除早产临产的诊断[2]。患者目前孕23周,宫缩强度10次/10min,存在宫缩过频。但阴道彩超示宫颈口未见明显扩张及羊水嵌入征象。不符合早产临床诊断。

对于诊断早产的患者,为防止即刻早产,为完成促胎肺成熟治疗,以及转运孕妇到有早产儿抢救条件的医院分娩赢得时间,可以使用宫缩抑制剂[4]。阿托西班是一种选择性缩宫素-加压素受体拮抗剂。阿托西班在我国批准的适用孕周为24~33足周,且有频率≥4次/30min,每次至少30秒的规律子宫收缩。其在美国未被批准用于保胎治疗,因其用于孕龄不足28周的妊娠时存在安全方面的风险[5]。该药物在欧洲可以用于临床[6]。若需使用阿托西班,应以6.75mg为起始量单次快速静脉输注,随后再以300μg/min的速度持续输注3小时,再以100μg/min的速度连续输注最多达45小时。

对于未来7天内早产风险增加的所有妊娠23~33周的患者,推荐给予产前皮质类固醇(antenatal corticosteroid,ACS)。此时使用ACS可改善新生儿生存率,并降低重大短期并发症发生率,但仍有导致远期神经发育问题的风险。地塞米松磷酸钠常用剂量为5~6mg[7],肌内注射,共4剂,间隔12小时[8]。

## 参考文献

[1] IAMS J D. Prediction and early detection of preterm labor. Obstet Gynecol, 2003, 101(2): 402-412.

[2] UpToDate. 早产临产的临床表现、诊断评估及初始治疗. [2022-02-12]. https://www.uptodate.cn/contents/zh-Hans/preterm-labor-clinical-findings-diagnostic-evaluation-and-initial-treatment? search=%E6%97%A9%E4%BA%A7%E4%B8%B4%E4%BA%A7%E7%9A%84%E4%B8%B4%E5%BA%8A%E8%A1%A8%E7%8E%B0%E3%80%81%E8%AF%8A%E6%96%AD%E8%AF%84%E4%BC%B0%E5%8F%8A%E5%88%9D%E5%A7%8B%E6%B2%BB%E7%96%97&source=search_result&selectedTitle=1~150&usage_type=default&display_rank=1.

[3] FEINBERG R F, KLIMAN H J, LOCKWOOD C J. Is oncofetal fibronectin a trophoblast glue for human implantation? Am J Pathol, 1991, 138(3): 537-543.

[4] 中华医学会妇产科学分会. 早产的临床诊断与治疗指南(2014). 中华妇产科杂志,2014,49(7):481-484.
[5] FDA. Center for Drug Evaluation and Research. Advisory Committee for Reproductive Health Drugs. Conference transcript. [2021-07-06].www.fda.gov/ohrms/dockets/ac/98/transcpt/3407t1.rtf.
[6] UpToDate. 抑制急性早产临产. [2022-10-26].https://www.uptodate.cn/contents/zh-Hans/inhibition-of-acute-preterm-labor?search=%E6%8A%91%E5%88%B6%E6%80%A5%E6%80%A7%E6%97%A9%E4%BA%A7%E4%B8%B4%E4%BA%A7%E2%80%94%E7%BC%A9%E5%AE%AB%E7%B4%A0%E5%8F%97%E4%BD%93%E6%8B%AE%E6%8A%97%E5%89%82%EF%BC%88%E5%A6%82%E9%98%BF%E6%89%98%E8%A5%BF%E7%8F%AD%EF%BC%89&source=search_result&selectedTitle=1~150&usage_type=default&display_rank=1.
[7] 广东省药学会. 超药品说明书用药目录(2019 年版). 今日药学,2020,30(02):73-98.
[8] UpToDate. 产前皮质类固醇治疗以减少早产导致的新生儿呼吸系统并发症发生率和死亡率. [2022-03-08].https://www.uptodate.cn/contents/zh-Hans/antenatal-corticosteroid-therapy-for-reduction-of-neonatal-respiratory-morbidity-and-mortality-from-preterm-delivery?search=%E4%BA%A7%E5%89%8D%E7%9A%AE%E8%B4%A8%E7%B1%BB%E5%9B%BA%E9%86%87%E6%B2%BB%E7%96%97%E4%BB%A5%E5%87%8F%E5%B0%91%E6%97%A9%E4%BA%A7%E5%AF%BC%E8%87%B4%E7%9A%84%E6%96%B0%E7%94%9F%E5%84%BF%E5%91%BC%E5%90%B8%E7%B3%BB%E7%BB%9F%E5%B9%B6%E5%8F%91%E7%97%87%E5%8F%91%E7%94%9F%E7%8E%87%E5%92%8C%E6%AD%BB%E4%BA%A1%E7%8E%87&source=search_result&selectedTitle=1~150&usage_type=default&display_rank=1.

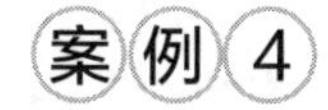

## 案例 4

**【病史摘要】**

女,25 岁,孕 $33^{+1}$ 周单活胎。既往体健,否认高血压、慢性肾炎及糖尿病史,平素月经较为规律,定期产检。近一周来睡眠不好,门诊就诊时血压达 145/90mmHg,上下肢无明显水肿。胎心率 153 次/min,无宫缩。

**【临床诊断】**

孕 $33^{+1}$ 周单活胎,妊娠高血压

**【处方用药】**

硝苯地平控释片 30mg×7 片　用法:每次 30mg,每天 1 次,口服
地西泮片 2.5mg×24 片　用法:每次 5mg,每天睡前服用,口服

【处方分析】

该处方的不合理之处在于选用了地西泮。地西泮的妊娠期用药安全性分级为D级，在动物生殖研究中观察到不良事件。在人类中，地西泮可穿过胎盘，使用地西泮可观察到致畸作用，但仍需要更多研究。新生儿在妊娠晚期暴露后可能出现低血糖和呼吸问题，一些苯二氮䓬类药物可引起“婴儿松弛综合征”[1-3]。

【药师建议】

该患者无高血压史，孕20周后发现血压升高超过140/90mmHg，诊断妊娠高血压，建议进行降压治疗。硝苯地平控释片为二氢吡啶类钙通道阻滞剂，是拉贝洛尔最大剂量无效时首选的常用口服抗高血压药（Ⅱ-B），常用剂量30mg，每天1次。

地西泮为苯二氮䓬类镇静药，《妊娠期高血压疾病诊治指南（2020）》认为应用镇静药物可缓解孕产妇的精神紧张、焦虑症状，改善睡眠，预防并控制子痫（Ⅲ-B），应个体化酌情应用[4]。为保证充足睡眠，必要时可睡前口服地西泮2.5~5.0mg。也有意见认为目前研究妊娠期睡眠障碍的治疗的数据不多[5]，对于大多数女性，非药物治疗是更为安全的方式[6]。对于想要使用药物治疗的孕妇，可以使用苯海拉明50mg，临睡前口服[7]。

## 参考文献

[1] BERGMAN U，ROSA F W，BAUM C，et al. Effects of exposure to benzodiazepine during fetal life. Lancet，1992，340（8821）：694-696.

[2] IQBAL M M，SOBHAN T，RYALS T，et al. Effects of commonly used benzodiazepines on the fetus，the neonate，and the nursing infant. Psychiatr Serv，2002，53（1）：39-49.

[3] WIKNER B N，STILLER C O，BERGMAN U，et al. Use of benzodiazepines and benzodiazepine receptor agonists during pregnancy：neonatal outcome and congenital malformations. Pharmacoepidemiol Drug Saf，2007，16（11）：1203-1210.

[4] 中华医学会妇产科学分会妊娠期高血压疾病学组. 妊娠期高血压疾病诊治指南（2020）. 中华妇产科杂志，2020，55（4）：227-238.

[5] BACARO V，BENZ F，PAPPACCOGLI A，et al. Interventions for sleep problems during pregnancy：a systematic review. Sleep Med Rev，2020，50：101234.

[6] UpToDate. 成人失眠的治疗概述.［2022-05-26］.https：//www.uptodate.cn/contents/zh-Hans/overview-of-the-treatment-of-insomnia-in-adults? search=%E6%88%90%E4%BA%BA%E5%A4%B1%E7%9C%A0%E6%B2%BB%E7%96%97%E7%BB%BC%E8%BF%B0&source=search_result&selectedTitle=1~150&usage_type=default&display_rank=1.

[7] WEINER C P, MASON C. Drugs for pregnant and lactating women. 3rd ed. Philadelphia: Elsevier, 2019.

## 案例 5

### 【病史摘要】

女，29岁，因停经33$^{+2}$周，产检发现血压升高1天入院。患者平素月经较为规则，定期参加产检。既往体健，否认高血压史、糖尿病及肾炎病史。检查结果：血压为170/130mmHg，心率为20次/min。B超提示宫内单活胎，胎儿小于孕周，尿常规示尿蛋白(+++)，未见管型，24小时尿蛋白定量5.2g。

### 【临床诊断】

重度子痫前期，孕33$^{+2}$周

### 【处方用药】

硫酸镁注射液5g+10%葡萄糖注射液20ml　用法：静脉注射，5~10分钟
硫酸镁注射液20g　用法：静脉滴注，1.5~2g/h
地塞米松磷酸钠注射液1ml:5mg　用法：每天2次，肌内注射
注射用硝普钠50mg+5%葡萄糖注射液500ml　用法：静脉滴注，0.25μg/(kg·min)开始，无效时每5~10分钟增加0.25μg/(kg·min)，直至达到所需效果，最高剂量100μg/(kg·min)

### 【处方分析】

该处方的主要问题是：注射用硝普钠用量不合理。硝普钠妊娠期用药安全性分级为C级，动物繁殖研究证明该药物对胎儿有毒副作用，但尚未对孕妇进行充分严格的对照研究，尚不知晓硝普钠是否透过人类胎盘[1]。

### 【药师建议】

患者为孕晚期，目前诊断重度子痫前期，无高血压病史。妊娠28~34周期间，如病情不稳定，经积极治疗病情仍加重，应终止妊娠；如病情稳定，可以考虑期待治疗，并建议转至具备早产儿救治能力的医疗机构。

硫酸镁可预防重度子痫前期患者子痫发作。硫酸镁用于重度子痫前期预防子痫发作以及重度子痫前期的期待治疗时，为避免长期应用对胎儿(或新生儿)的血钙水平和骨质的影响，建议及时评估病情，如孕妇病情稳定，应在使用

5~7 天后停用硫酸镁；在重度子痫前期的期待治疗中，必要时可间歇性应用[2]。妊娠 <34 周并预计在 1 周内分娩的子痫前期孕妇，均应接受糖皮质激素促胎肺成熟治疗。不推荐反复、多疗程产前给药。如果在较早期初次促胎肺成熟后，又经过一段时间（2 周左右）保守治疗，但终止妊娠的孕周仍 <34 周，可以考虑再次给予同样剂量的促胎肺成熟治疗[2]。

对于收缩压≥160mmHg 和/或舒张压≥110mmHg 的高血压孕妇应进行降压治疗。患者血压 160/110mmHg 为重度妊娠期高血压。注射用硝普钠：为强效血管扩张剂。用法为 50mg 加入 5% 葡萄糖注射液 500ml 按 0.5~0.8μg/(kg·min) 缓慢静脉滴注。妊娠期仅适用于其他抗高血压药无效的高血压危象孕妇。产前应用时间不宜超过 4 小时[2]。根据硝普钠药品说明书，成人常用剂量为起始 0.5μg/(kg·min)，以 0.5μg/(kg·min) 递增，极量为 10μg/(kg·min)[3]；根据第 3 版《中华妇产科学》，硝普钠常用起始剂量为 50mg+5% 葡萄糖注射液 500ml，每次调整 0.3~0.6ml/h，极量为 400μg/min[4]。

## 参 考 文 献

[1] WEINER C P, MASON C. Drugs for pregnant and lactating women. 3rd ed. Philadelphia: Elsevier, 2019.

[2] 中华医学会妇产科学分会妊娠期高血压疾病学组. 妊娠期高血压疾病诊治指南(2020). 中华妇产科杂志, 2020, 55(4): 227-238.

[3] 注射用硝普钠药品说明书, 2007.

[4] 曹泽毅. 中华妇产科学. 3 版. 北京：人民卫生出版社, 2014.

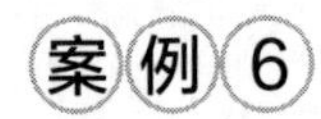


**【病史摘要】**

女，36 岁，因“停经 $35^{+2}$ 周，抽搐 2 小时”入院。平素月经较规则，定期参加产检。2 小时前无明显诱因出现抽搐一次，持续约 12 分钟，伴有耳鸣、头晕，无头痛、心慌心悸，伴意识丧失，口吐白沫，神志恢复后全身疲惫乏力。既往身体情况良好，否认高血压、冠心病、糖尿病史。血压 185/115mmHg，内科检查无特殊。胎心 146 次/min。

**【临床诊断】**

子痫，孕 $35^{+3}$ 周

【处方用药】

硫酸镁注射液 5g+10% 葡萄糖注射液 20ml　用法：静脉注射，5~10 分钟
硫酸镁注射液 20g+5% 葡萄糖注射液 100ml　用法：静脉滴注，1.5~2g/h
地西泮注射液 5mg　用法：每天 2 次，肌内注射
甘露醇注射液 250ml：50g　用法：每次 125ml，静脉滴注

【处方分析】

该处方的不合理之处在于：①硫酸镁维持剂量错误；②无适应证使用甘露醇。

患者 2 小时前无明显诱因出现抽搐一次，硫酸镁可用于预防重度子痫前期和控制子痫再次发作，推荐负荷剂量为 2.5~5.0g，维持剂量为 4~6g，溶于 10% 葡萄糖注射液 20ml 静脉注射 15~20 分钟，或溶于 5% 葡萄糖注射液 100ml 快速静脉滴注，继而 1~2g/h 静脉滴注维持。用药时间根据病情需要调整，一般每天静脉滴注 6~12 小时，24 小时总量不超过 25g[1]。

甘露醇主要用于脑水肿[2]，患者有耳鸣、头晕，无头痛，未检查颅内压升高。甘露醇妊娠期用药安全性分级为 C 级，可穿过胎盘，动物繁殖研究证明该药品对胎儿有毒副作用，无相关临床研究数据。甘露醇妊娠术后的结果信息有限，可能导致羊水减少[3-4]。若为降低颅内压，常用 20% 甘露醇，250ml 快速静脉滴注。

【药师建议】

子痫是妊娠期高血压疾病最严重的阶段，是妊娠期高血压疾病所导致母儿死亡的主要原因，应积极处理。子痫处理原则为控制抽搐，纠正缺氧和酸中毒，控制血压，抽搐终止后终止妊娠。子痫发作后应预防子痫复发抽搐，硫酸镁是治疗子痫及预防抽搐复发的首选药物。地西泮的妊娠期用药安全性分级为 D 级，在动物生殖研究中观察到不良事件。在人类中，地西泮可穿过胎盘，使用地西泮可观察到致畸作用，但仍需要更多研究。新生儿在妊娠晚期暴露后可能出现呼吸问题，一些苯二氮䓬类药物可引起“婴儿松弛综合征”[4-6]。除非存在硫酸镁应用禁忌证或者硫酸镁治疗效果不佳，否则不推荐使用苯巴比妥和苯二氮䓬类药物（如地西泮）用于子痫的预防或治疗[1]。应用镇静药物的目的是缓解孕产妇的精神紧张、焦虑症状，改善睡眠，预防并控制子痫（Ⅲ-B），应个体化酌情应用。

脑血管意外是子痫孕产妇死亡的最常见原因。当持续收缩压≥160mmHg、舒张压≥110mmHg 时要积极降血压以预防心脑血管并发症（Ⅱ-2B）[1]。

抗高血压药可选用拉贝洛尔、酚妥拉明、硝酸甘油、硝普钠。患者目前孕 38 周，子痫孕妇抽搐控制后，经医生评估即可考虑终止妊娠。

## 参考文献

[1] 中华医学会妇产科学分会妊娠期高血压疾病学组. 妊娠期高血压疾病诊治指南(2020). 中华妇产科杂志，2020，55(4)：227-238.

[2] HANDLOGTEN K S，SHARPE E E，BROST B C，et al. Dexmedetomidine and mannitol for awake craniotomy in a pregnant patient. Anesth Analg，2015，120(5)：1099-1103.

[3] KAZEMI P，VILLAR G，FLEXMAN A M. Anesthetic management of neurosurgical procedures during pregnancy：a case series. J Neurosurg Anesthesiol，2014，26(3)：234-240.

[4] BERGMAN U，ROSA F W，BAUM C，et al. Effects of exposure to benzodiazepine during fetal life. Lancet，1992，340(8821)：694-696.

[5] IQBAL M M，SOBHAN T，RYALS T，et al. Effects of commonly used benzodiazepines on the fetus，the neonate，and the nursing infant. Psychiatr Serv，2002，53(1)：39-49.

[6] WIKNER B N，STILLER C O，BERGMAN U，et al. Use of benzodiazepines and benzodiazepine receptor agonists during pregnancy：neonatal outcome and congenital malformations. Pharmacoepidemiol Drug Saf，2007，16(11)：1203-1210.

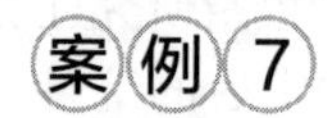

## 案例 7

**【病史摘要】**

女，39 岁，因“停经 35 周，下腹部不规律疼痛 1 天”入院。妊娠期定期产检。既往有糖尿病史 2 年多，并口服阿卡波糖治疗。妊娠期改用胰岛素皮下注射治疗，定期随访及监测三餐后及空腹血糖。B 超示宫内单活胎，尿常规示尿糖(++)，尿蛋白(-)，监测空腹血糖及三餐后 2 小时血糖分别为 6.7、7.5、7.8、8.4mmoL/L。

**【临床诊断】**

妊娠合并糖尿病，孕 35 周，先兆流产

**【处方用药】**

精蛋白生物合成人胰岛素注射液(预混 30R)3ml：300U　用法：早餐 8U，晚餐 8U，餐前 30 分钟使用，皮下注射

**【处方分析】**

患者目前血糖控制欠佳，妊娠期控制糖代谢紊乱的最佳药物是胰岛素，胰

岛素是大分子蛋白质，不会通过胎盘对胎儿造成不良影响，也不会对孕妇内源性胰岛素的分泌造成远期影响。精蛋白生物合成人胰岛素注射液（预混 30R）为双时相胰岛素制剂，含有短效胰岛素和中效胰岛素，即 30% 可溶性中性胰岛素和 70% 低精蛋白锌胰岛素（NPH）[1]。

【药师建议】

由于妊娠期胎盘引起的胰岛素抵抗导致的餐后血糖升高更为显著的特点，预混胰岛素应用存在局限性，不作为常规推荐。最符合生理要求的胰岛素治疗方案为：基础胰岛素联合餐前超短效或短效胰岛素。基础胰岛素的替代作用可持续 12~24 小时，而餐前胰岛素起效快，持续时间短，有利于控制餐后血糖[2]。

## 参考文献

[1] 精蛋白生物合成人胰岛素注射液（预混 30R）药品说明书，2020.
[2] 中华医学会妇产科学分会产科学组，中华医学会围产医学分会妊娠合并糖尿病协作组．妊娠合并糖尿病诊治指南（2014）．中华妇产科杂志，2014，49（8）：561-569.

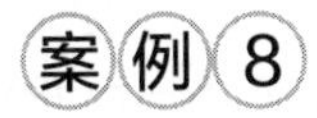

【患者基本信息】

女，39 岁，因“停经 36 周，要求入院待产”入院。平素月经规律，定期产检。停经 27 周查 OGTT 示：空腹血糖、1 小时血糖、2 小时血糖分别为 4.6、10.7、10.1mmoL/L，诊断为妊娠糖尿病，予糖尿病饮食，自诉监测空腹血糖波动于 3.6~4.9mmoL/L，餐后 2 小时波动于 5.3~8.7mmoL/L。既往体健，否认糖尿病病史。入院查体生命体征平稳，内科检查无特殊。无规律宫缩。监测空腹血糖及三餐后 2 小时血糖分别为 5.0、6.5、7.4、7.0mmoL/L。

【临床诊断】

妊娠合并糖尿病，孕 36 周

【处方用药】

盐酸二甲双胍片 0.5g×20 片　用法：每次 0.5g，每天 2 次，口服
复方维生素片 40 片　用法：每次 1 片，每天 1 次，口服
碳酸钙 $D_3$ 片 600mg×60 片　用法：每次 1 片，每天 1 次，口服

【处方分析】

该处方不合理之处在于单独使用二甲双胍控制血糖，而未使用胰岛素。二甲双胍妊娠期用药安全性分级为B级[1]。

【药师建议】

该患者既往无糖尿病史，妊娠27周诊断为妊娠糖尿病，根据《中国2型糖尿病防治指南(2020年版)》，所有类型的妊娠期高血糖妊娠期血糖控制目标：空腹血糖 <5.3mmol/L，餐后1小时血糖 <7.8mmol/L，餐后2小时血糖 <6.7mmol/L。该患者目前餐后血糖控制欠佳。对于大多数妊娠糖尿病(GDM)孕妇通过生活方式的干预即可使血糖达标，不能达标的GDM孕妇应首先推荐应用胰岛素控制血糖。目前已有研究证实在GDM孕妇中应用二甲双胍的安全性和有效性。但我国尚缺乏相关研究，因此该药需在知情同意情况下应用，同时《中国2型糖尿病防治指南(2020年版)》不推荐妊娠期单用二甲双胍，需在胰岛素基础上联合应用[2]。

在开具和使用由多种活性成分组成的药物时，应告知患者药物中的成分及含量，避免重复用药造成药物过量，尤其是维生素A和碘。

对于孕妇，建议评估其营养状况，进而制订营养计划，妊娠期如果常规进食一天三餐，包括数份各种蔬菜、水果、全谷物、低脂乳制品和一些蛋白质来源(如畜肉类、禽肉类、海产品、豆类、蛋类、加工大豆制品、坚果和种子)，基本满足大多数营养素的每天推荐摄入量，但铁、维生素D和胆碱可能不足[3]。31~50岁孕妇的推荐维生素(Vit)摄入量为：Vit A 770μg、Vit D 600IU、Vit E 16mg、Vit K 90μg、Vit C 85mg、Vit $B_1$ 1.4mg、Vit $B_2$ 1.4mg、烟酸 18mg、Vit $B_6$ 1.9mg、Vit $B_{12}$ 2.6μg、胆碱 450mg、叶酸 600μg；推荐微量元素摄入量为：钙 1 300mg、铁 27mg、镁 360mg、磷 700mg、锌 11mg、碘 220μg、硒 60μg[3]。

## 参考文献

[1] WEINER C P, MASON C. Drugs for pregnant and lactating women. 3rd ed. Philadelphia: Elsevier, 2019.

[2] 中华医学会糖尿病学分会. 中国2型糖尿病防治指南(2020年版). 中华糖尿病杂志, 2021, 13(4): 315-409.

[3] UpToDate. 妊娠期营养：膳食需求和补充剂. [2022-03-02]. https://www.uptodate.cn/contents/zh-Hans/nutrition-in-pregnancy-dietary-requirements-and-supplements? search=%E5%A6%8A%E5%A8%A0%E6%9C%9F%E8%90%A5%E5%85%BB&source=search_result&selectedTitle=1~150&usage_type=default&display_rank=1.

## 案例 9

**【病史摘要】**

女,35岁,因“停经38周,要求入院待产”入院。平素月经规律,定期产检。OGTT示:空腹血糖、1小时血糖、2小时血糖分别为4.3、11.7、10.4mmoL/L,妊娠期监测血糖偏高,给予胰岛素皮下注射。监测血糖波动于5.1~7.2mmoL/L。

**【临床诊断】**

妊娠合并糖尿病,孕$38^{+2}$周单活胎临产

**【处方用药】**

地特胰岛素注射液3ml:300U　用法:每次4U,皮下注射

**【处方分析】**

该处方的不合理之处在于单独使用长效胰岛素,餐后血糖控制欠佳。

**【药师建议】**

根据《中国2型糖尿病防治指南(2020年版)》,所有类型的妊娠期高血糖妊娠期血糖目标:空腹血糖<5.3mmol/L,餐后1小时血糖<7.8mmol/L,餐后2小时血糖<6.7mmol/L[1]。根据《妊娠合并糖尿病诊治指南(2014)》,对于生活方式干预不能达标的GDM孕妇应首先推荐应用胰岛素控制血糖。最符合生理要求的胰岛素治疗方案为:基础胰岛素联合餐前超短效或短效胰岛素。基础胰岛素的替代作用可持续12~24小时,而餐前胰岛素起效快,持续时间短,有利于控制餐后血糖。空腹血糖已经达标但晚餐前血糖控制不佳者,可选择睡前注射长效胰岛素。地特胰岛素为长效胰岛素,已被NMPA批准用于妊娠糖尿病。然而,目前该患者餐后血糖控制欠佳。根据《妊娠合并糖尿病诊治指南(2014)》,该患者可进餐时或餐前30分钟注射超短效或短效人胰岛素[2]。

### 参考文献

[1] 中华医学会糖尿病学分会.中国2型糖尿病防治指南(2020年版).中华糖尿病杂志,2021,13(4):315-409.
[2] 中华医学会妇产科学分会产科学组,中华医学会围产医学分会妊娠合并糖尿病协作组.妊娠合并糖尿病诊治指南(2014).中华妇产科杂志,2014,49(8):561-569.

## 案例 10

### 【病史摘要】

女，29岁，停经36周，发现肝酶、胆汁酸升高1天。平素月经规律，定期产检。未发现有特殊异常。今天患者产检时发现GPT 118U/L，GOT 91U/L，总胆汁酸38μmol/L。既往体健，否认肝炎及输血史。肝炎标志物、EB病毒、巨细胞病毒均为阴性，肝胆系统B超未见异常。

### 【临床诊断】

妊娠合并肝内胆汁淤积(轻度)，孕36周单活胎

### 【处方用药】

注射用丁二磺酸腺苷蛋氨酸 500mg+0.9% 氯化钠注射液 100ml　用法：每天1次，静脉滴注

多烯磷脂酰胆碱胶囊 228mg×24粒　用法：每次456mg，每天3次，口服

熊去氧胆酸片 50mg×30片　用法：每次300mg，每天4次，口服

维生素 $K_1$ 注射液 1ml：10mg　用法：每次10mg，每天1次，肌内注射，共用3天

### 【处方分析】

该处方的主要问题在于不合理的联用降胆酸药。

### 【药师建议】

熊去氧胆酸是妊娠合并肝内胆汁淤积(intrahepatic cholestasis of pregnancy，ICP)所致母亲瘙痒的首选治疗，通常给予一次300mg，一天2~3次。如果给予最大剂量熊去氧胆酸后仍瘙痒难耐，则可加用*S*腺苷蛋氨酸、考来烯胺等之一[1]。

降胆酸药的联合治疗，文献报道的样本量小或组合复杂，疗效难以评价。使用较多的联合方案是：熊去氧胆酸(ursodeoxycholic acid，UDCA)250mg，3次/d，口服，联合*S*腺苷蛋氨酸(*S*-adenosylmethionine，SAMe)500mg，2次/d，静脉滴注。建议对于重度、进展性、难治性ICP患者可考虑两者联合治疗。患者总胆汁酸38μmol/L，妊娠合并肝内胆汁淤积(轻度)，不推荐联合用药[2]。

根据《妊娠期肝内胆汁淤积症诊疗指南(2015)》，支持产前使用维生素K减少出血风险，肝酶水平升高者可加用护肝药物[2]。根据《多烯磷脂酰胆碱在

肝病临床应用的专家共识》,多烯磷脂酰胆碱安全性好,法国等国家批准其用于治疗妊娠期肝功能损害,在常规药物治疗ICP基础上,可加用多烯磷脂酰胆碱,以进一步改善患者生化指标[3]。

ICP患者可能存在胆汁排泄异常后脂肪吸收减少,继发脂肪泻及脂溶性维生素吸收障碍。维生素K的使用一方面可纠正凝血功能异常,降低产后出血发生率,同时可提高新生儿体内维生素K水平,减少新生儿出血风险,建议一旦诊断ICP,每天口服维生素K 10mg,一旦出现脂肪泻或凝血酶原时间延长,使用维生素K的指征更加强烈,必要时可肌内注射[4]。根据UpToDate中《妊娠期肝内胆汁淤积症》,采用UDCA治疗ICP,产后出血的风险似乎并未增加。因此,分娩前不常规评估凝血参数或给予维生素K。在罕见的难治性病例中,可测定凝血酶原时间,若延长则给予维生素K[1]。

## 参考文献

[1] UpToDate. 妊娠期肝内胆汁淤积症. [2022-02-02].https://www.uptodate.cn/contents/zh-Hans/intrahepatic-cholestasis-of-pregnancy? search=%E5%A6%8A%E5%A8%A0%E6%9C%9F%E8%82%9D%E5%86%85%E8%83%86%E6%B1%81%E6%B7%A4%E7%A7%AF%E7%97%87&source=search_result&selectedTitle=1~32&usage_type=default&display_rank=1.

[2] 中华医学会妇产科学分会产科学组. 妊娠期肝内胆汁淤积症诊疗指南(2015). 中华妇产科杂志,2015,50(7):481-485.

[3] 多烯磷脂酰胆碱肝病临床应用专家委员会. 多烯磷脂酰胆碱在肝病临床应用的专家共识. 中国肝脏病杂志(电子版),2017,9(3):1-7.

[4] 曹泽毅. 中华妇产科学. 3版. 北京:人民卫生出版社,2014.

## 案例11

### 【病史摘要】

女,24岁,因"停经7个月,全身水肿、咳嗽1周"入院。患者平素月经不规律,末次月经不详,妊娠期不定期检查。患者自诉孕早期起开始出现牙龈出血症状,未予重视及特殊处理。孕妇精神、食欲差,几乎不摄入肉质蛋白食物。既往体健。无规律宫缩。检查结果:血常规RBC $1.44\times10^{12}$/L,Hb 55g/L,PLT $98\times10^{9}$/L,WBC $12.0\times10^{9}$/L,铁蛋白13.9ng/ml。B超示羊水过少。

### 【临床诊断】

缺铁性贫血(重度),羊水过少,孕$7^{+}$个月单活胎

【处方用药】

叶酸片 5mg×100 片　用法：每次 10mg，每天 3 次
多糖铁复合物胶囊 150mg×10 粒　用法：每次 1~2 粒，每天 1 次，口服
维生素 C 片 100mg×100 片　用法：每次 200mg，每天 3 次，口服

【处方分析】

该处方的主要问题在于选择补铁药物不合理，以及叶酸用量不合理。

【药师建议】

该患者为缺铁性贫血（重度），对于大多数血流动力学稳定的患者，推荐在 Hb 70~80g/L 时考虑输血，该患者 Hb 55g/L，铁蛋白 13.9ng/mL，达到输血阈值[1]。此外，患者目前孕 7 个月，为妊娠晚期，妊娠中期和晚期使用静脉铁剂安全且有效，不良反应发生率远低于口服铁剂，严重不良反应（serious adverse effect，SAE）的发生率可以忽略不计[2]。

患者目前口服叶酸 10mg，t.i.d.。叶酸是一种水溶性维生素，为人体细胞生长和增殖所必需，可用于治疗由叶酸缺乏引起的贫血[3]。叶酸缺乏通常采用口服叶酸治疗（1~5mg/d）[4]。该患者目前用量超过一般推荐剂量。该患者几乎不摄入肉质蛋白食物，有研究报道对于严格素食女性发生维生素 $B_{12}$ 及铁缺乏风险均较高[5]。由于给予维生素 $B_{12}$ 缺乏患者叶酸可能掩盖未经治疗的维生素 $B_{12}$ 缺乏，甚至加重神经系统并发症，加重的原因尚不完全清楚。因此，建议评估该患者的维生素 $B_{12}$ 水平。

## 参考文献

[1] UpToDate. 成人红细胞输注的适应证和血红蛋白阈值. [2022-06-23].https://www.uptodate.cn/contents/zh-Hans/indications-and-hemoglobin-thresholds-for-red-blood-cell-transfusion-in-the-adult? search=%E6%88%90%E4%BA%BA%E7%BA%A2%E7%BB%86%E8%83%9E%E8%BE%93%E6%B3%A8%E7%9A%84%E9%80%82%E5%BA%94%E8%AF%81%E5%92%8C%E8%A1%80%E7%BA%A2%E8%9B%8B%E7%99%BD%E9%98%88%E5%80%BC&source=search_result&selectedTitle=1~150&usage_type=default&display_rank=1.
[2] UpToDate. 妊娠期贫血. [2022-06-10].https://www.uptodate.cn/contents/zh-Hans/anemia-in-pregnancy? search=%E5%A6%8A%E5%A8%A0%E6%9C%9F%E8%B4%AB%E8%A1%80&source=search_result&selectedTitle=1~150&usage_type=default&display_rank=1.
[3] 中国医药教育协会临床合理用药专业委员会，中国医疗保健国际交流促进会高血压分会，中国妇幼保健协会围产营养与代谢专业委员会，等. 中国临床合理补充叶酸多学科

专家 =-0989=-0978654321234567890-= 识. 医药导报，2021，40(1)：1-19.
[4] UpToDate. 维生素 $B_{12}$ 和叶酸缺乏的治疗.[2022-06-02].https://www.uptodate.cn/contents/zh-Hans/treatment-of-vitamin-b12-and-folate-deficiencies? search=%E7%BB%B4%E7%94%9F%E7%B4%A0B12%E5%92%8C%E5%8F%B6%E9%85%B8%E7%BC%BA%E4%B9%8F%E7%9A%84%E6%B2%BB%E7%96%97&source=search_result&selectedTitle=1~150&usage_type=default&display_rank=1.
[5] PICCOLI G B，CLARI R，VIGOTTI F N，et al. Vegan-vegetarian diets in pregnancy：danger or panacea? A systematic narrative review. BJOG，2015，122(5)：623-633.

## 案例 12

### 【病史摘要】

女，30 岁，停经 $8^+$ 个月，B 超发现大脑中动脉收缩期峰值流速/舒张末期流速(S/D)值高 3 小时入院。入院 10 天后，在腰硬联合麻醉下行剖宫产术+盆腔粘连松解术，手术顺利。术后第 2 天，乳汁分泌畅，母乳喂养，腹部伤口无红肿、渗血、渗液，自诉术后伤口疼痛，嘱外购双氯芬酸钠栓塞肛。

### 【临床诊断】

G2P1，宫内孕 $36^{+5}$ 周，左枕前位(LOA)单活胎，瘢痕子宫，胎儿窘迫，羊水过少

### 【处方用药】

双氯芬酸钠栓 50mg×2 粒　用法：每次 50mg，每天 1~2 次，塞肛

### 【处方分析】

该医嘱有争议之处在于使用了哺乳期妇女避免的药物双氯芬酸钠栓。

双氯芬酸钠具有解热、镇痛、抗炎的作用。可用于创伤、术后炎症和肿胀。双氯酚酸钠是 L2 级，$t_{1/2}$ 1.1 小时，蛋白结合率(PB )99.7%，分子量 318Da[1]。

双氯芬酸钠缓释片药品说明书提示会有少量双氯芬酸进入母乳，因此应避免哺乳期使用，以免对婴儿产生不良反应[2]。一项研究中，6 位产妇在产后第 1 天使用 3 次 50mg 的双氯芬酸钠剂量，第 2 天使用 2 次 50mg 的剂量，尽管报道中检出限小于 19μg/L，仍可测得乳汁中双氯酚酸的含量约为 5μg/L[3]。

### 【药师建议】

目前没有双氯芬酸钠经乳汁导致婴儿不良反应的报道，乳汁中的药物含

量极低[1]，双氯芬酸钠哺乳期使用相对安全，可以在哺乳期使用。但鉴于药品说明书提示避免使用[4]，应告知患者循证资料，在患者知情同意后使用。嘱患者哺乳时间远离服药时间，即尽量在下次服药前哺乳。

## 参 考 文 献

[1] HALE T W，ROWE H E. 药物与母乳喂养. 辛华雯，杨勇，译. 17 版. 北京：世界图书出版公司，2019.
[2] 双氯芬酸钠缓释片药品说明书，2019.
[3] SIOUFI A. Recent findings concerning clinically relevant pharmacokinetics of diclofenac sodium//KASS E. Voltaren-new findings. Bern：Hans Huber Publishers，1982.
[4] 双氯芬酸钠栓药品说明书，2020.

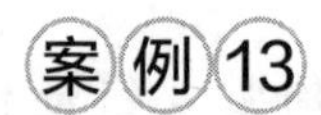

## 案例 13

**【病史摘要】**

女，39 岁，停经 $9^+$ 个月，平素月经规则，孕早期无明显“恶心”“呕吐”等早孕情况。妊娠期定期行产前检查 10 余次，谓“血压、胎心、胎位”均正常，基础血压 112/76mmHg，孕早期行输血前四项均阴性，行胎儿四维彩超无明显异常，糖耐量试验：4.89、9.77、9.76mol/L，予以饮食及运动疗法控制血糖，未定期监测。今无腹胀、腹痛，无阴道见红、流水等不适，常规产检，查胎心监护示：胎心基线 145 次 /min，微小变异，无加速，无减速。查体 T 37℃，呼吸 20 次/min，血压 116/79mmHg，心率 88 次/min，律齐，心音正常，未闻及心脏杂音及心包摩擦音，眼睑无水肿，睑结膜无充血，巩膜无黄染。专科检查：腹隆软，下腹部可见一横形长约 14cm 陈旧性瘢痕，子宫轮廓清，无局限性压痛，无宫缩。宫高 31cm，腹围 98cm，胎儿估重 3 300g，LOA，头先露，半入盆。因“停经 $9^+$ 个月，胎心监护不典型半天”入院。

**【临床诊断】**

妊娠糖尿病，G4P1，宫内妊娠 39 周 LOA 活胎，瘢痕子宫，剖宫产术

**【处方用药】**

注射用哌拉西林钠他唑巴坦钠 4.5g×12 支　用法：每次 4.5g，每 8 小时 1 次（脐带结扎后），静脉滴注，连续 4 天

【处方分析】

围手术期预防性抗菌药物选用及疗程不合理。

注射用哌拉西林钠他唑巴坦钠妊娠期用药安全性分级为B级,用于治疗敏感菌引起的中至重度感染:呼吸道感染,泌尿道感染,腹腔内感染,皮肤及软组织感染,败血症,产后子宫内膜炎或盆腔炎,骨、关节感染及多种细菌混合感染。动物研究提示,该药有发育毒性,但是在达到母体中毒剂量时未发现有致畸性的证据。本药可以通过胎盘。然而,关于哌拉西林他唑巴坦在孕妇中的应用,并没有足够的数据来说明与药物相关的重大出生缺陷和流产风险[1]。

根据《抗菌药物临床应用指导原则(2015年版)》,剖宫产术属于Ⅱ类切口,可能污染的细菌为革兰氏阴性杆菌、肠球菌属、乙型溶血性链球菌,厌氧菌,推荐使用第一、二代头孢菌素单用或联合甲硝唑预防感染,有循证医学证据的第一代头孢菌素主要为头孢唑林,第二代头孢菌素主要为头孢呋辛[2]。指导原则推荐清洁-污染手术和污染手术的预防用药时间亦为24小时。过度延长用药时间并不能进一步提高预防效果,且预防用药时间超过48小时,耐药菌感染机会增加。美国妇产科医师学会推荐若无药物过敏者,第一代头孢菌素类药物单剂量给药则是预防用药的最佳选择(A级证据)[2]。单剂量的给药方案可降低成本,减少潜在的药物毒副作用和耐药的风险[3]。

【药师建议】

剖宫产围手术期可单独选用头孢唑林或头孢呋辛预防感染,也可以联合甲硝唑。剖宫产术属于Ⅱ类切口,即清洁-污染手术,建议预防用药疗程为24小时。

## 参考文献

[1] 注射用哌拉西林钠他唑巴坦钠药品说明书,2018.
[2]《抗菌药物临床应用指导原则》修订工作组.抗菌药物临床应用指导原则(2015年版).北京:人民卫生出版社,2015.
[3] 王然,冯欣.美国妇产科医师学会《临产及分娩中抗菌药物的预防性使用》(2018版)解读.临床药物治疗杂志,2018,16(12):17-19.

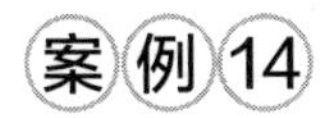

【病史摘要】

女,35岁,孕3产1存1,人工流产1次,孕5⁺个月引产分娩1次。既往月经不规则，发现宫颈病变 $1^+$ 个月，行两癌普查时发现 HPV 16、58 型感染，诉阴道镜检查异常；阴道镜下行宫腔活检术，术后病检结果宫颈高级别鳞状上皮内病变（CIN Ⅲ级）累及腺体，入院进一步治疗。查体温、血压、心率均正常；全身皮肤黏膜未见黄染，全身浅表淋巴结不肿大；双眼睑无水肿，结膜无充血及水肿，巩膜无黄染。专科检查：外阴正常，阴道通畅，阴道内少见黄色白带，宫颈肥大轻度糜烂，可见腺囊，碘酊试验部分着色，子宫前位，正常大小，无压痛，双侧附件处未扪及异常。入院后查：白细胞 $5.55 \times 10^9$/L；中性粒细胞 54.5%；C 反应蛋白 0.55mg/L；血常规、尿常规、凝血功能、肝肾功能、心肌酶谱示正常，葡萄糖 5.15mmol/L，CIN Ⅲ级累腺诊断明确，有行宫颈锥切术手术指征。

**【临床诊断】**

子宫颈上皮内瘤变Ⅲ级累腺，人乳头瘤病毒（HPV）感染，宫颈癌ⅠA2 期，宫颈锥切术

**【处方用药】**

注射用头孢呋辛钠 0.5g　用法：围手术期每次 1.5g，每天 2 次，静脉滴注，连续 4 天

甲硝唑氯化钠注射液 100ml:0.5g　用法：术后每次 0.5g，每天 2 次，静脉滴注，连续 4 天

注射用头孢哌酮钠舒巴坦钠 1.5g　用法：术后每次 3g，每天 2 次，静脉滴注，连续 4 天

注射用奥美拉唑 40mg　用法：术后每次 40mg，每天 1 次，静脉滴注，连续 8 天

**【处方分析】**

该处方不合理之处在于围手术期抗菌药物用药时机不适宜；抗菌药物使用疗程过长；围手术期选药不合理；注射用头孢哌酮舒巴坦与头孢呋辛、甲硝唑联用不合理，且日剂量过大；奥美拉唑无使用指征。

围手术期抗菌药物用药时机不适宜。头孢呋辛和甲硝唑静脉滴注应在皮肤、黏膜切开前 0.5~1 小时内或麻醉开始时给药，在滴注完毕后开始手术，保证手术部位暴露时局部组织中抗菌药物已达到足以杀灭手术过程中沾染细菌的药物浓度[1]。

抗菌药物使用疗程过长。预防用药维持时间：抗菌药物的有效覆盖时间应包括整个手术过程。手术时间较短（<2 小时）的清洁手术术前给药 1 次即可。如手术时间超过 3 小时或超过所用药物半衰期的 2 倍，或成人出血量超过

1 500ml，术中应追加1次。清洁-污染手术和污染手术的预防用药时间为24小时。过度延长用药时间并不能进一步提高预防效果，且预防用药时间超过48小时，耐药菌感染机会增加[1]。

围手术期选药不合理。术后不推荐预防性应用头孢哌酮舒巴坦。该手术为Ⅱ类切口手术（清洁-污染手术），手术部位存在大量人体寄殖菌群，手术时可能污染手术部位引致感染，故此类手术通常需预防用抗菌药物。可能的污染菌有革兰氏阴性杆菌、肠球菌属、乙型溶血性链球菌、厌氧菌。抗菌药物选择第一、二代头孢菌素（经阴道手术加用甲硝唑；有循证医学证据的第一代头孢菌素主要为头孢唑林，第二代头孢菌素主要为头孢呋辛），或头霉素类[1]。

注射用头孢哌酮舒巴坦与头孢呋辛、甲硝唑联用不合理，且日剂量大，成人推荐每天用量为2~4g，只有在治疗严重感染或难治性感染时，日剂量才可增加到8g[2]。

奥美拉唑无使用指征。经阴道或经腹腔子宫切除术为Ⅱ类手术，非重大手术[1]。且该患者未有胃黏膜损伤，未使用非甾体抗炎药，未大剂量使用糖皮质激素类药物，血常规、凝血功能均正常，无预防使用PPI指征[3]。若用于应激性黏膜病变，奥美拉唑一般用药3~7天。应在连续使用3天后评估患者危险因素是否解除，可耐受肠内营养或已进食，待临床症状开始好转后应停用PPI[4]。

**【药师建议】**

宫颈癌是常见的妇科恶性肿瘤之一，发病率在我国女性恶性肿瘤中居第二位，位于乳腺癌之后[5]。据世界范围内统计，每年约有50万的宫颈癌新发病例，占所有癌症新发病例的5%，其中的80%以上的病例发生在发展中国家[5]。持续的高危型人乳头瘤病毒（HPV）感染是宫颈癌及癌前病变的首要因素。宫颈癌相关的其他高危因素有：①不良性行为，过早开始性生活，多个性伴侣或丈夫有多个性伴侣；②月经及分娩因素，经期卫生不良、经期延长、早婚、早育、多产等；③性传播疾病导致的炎症对宫颈的长期刺激；④吸烟，摄入尼古丁降低机体的免疫力，影响对HPV感染的清除，导致宫颈癌特别是鳞癌的风险增加；⑤长期服用口服避孕药，服用口服避孕药8年以上宫颈癌特别是腺癌的风险增加2倍；⑥免疫缺陷与抑制，HIV感染导致免疫缺陷和器官移植术后长期服用免疫抑制药物导致宫颈癌的发生率升高；⑦其他病毒感染，单纯疱疹病毒Ⅱ型（HSV-Ⅱ）与宫颈癌病因的联系不能排除。其他因素，如社会经济条件较差、卫生习惯不良、营养状况不良等也可能增加宫颈癌的发生率。宫颈癌的预防：进行宫颈癌筛查，及早注射HPV疫苗（青春期女性是接种的首选人群，最好在有性生活之前完成接种）[5-6]。

宫颈癌ⅠA2期：间质浸润 >3mm，但≤5mm，且水平扩展≤7mm。ⅠA2期宫颈癌淋巴结转移率为3%~5%，可行次广泛子宫切除术（Ⅱ型改良根治性子宫切除术）加盆腔淋巴结切除术。要求保留生育功能者，可选择宫颈锥切术（切缘阴性）或根治性宫颈切除术及盆腔淋巴结切除术（对于有生育要求的患者建议转上级医疗单位实施根治性宫颈切除术）[5-6]。

## 参考文献

［1］《抗菌药物临床应用指导原则》修订工作组. 抗菌药物临床应用指导原则(2015年版). 北京：人民卫生出版社，2015.

［2］注射用头孢哌酮钠舒巴坦钠药品说明书，2019.

［3］广东省药学会. 预防性使用质子泵抑制剂及处方精简专家指导意见. 临床医学研究与实践，2019，4（21）：封3.

［4］中华人民共和国国家卫生健康委员会. 质子泵抑制剂临床应用指导原则（2020年版）. 中国实用乡村医生杂志，2021，28（1）：1-9.

［5］中华人民共和国国家卫生健康委员会. 宫颈癌诊疗规范（2018年版）. 肿瘤综合治疗电子杂志，2020，6（3）：33-43.

［6］周晖，刘昀昀，罗铭，等.《2021 NCCN子宫颈癌临床实践指南（第1版）》解读. 中国实用妇科与产科杂志，2020，36（11）：1098-1104.

## 案例15

### 【病史摘要】

女，31岁，G2P1，平素月经规则，早孕B超检查与停经天数相符，停经后无明显早孕反应，妊娠期行输血前项目均正常。妊娠期行产前检查9次，谓“胎心、胎位、血压”均正常。基础血压111/72mmHg。妊娠期行产前筛查及无创DNA示低风险，未行糖耐量试验，行胎儿四维彩超未见明显异常。妊娠期无头痛、头晕、眼花、心悸、气促、视物模糊、多饮、多食、多尿、皮肤瘙痒等不适。因“停经$9^+$个月，不规则下腹胀1天”入院，无加剧加密，无阴道见红，无阴道流水等不适，自觉胎动可。查体：体温36.9℃，呼吸20次/min，血压130/80mmHg，心率88次/min，律齐，心音正常，眼睑无水肿，睑结膜无充血，巩膜无黄染。专科检查：腹隆软，下腹部可见一长约14cm横形陈旧性手术瘢痕，胎儿估重3 840g，LOA，头先露，未入盆，床旁10分钟扪及1次宫缩。辅助检查：白细胞（WBC）$7.5\times10^9$/L；中性粒细胞（N）71.8%；C反应蛋白（CRP）1.67mg/L；血红蛋白浓度92.00g/L，血细胞比容29.40%，血浆纤维蛋白原4.80g/L，糖化血红蛋白5.6%，D-二聚体2.67μg/ml，铁蛋白8.15ng/ml，肝功能正常，白带常规正常。

【临床诊断】

剖宫产术后，先兆流产，瘢痕子宫，缺铁性贫血（中度）

【处方用药】

注射用头孢唑林钠 0.5g　用法：断脐后，每次 2g，每天 2 次，静脉滴注，连续 3 天

新生化片 0.85g　用法：每次 4g，每天 3 次，口服，连续 5 天

【处方分析】

该医嘱的不合理之处在于头孢唑林给药时机不合理，疗程过长；新生化片剂量过大。

头孢唑林给药时机不合理，不应在断脐后才开始使用。剖宫产术属于Ⅱ类切口，可选择第一、二代头孢菌素 ± 甲硝唑进行预防性应用[1]。给药方案为静脉滴注应在皮肤、黏膜切开前 0.5~1 小时内或麻醉开始时给药，在滴注完毕后开始手术，保证手术部位暴露时局部组织中抗菌药物已达到足以杀灭手术过程中沾染细菌的药物浓度[1]。

头孢唑林疗程过长。预防用药维持时间：抗菌药物的有效覆盖时间应包括整个手术过程。手术时间较短（<2 小时）的清洁手术术前给药 1 次即可。如手术时间超过 3 小时或超过所用药物半衰期的 2 倍，或成人出血量超过 1 500ml，术中应追加 1 次。清洁-污染手术和污染手术的预防用药时间为 24 小时。过度延长用药时间并不能进一步提高预防效果，且预防用药时间超过 48 小时，耐药菌感染机会增加[1]。

新生化片[2]的一般用量为 4 片（3.4g），一天 2~3 次。

【药师建议】

缺铁性贫血：当机体对铁的需求与供给失衡，导致体内贮存铁耗尽，继之红细胞内铁缺乏，最终引起缺铁性贫血。根据血红蛋白（Hb）浓度水平分为轻度贫血（100~109g/L）、中度贫血（70~99g/L）、重度贫血（40~69g/L）和极重度贫血（<40g/L）。血清铁蛋白浓度 <20μg/L 诊断铁缺乏[3]。

治疗的一般原则：铁缺乏和轻、中度贫血者以口服铁剂为主，并改善饮食，进食富含铁的食物。重度贫血者口服铁剂或注射铁剂治疗，还可少量多次输注浓缩红细胞。极重度贫血者首选输注浓缩红细胞，待 Hb 达到 70g/L、症状改善后，可改为口服铁剂或注射铁剂治疗。治疗至 Hb 恢复正常后，应继续口服铁剂 3~6 个月[3]。

## 参考文献

[1]《抗菌药物临床应用指导原则》修订工作组. 抗菌药物临床应用指导原则(2015 年版). 北京:人民卫生出版社,2015.
[2] 新生化片药品说明书,2009.
[3] 中华医学会围产医学分会. 妊娠期铁缺乏和缺铁性贫血诊治指南. 中华围产医学杂志,2014,17(7):451-454.

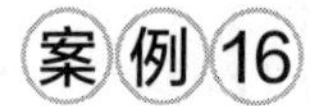


**【病史摘要】**

女,28 岁。1 天前无诱因出现低热、腹泻于门诊就诊。查体:体温(T)37.6℃,左下腹有压痛。实验室检查:水样便,混有少量黏液,无脓血,粪便镜检有红细胞、白细胞,培养有志贺菌生长,临床诊断为细菌性痢疾。患者 5 个月前行剖宫产手术,术后 2 个月被诊断为抑郁症,目前使用氟西汀进行治疗。

**【临床诊断】**

产褥期抑郁症,细菌性痢疾

**【处方用药】**

呋喃唑酮片 100mg×24 片　用法:每次 100mg,每天 3 次,口服
复方黄连素片 100 片　用法:每次 4 片,每天 3 次,口服

**【处方分析】**

该处方不合理之处在于选用药物不合理且重复用药。

呋喃唑酮妊娠期用药安全性分级为 C 级[1],哺乳期用药安全性分级为 L2/L4[2],是一种硝基呋喃类抗菌药,主要用于敏感菌所致的细菌性痢疾、肠炎、霍乱,也可用于伤寒、副伤寒、贾第鞭毛虫病、滴虫病等。与制酸剂等药物合用于治疗难以根除的幽门螺杆菌所致的胃窦炎。呋喃唑酮可导致葡萄糖-6-磷酸脱氢酶缺乏新生儿溶血性贫血。患者 5 个月前行剖宫产手术,处于哺乳期,本药说明书提示哺乳期妇女禁用、新生儿禁用[2]。母乳喂养因存在潜在毒性,暂无人类资料[3]。因此不宜选择呋喃唑酮片治疗细菌性痢疾。

复方黄连素主要成分是盐酸小檗碱,主要用于志贺菌属、霍乱弧菌等敏感菌所致胃肠炎、细菌性痢疾等肠道感染。根据《中华人民共和国药典临床用药须知:化学药和生物制品卷》(2020 年版),对孕妇及哺乳期妇女慎用[4]。

【药师建议】

患者实验室检查粪便培养有志贺菌生长，诊断为细菌性痢疾[3]。呋喃唑酮片和复方黄连素片均可用于志贺菌属的感染，药理作用及适应证相同。建议选择其中的一个药品服用即可，呋喃唑酮禁用于哺乳期妇女，故建议选择服用复方黄连素用于治疗患者细菌性痢疾。

患者目前使用氟西汀治疗抑郁症，氟西汀哺乳期用药安全性分级为 L2 级[5]，氟西汀及其代谢产物去甲氟西汀可分泌至母乳。对婴儿的不良事件已有报道。建议如必须服用氟西汀，应停止母乳喂养；如果要继续母乳喂养，氟西汀应采用最低有效剂量[6]。

## 参考文献

[1] BRIGGS G G, FREEMAN R K, YAFFE S J. 妊娠期和哺乳期用药. 杨慧霞，段涛，译. 7 版. 北京：人民卫生出版社，2008.
[2] 呋喃唑酮片药品说明书，2018.
[3] 缪晓辉，冉陆，张文宏，等. 成人急性感染性腹泻诊疗专家共识. 中华消化杂志，2013，33(12)：793-802.
[4] 国家药典委员会. 中华人民共和国药典临床用药须知：化学药和生物制品卷. 2020 年版. 北京：中国医药科技出版社，2022.
[5] 盐酸氟西汀分散片药品说明书，2006.
[6] 盐酸氟西汀分散片药品说明书，2021.

## 案例 17

【病史摘要】

女，34 岁，停经 $8^{+}$ 个月，4 天前无明显诱因出现咳嗽，咳痰，白色黏液痰，痰液不多，伴气喘，由家属陪送入院。既往健康。查体：咽部有充血，双肺呼吸音粗，可闻及湿性啰音。超敏 C 反应蛋白 9.38mg/L，C 反应蛋白 <10mg/L，肺部彩超示：支气管肺炎。

【临床诊断】

肺炎，G4P1，宫内孕 $32^{+5}$ 周，单活胎，脐带绕颈，瘢痕子宫

【处方用药】

注射用阿莫西林钠克拉维酸钾 1.2g+0.9% 氯化钠注射液 100ml　用法：q.8h.，静脉滴注

盐酸氨溴索注射液 30mg+0.9% 氯化钠注射液 100ml　用法：每天 2 次，静脉滴注

吸入用布地奈德混悬液 1mg　用法：每天 2 次，雾化吸入

硫酸特布他林雾化液 2ml　用法：每天 2 次，雾化吸入

【处方分析】

该处方不合理之处在于阿莫西林克拉维酸钾选用不合理；盐酸氨溴索注射液使用前后未开有冲管。

阿莫西林克拉维酸钾妊娠期用药安全性分级为 B 级[1]，为阿莫西林钠和克拉维酸钾的复方制剂。阿莫西林为广谱青霉素类抗生素，克拉维酸钾本身只有微弱的抗菌活性，但具有强大广谱 $\beta$-内酰胺酶抑制作用，可保护阿莫西林免遭 $\beta$-内酰胺酶水解。该复方制剂抗菌谱与阿莫西林相似，且有所扩大。阿莫西林克拉维酸钾可通过胎盘，2~3 小时达血药浓度峰值，其后 1 小时可检测出脐血药物浓度[2]。一项研究中，2 小时出现平均母体血药浓度峰值和脐带血浓度分别为 2.20 和 1.23μg/ml（婴儿/母亲药物浓度比 0.56）[3]。服药 5 小时达到克拉维酸浓度峰值（0.44μg/ml）时，阿莫西林和克拉维酸钾可在羊水中检测出[3-5]。阿莫西林克拉维酸钾说明书提示脐带血中浓度为母体血药浓度的 1/4~1/3，孕妇禁用[6]。

根据《成人社区获得性肺炎基层合理用药指南》，药物治疗原则包括抗感染治疗和其他治疗。患者有咳嗽、咳痰的症状，可予以氨溴索等祛痰药物，以降低痰液黏稠度，促进痰液咳出，改善呼吸状况[7]。临床前实验及用于 28 周后的大量临床经验显示，氨溴索对妊娠没有不良影响，但妊娠期间，特别是妊娠前 3 个月应慎用[8]。患者 $32^{+5}$ 周，可使用该药。然而，氨溴索与抗生素（阿莫西林、头孢呋辛、红霉素、多西环素）协同治疗可升高抗生素在肺组织的浓度，但禁止与其他药物在同一容器内混合，注意配伍用药[8]，因此需要在氨溴索注射液使用前后加冲管，避免与其他药物在同一容器内混合。

患者咳嗽伴气喘，根据《支气管哮喘防治指南（2020 年版）》推荐，治疗哮喘的药物分为控制药物和缓解药物[9]。糖皮质激素（ICS）类药物是最有效的控制哮喘气道炎症的药物，局部抗炎作用强，药物直接作用于呼吸道，所需剂量较小，全身性不良反应较少。ICS 类药物可有效控制气道炎症，降低气道高反应性，减轻哮喘症状，改善肺功能。吸入用布地奈德混悬液妊娠期用药安全

性分级为 B 级，药品说明书指出在孕妇的研究中，没有数据证明其在妊娠期间会增加胎儿畸形的风险[10]。除在动物研究的发现之外，妊娠期间用药造成胎儿伤害的可能性极小。然而，人体研究并不能完全排除伤害的可能性，妊娠期间仅在确实必要时才能使用吸入用布地奈德。

硫酸特布他林雾化液是可供吸入的短效 $\beta_2$ 受体激动剂（SABA），这类药物能够迅速缓解支气管痉挛，通常在数分钟内起效，疗效可维持数小时，是缓解轻至中度哮喘急性症状的首选药物[9]。妊娠期用药安全性分级为 B 级[11]。药品说明书指出妊娠期用药无已知危险，但仍建议妊娠的前 3 个月慎用[12]。由于具有抑制宫缩作用，在妊娠末期应慎用本品。还没有关于特布他林的使用与先天性畸形相关的报道，分别使用特布他林对小鼠、大鼠和家兔进行生殖研究，予人类每天推荐最大剂量（0.1mg/kg）的 1 500 倍，并没有证据发现它对生育能力损害或胎仔有损害[2]。

**【药师建议】**

根据《抗菌药物临床应用指导原则（2015 年版）》，对于临床诊断为细菌性感染的患者，可先给予抗菌药物经验治疗，再根据药敏结果，结合先前的治疗反应调整用药方案[13]。对于社区获得性肺炎（CAP）的住院患者，病原体一般是肺炎球菌、流感嗜血杆菌、卡他莫拉菌、金黄色葡萄球菌、肺炎支原体、肺炎衣原体、其他呼吸道病毒等。根据《成人社区获得性肺炎基层合理用药指南》，抗感染治疗包括阿莫西林克拉维酸钾、头孢曲松、阿奇霉素、左氧氟沙星、莫西沙星等[7]。患者为孕晚期的特殊人群，阿莫西林克拉维酸钾脐带血中浓度为母体血药浓度的 1/4~1/3，不建议孕妇使用；头孢曲松、阿奇霉素妊娠期使用须权衡利弊；左氧氟沙星、莫西沙星妊娠期禁用。建议可选用对孕妇安全级别较高的头孢菌素或大环内酯类静脉给药。

妊娠哮喘不仅影响孕妇，还影响胎儿；未控制的妊娠哮喘会导致孕妇发生子痫或妊娠高血压[14]，还可增加围产期病死率、早产率和低体重儿的发生率[15]。患者是支气管肺炎，伴气喘，应积极处理，以免给孕妇及胎儿造成负面影响。对于轻中度哮喘发作的处理，反复使用吸入性 SABA 是治疗急性发作最有效的方法[16]（证据等级 A）。目前认为当按需使用 SABA 时应同时联合吸入低剂量的 ICS（证据等级 A）[7]。

支气管肺炎治疗期间的建议：①要保证休息，避免过多治疗措施。②室内要经常通风换气，使空气比较清新，并须保持一定温度、湿度。③要注意加强营养，防止发生营养不良。④ICS 在口咽局部的不良反应包括声音嘶哑、咽部不适和念珠菌感染。吸药后应及时用清水含漱口咽部。

## 参考文献

[1] 注射用阿莫西林钠克拉维酸钾药品说明书,2019.(FDA)
[2] BRIGGS G G,FREEMAN R K,YAFFE S J. 妊娠期和哺乳期用药. 杨慧霞,段涛,译. 7版. 北京:人民卫生出版社,2008.
[3] TAKASE Z,SHIRAFUJI H,UCHIDA M. Clinical and laboratory studies on BRL25000 (clavulanic acid amoxicillin) in the field of obstetrics and gynecology. Chemotherapy (Tokyo), 1982,30(Suppl 2):579-586.
[4] MATSUDA S,TANNO M,KASHIWAGURA T,et al. Fundamental and clinical studies on BRL25000 (clavulanic acid.amoxicillin) in the field of obstetrics and gynecology. Chemotherapy (Tokyo),1982,30(Suppl 2):538-547.
[5] FORTUNATO S J,BAWDON R E,SWAN K F,et al. Transfer of Timentin (ticarcillin and clavulanic acid) across the in vitro perfused human placenta:comparison with other agents. Am J Obstet Gynecol,1992,167(6):1595-1599.
[6] 注射用阿莫西林钠克拉维酸钾药品说明书,2019.(NMPA)
[7] 基层医疗卫生机构合理用药指南编写专家组. 成人社区获得性肺炎基层合理用药指南. 中华全科医师杂志,2020,9(19):783-791.
[8] 盐酸氨溴索注射液药品说明书,2017.
[9] 中华医学会呼吸病学分会哮喘学组. 支气管哮喘防治指南(2020年版). 中华结核和呼吸杂志,2020,12(43):1023-1048.
[10] 吸入用布地奈德混悬液药品说明书,2015.
[11] 硫酸特布他林雾化液药品说明书,2018.(FDA)
[12] 硫酸特布他林雾化液药品说明书,2018.(NMPA)
[13]《抗菌药物临床应用指导原则》修订工作组. 抗菌药物临床应用指导原则(2015年版). 北京:人民卫生出版社,2015.
[14] MURPHY V E,SCHATZ M. Asthma in pregnancy:a hit for two. Eur Respir Rev,2014,23(131):64-68.
[15] GETAHUN D,ANANTH C V,PELTIER M R,et al. Acute and chronic respiratory diseases in pregnancy:associations with placental abruption. Am J Obstet Gynecol,2006,195(4):1180-1184.
[16] CATES C J,WELSH E J,ROWE B H. Holding chambers (spacers) versus nebulisers for beta-agonist treatment of acute asthma. Cochrane Database Syst Rev,2013,2013(9):CD000052.

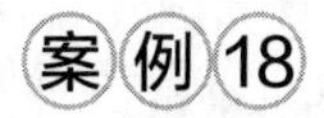


**【病史摘要】**

女,25岁,G3P1,孕35周。因“阴道流液1天”入院,临床诊断为胎膜早破,入院后经保胎治疗后自然分娩一女婴，产程顺利，会阴2度裂伤。产后第5天患者出现头痛、发热伴恶心呕吐，体温最高39.8℃。查体：咽部红肿，双肺呼吸音清，下腹部有压痛、反跳痛、肌紧张。妇科检查：阴道内有恶露排出，有臭味。实验室检查：白细胞$18.3 \times 10^9/L$，中性粒细胞87.6%，B超宫腔内查见散在点状强回声，前壁下段切口浆膜欠连续，见1.0cm×0.5cm×1.0cm的稍强回声。患者既往有青霉素和头孢噻肟皮试阳性。

**【临床诊断】**

扁桃体炎，急性子宫内膜炎

**【处方用药】**

注射用头孢曲松钠2g+0.9%氯化钠注射液250ml　用法：每次2g，每天1次，静脉滴注

甲硝唑注射液100ml：0.5g　用法：每次100ml，每天3次，静脉滴注

**【处方分析】**

该处方不合理之处在于选用了不适宜的抗菌药物。

该患者既往有青霉素和头孢噻肟过敏史，是头孢曲松的用药禁忌。已知对头孢曲松、任何一种辅料或任何其他头孢菌素过敏的患者禁用头孢曲松；既往对青霉素和其他$\beta$-内酰胺类抗菌药物过敏的患者可能对头孢曲松过敏的风险更大[1]。头孢菌素间存在交叉过敏是由相同或相似的侧链引起。如头孢曲松、头孢噻肟和头孢吡肟均具有相似的R1侧链，有研究发现对上述某个药物过敏的患者对其他两个药物亦发生交叉过敏反应，而R1侧链不同的头孢菌素间发生交叉过敏反应的比例较低[2]。所以，处方中不应使用头孢曲松。

甲硝唑哺乳期用药安全性分级为L2级[3]，适用于各种厌氧菌引起的血流感染、心内膜炎、腹腔感染、盆腔感染、妇科感染等[4]。动物实验显示本品对幼鼠具有致癌作用，对婴儿的风险不能排除，故应避免用于哺乳期妇女。若必须用药，应停止哺乳，并在疗程结束后24~48小时方可重新哺乳[5]。

**【药师建议】**

对于需住院治疗的盆腔炎患者必须根据经验选择广谱抗生素。推荐方案A：头孢替坦或头孢西丁或拉氧头孢+多西环素或米诺环素；或阿奇霉素。方案B：氧氟沙星+甲硝唑；或左氧氟沙星+甲硝唑[6]。美国儿科学会把左氧氟沙星以及其他的喹诺酮类均归入哺乳期可使用的药物[7]，但药品说明书提示哺

乳期妇女禁用[8]。在一项研究中，12 名哺乳期母亲每次接受甲硝唑 400mg，每天 3 次，母乳/血浆比值为 0.91，平均乳汁药物浓度为 15.5mg/L。婴儿血浆甲硝唑水平为 1.27~1.41mg/L，未观察到任何不良反应[9]。另外一项研究中，哺乳期母亲接受甲硝唑 600mg/d，2 小时后，母亲血浆药物浓度为 5mg/L，婴儿血浆药物浓度为 0.8mg/L；接受 1 200mg/d，2 小时后，母亲血浆药物浓度为 12.5mg/L，婴儿血浆药物浓度为 2.4mg/L。作者以婴儿每天接受甲硝唑剂量 3mg/kg，且每天摄入乳汁 500ml 计算，其摄入量远低于治疗剂量 15~35mg/(kg·d)[3]。的确，婴儿的药物摄入量与剂量和时间相关，若母亲摄取 1 200mg/d，婴儿将被动接受大约 13.5% 或更少的母体剂量，或大约 2.3mg/(kg·d)。2.3mg/(kg·d) 仍比用婴儿/儿童治疗剂量[15~30mg/(kg·d)]低很多。迄今为止，几乎没有任何不良反应的报道。

患者既往有青霉素和头孢噻肟过敏史，建议使用阿奇霉素+甲硝唑进行抗感染治疗。在治疗期间应卧床休息，半卧位有利于脓液积聚于直肠子宫陷凹而使炎症局限。给予充分营养，纠正贫血、电解质紊乱及酸碱平衡，保障液体摄入[10]。对于高热患者给予物理降温，避免不必要的妇科检查，降低炎症扩散机会。

## 参考文献

[1] 注射用头孢曲松药品说明书，2016.

[2] KIM M H，LEE J M. Diagnosis and management of immediate hypersensitivity reactions to cephalosporins. Allergy Asthma Immuno1Res，2014，6(6)：485-495.

[3] HALE T W，ROWE H E. 药物与母乳喂养. 辛华雯，杨勇，译. 17 版. 北京：世界图书出版公司，2019.

[4] 国家药典委员会. 中华人民共和国药典临床用药须知：化学药和生物制品卷. 2020 年版. 北京：中国医药科技出版社，2022.

[5] 赫里什托夫·舍费尔，保罗·彼得斯，理查德·K·米勒. 孕期与哺乳期用药指南. 山丹，译. 2 版. 北京：科学出版社，2010.

[6] 国家卫生计生委医政医管局，国家卫生计生委合理用药专家委员会. 国家抗微生物治疗指南. 2 版. 北京：人民卫生出版社，2017.

[7] BRIGGS G G，FREEMAN R K，YAFFE S J. 妊娠期和哺乳期用药. 杨慧霞，段涛，译.7 版. 北京：人民卫生出版社，2008.

[8] 左氧氟沙星片药品说明书，2021.

[9] PASSMORE C M，MCELNAY J C，RAINEY E A，et al. Metronidazole excretion in human milk and its effect on the suckling neonate . Br J Clin Pharmacol，1988，26(1)：45-51.

[10] 苗娅莉，王建六. 盆腔炎症性疾病诊治规范. 中国全科医学，2005，8(18)：1479-1481.

## 案例19

**【病史摘要】**

女，37岁，因“贫血1年，停经35周，阴道流液1小时”入院。妊娠期未正规产检。既往1年前因晕倒而于外院就诊，诊断为“重度贫血，巨幼细胞贫血”，给予输血后好转，一直服用叶酸治疗，但未正规服用及定期随访。贫血貌，心肺未闻见明显异常。血常规：红细胞（RBC）$3.6\times10^{12}$/L，血红蛋白（Hb）55g/L，血小板（PLT）$118\times10^{9}$g/L，白细胞（WBC）$12.0\times10^{9}$/L，铁蛋白13.9ng/ml。凝血时间：活化部分凝血酶时间（APTT）23秒，凝血酶原时间（PT）9.6秒，尿常规、尿糖：蛋白质（PRO）+-，谷氨酸（GLU）-。

**【临床诊断】**

巨幼细胞贫血（重度），胎膜早破，孕35周，先兆临产

**【处方用药】**

叶酸片0.4mg×100片　用法：每次0.4mg，每天3次，口服，直到症状消失

维生素C片100mg×100片　用法：每次2片，每天3次，口服

维生素$B_{12}$注射液1ml:0.1mg　用法：每次0.1mg，肌内注射，每天1次，连续2周后，改为每周2次，再连续用4周

浓缩红细胞　用法：每次1.5U，少量间断静脉注射，根据血红蛋白的情况决定输血量，待血红蛋白上升后再口服补充叶酸

硫酸亚铁片0.3g×24片　用法：每次0.3g，每天3次，餐后服用

**【处方分析】**

该处方不合理之处在于叶酸的规格不适宜，剂量偏低。

巨幼细胞贫血是一种大细胞性贫血，常见病因包括叶酸或维生素$B_{12}$缺乏以及使用干扰嘌呤或嘧啶代谢的药物等。巨幼细胞贫血多发生于妊娠晚期，约50%发生于孕31周后，经产妇多于初产妇，多胎多于单胎。该病起病急，多为中度或重度贫血。表现为头昏、疲乏无力、全身水肿、心悸、气短、皮肤黏膜苍白、腹泻、舌炎、乳头萎缩，或低热、脾大、表情淡漠；消化异常明显，有恶心、食欲减退、呕吐及腹泻，伴舌唇疼痛，急性发作时舌尖及舌边缘疼痛明显，舌面呈鲜红色（牛肉样舌），并出现血性小泡或浅小溃疡，舌乳头萎缩成“光舌”[1]。巨幼细胞贫血影响妊娠，若及时处理，预后较好。不及时处理，重症者可引起流产、早产、胎盘早剥、胎儿生长受限、死胎等，并伴呕吐、水肿、高血

压、蛋白尿[2]。对于妊娠合并巨幼细胞贫血的患者：①妊娠后半期应每天给予叶酸5~10mg，每天3次口服，直至贫血纠正。②若有维生素$B_{12}$缺乏，应给予维生素$B_{12}$ 100μg肌内注射，每天1次，共2周。以后改为每周2次，直至血红蛋白恢复正常。③若治疗效果不显著，应检查有无缺铁，对于同时存在缺铁性贫血的患者应补充铁剂。④血红蛋白低于60g/L时，在近期内可能分娩者应输注新鲜血或浓缩红细胞以尽快纠正贫血。⑤分娩时避免产程延长，预防产后出血[1]。

**【药师建议】**

建议改叶酸片为5mg/片，一次1~2片，一天3次，至症状改善；患者铁蛋白13.9ng/ml，确诊缺铁。患者目前Hb 55g/L，具有输注浓缩红细胞指征。可先间断输注浓缩红细胞，待Hb达到70g/L、症状改善后，改为口服铁剂或注射铁剂治疗。诊断明确的缺铁性贫血（IDA）孕妇应补充元素铁100~200mg/d[3]。硫酸亚铁片0.3g含有元素铁60mg，故按照处方用法能够满足元素铁的日补充量，治疗2周后复查Hb评估疗效。营养指导：多进食新鲜蔬菜、水果，动物肝、肾，以及肉类、蛋类、奶类食品。改变不良烹调习惯，在烹饪过程中尽可能保存维生素活性。

## 参考文献

[1] 曹泽毅. 中华妇产科学.3版. 北京：人民卫生出版社，2014.
[2] 崔宇童，李笑天. 孕期贫血与不良妊娠结局. 中国实用妇科与产科杂志，2020，36（5）：408-412.
[3] 中华医学会围产医学分会. 妊娠期铁缺乏和缺铁性贫血诊治指南. 中华围产医学杂志，2014，17（7）：451-454.

## 案例20

**【病史摘要】**

女，34岁，因“$34^{+2}$周，自觉胎动减少1天”入院。平素月经规律，定期产检，未见明显异常。4天前出现呼吸道感染症状，伴有头晕、鼻塞、咳嗽、咳痰，无胸闷、气紧。入院前1天，孕妇自觉胎动减少，胎心监护NST提示无反应型，彩超生物评分为7分。既往体健，内科检查无特殊。血常规：N 85%，C反应蛋白（CRP）135mg/L，WBC $13.0\times10^9$/L。

【临床诊断】

胎儿宫内窘迫,急性上呼吸道感染,孕 $34^{+2}$ 周,单活胎待产

【处方用药】

注射用头孢西丁钠 2g+0.9% 氯化钠注射液 100ml 用法:静脉滴注,每天 2 次

地塞米松磷酸钠注射液 1ml:5mg+ 注射用糜蛋白酶 4 000U+ 注射用水 5ml 用法:雾化吸入,每天 2 次

甲硝唑注射液 100ml:0.5g 用法:静脉滴注,每 12 小时 1 次

【处方分析】

该处方不合理之处在于抗生素联用不合理及雾化吸入制剂遴选品种不适宜。

患者诊断为“急性上呼吸道感染”,表现为头晕、鼻塞、咳嗽、咳痰。血常规:WBC $13.0\times10^9$/L,N 85%,CRP 135mg/L。上呼吸道感染可由多种病毒和细菌感染引起。患者白细胞和中性粒细胞百分比轻度升高,但该指标升高可能与妊娠本身有关。CRP 水平显著升高与感染密切相关。感染(最常为细菌性)在 CRP>100mg/L 的患者中约占 80%。病毒感染患者的 CRP 水平也可能升高,但升高程度往往低于细菌感染患者[1]。故在进一步查明病原体前,可按照覆盖社区获得性肺炎(CAP)常见病原菌的抗感染治疗方案进行经验性治疗,如阿莫西林,第一、二代头孢菌素,头霉素等。

患者具有咳嗽、咳痰症状。地塞米松磷酸钠注射液、注射用糜蛋白酶为注射剂型,不适宜雾化吸入给药。吸入性糖皮质激素(ICS)类药物是最强的气道局部抗炎药物,它通过对炎症反应所必需的细胞和分子产生影响而发挥抗炎作用[2]。布地奈德是妊娠期间优先选用的吸入性糖皮质激素,因为该药有更多已发布的妊娠相关的人类资料[3]。

【药师建议】

停用甲硝唑,头孢西丁已能覆盖厌氧菌;头孢西丁用法用量改为 1~2g,i.v.gtt.,q.8h.;停用地塞米松磷酸钠注射液、注射用糜蛋白酶雾化,改为专用的雾化剂型:布地奈德吸入溶液,1~2mg/次,雾化吸入,b.i.d.。

## 参 考 文 献

[1] UpToDate. 急性期反应物. [2022-07-30].https://www.uptodate.cn/contents/zh-Hans/acute-

phase-reactants? search=%E6%80%A5%E6%80%A7%E6%9C%9F%E5%8F%8D%E5%BA%94%E7%89%A9&source=search_result&selectedTitle=1~150&usage_type=default&display_rank=1.
[2] 中华医学会呼吸病学分会《雾化吸入疗法在呼吸疾病中的应用专家共识》制定专家组. 雾化吸入疗法在呼吸疾病中的应用专家共识. 中华医学杂志,2016,96(34):2696-2708.
[3] 中华医学会临床药学分会《雾化吸入疗法合理用药专家共识》编写组. 雾化吸入疗法合理用药专家共识(2019年版). 医药导报,2019,38(2):135-146.

## 案例 21

【病史摘要】

女,29岁,因“停经 $38^{+5}$ 周,咳嗽、咳痰1天,规律宫缩9小时”入院。平素月经规律。未建卡定期产检,查体基本正常。双肺可闻及干、湿啰音。未闻及心脏病理性杂音。宫缩不规律,强调弱。子宫无明显压痛。B超示宫内单活胎,胸片示双肺感染。

【临床诊断】

妊娠合并肺部感染,孕 $38^{+5}$ 周单活胎待产

【处方用药】

盐酸莫西沙星注射液 100ml:0.4g 用法:每次0.4g,每天1次,静脉滴注

【处方分析】

该处方不合理之处在于使用了妊娠期禁用的喹诺酮类药物莫西沙星。

患者为社区来源,“妊娠合并肺部感染”诊断明确。在进一步明确病原微生物之前,建议按照覆盖社区获得性肺炎(CAP)常见病原菌的抗感染治疗方案进行经验性治疗,包括肺炎球菌、流感嗜血杆菌、支原体、衣原体、病毒、军团菌、金黄色葡萄球菌,以及革兰氏阴性杆菌[1]。妊娠期患者所在社区流感活跃时,应考虑流感。此外,与非妊娠患者的肺炎类似,也应考虑感染由其他病毒引起[2]。

患者“规律宫缩9小时”,入院待产。对于住院但没有严重疾病特征的社区获得性肺炎孕妇,建议使用具有抗肺炎球菌活性的 $\beta$-内酰胺类抗菌药物,可联合阿奇霉素覆盖非典型病原体[2]。妊娠期应避免使用四环素、克拉霉素和氟喹诺酮类药物。

【药师建议】

建议改莫西沙星为第一、二代头孢菌素(或具有类似抗菌谱、妊娠期循证证据充分的药物);联合阿奇霉素 0.5g,q.24h.,i.v.gtt.。

## 参考文献

[1] 中华医学会呼吸病学分会. 中国成人社区获得性肺炎诊断和治疗指南(2016 年版). 中华结核和呼吸杂志,2016,39(4):253-279.

[2] UpToDate. 妊娠期呼吸道感染概述. [2023-01-11].https://www.uptodate.cn/contents/search? search=%E5%A6%8A%E5%A8%A0%E6%9C%9F%E5%91%BC%E5%90%B8%E9%81%93%E6%84%9F%E6%9F%93%E6%A6%82%E8%BF%B0&sp=0&source=USER_INPUT&searchOffset=1&autoComplete=false&language=zh-Hans&max=10&index=&autoCompleteTerm=.

## 案例 22

【病史摘要】

女,24 岁,平素月经规律,定期产检,停经 27 周,多次尿常规提示白细胞升高,清洁中段尿细菌培养 >$10^5$CFU/ml,尿频、尿急、尿痛,无腰痛。既往体健。B 超示单活胎,血常规:WBC 13.6×$10^9$/L,N 86%,CRP 135mg/L,PLT 212×$10^9$/L。

【临床诊断】

妊娠合并急性膀胱炎,孕 27 周单活胎

【处方用药】

注射用氨苄西林钠 2g+0.9% 氯化钠注射液 100ml　用法:每 12 小时 1 次,静脉滴注,共 3 天

【处方分析】

该处方不合理之处在于抗菌药物品种遴选及用法用量不适宜。

患者多次尿常规提示白细胞升高,清洁中段尿细菌培养符合细菌尿标准,有尿频、尿急、尿痛症状,“妊娠合并急性膀胱炎”诊断充分。在尿培养结果回报前,应经验性给予抗菌药物,再根据分离菌及药敏结果调整治疗。

引起妊娠期泌尿系统感染的常见病原菌包括大肠埃希菌、克雷伯菌属、变形杆菌及乙型溶血性链球菌等[1]。故妊娠合并急性膀胱炎的经验性治疗方

案应覆盖上述病原菌。可选择的治疗方案包括:①阿莫西林克拉维酸钾(孕晚期近足月禁用,可能增加新生儿坏死性小肠结肠炎的风险)500mg,q.8h. 或 875mg,q.12h.,口服,5~7 天;②头孢克肟或头孢泊肟 100mg,q.12h.,口服,5~7 天;③磷霉素 3g,单剂口服;④呋喃妥因(孕早期及近足月禁用)50mg,q.6~8h.,口服,5~7 天。氨苄西林因其抗菌谱窄、耐药率高,除明确乙型溶血性链球菌感染,一般不推荐用于急性膀胱炎的经验性治疗[2]。

【药师建议】

该患者目前孕 27 周,上述四种方案均适合,可根据当地细菌耐药情况和医疗机构现有抗生素品种选择药物治疗方案。待尿培养结果回报后适时调整治疗方案。

## 参考文献

[1] 朱峰城,李瑞满. 妊娠合并泌尿系统感染的诊断与治疗. 中华产科急救电子杂志,2017,6(4):234-237.

[2] UpToDate. 妊娠期泌尿道感染与无症状细菌尿. [2022-06-15].https://www.uptodate.cn/contents/zh-Hans/urinary-tract-infections-and-asymptomatic-bacteriuria-in-pregnancy?search=%E5%A6%8A%E5%A8%A0%E6%9C%9F%E6%B3%8C%E5%B0%BF%E9%81%93%E6%84%9F%E6%9F%93%E4%B8%8E%E6%97%A0%E7%97%87%E7%8A%B6%E7%BB%86%E8%8F%8C%E5%B0%BF&source=search_result&selectedTitle=1~150&usage_type=default&display_rank=1.

## 案例 23

【病史摘要】

女,25 岁,因“停经 26 周,阴道流液 1 天”就诊。既往体健。妇科检查:外阴稍红肿,阴道内清亮液体流出,宫颈红肿,中度糜烂。辅助检查:B 超示宫内单活胎,宫颈分泌物培养证实病原体为淋病奈瑟球菌。

【临床诊断】

妊娠期淋病,胎膜早破,孕 26 周单活胎

【处方用药】

盐酸多西环素片 100mg×100 片　用法:每次 100mg,每天 2 次,口服
氧氟沙星片 100mg×10 片　用法:每次 300mg,每天 2 次,口服

## 【处方分析】

该处方不合理之处在于使用了妊娠期禁用的药物多西环素、氧氟沙星。

多西环素的妊娠期用药安全性分级是D级，它是一种半合成四环素类抗生素，机制与四环素相同，属于抑菌剂。多西环素的抗菌活性比四环素强2~10倍，对金黄色葡萄球菌、肺炎球菌、化脓性链球菌、淋病奈瑟球菌、脑膜炎球菌、大肠埃希菌等均有效。对胎儿来说，多西环素能够通过胎盘，存在引起胎儿牙齿着色以及抑制胎儿骨骼生长的潜在风险，然而目前多个妊娠期药物暴露登记项目没有发现胎儿出生缺陷的风险增加。对母体而言，四环素类药物可能增加某些孕妇肝坏死的发生风险，肾功能不全可能增加这种风险。依据第11版 *Drugs in Pregnancy and Lactation*，多西环素在妊娠中、晚期禁用[1]。故除非无其他药物可用，多西环素不应应用于妊娠期女性。

氧氟沙星的妊娠期用药安全性分级是C级，是一种人工合成的广谱氟喹诺酮类药物。动物研究提示，氟喹诺酮类药物有软骨毒性，因此妊娠期间应避免使用。然而现有的证据提示，这种毒性并没有在人类妊娠暴露中得到证实。在666例已知出生结局的病例中，32例(4.8%)出现胚胎、胎儿或新生儿先天畸形。该畸形率并未超过一般人群的出生缺陷率(2%~5%)。因此，尽管妊娠暴露于喹诺酮类药物并不是终止妊娠的指征，但这类抗菌药物仍应被认为是妊娠期间的禁忌[1]。

## 【药师建议】

该患者是一位孕26周、妊娠中期的女性，分泌物培养为淋病奈瑟球菌，选择多西环素及氧氟沙星抗菌治疗不合理。根据《热病：桑福德抗微生物治疗指南》(新译第50版)，淋病奈瑟球菌首选治疗药物为头孢曲松[2]。简单淋病奈瑟球菌的治疗方案遵循淋病奈瑟球菌的治疗原则，即在感染部位有效、耐受性良好(尤其是反复感染的患者)、治疗单剂量依从性好；推荐首选头孢曲松，单剂量肌内注射500mg或1g；如头孢曲松不易获得，可考虑选择头孢唑肟(500mg，肌内注射)、头孢噻肟(500mg，肌内注射)或头孢西丁(2g，肌内注射，联合口服丙磺舒1g)。如头孢类药物均有严重过敏反应，则可考虑使用阿奇霉素替代[3]。

## 参考文献

[1] BRIGGS G G，FREEMAN R K，TOWERS C V. Drugs in Pregnancy and Lactation. 11th ed. California：Wolters Kluwer，2017.

[2] GILBERT D N，CHAMBERS H F，ELIOPOULOS G M，等. 热病：桑福德抗微生物治疗指

南. 范洪伟,译.50 版. 北京:中国协和医科大学出版社,2021.
[3] FOUÉRÉ S, CAZANAVE C, HÉLARY M, et al. Update on French recommendations for the treatment of uncomplicated Neisseria gonorrhoeae infections. Int J STD AIDS, 2021, 32(11): 1081-1083.

## 案例 24

**【病史摘要】**

女,34 岁,因“停经 34 周,反复脓性分泌物 $2^+$ 个月”就诊。平素月经规律,定期产检。既往体健,对红霉素过敏。妇科检查:外阴未见明显异常,阴道畅,可见黏性脓性分泌物,伴异味,宫颈轻度糜烂。B 超示宫内单活胎,沙眼衣原体 DNA 测定阳性。

**【临床诊断】**

妊娠合并生殖道沙眼衣原体感染

**【处方用药】**

盐酸阿奇霉素注射液 5ml:0.5g×3 支 用法:每次 0.5g,每天 1 次,静脉滴注,连续 3 天

**【处方分析】**

该处方的不合理之处在于药物品种遴选及用法用量不适宜。

阿奇霉素妊娠期用药安全性分级为 B 级,在动物研究中,未发现阿奇霉素对胎儿有害的证据。它是一种大环内酯类抗菌药物,适用于肺炎衣原体、流感嗜血杆菌、嗜肺军团菌、卡他莫拉菌、肺炎支原体、金黄色葡萄球菌或肺炎球菌等病原体引起的感染性疾病,包括由沙眼衣原体或淋病奈瑟球菌引起的尿道炎和子宫颈炎。

分娩时沙眼衣原体可经产道传播给婴儿,造成新生儿结膜炎或肺炎,因此需在妊娠期给予预防性治疗。UpToDate “沙眼衣原体感染的治疗”专题推荐采用阿奇霉素(1g,单次剂量,口服)作为孕妇的治疗方案[1]。《梅毒、淋病和生殖道沙眼衣原体感染诊疗指南(2020 年)》关于妊娠期衣原体感染推荐方案为:阿奇霉素第 1 天 1g 口服,以后 2 天每天 0.5g 口服;或阿莫西林 0.5g 每天 3 次,口服,共 7 天。替代方案:红霉素 0.5g 每天 4 次,口服,共 10~14 天。妊娠期忌用四环素类及氟喹诺酮类[2]。

【药师建议】

患者具有红霉素过敏史，建议给予阿莫西林 0.5g t.i.d.，口服 7 天。

## 参考文献

[1] UpToDate. 沙眼衣原体感染的治疗. [2023-06-19]. https://www.uptodate.cn/contents/zh-Hans/treatment-of-chlamydia-trachomatis-infection?search=%E6%B2%99%E7%9C%BC%E8%A1%A3%E5%8E%9F%E4%BD%93%E6%84%9F%E6%9F%93%E7%9A%84%E6%B2%BB%E7%96%97&source=search_result&selectedTitle=2~120&usage_type=default&display_rank=1.
[2] 中国疾病预防控制中心性病控制中心，中华医学会皮肤性病学分会性病学组，中国医师协会皮肤科医师分会性病亚专业委员会. 梅毒、淋病和生殖道沙眼衣原体感染诊疗指南(2020 年). 中华皮肤科杂志，2020，53(3)：168-179.

## 案例 25

【病史摘要】

女，32 岁，因“停经 17 周，脓性分泌物 6 天”就诊。平素月经规律，未定期产检。既往体健。妇科检查：外阴未见明显异常，阴道畅，可见大量黏性脓性分泌物，宫颈中度糜烂。B 超示宫内单活胎，人型支原体 DNA 测定阳性。

【临床诊断】

G5P2，妊娠合并支原体感染

【处方用药】

注射用头孢西丁钠 500mg　用法：每天 4 次，口服，共 7~10 天

【处方分析】

该处方的不合理之处在于药物品种遴选及给药途径不适宜。

头孢西丁是头霉素类抗菌药物，通过抑制细菌细胞壁合成而杀灭细菌。对革兰氏阳性菌及厌氧菌有效，对部分革兰氏阴性菌也有效，对铜绿假单胞菌、肠球菌和阴沟肠杆菌耐药。支原体没有细胞壁，对作用于细胞壁的抗生素耐药。因此，头孢西丁对支原体感染无效。

支原体在泌尿生殖道存在定植现象，人群中存在着相当数量的支原体携带者而没有症状和体征，以解脲支原体最为突出。鉴于阴道内经培养检出解

脲支原体的概率较高，但常无明确的临床意义，在临床中需要谨慎地判断泌尿生殖道检出解脲支原体的临床意义以确定是否治疗[1]。在本例患者中，患者存在生殖道感染的症状，表现为脓性分泌物，因此治疗可能减少自发性早产、足月前胎膜早破等不良妊娠结局。

人型支原体对大环内酯类、所有β-内酰胺类、氨基糖苷类等药物耐药。由于四环素类、喹诺酮类药物不宜在妊娠期使用，故妊娠期人型支原体感染可使用克林霉素治疗[2]。

【药师建议】

改头孢西丁为克林霉素，口服，0.3g，q.8h.，疗程 7 天。

## 参考文献

[1] 张岱，刘朝晖. 生殖道支原体感染诊治专家共识. 中国性科学，2016，25(3)：80-82.
[2] UpToDate. 人型支原体与脲原体感染. [2022-03-18].https://www.uptodate.cn/contents/zh-Hans/mycoplasma-hominis-and-ureaplasma-infections?search=%E4%BA%BA%E5%9E%8B%E6%94%AF%E5%8E%9F%E4%BD%93%E4%B8%8E%E8%84%B2%E5%8E%9F%E4%BD%93%E6%84%9F%E6%9F%93&source=search_result&selectedTitle=3~150&usage_type=default&display_rank=3.

## 案例 26

【病史摘要】

女，30 岁，因“停经 $26^{+2}$ 周，畏食、乏力半月就诊”。平素月经规律，未定期产检。否认高血压、糖尿病、心脏病病史等，1 年前外院诊断为甲状腺功能异常，间断使用药物治疗。B 超示宫内单活胎，血常规无异常。甲状腺功能示：$FT_4$ 7.5pmol/L，$T_3$ 0.9nmol/L，$T_4$ 40nmol/L，TSH 7.9mIU/L。

【临床诊断】

妊娠合并甲状腺功能减退，孕 $26^{+2}$ 周单活胎

【处方用药】

甲状腺片 40mg×100 片　用法：每次 20mg，每天 1 次，口服

【处方分析】

此处方不合理原因是药物品种遴选不适宜。

根据《妊娠和产后甲状腺疾病诊治指南》(第 2 版),妊娠期临床甲减首选左甲状腺素($LT_4$)治疗,不建议使用左三碘甲腺原氨酸($LT_3$)、$T_3/T_4$ 联合或干甲状腺片治疗[1]。甲状腺片主要成分不仅有 $T_4$,还包含 $T_3$,活性较强,可直接快速地补充机体甲状腺激素,可诱导新生蛋白质合成,调节水、盐代谢,使能量代谢增强,缓解甲状腺功能紊乱的临床症状[2]。然而,甲状腺片所包含的三碘甲腺原氨酸、甲状腺素受提取动物的影响较大,且肠道吸收并非恒定,应用时取得的生物学疗效存在较大的差异,尤其是生物性三碘甲腺原氨酸容易诱发医源性甲亢[3]。

**【药师建议】**

换用左甲状腺素片进行治疗。妊娠期临床甲减的治疗目标是将 TSH 控制在妊娠期特异性参考范围的下 1/2。如无法获得妊娠期特异性参考范围,TSH 可控制在 2.5mIU/L 以下。妊娠期甲减治疗根据 TSH 升高程度,给予不同剂量的左甲状腺素钠片起始治疗,患者 TSH>4mIU/L,游离 $T_4$ 低于妊娠期特异性参考值,建议左甲状腺素剂量 2.0~2.4μg/(kg·d),根据患者体重予起始剂量,以后每隔 4 周复查 1 次甲状腺功能,根据 TSH 水平调整用药剂量[1]。左甲状腺素钠于早餐前 1 小时将一天剂量一次性口服。

## 参 考 文 献

[1]《妊娠和产后甲状腺疾病诊治指南》(第 2 版)编撰委员会,中华医学会内分泌学分会,中华医学会围产医学分会. 妊娠和产后甲状腺疾病诊治指南(第 2 版). 中华内分泌代谢杂志,2019,35(8):636-665.

[2] 王静. 甲状腺素片联合左甲状腺素钠片治疗甲减的疗效观察. 当代医学,2021,27(8):124-126.

[3] 陈姣. 优甲乐与甲状腺片对甲状腺功能减退症患者甲状腺激素、肝功能及不良反应的影响. 实用临床医药杂志,2018,22(17):108-110.

## 案例 27

**【病史摘要】**

女,27 岁,因“停经 7 周,发现甲状腺功能异常”就诊。平素月经规律。既往体健,否认高血压、糖尿病、心脏病病史等。一般情况下,未闻及病理性杂音,余查体无特殊。甲状腺功能示:$FT_4$ 72.35pmol/L,$T_3$ 12.6nmol/L,$T_4$>385nmol/L,$FT_3$ 28.36pmol/L,TSH<0.003mIU/L。

【临床诊断】

妊娠合并甲亢，宫内早孕

【处方用药】

甲巯咪唑片 10mg×50 片　用法：每次 15mg，每天 2 次，口服

【处方分析】

该处方的不合理之处在于妊娠早期选择甲巯咪唑。

甲状腺功能亢进症是指甲状腺腺体不适当地持续合成和分泌过多甲状腺激素而引起的内分泌疾病，简称甲亢。甲亢的药物治疗，常用硫脲类药物，主要为咪唑类（甲巯咪唑）和硫氧嘧啶类（丙硫氧嘧啶）。丙硫氧嘧啶通过抑制甲状腺内过氧化物酶的活性，抑制 5′-脱碘酶活性而减少外周组织 $T_4$ 转化为 $T_3$，但肝毒性大于甲巯咪唑，故除严重病例、甲状腺危象、妊娠早期或对甲巯咪唑过敏者首选丙硫氧嘧啶治疗外，其他情况甲巯咪唑应列为首选药物[1]。

甲巯咪唑的妊娠期用药安全性分级属于 D 级，妊娠期间未治疗的甲亢可能会导致子代严重并发症（早产和畸形）。甲巯咪唑导致胎儿发育畸形已有报告，主要是皮肤发育不全和“甲巯咪唑相关的胚胎病”，包括鼻后孔闭锁、食管闭锁、颜面畸形等。妊娠 6~10 周是抗甲状腺药导致出生缺陷的危险窗口期，甲巯咪唑和丙硫氧嘧啶均有影响，丙硫氧嘧啶相关畸形发生率与甲巯咪唑相当，只是程度较轻。所以在妊娠前和妊娠早期优先选择丙硫氧嘧啶。美国食品药品管理局（FDA）报告，丙硫氧嘧啶可能引起肝脏损害，甚至导致急性肝衰竭，建议仅在妊娠早期使用丙硫氧嘧啶，以减少造成肝损伤的概率[2]。

抗甲状腺药的使用剂量取决于 $T_4$ 升高的程度和症状的严重程度。临床经验表明，以 mg 为单位时，甲巯咪唑与丙硫氧嘧啶的效用比为 1∶(20~30)，丙硫氧嘧啶每天 2~3 次，分开服用。药物治疗分为初始阶段、减量阶段、维持阶段。初始阶段：甲巯咪唑起始剂量为 20~40mg/d，每天 1 次或 2 次口服。丙硫氧嘧啶起始剂量为 300mg/d，视病情轻重 150~400mg，最大量 600mg，分 3 次口服[1]。在减量过程中，每次减少甲巯咪唑 5mg 或者丙硫氧嘧啶 50mg，不宜减量过快，此阶段需 2~3 个月。维持阶段：甲巯咪唑 2.5~5mg/d，丙硫氧嘧啶 50~100mg/d，视病情调整剂量，尽可能以更少的剂量维持正常的甲状腺功能[3]。

【药师建议】

结合患者目前甲巯咪唑 15mg 每天 2 次，属于起始阶段用药，建议改为丙

硫氧嘧啶 100mg 每天 3 次，口服。每月监测甲状腺功能，根据甲状腺功能递减丙硫氧嘧啶，每次减量 50mg，3 个月后改为甲巯咪唑。由于在致畸敏感时期暴露于甲巯咪唑，嘱妊娠期需定期产前检查。另外孕 12~13 周、孕 22~24 周需做 B 超筛查及系统胎儿 B 超；孕 16 周监测甲胎蛋白水平，若该指标升高显著且 B 超检查异常，向医师咨询是否有做无创 DNA 或羊水穿刺检查的必要，确有异常再咨询医师是否终止妊娠，同时定期内分泌科就诊。

## 参考文献

[1] 中华医学会，中华医学会临床药学分会，中华医学会杂志社，等. 甲状腺功能亢进症基层合理用药指南. 中华全科医师杂志，2021，20(5):515-519.

[2]《妊娠和产后甲状腺疾病诊治指南》(第 2 版)编撰委员会，中华医学会内分泌学分会，中华医学会围产医学分会. 妊娠和产后甲状腺疾病诊治指南(第 2 版). 中华内分泌代谢杂志，2019，35(8):636-665.

[3] UpToDate. 妊娠期甲状腺功能亢进的治疗. [2023-06-05].https://www.uptodate.cn/contents/zh-Hans/hyperthyroidism-during-pregnancy-treatment?search=%E5%A6%8A%E5%A8%A0%E6%9C%9F%E7%94%B2%E7%8A%B6%E8%85%BA%E5%8A%9F%E8%83%BD%E4%BA%A2%E8%BF%9B%E7%9A%84%E6%B2%BB%E7%96%97&source=search_result&selectedTitle=1~150&usage_type=default&display_rank=1.

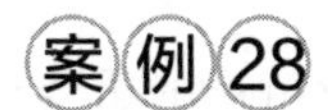

## 案例 28

### 【病史摘要】

女，28 岁，因“发现抗磷脂综合征 5 年，停经 14 周”就诊。平素月经规律，自诉孕早期阴道流血给予保胎治疗。既往曾有 2 次孕 10 周死胎病史，检查发现有抗磷脂综合征。查体：生命体征平稳，B 超示宫内单活胎，血常规示 PLT $89\times10^9$/L，其余无异常，凝血功能正常，抗磷脂抗体 IgG(+++)，核心抗体、母血狼疮细胞及狼疮抗凝物均为阴性。

### 【临床诊断】

抗磷脂综合征，孕 14 周单活胎

### 【处方用药】

那屈肝素注射液 1ml　用法：每次 1ml，每天 1 次，皮下注射，连用 3 天
阿司匹林肠溶片 25mg×100 片　用法：每次 300mg，每天 3 次，口服
醋酸泼尼松片 5mg×100 片　用法：每次 15mg，每天 3 次，口服

## 【处方分析】

该处方存在的问题是所用药物用法用量及疗程使用不合理。

患者抗磷脂综合征诊断明确。产科抗磷脂综合征(APS)是引起复发性流产的重要因素之一。《低分子肝素防治自然流产中国专家共识》中对合并典型抗磷脂综合征的复发性流产或既往有≥孕 10 周自然流产、死胎等病史者,应联合使用小剂量阿司匹林(LDA)和低分子肝素(LMWH)[1]。《产科抗磷脂综合征诊断与处理专家共识》建议,对于 APS 患者,整个妊娠期在应用 LDA 的基础上加用预防剂量 LMWH。LDA 用量为 50~100mg,低分子肝素剂量和使用时间应根据患者的不同情况进行个体化处理[2]。本例患者抗磷脂抗体 IgG(+++),核心抗体、母血狼疮细胞及狼疮抗凝物均为阴性,按照抗磷脂抗体风险分类属于中风险,应该使用预防剂量 LMWH,如那屈肝素 2 850IU,每天 1 次,皮下注射。糖皮质激素类药物可以抑制补体途径并控制炎症。《中华妇产科学》(第 3 版)中指出,针对抗磷脂抗体阳性患者通常采用小剂量糖皮质激素类药物抑制抗体的产生,国内学者建议泼尼松 5mg,于计划受孕前数周开始服用,可持续整个妊娠期,一般用药 2~4 周自身抗体可转阴,疗效达 90% 以上,且无明显不良反应[3]。该患者选用的药物品种合理,但用法用量均不适宜。

## 【药师建议】

抗磷脂综合征是一种获得性血栓前状态,是引起复发性流产的重要因素之一。建议以联合使用 LDA 和 LMWH 为基础治疗,小剂量糖皮质激素类药物抑制抗体生成。建议调整剂量为阿司匹林 100mg,口服,每天 1 次,计划分娩前 5~7 天停药;那屈肝素 2 850IU(0.3ml)皮下注射,每天 1 次,计划分娩前 24~48 小时停药,并于分娩后 12~24 小时继续给药至少至产后 6 周;泼尼松 5mg,口服,每天 1 次。

## 参考文献

[1] 低分子肝素防治自然流产中国专家共识编写组. 低分子肝素防治自然流产中国专家共识. 中华生殖与避孕杂志,2018,38(9):701-708.

[2] 中华医学会围产医学分会. 产科抗磷脂综合征诊断与处理专家共识. 中华围产医学杂志,2020,23(8):517-522.

[3] 曹泽毅. 中华妇产科学.3 版. 北京:人民卫生出版社,2014.

## 案例 29

**【病史摘要】**

女，32 岁，因“停经 24 周，低热，咽喉肿痛，视野缺损”就诊。患者于停经 41 天查尿人绒毛膜促性腺激素(hCG)阳性，早期无阴道流血。既往有垂体催乳素腺瘤，一直服用溴隐亭片治疗，发现妊娠后停止服用溴隐亭片。查体：体温、心率、血压均正常，视野缺损，挤压乳房可见乳汁样分泌物。实验室检查：血清催乳素 15nmol/L，WBC $13.5\times10^9$/L。磁共振成像(MRI)：垂体催乳素腺瘤较孕前增大。

**【临床诊断】**

妊娠催乳素瘤，孕 24 周单活胎，急性咽炎

**【处方用药】**

溴隐亭片 2.5mg×30 片　用法：每次 1.25mg，每天 2 次，口服(依据临床症状和不良反应逐渐增加剂量)

盐酸阿奇霉素注射液 5ml：0.5g×3 支　用法：每次 0.5g，每天 1 次，静脉滴注，连用 3 天

**【处方分析】**

该处方不合理之处在于溴隐亭初始用量不合理[1,2]。

根据 2011 年美国内分泌学会关于高催乳素血症的诊断和治疗的临床实践指南，多巴胺受体激动剂是催乳素腺瘤女性的首选治疗，包括卡麦角林、溴隐亭[3]。对于微腺瘤或大腺瘤患者，指南建议在确定妊娠后立即停用多巴胺受体激动剂[3]。患者妊娠期出血视野缺损、泌乳，MRI 提示垂体催乳素腺瘤较孕前增大，根据指南需要在之后整个妊娠期都应使用多巴胺受体激动剂，且至少应每月就诊 1 次以重新评估症状和视野。指南建议采用患者既往使用过且能够耐受的多巴胺受体激动剂，患者既往使用溴隐亭病情得到控制且能够耐受，因此选用溴隐亭合理。溴隐亭妊娠期用药安全性分级为 B 级，微量本药可通过胎盘，妊娠前和妊娠期使用本药不增加流产、异位妊娠、葡萄胎、早产、多胎、胎儿畸形的风险，妊娠期使用对子代发育无不良影响[4]。为减轻不良反应一般从小剂量开始，初始剂量为 1.25mg/d，餐中服用；根据患者反应，每 3~7 天增加 1.25mg/d 直至常用有效剂量 5.0~7.5mg/d。

【药师建议】

溴隐亭用法用量：起始时餐中给予 1.25mg，p.o.，q.d.，持续 1 周，然后改为 1.25mg，p.o.，b.i.d.，持续 1~2 个月。如果血清催乳素水平没有降至正常或接近正常，可将剂量增加至一天 2 次，一次 2.5mg，必要时可增加至一天 2 次，一次 5mg。如果出现恶心或者血清催乳素水平没有降至正常，考虑改用卡麦角林[5]。

## 参考文献

[1] 甲磺酸溴隐亭片药品说明书，2020.

[2] 中华医学会妇产科学分会内分泌学组. 女性高催乳素血症诊治共识. 中华妇产科杂志，2016，51(3)：161-168.

[3] MOLITCH M E. Prolactinoma in pregnancy. Best Pract Res Clin Endocrinol Metab，2011，25(6)：885-896.

[4] MOLITCH M E. Endocrinology in pregnancy：management of the pregnant patient with a prolactinoma. Eur J Endocrinol，2015，172(5)：R205-R213.

[5] MELMED S，CASANUEVA F F，HOFFMAN A R，et al.Diagnosis and treatment of hyperprolactinemia：an Endocrine Society clinical practice guideline. J Clin Endocrinol Metab，2011，96(2)：273-288.

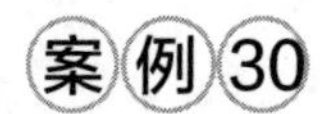

## 案例30

【病史摘要】

女，25 岁，因“停经 $31^{+5}$ 周，阴道间断流液 12 小时”入院。患者平素月经规律，月经量中，无痛经。患者于停经 48 天查尿 hCG 阳性，早期无阴道出血，孕 $4^{+}$ 个月自觉胎动至今。患者妊娠期平顺，妊娠期唐氏筛查低风险。妊娠期血糖、血压正常。12 小时前无明显诱因出现阴道流液，量少、色清，无腹痛，未见红。一般检查体温、心率、血压均正常。患者无药物过敏史，青霉素皮试阴性。

【临床诊断】

胎膜早破，孕 $31^{+5}$ 周单活胎

【处方用药】

地塞米松磷酸钠注射液 1ml：5mg　用法：每次 5mg，每天 2 次，肌内注射，疗程 48 小时

注射用阿莫西林钠克拉维酸钾 1.2g+0.9% 氯化钠注射液 100ml　用法：每

天 3 次，静脉滴注，疗程 48 小时

盐酸阿奇霉素注射液 5ml∶0.5g+5% 葡萄糖注射液 100ml　用法：每天 2 次，静脉滴注，疗程 48 小时

【处方分析】

该处方不合理之处在于未足月胎膜早破预防性抗菌药物选择不合理。

根据《ACOG 实践简报：胎膜早破（No.217）》，妊娠 37 周之前发生的胎膜早破（PROM）被称为未足月胎膜早破（preterm PROM，PPROM）[1]。妊娠小于 34 周的 PPROM，如无母胎禁忌证，应选择期待治疗（A 级证据）[1]。早期 PROM（孕 24~$33^{+6}$ 周）处理方案：若无禁忌证，推荐使用抗生素延长 PPROM 潜伏期；单疗程糖皮质激素类药物治疗；若有羊膜腔感染，应立即治疗（并尽快分娩）；应在初次就诊时获取阴道直肠拭子进行乙型溶血性链球菌培养，并按指征给予乙型溶血性链球菌预防治疗；如果无禁忌证，妊娠 32 周前有分娩风险者，应使用硫酸镁进行胎儿神经保护。在妊娠小于 34 周 PPROM 孕妇的期待治疗期间，推荐先使用静脉滴注氨苄西林联合红霉素，随后口服阿莫西林和红霉素，总疗程为 7 天（A 级证据）。胎儿具备存活能力的 PPROM 孕妇，均应行分娩期乙型溶血性链球菌预防治疗，以防止垂直传播（A 级证据）[1]。

【药师建议】

对妊娠小于 34 周的 PPROM 孕妇仍推荐 7 天抗生素预防感染方案：静脉滴注氨苄西林（2g，q.6h.）和红霉素（250mg，q.6h.），持续 48 小时，随后口服阿莫西林（250mg，q.8h.）和红霉素（333mg，q.8h.），持续 5 天[1]。不推荐使用阿莫西林克拉维酸钾，因其与新生儿坏死性小肠结肠炎的发生率增加相关[1,2]。

## 参考文献

[1] American College of Obstetricians and Gynecologist.Prelabor rupture of membranes：ACOG practice bulletin，number 217. Obstet Gynecol，2020，135（3）：e80-e97.

[2] KENYON S L，TAYLOR D J，TARNOW-MORDI W，et al. Broad-spectrum antibiotics for preterm，prelabour rupture of fetal membranes：the ORACLE I randomised trial. ORACLE Collaborative Group. Lancet，2001，357（9261）：979-988.

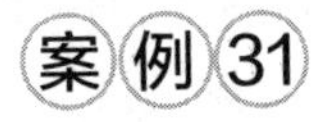

【病史摘要】

女，34 岁，因“停经 $32^{+4}$ 周，阴道间断流液 6 小时”入院。患者平素月经规

律,月经量中,无痛经。患者于停经 37 天查尿 hCG 阳性,早期无阴道出血,孕 $5^{+}$ 个月自觉胎动至今。患者妊娠期平顺,妊娠期唐氏筛查低风险。妊娠期血糖、血压正常。6 小时前无明显诱因出现阴道流液,量少、色清,伴有腹痛,未见红。一般检查体温、心率、血压均正常。乙型溶血性链球菌筛查阴性。患者无药物过敏史,青霉素皮试阴性。

**【临床诊断】**

胎膜早破,孕 $32^{+4}$ 周单活胎

**【处方用药】**

地塞米松磷酸钠注射液 1ml:5mg　用法:每次 5mg,每天 2 次,肌内注射,疗程 48 小时

注射用头孢曲松钠 2g+0.9% 氯化钠注射液 100ml　用法:每天 1 次,静脉滴注,疗程 48 小时

硫酸沙丁胺醇片 2.4mg×20 片　用法:每次 4.8mg,每天 3 次,口服

**【处方分析】**

该处方不合理之处在于早期胎膜早破(PPROM)宫缩抑制剂和预防性抗生素的选择不合理。

根据《ACOG 实践简报:胎膜早破(No.217)》,妊娠 37 周之前发生的胎膜早破(PROM)被称为未足月胎膜早破(PPROM)。妊娠小于 34 周的 PPROM,如无母胎禁忌证,应选择期待治疗(A 级证据)。早期 PROM(孕 24~$33^{+6}$ 周)处理方案:若无禁忌证,推荐使用抗生素延长 PPROM 潜伏期;单疗程糖皮质激素类药物治疗;若有羊膜腔感染,应立即治疗(并尽快分娩);应在初次就诊时获取阴道直肠拭子进行乙型溶血性链球菌培养,并按指征给予乙型溶血性链球菌预防治疗。预防性应用抗生素延长 PPROM 的潜伏期,减少绒毛膜羊膜炎的发生率,降低破膜后 48 小时和 7 天内的分娩率,降低新生儿感染率;如有规律宫缩,建议应用宫缩抑制剂 48 小时,完成糖皮质激素类药物促胎肺成熟的处理,减少新生儿呼吸窘迫综合征发生,或及时转诊至有新生儿 ICU 的医院[1]。

常用的宫缩抑制剂有 β 受体激动剂、前列腺素合成酶抑制剂、钙通道阻滞剂、缩宫素受体拮抗剂等,前 3 种为抑制早产宫缩的一线用药。硫酸沙丁胺醇片属于 $\beta_2$ 受体激动剂,为支气管扩张剂,用于治疗支气管哮喘或哮喘性支气管炎等伴有支气管痉挛的呼吸道疾病。该药的妊娠期用药安全性分级为 C 级;动物实验显示,硫酸沙丁胺醇可致畸胎,孕妇使用本药应权衡利弊[2]。

【药师建议】

对妊娠小于 34 周的 PPROM 孕妇推荐 7 天抗生素预防感染方案：静脉滴注氨苄西林（2g，q.6h.）和红霉素（250mg，q.6h.），持续 48 小时，随后口服阿莫西林（250mg，q.8h.）和红霉素（333mg，q.8h.），持续 5 天[1]。建议使用 $\beta_2$ 受体激动剂利托君抑制子宫收缩。用法：利托君起始剂量 50~100μg/min 静脉滴注，每 10 分钟可增加剂量 50μg/min，至宫缩停止，最大剂量不超过 350μg/min，共 48 小时[3]。因超过 48 小时的维持用药不能明显降低早产率，但明显增加药物不良反应，故不推荐 48 小时后的持续宫缩抑制治疗。

## 参考文献

[1] ACOG. Prelabor rupture of membranes：ACOG practice bulletin，number 217. Obstet Gynecol，2020，135（3）：e80-e97.
[2] 硫酸沙丁胺醇片药品说明书，2010
[3] 中华医学会妇产科学分会产科学组. 早产的临产诊断与治疗指南（2014）. 中华妇产科杂志，2014，49（7）：481-485.

## 案例 32

【病史摘要】

女，34 岁，因“停经 29 周，发现颅内静脉血栓形成（CVT）异常 1 天”入院。患者平素月经规律，月经量中，无痛经。患者停经 32 天查尿 hCG 阳性，早期无阴道出血。孕 $4^+$ 个月自觉胎动至今，根据孕早期 B 超提示核对孕周无误。患者妊娠期平顺，妊娠期唐氏筛查低风险。妊娠期血糖、血压正常。患者 $22^+$ 周时 B 超示胎儿双顶径（BPD）5.1cm，小于 1SD；股骨长度（FL）3.5cm，小于 1SD；嘱其加强营养。入院 B 超示 BPD 6.3cm，FL 4.5cm。CVT 提示心脏指数 1.78L/（$m^2$·min），外周阻力 1.77PRU，血液黏度 5.2CP。门诊以胎儿生长受限收治入院。

【临床诊断】

胎儿生长受限，孕 29 周单活胎

【处方用药】

丹参注射液 10ml+5% 葡萄糖注射液 100ml　用法：每天 1 次，静脉滴注，共 7 天

维生素 C 注射液 2.0g+0.9% 氯化钠注射液 250ml　用法：每天 1 次，静脉

滴注，共 7 天

【处方分析】

处方不合理之处在于使用丹参注射液治疗胎儿生长受限(FGR)。

根据《胎儿生长受限专家共识(2019 版)》，目前尚无证据表明，对 FGR 孕妇采取营养补充、吸氧、住院保胎或改变体位等措施，可以改善胎儿的宫内生长状况(推荐等级：A)。对于孕 28~34 周的 FGR，如存在单纯的脐动脉舒张末期血流缺失，而没有其他胎儿窘迫的证据(如异常电子胎心监护图形、BPP<4 分、静脉导管 α 波异常等)，可期待妊娠至不超过孕 34 周[1]。丹参注射液有抗心肌缺血、抗血小板聚集等作用，临床常用于治疗冠心病、心绞痛。本药说明书注明孕妇禁用[2]。

【药师建议】

尽快完成糖皮质激素类药物促胎肺成熟后，积极终止妊娠。

## 参考文献

[1] 中华医学会围产医学分会胎儿医学学组，中华医学会妇产科学分会产科学组. 胎儿生长受限专家共识(2019 版). 中华围产医学杂志，2019，22(6)：361-380.

[2] 丹参注射液药品说明书，2018.

## 案例 33

【病史摘要】

女，32 岁，停经 $33^{+2}$ 周，患者平素月经规律，月经量中，无痛经。停经 40 天查尿 hCG 阳性，早期无阴道出血。根据孕早期 B 超提示核对孕周无误。患者 2 周前出现腹胀，近日有加重趋势，胸闷、气短，坐卧难安，无法入睡。查体温、心率、血压均正常。眼睑及双下肢未见明显水肿。产科检查：腹部膨隆，腹壁皮肤发亮变薄，触诊皮肤张力大，有液体震颤感，测胎心 145 次/min，无宫缩。当日 B 超示羊水指数(AFI)36cm。

【临床诊断】

羊水过多，孕 $33^{+2}$ 周单活胎

【处方用药】

吲哚美辛片 25mg×30 片　用法：每次 50mg，每天 2 次，口服

地塞米松磷酸钠注射液 1ml:5mg　用法:每次 5mg,每天 2 次,肌内注射,疗程 48 小时

【处方分析】

该处方不合理之处在于使用吲哚美辛治疗重度羊水过多。

羊水过多通常由胎儿吞咽减少或胎儿排尿增多引起。最常见的病因是胎儿畸形和/或遗传病、母体糖尿病、多胎妊娠及胎儿贫血等。根据美国母胎医学学会(Society for Maternal-Fetal Medicine,SMFM)羊水过多诊断,患者 AFI>35.0cm,属于重度羊水过多。重度羊水过多导致重度呼吸急促和/或腹部不适时,严重影响患者的正常日常生活,建议采用羊膜穿刺减压(也称为羊水减量术),以使羊水量恢复正常。这是为了缓解显著的母体不适,并避免因母体指征而采用医源性早产,尚无证据表明此操作会因减少自发性早产风险而延长妊娠期。建议在产前应用 1 个疗程的糖皮质激素类药物。SMFM 推荐,发生重度羊水过多时,考虑使用羊水减量术来缓解母体重度不适和/或呼吸困难,且推荐在这些情况下,不要仅为了减少羊水量而使用吲哚美辛,因为可能发生药物相关新生儿并发症[1]。

吲哚美辛(前列腺素合成酶抑制剂)减少羊水量的可能机制:刺激胎儿分泌精氨加压素,并促进精氨加压素诱导的肾脏抗利尿反应和肾血流量减少,从而减少胎尿流量;还可能减少肺液的生成或增强其再吸收。吲哚美辛在应用该药抑制早产临产的女性中对母体不良反应主要有恶心、食管反流、胃炎和呕吐;该人群中这些不良反应的发生率为 4%。可能出现血小板功能障碍,母亲心血管生理的改变极少。在胎儿方面,对使用吲哚美辛的主要担忧是动脉导管收缩。若孕龄≥32 周岁,且吲哚美辛的持续使用时间 >72 小时,更可能发生此不良反应[2]。吲哚美辛常用的减少羊水量的给药方案:起始剂量为 50~100mg 经阴道或直肠给药,也可口服,然后每 6 小时给 25mg,可维持 48 小时;仅用于 <32 孕周的妊娠,且短疗程(48 小时)用药[3]。

【药师建议】

建议使用羊水减量术缓解母体不适,必要时使用其他宫缩抑制剂来延迟分娩,如钙通道阻滞剂(硝苯地平)或 $\beta_2$ 受体激动剂(利托君),并在终止妊娠前使用 1 个疗程的糖皮质激素精氨。

## 参考文献

[1] Society for Maternal-Fetal Medicine (SMFM). SMFM consult series #46: evaluation and management of polyhydramnios. Am J Obstet Gynecol, 2018, 219 (4): B2-B8.

[2] MOISE K J JR. Effect of advancing gestational age on the frequency of fetal ductal constriction in association with maternal indomethacin use.Am J Obstet Gynecol,1993,168(5):1350-1353.
[3] 中华医学会妇产科学分会产科学组. 早产的临产诊断与治疗指南(2014). 中华妇产科杂志,2014,49(7):481-485.

## 案例34

### 【病史摘要】

女,34岁,主诉"停经$31^{+2}$周,阴道褐色分泌物6天,发热1天"入院。患者平素月经规律,月经量中,无痛经。停经35天查尿hCG阳性,早期无阴道出血。根据孕早期B超提示核对孕周无误。患者入院检查:体温37.7℃,心率70次/min,血压120/70mmHg。实验室检查:WBC $15.2\times10^9$/L,Hb 98g/L。B超示胎盘位于子宫后壁下段,覆盖宫颈内口1cm。

### 【临床诊断】

前置胎盘,G2P0,孕$31^{+2}$周单活胎

### 【处方用药】

地塞米松磷酸钠注射液1ml:5mg 用法:每天2次,肌内注射,疗程48小时

硫酸镁注射液10ml:2.5g+5%葡萄糖注射液500ml 用法:7.5g,每天1次,静脉滴注,1.5~2.0g/h

多糖铁复合物胶囊150mg×10粒 用法:每次150mg,每天1次,口服

注射用阿莫西林钠克拉维酸钾0.6g+0.9%氯化钠注射液250ml 用法:每天2次,静脉滴注

### 【处方分析】

处方不合理之处在于抗菌药物使用不合理。

根据《前置胎盘的诊断与处理指南(2020)》,期待治疗是在母儿安全的前提下,延长孕周,提高胎儿存活率。适用于一般情况良好,胎儿存活,阴道流血不多,无须紧急分娩的前置胎盘孕妇[1]。对于妊娠<37周、有阴道流血的前置胎盘孕妇,予以糖皮质激素类药物促胎肺成熟;有早产高危因素的孕妇,可在妊娠34周前做好促胎肺成熟的准备。患者中度贫血(Hb 70~99g/L),使用口服

铁剂纠正贫血，维持血红蛋白水平≥110g/L，红细胞压积≥30%[1]。

患者体温高，WBC 15.2×10⁹/L，提示有感染的可能，应使用抗生素抗感染治疗。阿莫西林克拉维酸可通过胎盘，脐带血中药物浓度为母体血药浓度的1/4~1/3，在早产胎膜早破的研究中，有预防性使用增加新生儿发生坏死性小肠结肠炎的报道，孕妇应避免使用本药[2]。

【药师建议】

患者既往无青霉素过敏史，建议经验性使用第一、二代头孢菌素类药物抗感染治疗。

## 参考文献

［1］中华医学会妇产科学分会产科学组. 前置胎盘的诊断与处理指南(2020). 中华妇产科杂志，2020，55(1)：3-8.
［2］注射用阿莫西林钠克拉维酸钾药品说明书，2014.

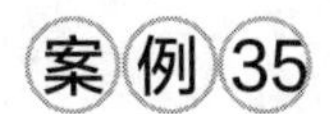

## 案例 35

【病史摘要】

女，33岁，因“停经37⁺周，阴道持续流液2小时”入院。患者平素月经规律，月经量中，无痛经，原发性闭角型青光眼病史3年。停经42天查尿hCG阳性，早期无阴道出血。根据孕早期B超提示核对孕周无误。查体温、心率、血压均正常。腹膨出，未见宫缩。内诊：宫口未开，质中，居中，宫颈管2cm，先露-2，Bishop评分：4分，胎膜早破，羊水清，给予抗生素预防感染。实验检查：WBC $8.3\times10^9$/L，RBC $4.5\times10^9$/L，Hb 121g/L，凝血功能正常。

【临床诊断】

胎膜早破，孕37周头位，青光眼

【处方用药】

地诺前列酮栓 10mg×1枚　用法：10mg，阴道给药

【处方分析】

处方不合理之处在于促宫颈成熟药物选择不合理。

促子宫颈成熟的目的是促进宫颈变软、变薄并扩张，降低引产失败率，缩

短从引产到分娩的时间。若引产指征明确但宫颈条件不成熟，应采用促宫颈成熟的方法。Bishop 评分 <6 分提示宫颈不成熟，需要促宫颈成熟[1]。常用促宫颈成熟的方法包括：①前列腺素制剂促宫颈成熟，包括可控释地诺前列酮栓、米索前列醇，禁忌证包括哮喘、青光眼、严重肝肾功能不全等；②机械性促宫颈成熟，通过机械刺激宫颈管，促进宫颈局部内源性前列腺素合成与释放从而促进宫颈软化、成熟，包括低位水囊、Foley 导管、海藻棒等，需要在阴道无感染及胎膜完整时才可使用[1,2]。地诺前列酮栓为前列腺素 $E_2$($PGE_2$)制剂，用于足月妊娠时促宫颈成熟，诱发后续反应完成分娩。根据药品说明书，青光眼患者慎用[3]。

【药师建议】

静脉滴注小剂量缩宫素引产。因缩宫素个体敏感度差异极大，静脉滴注缩宫素从小剂量开始循序增加，起始剂量为 2.5U，缩宫素溶于乳酸钠林格注射液 500ml 中即 0.5% 缩宫素浓度，从每分钟 8 滴开始，根据宫缩、胎心情况调整滴速，一般每隔 20 分钟调整 1 次，直至出现有效宫缩。

## 参考文献

[1] 中华医学会妇产科学分会产科学组. 妊娠晚期促宫颈成熟与引产指南(草案). 中华妇产科杂志，2008，43(1)：75-76.

[2] 中华医学会妇产科学分会产科学组. 妊娠晚期促子宫颈成熟与引产指南(2014). 中华妇产科杂志，2014，49(12)：881-885.

[3] 地诺前列酮栓药品说明书，2018.

## 案例 36

【病史摘要】

女，26 岁。因“停经 38⁺ 周，下腹痛阵痛 3 小时”入院。患者平素月经规律，妊娠期平顺，未进行规律产检。患者自诉对青霉素、磺胺类、喹诺酮类药物过敏。否认其他疾病史。入院前 1 天有少许阴道流液，量少，无下腹疼痛。入院查体温、心率、血压均正常，心肺听诊未见异常。产科检查有不规则宫缩，胎心 170 次/min。内诊宫口未开，见羊水流出，羊水清。实验检查：WBC $17.5 \times 10^9$/L，Hb 161g/L，凝血功能正常，CRP 升高。

【临床诊断】

绒毛膜羊膜炎，胎膜早破，孕39周，头位单活胎

【处方用药】

注射用头孢曲松钠2.0g+0.9%氯化钠注射液100ml　用法：每天1次，静脉滴注

注射用阿莫西林钠克拉维酸钾0.6g+0.9%氯化钠注射液100ml　用法：每天1次，静脉滴注

【处方分析】

处方不合理之处在于抗菌药物选择不合理。

临床绒毛膜羊膜炎或羊膜腔感染（intraamniotic infection，IAI）是一种以胎盘羊膜和绒毛膜急性炎症为特征的疾病，通常发生于胎膜破裂女性，由多重细菌感染所致，常涉及阴道或肠道菌群[1-2]。首选方案为：氨苄西林2g，i.v.gtt.，q.6h.，联合庆大霉素5mg/kg，i.v.gtt.，q.d.。对青霉素轻度过敏的患者推荐使用：头孢唑林2g，i.v.gtt.，q.8h.，联合庆大霉素5mg/kg，i.v.gtt.，q.d.。对青霉素严重过敏患者推荐使用：克林霉素0.9g，i.v.gtt.，q.8h.或万古霉素1g，i.v.gtt.，q.12h.，联合庆大霉素5mg/kg，i.v.gtt.，q.d.。

【药师建议】

临床诊断绒毛膜羊膜炎或可疑绒毛膜羊膜炎时，应及时应用抗生素，诊断绒毛膜羊膜炎需尽快终止妊娠[3]。患者临床诊断明确，且对青霉素、磺胺类、喹诺酮类药物过敏，建议使用克林霉素0.9g，i.v.gtt.，q.8h.或万古霉素1g，i.v.gtt.，q.12h.，联合庆大霉素5mg/kg，i.v.gtt.，q.d.抗感染治疗。

## 参考文献

[1] ACOG practice bulletin no. 120: use of prophylactic antibiotics in labor and delivery. Obstet Gynecol, 2011, 117(6): 1472-1483.

[2] Committee opinion no. 712: intrapartum management of intraamniotic infection. Obstet Gynecol, 2017, 130(2): e95-e101.

[3] 时春艳，樊尚荣. 羊膜腔感染的诊断和处理. 中华产科急救电子杂志，2013，2(2)：111-115.

## 案例37

**【病史摘要】**

女,34岁。因“停经$39^{+4}$周,B超提示臀位”待产。患者妊娠期平顺,入院查体温、心率、血压均正常。胎心率140次/min,胎方位臀位(LSA),未触及宫缩。患者入院第2天行常规子宫下段切口剖宫产术,术中见子宫收缩欠佳,给予卡贝缩宫素1支。术后患者仍有阵发性阴道出血,伴凝血块,2小时出血量约560ml,腹部检查宫底脐上1指,轮廓不清,实验室检查患者凝血功能正常。

**【临床诊断】**

臀位,剖宫产术,宫缩乏力,产后出血

**【处方用药】**

缩宫素注射液20U+5%葡萄糖注射液500ml　用法:每天1次,静脉滴注

**【处方分析】**

该处方不合理之处在于缩宫素用法不合理。

子宫收缩乏力的处理[1]:①子宫按摩或压迫法,可采用经腹按摩或经腹经阴道联合按压,按摩时间以子宫恢复正常收缩并能保持收缩状态为止,应配合应用宫缩剂。②应用宫缩剂,促宫缩药物是治疗宫缩乏力性产后出血的一线治疗,常用的药物有缩宫素、麦角新碱、地诺前列素、米索前列醇等。应用宫缩剂治疗宫缩乏力,指南建议首选缩宫素肌内注射10U,也可以20~40U/L静脉滴注。其次可选麦角新碱,每次肌内注射0.2mg,可每2~4小时重复应用1次,24小时内最大用量1mg或卡贝缩宫素,于剖宫产胎儿分娩后1分钟内单剂量缓慢静脉注射100μg。二线治疗药物为卡前列素氨丁三醇0.25mg肌内注射,如需使用可每15分钟重复1次,最大用量2mg。三线治疗药物可用米索前列醇200~600μg单次顿服或舌下含服。《2019昆士兰临床指南[2]:原发性产后出血》中指出对于已给予卡贝缩宫素的患者,应考虑非缩宫素类药物促进子宫收缩。③止血药物,如果宫缩剂止血失败,或者出血可能与创伤有关,可考虑使用止血药物,推荐使用氨甲环酸。对于术中出血≥1 000ml的患者,可预防性应用氨甲环酸减少失血。④手术治疗,上述处理效果不佳时可考虑手术方式治疗,如宫腔填塞术、子宫压迫缝合术、盆腔血管结扎术等。

【药师建议】

患者产后已使用卡贝缩宫素预防产后出血，对于产后宫缩乏力所致出血建议使用麦角新碱促进子宫收缩。用法用量：每次肌内注射0.2mg，根据患者出血情况可每2~4小时重复应用1次，24小时内最大用量1mg。

## 参考文献

[1] 刘兴会，张力，张静.《产后出血预防与处理指南（草案）》(2009)及《产后出血预防与处理指南(2014年版)》解读.中华妇幼临床医学杂志：电子版，2015，11(4):433-447.
[2] QLD，Queensland Health.Queensland clinical guidelines：primary postpartum hemorrhage (2019).[2021-8-28]. https://guide.medlive.cn/guideline/17793.

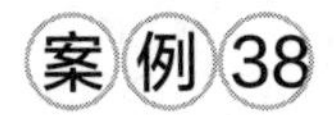

【病史摘要】

女，28岁。因“停经40周胎膜早破”入院。患者妊娠期平顺，入院后行缩宫素引产术，8小时后经阴道分娩一活婴4 200g，胎盘、胎膜娩出完整，软产道无裂伤，产后子宫恢复欠佳，阴道流血时多时少，给予缩宫素促宫缩。产后1小时患者出血量约210ml，患者一般状态差。查体温、心率正常，血压90/60mmHg。精神疲倦，面色苍白，全身乏力，四肢阴冷，阴道流血少量，伴凝血块，宫底脐上1指，按压子宫并软化产道检查见大量血块流出约1 500ml，后子宫轮廓清，阴道出血量减少。急查血常规：红细胞$3.2\times10^{2}$/L，血红蛋白72g/L。立即给患者输注红细胞2U。

【临床诊断】

产后，巨大儿，宫缩乏力，产后出血，失血性休克

【处方用药】

羟乙基淀粉注射液500ml　用法：静脉滴注
盐酸多巴胺注射液2ml：20mg+10%葡萄糖注射液250ml　用法：静脉滴注
注射用头孢唑林钠2g+0.9%氯化钠注射液100ml　用法：每天1次，静脉滴注
注射用白眉蛇毒血凝酶2 000U　用法：肌内注射，每天1次
氨甲环酸氯化钠注射液100ml　用法：静脉滴注，每天1次

【处方分析】

晚期产后出血止血药物的使用不合理。

根据美国妇产科医师学会(ACOG)2017年发布的产后出血临床实践简报[1],患者阴道分娩24小时内出血超过500ml,诊断为产后出血。根据我国《产后出血预防与处理指南(2014)》[2],如果宫缩剂止血失败,或者出血可能与创伤相关,可考虑使用止血药,推荐氨甲环酸,其具有抗纤维蛋白溶解的作用。注射用白眉蛇毒血凝酶中含有类凝血酶和类凝血激酶,两种类酶为相似的酶作用物,在钙离子存在下,能活化因子Ⅴ、Ⅶ和Ⅷ,并刺激血小板的凝集[3]。

【药师建议】

使用氨甲环酸1g静脉滴注或静脉注射,一天用量为0.75~2g。

## 参考文献

[1] 朱方玉,漆洪波. ACOG实践简报“产后出血(2017版)”解读[J]. 中国实用妇科与产科杂志,2018,34(6):623-627.
[2] 中华医学会妇产科学分会产科组. 产后出血预防与处理指南(2014). 中国实用乡村医生杂志,2015,49(10):8-11.
[3] 李杰. 注射用白眉蛇毒血凝酶在妇科手术中的应用研究[J]. 当代医学,2022,28(1):51-53.

## 案例39

【病史摘要】

女,36岁。因“产后10天突然阴道大量出血,出血量大约600ml”入院。患者孕中期出现贫血,血常规检查:Hb 92g/L,未规范治疗。10天前足月自然分娩一活婴,产程顺利。入院查体温、血压均正常,子宫前位,略增大,软,有压痛。妇科检查:阴道内可见持续血液流出,无血块。B超检查无胎盘残留。血常规检查:WBC $13.8\times10^9$/L,N 80.6%,Hb 81g/L。

【临床诊断】

晚期产后出血,贫血

【处方用药】

注射用头孢哌酮钠舒巴坦钠2.5g+18种氨基酸注射液250ml 用法:每天

1次,静脉滴注

缩宫素注射液10U+0.9%氯化钠注射液500ml　用法:每天1次,静脉滴注

蔗糖铁注射液5ml:100mg+0.9%氯化钠注射液100ml　用法:每次200mg,每天1次,静脉滴注

琥珀酸亚铁片0.1g×20片　用法:每次0.1g,每天3次,口服

【处方分析】

该处方不合理之处在于联合使用口服和静脉铁剂补铁。

患者发生晚期产后出血,Hb 81g/L,属于中度贫血。缺铁性贫血的治疗药物主要有口服和静脉铁剂[1]。口服铁剂服用方便,价格低廉,但同时也存在胃肠道不良反应、部分患者口服吸收障碍、纠正贫血速度慢等不利因素。静脉铁剂可更快地升高血红蛋白水平,尤其针对围手术期患者,可更快满足患者需求并减少输血量[2]。根据蔗糖铁注射液药品说明书[3],蔗糖铁不可与口服铁剂同时使用,合用可减少口服铁剂的吸收,应在停用蔗糖铁5天后再开始口服铁剂治疗。

【药师建议】

蔗糖铁200mg,i.v.gtt.,每周给药2~3次,停静脉用药5天后,口服琥珀酸亚铁0.1g,t.i.d.。

## 参考文献

[1] 中华医学会围产医学分会. 妊娠期铁缺乏和缺铁性贫血诊治指南. 中华围产医学杂志,2014,17(7):451-454.

[2] 中华医学会血液学分会红细胞疾病(贫血)学组. 静脉铁剂应用中国专家共识(2019年版). 中华血液学杂志,2019,40(5):358-362.

[3] 蔗糖铁注射液药品说明书,2011.

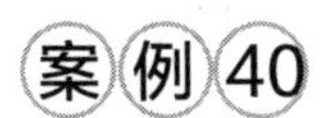


【病史摘要】

女,38岁,G6P1,因停经$36^{+2}$周,发现血压高$1^{+}$个月,加重1天入院。$1^{+}$个月前产检时发现血压升高(具体不详),未作特殊处理,孕妇回家后未定期监测血压。$10^{+}$天前出现水肿,于当天医院产检时测血压180/103mmHg,尿

蛋白(++),眼睑、双侧脸颊、双下肢呈对称性水肿,无头晕、头痛,无视物模糊,无腹痛腹胀,无阴道流血流液等不适。建议转上级医院进一步治疗。遂于上级医院就诊。入院测血压190/120mmHg,尿蛋白(++),告病重,予硫酸镁解痉、地塞米松促胎肺成熟、降压等对症治疗。当天晚上,心电监测最高血压199/99mmHg,重度子痫前期诊断明确,胎儿宫内生长受限,有终止妊娠指征,行急诊剖宫产术。

【临床诊断】

重度子痫前期,G6P1,宫内妊娠$36^{+2}$周,头位单活胎,胎儿宫内生长受限?

【处方用药】

硫酸镁注射液20ml+0.9%氯化钠注射液100ml　用法:每天1次,静脉滴注

硫酸镁注射液60ml+0.9%氯化钠注射液500ml　用法:每天1次,静脉滴注

盐酸拉贝洛尔片0.1g×30片　用法:每次100mg,每天3次,口服

硝苯地平缓释片30mg×14片　用法:每次30mg,每天1次,口服

地塞米松磷酸钠注射液1ml:5mg×2支　用法:立即,肌内注射

【处方分析】

该住院医嘱硫酸镁用药方式不对,缺乏紧急降血压方案,地塞米松剂量错误。

《妊娠期高血压疾病诊治指南(2020)》推荐硫酸镁作为子痫预防的首选用药,控制子痫再次发作的效果优于地西泮、苯巴比妥和冬眠合剂等镇静药物[1]。

产科应用硫酸镁的适宜情况包括:预防和治疗子痫前期、子痫患者的抽搐发作;预计孕32周前早产时保护胎儿神经系统;短期延长妊娠(48小时),以完成产前糖皮质激素类药物的使用[2]。硫酸镁妊娠期用药安全性分级为B级[3],镁可穿过胎盘,胎儿血清浓度与母体相似。但应避免产前治疗时间过长(超过5~7天),因为胎儿在子宫内长期暴露于硫酸镁,可能造成胎儿及新生儿的骨骼脱矿及骨折[2]。

硫酸镁用药方案:①控制子痫抽搐,静脉用药负荷剂量为4~6g,溶于10%葡萄糖溶液20ml静脉注射(15~20分钟),或5%葡萄糖溶液100ml快速静脉滴注,继而1~2g/h静脉滴注维持。或者夜间睡眠前停用静脉给药,改用肌内注射,用法为25%硫酸镁20ml+2%利多卡因2ml臀部肌内注射。24小时硫酸镁总量25~30g(Ⅰ-A)。②预防子痫发作,适用于重度子痫前期和子痫发作后,

负荷剂量 2.5~5.0g，维持剂量与控制子痫抽搐相同。用药时间长短根据病情需要调整，一般每天静脉滴注 6~12 小时，24 小时总量不超过 25g；用药期间每天评估病情变化，决定是否继续用药；引产和产时可以持续使用硫酸镁，若剖宫产术中应用要注意产妇心脏功能；产后继续使用 24~48 小时[1]。

《早产的临床诊断与治疗指南(2014)》推荐所有妊娠 28~34$^{+6}$ 周的可能在 7 天内早产的孕妇都应当给予 1 个疗程的糖皮质激素类药物，使用糖皮质激素类药物可以降低新生儿死亡、呼吸窘迫综合征、脑室周围出血、坏死性肠炎的发生，即使早产临产，来不及完成完整疗程者，也应给药[4]。2018 年美国妇产科医师学会的第 188 号实践指南则推荐孕周在 24~34 周(甚至早至妊娠 23 周)、7 天内有早产风险的孕妇，使用单疗程的糖皮质激素类药物治疗，新数据甚至指出即使 34~36$^{+6}$ 周(近足月早产)使用倍他米松降低了新生儿呼吸系统疾病的发生率，但紧急使用 1 个疗程的糖皮质激素类药物的益处仍然存在争议[5]。《早产的临床诊断与治疗指南(2014)》指出促胎肺成熟方案为：倍他米松 12mg，肌内注射，24 小时重复 1 次，共 2 次；或者地塞米松 6mg 肌内注射，12 小时重复 1 次，共 4 次[4]。

**【药师建议】**

患者入院血压 190/120mmHg，如 15 分钟后复测仍为此值，应实施紧急降血压方案，可选口服硝苯地平片、静脉注射肼屈嗪、静脉注射拉贝洛尔，选用方案依据药物可及性和医生临床经验[6]。建议补充降血压控制目标范围。患者存在子痫风险，为预防子痫发作，硫酸镁应给予负荷剂量为 2.5~5.0g，可用 10% 葡萄糖注射液 20ml 稀释后，5~20 分钟内缓慢静脉注射，或者用 5% 葡萄糖注射液 100ml 稀释快速滴定[1]。医生应注明滴注时间。

促胎肺成熟使用地塞米松 6mg 肌内注射，12 小时重复 1 次，共 4 次。其疗程是否完成不能影响剖宫产决策。

## 参考文献

[1] 中华医学会妇产科学分会妊娠期高血压疾病学组. 妊娠期高血压疾病诊治指南(2020). 中华妇产科杂志，2020，55(4)：227-238.

[2] Committee opinion no 652：magnesium sulfate use in obstetrics. Obstet Gynecol，2016，127(1)：e52-e53.

[3] BRIGGS G G，FREEMAN R K，YAFFE S J. 妊娠期和哺乳期用药. 杨慧霞，段涛，译. 7 版. 北京：人民卫生出版社，2008.

[4] 中华医学会妇产科学分会产科学组. 早产的临床诊断与治疗指南(2014). 中华妇产科杂志，2014，49(7)：481-485.

[5] ACOG practice bulletin no.188 summary：prelabor rupture of membranes. Obstet Gynecol，

2018,131(1):187-189.
[6] Committee on Obstetric Practice. Emergent therapy for acute-onset, severe hypertension during pregnancy and the postpartum period. Obstet Gynecol, 2017, 129(4):90-95.

## 案例41

### 【病史摘要】

女,25岁,G1P0,因停经35$^{+1}$周,阴道流液伴有腹胀3小时,门诊拟"孕1产0,宫内妊娠35$^{+1}$周,头位,单活胎,先兆早产,胎膜早破"收治入院。予以促胎肺成熟、母胎监测等对症支持治疗。入院当天下午患者已临产,无阴道分娩禁忌证,当天经阴道分娩一活婴,产时顺利,胎盘、胎膜自娩完整,胎盘粗糙,胎膜全,产后予以促子宫收缩等处理,患者产后恢复良好。

### 【临床诊断】

胎膜早破;孕1产0,宫内孕35$^{+1}$周,头位,单活胎,先兆早产

### 【处方用药】

注射用头孢唑林钠1g+0.9%氯化钠注射液100ml 用法:q.8h.,静脉滴注
地塞米松磷酸钠注射液5mg 用法:每次5mg,q.12h.,肌内注射

### 【处方分析】

注射用头孢唑林钠妊娠期用药安全性分级属于B级,是一种头孢类抗生素[1]。未足月胎膜早破(PPROM)的患者入院后预防性使用抗生素,可有效延长PPROM的潜伏期,减少绒毛膜羊膜炎的发生率,降低破膜后48小时内和7天内的分娩率,降低新生儿感染率以及新生儿头颅超声检查的异常率[2]。

地塞米松磷酸钠注射液妊娠期用药安全性分级属于C/D级[3],属于糖皮质激素类药物。当胎龄<34周时,使用糖皮质激素类药物可促胎肺成熟[4]。根据《胎膜早破的诊断与处理指南(2015)》,胎龄≥34周,并无胎肺不成熟证据或无合并延迟胎肺成熟的疾病[2]。上述患者胎龄为35$^{+1}$周,故不应使用地塞米松磷酸钠注射液。

### 【药师建议】

《胎膜早破的诊断与处理指南(2015)》指出,孕34~36$^{+6}$周,已接近足月者,90%以上的胎儿肺已经成熟,发生新生儿呼吸窘迫综合征(RDS)的概率显著

下降，早产儿的存活率接近足月儿，则不宜保胎。应终止妊娠，预防乙型溶血性链球菌感染[2]。胎膜早破（PROM）是乙型溶血性链球菌上行性感染的高危因素，是导致孕妇产时及产褥感染、胎儿感染及新生儿感染的重要病原菌，应重视乙型溶血性链球菌感染的防治。预防感染乙型溶血性链球菌，可选用青霉素或氨苄西林。此外，对妊娠 34~36$^{+6}$ 周的 PPROM 孕妇不推荐使用宫缩抑制治疗[5]。

## 参考文献

[1] 注射用头孢唑林钠药品说明书，2014.

[2] 中华医学会妇产科学分会产科学组. 胎膜早破的诊断与处理指南（2015）. 中华妇产科杂志，2015，50（1）：3-8.

[3] 地塞米松磷酸钠注射液药品说明书，2018.

[4] 鲍晨怡，蒋晨昱，刘兴会. 最新未足月胎膜早破临床指南解读. 实用妇产科杂志，2019，35（7）：498-501.

[5] 冉雨鑫，尹楠林，漆洪波. ACOG《胎膜早破临床实践指南（2020）》解读. 中国实用妇科与产科杂志，2020，36（8）：736-739.

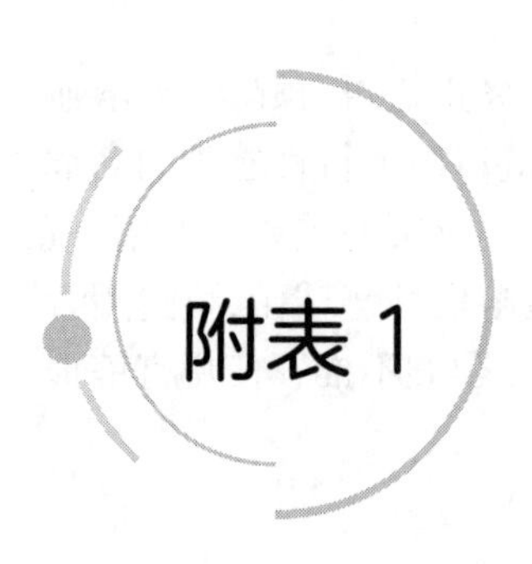

# 附表1 处方中用法缩写

| 缩写 | 中文 | 缩写 | 中文 |
| --- | --- | --- | --- |
| q.d. | 每天1次 | a.c. | 餐前 |
| b.i.d. | 每天2次 | p.c. | 餐后 |
| t.i.d. | 每天3次 | a.m. | 上午 |
| q.h. | 每小时1次 | p.m. | 下午 |
| q.i.d. | 每天4次 | p.r.n. | 必要时 |
| q.o.d. | 隔天1次 | St! | 立即 |
| q.n. | 每晚 | Cito! | 急速地 |
| s.c. | 皮下注射 | i.v. | 静脉注射 |
| i.m. | 肌内注射 | i.v.gtt. | 静脉滴注 |